AF558244

Haug

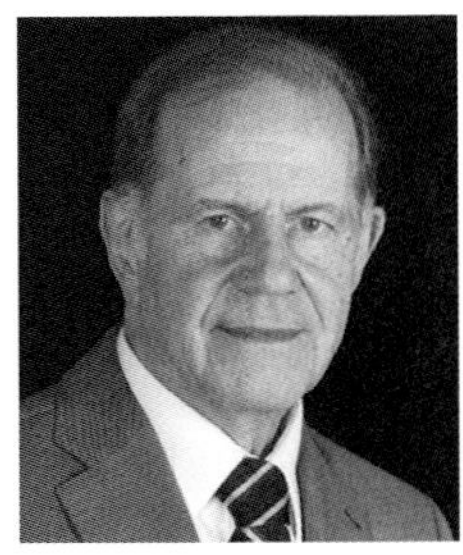

Prof. Dr. med. Volker Fintelmann, geb. 1935 in Berlin. Studium der Medizin von 1955–1960 in Tübingen, Berlin, Heidelberg und Hamburg. Promotion 1961, Arzt für Innere Medizin 1968, Teilgebietsbezeichnung Gastroenterologie 1977. 1973 Leitender Arzt der DRK-Klinik Helenenstift Hamburg, seit 1977 zusätzlich Leitender Arzt der Medizinischen Abteilung des DRK-Krankenhauses Beim Schlump Hamburg, seit 1980 Leitender Arzt der Medizinischen Abteilung B am Krankenhaus Rissen der DRK-Schwesternschaft Hamburg e. V., dessen Ärztlicher Direktor und Geschäftsführer 1986–1996. 1996 Verleihung des Ehrentitels Professor durch den Senat der Freien und Hansestadt Hamburg. Ab 1997 freiberuflich tätig, Vorstand der Carl Gustav Carus Akademie Hamburg e. V., einer Aus-, Fort- und Weiterbildungsstätte für alle medizinischen Berufe; Fortführung einer privatärztlichen Praxis. Seit 2007 Präsident der Niedersächsischen Akademie für Homöopathie und Naturheilverfahren in Celle. Wissenschaftliche Arbeiten in der Hepatologie, im Besonderen zu toxischen Leberschäden und chronisch-aktiven Hepatitiden; praktische und methodische Ausarbeitung einer modernen Phytotherapie und einer anthroposophisch ergänzten Medizin. Mitglied der Zulassungs- und Aufbereitungskommission für Phytotherapie beim ehemaligen Bundesgesundheitsamt Berlin (Kommission E) von 1978–1989, deren Vorsitzender seit 1983. 1989–1991 1. Vorsitzender der Deutschen Gesellschaft für Phytotherapie. Zahlreiche Publikationen, Vorträge und Seminare zu den o. g. Wissenschaftsgebieten.

Intuitive Medizin

Theorie und Praxis der Anthroposophischen Medizin

Volker Fintelmann

6., aktualisierte und erweiterte Auflage

11 Abbildungen

Karl F. Haug Verlag · Stuttgart

Bibliografische Information der Deutschen Nationalbibliothek
Die Deutsche Nationalbibliothek verzeichnet diese Publikation in der Deutschen Nationalbibliografie; detaillierte bibliografische Daten sind im Internet über http://dnb.d-nb.de abrufbar.

Anschrift
Prof. Dr. med. Volker Fintelmann
Carl Gustav Carus Akademie Hamburg e. V.
Theodorstr. 42-90
Haus 3
22761 Hamburg

Ihre Meinung ist uns wichtig! Bitte schreiben Sie uns unter:
www.thieme.de/service/feedback.html

1. Auflage 1987
2. Auflage 1988
3. Auflage 1995
4. Auflage 2000
5. Auflage 2007

Rüdigerstraße 14
70469 Stuttgart
Deutschland

www.haug-verlag.de

Printed in Germany

Zeichnungen: Christiane und Michael von Solodkoff, Neckargmünd
Umschlaggestaltung: Thieme Verlagsgruppe
Umschlagfoto: www.fotolia.com©Pegasus
Satz: Druckhaus Götz GmbH, Ludwigsburg
Druck: Westermann Druck Zwickau GmbH, Zwickau

DOI 10.1055/b-004-129 692

ISBN 978-3-13-240079-5 1 2 3 4 5 6

Auch erhältlich als E-Book:
eISBN (PDF) 978-3-13-240080-1
eISBN (epub) 978-3-13-240081-8

Vorwort zur 6. Auflage

Die *Intuitive Medizin* wird mit Erscheinen ihrer 6. Auflage 30 Jahre alt, nimmt man die Zeit ihrer Ausarbeitung hinzu. Mein Vorwort zur 1. Auflage stammt von Ostern 1986. Ich kann für diese Auflage nur wiederholen, was ich auch der vorigen voranstellte: Mich erfüllt ein tiefer Dank, dass dieses Buch und seine Inhalte so angenommen wurden, dass es über diese lange Zeit immer neue Leser gefunden hat und dass es mittlerweile auch in vier weiteren europäischen Sprachen als Übersetzung erschien.

Es ist für mich ein bewegender Gedanke, dass letztlich jeden Tag mindestens ein Mensch die *Intuitive Medizin* kaufte, rechnet man die verkauften Exemplare auf die Tage von 20 Jahren um. Ich bekam zahlreiche Rückmeldungen. Viele Ärzte, Pflegende und Therapeuten fanden in dem Buch eine Beschreibung genau der Medizin, die sie sich bei ihrer Berufswahl erhofften oder vorstellten: Eine Medizin, für die das Einzelschicksal eines Erkrankten den Ausgangspunkt allen Handelns bedeutet. Eben diese Art einer therapeutischen Haltung ging im modernen Medizinbetrieb immer mehr verloren. „Die verlorene Kunst des Heilens" hat der bekannte Kardiologe Bernard Lown dieses Zeitgeschehen in seinem Alterswerk genannt.

Es erstaunt mich immer wieder, wie gerne ich selber in dem Buch lese oder eine Frage aufsuche. Das bestätigt mir, was ich bereits im Vorwort der 1. Auflage aussprach: In Wirklichkeit haben es meine vielen Patienten, die sich mir in meinem nun langen Arztleben anvertrauten, verfasst. Ich habe nur formuliert und zum Ausdruck gebracht, was sie mich lehrten. Der Inhalt ist immer erlebte Anschauung, nirgendwo Theorie oder Spekulation. Das mag gegenüber einer medizinischen Wissenschaft, die ihre Paradigmen regelmäßig korrigiert oder völlig neu formuliert, anmaßend klingen, ist aber ganz bescheiden gemeint, um die Methode zu charakterisieren, die dem dargestellten Inhalt zugrunde liegt. Wie Goethe sich von den Pflanzen über ihr Wesen belehren ließ, so habe ich von den Menschen, den gesunden wie den erkrankten, das Wesen der Krankheiten ablesen gelernt. Meine Hauptaufgaben waren, das mir Vermittelte in eine medizinische Ausdrucksform zu übersetzen und das jeweils Typische und damit Gemeinsame in dem Individuellen des einzelnen Erkrankten zu entdecken. Darin sehe ich die Aufgabe einer Intuitiven Medizin, die – mit dem Physiologen und Sozialmediziner Hans Schäfer gesprochen – kein Gegensatz einer Wissenschaftsmedizin ist, sondern ihre notwendige Ergänzung. Schäfer forderte die Ärzte auf, diese Verbindung zu entdecken und den tradierten Gegensatz zu überwinden. Das ist mein Anliegen seit mehr als 40 Jahren.

Und es ist so dringend wie je zuvor, weil der Mensch als Ganzes aus dem medizinischen Denken und Handeln mehr und mehr verschwindet. Heute dominieren molekularbiologische oder genetische Vorstellungen und Detailkenntnisse. Dadurch jedoch wendet sich die naturwissenschaftliche Medizin ganz von ihrer Ausgangsposition ab. Denn ursprünglich sollte in ihr ***ausschließlich*** das als Wissenschaft gelten, was sich sinnlich beobachten lässt. Längst arbeitet die Medizin mit Fakten, denen keinerlei Beobachtung mehr zugrunde liegt. Apparative Messergebnisse sind an ihre Stelle getreten, Deutungen dieser Ergebnisse, Hypothesen. Diese werden nicht mehr an der menschlichen Realität geprüft, sondern es wird umgekehrt die Auffassung vom Menschen von solchen Ergebnissen gebildet. Gelingt eine Übereinstimmung nicht, versucht man, die menschliche Realität entsprechend zu manipulieren. Hier liegt die größte Gefährdung der Genforschung, weil sie Grundlage dafür werden kann, den Menschen solchen theoretisch formulierten Vorstellungen entsprechend zu verändern, ihn theoriegerecht neu zu gestalten.

In dieser Auflage des Buches sind wieder einige Kapitel neu hinzugekommen, sowohl im Allgemeinen als auch im Speziellen Teil. Das besondere Organverständnis und der spirituelle Aspekt vom Schlaf und seinem Gestörtsein sind so oft in meinen Seminaren, Vortägen und Kolloquien angesprochen und befragt worden, dass es mir richtig erschien, diese Fragestellungen in die neue Auflage einzuarbeiten. Das gilt auch für den Blick auf das Heilen, das als Heilkunst wieder Grundlage einer menschengerechten Medizin werden muss. Und ganz am Schluss habe ich ein Kapitel „Wege zu einer Christlichen Medizin“ als sehr persönliches Bekenntnis hinzugefügt.

Alle praktischen Hinweise, besonders für empfohlene Arzneimittel, wurden aktualisiert, was nicht einfach ist, weil hier von den Arzneimittelherstellern immer kurzfristigere Änderungen erfolgen. Dieser Trend, der überwiegend marktbestimmt ist, hat auch vor den anthroposophischen Arzneimittelherstellern nicht Halt gemacht. So kann es sein, dass manche Arznei bald schon nicht mehr in der genannten Arzneiform oder der Potenzierungsstufe erhältlich ist. In diesen Fällen wird der Leser nach Alternativen suchen müssen. Auch wurde die Literatur aktualisiert.

Mein Dank gilt dem Verlag, der nun Haug heißen wird, aber doch weiterhin Teil der großen Verlagsfamilie Georg Thieme Stuttgart ist. Frau Stefanie Westphal und Frau Ulrike Marquardt haben diese Auflage begleitet, wobei sich durch die modernere Form, alle Änderungen und Ergänzungen eigenständig in die zur Verfügung gestellte elektronische Datei einzuarbeiten, Kommunikation und Zusammenwirken deutlich reduzierten. Ein großer Dank gilt meiner Frau Alexandra, die nicht nur alle technischen Einarbeitungen durchführte, sondern wie immer liebevoll-kritischer erster Leser war.

Möge die *Intuitive Medizin* auch weiterhin den Weg zu vielen Lesern finden und sie anregen, ihre Praxis der Medizin um die Gesichtspunkte zu ergänzen, die als Ergänzung oder auch zur Modifizierung der an den Medizinischen Fakultäten gelehrten Medizin dienen können. Möge sie den Leser in seinem Verständnis von Krankheit und individuellem Kranksein weiterführen und in seinem therapeutischen Handeln stärken. Dann ist mein Anliegen, das mich die *Intuitive Medizin* schreiben und wieder herausgeben ließ, erfüllt.

Hamburg, im Juli 2016

Prof. Dr. med. Volker Fintelmann

Vorwort zur 1. Auflage

Bisher war ich der Überzeugung, dass es nicht meine Aufgabe sei, ein Buch zu schreiben, da sich meine Fortbildungstätigkeit ganz in der direkten Begegnung mit Menschen durch Vorträge und Seminare vollzog. Seit mehr als 15 Jahren bin ich in dieser Hinsicht tätig, einmal in der speziellen Ausrichtung der Hepatologie, zum anderen aber zunehmend in der Darstellung einer durch die Anthroposophie ergänzten naturwissenschaftlich orientierten Medizin. Als dann Frau Dorothee Seiz vom Hippokrates-Verlag bei mir anfragte, ob ich nicht ein Buch über die anthroposophisch ergänzte Medizin für den Verlag schreiben wollte, war es die Art ihrer Fragestellung, die meinen bisherigen Entschluss ins Wanken brachte. In einem Vortrag von mir hatte sie die Erfahrung gemacht, dass es offenbar möglich ist, die schwierigen Inhalte der anthroposophischen Menschenkunde auch einem Zuhörer ohne jegliche Vorkenntnis zugänglich zu machen, ohne an seinen blinden Glauben zu appellieren, da die anthroposophische Medizin in dem letzten Jahrzehnt immer bekannter und z. T. auch populärer geworden war, immer häufiger über sie berichtet und vorgetragen wurde (wobei sie allerdings immer eine Alternative zu der etablierten Medizin genannt wurde), und außerdem für mich selbst das zunehmende Bedürfnis meiner Zuhörer erkennbar wurde, das ihnen Vorgetragene in schriftlicher Form nacharbeiten zu können, führten dann die nachfolgenden Gespräche mit Frau Seiz und dem Hippokrates-Verlag zu dem nun hier vorgelegten Buch. Es will als eine Einführung in eine anthroposophisch ergänzte Medizin verstanden werden; es ist ganz sicher kein Lehrbuch einer solchen. Diese Einführung kann somit auch nur ein Aspekt einer umfassenden Erweiterungsmöglichkeit der Medizin sein; ein Aspekt von vielen, die als Forschungsresultate Rudolf Steiners vorhanden sind. Viele solcher weiteren Aspekte müssen unberücksichtigt bleiben, an keiner Stelle wird Vollständigkeit erreicht. Auch handelt es sich um eine ganz persönliche Darstellung, die keiner Lehrmeinung entspricht und auf keinen Fall irgend einen neuen wissenschaftlichen Dogmatismus begründen will. Für alles, was in diesem Buch dargestellt wurde, übernehme ich die ganz persönliche Verantwortung, einerseits gegenüber dem Leser, andererseits auch gegenüber Rudolf Steiner, als dessen Schüler ich mich bezeichnen darf und muss. Ohne diese Schülerschaft hätte dieses Buch überhaupt nicht entstehen können, doch will es eben nicht ein Nachdruck der Darstellungen Rudolf Steiners sein, sondern die Darstellung, wie sich seine Forschungsresultate in einem Arzt unserer Zeit ausgestalten können. Dabei spielt immer das Bemühen eine Rolle, die Brücke zwischen naturwissenschaftlich-anthropologischer und geisteswissenschaftlich-anthroposophischer Forschung zu schlagen. Denn überall dort, wo die naturwissenschaftliche Methode in der Medizin Tatsachen beschreibt, stehen diese in keinerlei Widerspruch zu den geisteswissenschaftlichen Forschungsaussagen. Die Widersprüche auf beiden Seiten treten erst dann auf, wenn Tatsachen durch Hypothesen oder Spekulationen ersetzt werden.

Der Physiologe und kritische Betrachter der modernen Medizin Hans Schäfer hat einmal formuliert: „Intuition und Wissenschaft sind keine Gegensätze. Ein Teil der ärztlichen Diagnostik und Therapie, der Einfühlungsvermögen benutzt und Anteilnahme (Sympathie mit dem Kranken) voraussetzt, ist intuitiv. Unsere gegenwärtige Medizin ist intuitionsfeindlich. Sie ist das zum Schaden aller. Die Ärzte sollten das wissen – und ändern." Diese Sätze haben mich, als ich sie das erste Mal las, tief befriedigt, entsprachen sie doch der eigenen ärztlichen Erfahrung. Bereits 1920 formulierte Rudolf Steiner in einem öffentlichen Vortrag in Basel (6. Januar 1920), dass der modernen naturwissenschaftlichen Medizin eine Befruchtung durch Geisteswissenschaft not täte, da sie sonst die Wirklichkeit des ganzen Menschen verlieren werde. Aus den Forschungsergebnissen der anthroposophischen Erkenntnismethode biete sich die Möglichkeit, die naturwissenschaftliche Seite der Medizin um eine geisteswissenschaftliche zu ergänzen und sie damit wieder zu einer Ganzheit werden zu lassen. Diese Möglichkeit einer zukünftigen Medizin, die auf das Bestehende aufbaut, nannte Steiner „intuitive Medizin".

In der Tat hat die Entwicklung der Medizin seit 1920 gezeigt, dass die ausschließliche Anwendung der Naturwissenschaft in eine Sackgasse führt, die heute allgemein als „Krise der Medizin“ bezeichnet wird. Da ist die Rede von dem Verlust des Menschen, der Dominanz der Technik über den Menschen, der Inhumanität; aber die Medizin wird auch bestimmt durch Kostenexplosion und Kostendämpfung, politische und soziologische Einflussnahmen und schließlich eine vom Pharmazeuten (und damit der Pharmaindustrie) betriebene Heilmittelforschung, aus deren Verantwortung der praktizierende Arzt längst entlassen wurde.

An vielen Stellen treten heute fundierte oder auch die Gunst der Stunde nutzende Kritiker auf, die alle Schwächen der modernen Medizin schonungslos aufdecken. Dagegen finden sich nur ganz vereinzelt Ansätze eines Angebots, wie denn diese Medizin sich wandeln könne oder müsse, um wieder ein Tätigkeits- und Wissenschaftsfeld zu werden, auf das die Menschen mit Dankbarkeit und Zufriedenheit blicken können. Die eigene 25-jährige praktische und wissenschaftliche Auseinandersetzung und Erfahrung mit diesen Fragen und die Überzeugung, dass nur eine Synthese von naturwissenschaftlich-anthropologischer und geisteswissenschaftlich-anthroposophischer Methode in der Medizin eine neue Menschlichkeit derselben ermöglichen wird, sind die persönlichen Voraussetzungen für dieses Buch. So soll es einerseits eine Einführung in die anthroposophische Heilmethode sein, zugleich aber auch Auseinandersetzung mit der Einengung durch die reduktionistisch-positivistische Betrachtungsweise in der modernen Medizin. Es ist – wie gesagt – aus persönlicher Sicht geschrieben und will zum Nach- und Mitdenken anregen; es ist mehr Studien- als Lesebuch und mit Sicherheit zeitgebunden. Denn die Medizin ist eine lebendige Wissenschaft, in der Wachstum, Fortschritt, Veränderung prägende Faktoren sind. Und dennoch will das Buch auch Allgemeingültigkeit beanspruchen, insofern es auf menschenkundliche Gesetzmäßigkeiten zurückgreift, die entsprechend naturwissenschaftlichen Gesetzen in der Evolution lange gültig sein werden, wenn auch nicht ewig. Denn dass sich auch in der Evolution revolutionierende Veränderungen vollziehen und alles – Mensch wie Natur und Kosmos – in ständiger Wandlung begriffen ist, ist eine aus der Anthroposophie gewonnene Einsicht. Möge das Buch in diesem Sinne einen Beitrag für Zukunftsaspekte der Medizin leisten und dem Leser Anregung für eigenes Studium und möglicherweise auch für seinen Weg zu Rudolf Steiner sein. Mein Dank gehört vor allem Frau Seiz, ohne die dieses Buch gar nicht entstanden wäre. Sie hat die ganze Entstehung desselben begleitet und sich als erster „vorurteilsfreier“ Leser erwiesen. Manches konnte dadurch gegenüber einem ersten Entwurf noch verbessert, anschaulicher gemacht oder präzisiert werden. Dank gilt auch meinem Bruder Dr. Klaus Fintelmann für seine kritische Mitarbeit bei den erkenntnistheoretischen Erörterungen.

Dank gilt aber vor allem den vielen Mitarbeitern, die meinen ganzen beruflichen Weg prägten. Alles, was ich mir an Erkenntnissen gestaltete, ist nur möglich geworden aus der Zusammenarbeit mit vielen anderen Menschen, die mit mir zusammen für unsere Patienten wirkten. Stellvertretend für alle anderen sei Frau Dr. Ursula Schad genannt, die in besonders enger Weise die diesem Buch anvertrauten Inhalte mit mir durchlebte. Und schließlich sei den nicht mehr zu zählenden und doch tief im Gedächtnis bewahrten Patienten gedankt, die sich mir anvertrauten und mir Lehr- und Wanderjahre ermöglichten, deren Erfahrungen nun in diesem Buche ihren Niederschlag finden.

Hamburg, Ostern 1986

Prof. Dr. med. Volker Fintelmann

Inhaltsverzeichnis

Teil 2

Spezieller Teil

Teil 3

Elemente der Therapie

Teil 4
Ausblick

Teil 1
Allgemeiner Teil

1 Medizin in der Sackgasse – ihre Krise als Herausforderung

1.1 Historischer Rückblick

Geburtsstunde der modernen Medizin Sucht man nach der eigentlichen Geburtsstunde der modernen Medizin, die sich selber naturwissenschaftlich begründet sieht, so wird man diese in das Jahr 1858 legen können. In diesem Jahr veröffentlichte Rudolf Virchow in Berlin seine *Cellularpathologie* [11]. Ihr lagen 20 Vorlesungen zugrunde, die er vor Berliner Ärzten zu diesem Thema gehalten hatte und die dann als Buch veröffentlicht wurden.

Der damit vollzogene Akt kann wohl zu Recht verglichen werden mit Martin Luthers Anschlag der 95 Thesen an der Wittenberger Schlosskirche 1517, die zur Reformation und damit Begründung der Evangelischen Kirche führten. Alles bisher in der Medizin Gültige wurde durch Virchows Thesen für ungültig erklärt, insbesondere die bis dahin noch vertretene **Humoralpathologie** (Rokitanski), die in letzter, schon dekadenter Weise die alte hippokratische Medizin in ihrer Säftelehre vertrat. Man muss mit Blick auf die Humoralpathologie von Dekadenz sprechen, da sie in der ursprünglichen Begründung ihre Wurzel in der griechischen Mysterienmedizin hatte, für die der Name Hippokrates wie stellvertretend für eine ganze medizinische Bewegung stand. Was davon im 19. Jahrhundert noch gelehrt wurde, war reine Abstraktion. So war es ohne Zweifel an der Zeit, dass mit einer solchen dekadenten Anschauung in der Medizin endgültig Schluss gemacht wurde. Dies geschah auf radikale Weise und unter Berufung auf die in diesem Jahrhundert so stark aufkommende Naturwissenschaft.

Vorbereitende Entwicklung der modernen Medizin Natürlich hat eine solche Geburtsstunde, die wir jetzt in das Jahr 1858 verlegen, auch ihre „vorgeburtliche" Entwicklungszeit. Man kann auf Giovanni Battista Morgagni als den eigentlichen Begründer der **pathologischen Anatomie** verweisen, auch auf Friedrich Th. Schwann, der bereits 1839 den Nachweis führte, dass die Organismen von Tier und Pflanze auf dem Bauelement der **Zelle** beruhen. Man kann auf die Entwicklung des **Mikroskops,** dessen erste Wurzeln um das Jahr 1590 vermutet werden, ebenso blicken wie auf die revolutionierenden wissenschaftlichen Erkenntnisse der **Physik** oder der **Biochemie.**

Zweidimensionalität des Menschen: Man wird für die vorbereitende Entwicklung der modernen Medizin im geschichtlichen Rückblick sogar noch auf ein viel weiter zurückliegendes, für die moderne Bewusstseinsentwicklung bedeutungsvolles Datum verwiesen. Im Jahr 869 n. Chr. fand in Konstantinopel ein Konzil der Kirchenväter statt, dessen Resultat in kürzester Form dahingehend zusammengefasst werden kann, dass dem Menschen die Existenz eines **selbstständigen Geistes** abgesprochen wurde. Bis dahin war es gültige Vorstellung, dass der Mensch aus Leib, Seele und Geist bestünde. Die Berechtigung dieser sog. Trichotomie wurde nun in der Diskussion der Kirchenväter auf dem Konzil von Konstantinopel angezweifelt. Als Ergebnis wurde dogmatisch festgelegt, dass der Mensch nur ein zweigliedriges Wesen sei, bestehend aus **Leib** und **Seele,** und dass der Seele lediglich einige geistige Eigenschaften zugesprochen werden könnten. Hatte die Menschheit bis dahin das Wirken des Geistes im Menschen, aber auch im Kosmos, unmittelbar wesenhaft erlebt, so schottet sich dieses Erlebnis immer stärker ab und führt schließlich zum völligen Verlust jeglichen Wissens geistiger Zusammenhänge von Mensch und Natur bzw. Kosmos, sodass diese immer stärker voneinander getrennt erlebt und wissenschaftlich untersucht wurden.

Nur ganz sporadisch treten in einzelnen Persönlichkeiten noch Erkenntnisse solcher Zusammenhänge auf, wobei für die Medizin als leuchtendes Beispiel Paracelsus gelten kann. Doch wurde dieser bereits von seiner Zeit nicht mehr verstanden und in seinen wesentlichen Aussagen eher verfolgt als anerkannt. Das **naturwissenschaftliche Zeitalter** wurde eingeläutet, und in der Medizin fanden sich nun als erste Auswirkungen die Beschäftigungen mit dem menschlichen Leichnam als Anatomie und anatomische Pathologie. In diese von Mitteleuropa ausgehende neue, sich der Naturwissenschaft zuwendende Medizin gingen starke Einflüsse der arabischen Medizin ein, die schon viel früher auf einem hohen, z.T. technischen und vor allem wissenschaftlichen Niveau stand und deren Inhalte uns heute noch verblüffen können, begreift man, dass diese Medizin nun mehr als tausend Jahre zurückliegt.

Eindimensionalität des Menschen: Alles, was seit dem Jahr 869 n.Chr. an neuen Entdeckungen, Erkenntnissen und wissenschaftlichen Methoden erforscht und dargestellt wird, kulminiert in dem Jahr 1858, das von uns als die eigentliche Geburtsstunde der modernen Medizin bezeichnet wird und die unauslöschlich mit dem Namen und der Person Rudolf Virchows verbunden ist. Seine Anschauung macht den Menschen zu einem eindimensionalen Wesen, d.h. reduziert seine Wirklichkeit auf den **Leib,** in dem nun auch keine selbstständige Seele mehr wirksam gedacht wird, sondern lediglich seelische Eigenschaften als Ausdruck der leiblichen Wirklichkeit. So wie 869 dem Menschen die Wirklichkeit jeglichen selbstständigen Geistes abgesprochen wurde, verliert er mit diesem Schritt auch die Wirklichkeit einer selbstständigen Seele.

Zelle als elementare Wirklichkeit des Menschen Die elementare Wirklichkeit des Menschen ist nach Virchow die Zelle. Sie enthält praktisch den ganzen Menschen in sich und der ganze komplizierte Aufbau des Menschen als Organismus ist nichts anderes als die **Differenzierung** und **Variation des Prinzips** der einheitlichen Zelle. Wörtlich heißt das bei Rudolf Virchow [11] so:

> *„Besondere Schwierigkeiten hat die Beantwortung der Frage gemacht, von welchen Teilen des Körpers eigentlich die Aktion ausgeht, welcher Teil tätig, welcher leidend ist; doch ist ein Abschluss darüber schon jetzt in der Tat vollständig möglich, selbst bei solchen Teilen, über deren Struktur noch gestritten wird. Es handelt sich bei dieser Anwendung der Histologie auf Physiologie und Pathologie zunächst um die Anerkennung, dass die Zelle wirklich das letzte eigentliche Formelement aller lebendigen Erscheinungen sei, und dass wir die eigentliche Aktion nicht über die Zelle hinaus verlegen dürfen.“*

Er führt dann weiter aus, wie jede Zelle eigentlich einen ganz gleichartigen Aufbau mit den **gleichen Strukturelementen** erkennen lässt und der ganze komplizierte Aufbau eines Organismus lediglich Spezialisierung und Differenzierung des immer Gleichen ist:

> *„So gewinnt man ein einfaches, gleichartiges, äußerst monotones Gebilde, welches sich mit außerordentlicher Konstanz in den lebendigen Organismen wiederholt. Aber gerade diese Konstanz ist das beste Kriterium dafür, dass wir in ihm das eigentlich Elementare haben, welches alles Lebendige charakterisiert, ohne dessen Präexistenz keine lebendigen Formen entstehen, und an welches der eigentliche Fortgang, die Erhaltung des Lebens gebunden ist. Erst seitdem der Begriff der Zelle diese strenge Form angenommen hat, und ich bilde mir etwas darauf ein, trotz des Vorwurfes der Pedanterie stets daran festgehalten zu haben, erst seit dieser Zeit kann man sagen, dass eine einfache Form gewonnen ist, die wir überall wieder aufsuchen können, und die, wenn auch in Größe und äußerer Gestaltung verschieden, doch in ihren wesentlichen Bestandteilen immer gleichartig ist.“*

Und später:

> *„Wenn eine bestimmte Übereinstimmung der elementaren Form durch die ganze Reihe alles Lebendigen hindurchgeht, und wenn man vergeblich in dieser Reihe nach irgend etwas anderem sucht, was an die Stelle der Zelle gesetzt werden könnte, so muss man notwendig auch jede höhere Ausbildung, sei es einer Pflanze und eines Tieres, zunächst betrachten als eine progressive Summierung einer größeren oder kleineren Zahl gleichartiger oder ungleicher Zellen. Jedes Tier scheint als eine Summe vitaler Einheiten, von denen jede den vollen Charakter des Lebens an sich trägt. Der Charakter und die Einheit des Lebens kann nicht an einem bestimmten Punkt der höheren Organisation gefunden werden, z.B. im Gehirn des Men-*

schen, sondern nur in der bestimmten, konstant wiederkehrenden Einrichtung, welche jedes einzelne Element an sich trägt. Daraus geht hervor, dass die Zusammensetzung eines größeren Körpers immer auf eine Art von gesellschaftlicher Einrichtung herauskommt, einer Einrichtung sozialer Art, wo eine Masse von einzelnen Existenzen aufeinander angewiesen ist, aber so, dass jedes Element für sich eine besondere Tätigkeit hat, und dass jedes, wenn es auch die Anregung zu einer Tätigkeit von anderen Teilen her empfängt, doch die eigentliche Leistung von sich ausgehen lässt."

Mechanische Gesetze des Lebens Die Zelle ist also das eigentliche Grundelement, die einfachste Einheit, sie beinhaltet alles Leben, sie wahrt die Kontinuität. Alle Lebewesen, auch der Mensch, sind nur vorstellbar als zusammengesetzt aus vielen solcher Zellen. Es ist ganz gleich, ob Pflanze, Tier oder Mensch, der Unterschied liegt mehr in der Art der Zellzusammensetzung, in ihrer Differenziertheit. Es handelt sich um eine ganz atomistische Betrachtung, um eine Betrachtung kleinster einzelner Teile, um von diesen her auf ein Ganzes zu schließen.

Merke

Das Besondere daran ist, dass sich dieses Studium ganz an totem Material abspielt, dass das Lebendige ganz in diesem Toten der präparierten Zellen eingeschlossen gedacht wird und es so notwendigerweise zum Schluss Virchows kommt, dass alles Leben auch mechanischen, also dem Toten unterliegenden Gesetzen folgt.

Dementsprechend hält Rudolf Virchow 1858 einen Vortrag auf einer Sitzung der Versammlung Deutscher Naturforscher und Ärzte in Berlin, dessen Thema „Über die mechanische Auffassung des Lebens" lautet. In diesem Vortrag erweist sich Virchow einmal mehr als der eigentliche **Begründer der mechanistisch-materialistischen Medizin,** die wir als die moderne Medizin bezeichnen und die im Anschluss an Virchow eine immer konsequentere Ausgestaltung gefunden hat. In dem zitierten Vortrag vertritt Virchow [11] noch einmal in geschliffenen Sätzen seine These:

„Der Gedanke von der Einheit des Lebens in allem Lebendigen findet in der Zelle seine leibliche Darstellung. Was man bloß in der Idee gesucht hatte, das hat man endlich in der Wirklichkeit gefunden; was vielen ein Traum erschien, das hat einen sichtbaren Leib gewonnen, es steht wahrhaftig vor unserem Auge da."

Und später:

„Und so führt uns die Analyse aufwärts bis zu der feinen Einrichtung des Nervenapparates, wo die höchsten Eigentümlichkeiten des tierischen Lebens, Empfindung, Bewegungseinfluss, Denken, an bestimmten Gruppen zelliger Gebilde haften. Das Leben ist die Tätigkeit der Zelle, seine Besonderheit ist die Besonderheit der Zelle ... Ihre Tätigkeit wechselt mit dem Stoff, der sie bildet und den sie enthält; ihre Funktion ändert sich, wächst und sinkt, entsteht und verschwindet mit der Veränderung, der Anhäufung und der Abnahme dieses Stoffes. Aber dieser Stoff ist in seinen Elementen nicht verschieden von dem Stoff der unorganischen, der unbelebten Welt, aus dem er sich vielmehr fort und fort ergänzt und in den er wieder zurücksinkt, nachdem er seine besonderen Zwecke erfüllt hat. Eigentümlich ist nur die Art seiner Zusammenordnung, die besondere Gruppierung der kleinsten Stoffteilchen, und doch ist sie wiederum nicht so eigentümlich, dass sie einen Gegensatz bildet zu der Art der Zusammenordnung oder -gruppierung, wie sie die Chemie der unorganischen Körper lehrt. Eigentümlich erscheint uns die Art der Tätigkeit, die besondere Verrichtung des organischen Stoffes, aber doch geschieht sie nicht anders als die Tätigkeit und Verrichtung, welche die Physik in der unbelebten Natur kennt. Die ganze Eigentümlichkeit beschränkt sich darauf, dass in dem kleinsten Raum die größte Mannigfaltigkeit der Stoffkombinationen zusammengedrängt wird, dass jede Zelle in sich einen Herd der allerinnigsten Bewirkungen der allermannigfaltigsten Stoffkombinationen durcheinander darstellt, und dass daher Erfolge erzielt werden, welche sonst nirgend wieder in der Natur vorkommen, da nirgend sonst eine ähnliche Innigkeit der Bewirkungen bekannt ist. So besonders und eigentümlich, so sehr innerlich daher auch das Leben ist, so wenig ist es der Herrschaft der che-

mischen und physikalischen Gesetze entzogen. Vielmehr führt jeder neue Schritt auf der Bahn der Erkenntnis uns dem Verständnis der chemischen und physikalischen Vorgänge näher, auf deren Ablauf das Leben selbst beruht. Jede Besonderheit des Lebens findet ihre Erklärung in besonderen Einrichtungen anatomischer oder chemischer Art, in besonderen Anordnungen des Stoffes, der in dieser Anordnung seine ihm überall anhaftenden Eigenschaften, seine Kräfte äußert, jedoch scheinbar ganz anders als in der unorganischen Welt. Aber es scheint eben nur anders, denn der elektrische Vorgang im Nervensystem ist nicht von anderer Art, als der in dem Draht des Telegraphen oder in der Wolke des Gewitters; der lebendige Körper erzeugt seine Wärme durch Verbrennung, wie sie im Ofen erzeugt wird; Stärke wird in der Pflanze und im Tier in Zucker umgesetzt, wie in einer Fabrik, hier ist kein Gegensatz, sondern nur Besonderheit.“

Entsprechend der Vorstellungsweise der klassischen Physik, alle physikalischen und auch chemischen Erscheinungen auf mechanische Vorgänge zurückzuführen, kann Virchow die **Lebenserscheinungen** nur mechanistisch deuten:

„Diese Tätigkeit kann keine andere als eine mechanische sein. Vergeblich bemüht man sich, zwischen Leben und Mechanik einen Gegensatz zu finden.“

Reduktion des Lebendigen auf mechanisches Geschehen Im Weiteren führt Rudolf Virchow [11] aus, dass der menschliche Geist auch nicht in der Lage sei, das Leben in einer anderen Art als mechanisch zu erfassen, und er wehrt sich dagegen, dass der naturwissenschaftliche Forscher als Feind des Idealismus hingestellt werde, denn „wo hätte es jemals eine Philosophie gegeben, die mehr idealistisch gewesen wäre als die heutige Naturwissenschaft?“. Für ihn ist klar, dass solche Vorwürfe von mangelndem Idealismus lediglich aus dem Lager der Spiritualisten kommen können, egal ob diese ihn nun offen oder verkappt vertreten würden.

„Es ist ganz gleichgültig, ob man das organische oder das unorganische Schaffen betrachtet. Es ist kein Spiritus rector, kein Lebens-, Wasser- oder Feuergeist darin zu erkennen. Überall nur mechanisches Geschehen in ununterbrochener Notwendigkeit der Verursachung und Bewirkung.“

Dieser hier von Virchow vertretene Standpunkt wurde allgemeingültig. Es war die feste Überzeugung der Naturwissenschaftler im ausgehenden 19. Jahrhundert, dass auch alle Lebensfunktionen in Organismen rein mechanischen oder – damit identisch gemeint – physikalischen und chemischen Gesetzmäßigkeiten folgen würden. Alle bis in das 19. Jahrhundert vorgestellte **Selbstständigkeit von Lebenstätigkeiten** oder -vorgängen, die gegenüber der unorganischen Welt eigenen Gesetzen folgen, wurden abgestritten und als Mystifizierung einer nebulösen allgemeinen Lebenskraft bekämpft. Zwar relativierten große Vertreter der modernen Naturwissenschaft des 20. Jahrhunderts diesen absoluten Standpunkt; so verwies z. B. Adolf Butenandt darauf, dass sich das eigentliche Prinzip des Lebens der bisherigen naturwissenschaftlichen Methode entziehen müsse, da diese nur auf das Unorganische gerichtet sei. In der Praxis der Medizin jedoch setzte sich eindeutig der mechanistisch-materialistische Standpunkt durch.

Krise der modernen Medizin Natürlich wird man sagen, dass die radikalen Anschauungen Virchows heute bereits weitgehend überwunden seien und einer viel stärkeren funktionalen Betrachtungsweise Platz gemacht hätten. Doch zeigt gerade die Praxis unserer modernen Medizin, dass die **radikale Reduzierung der Wirklichkeit Mensch** auf einen komplizierten Leib mit physikalischen und chemischen Reaktionen, alles beruhend auf der Grundeinheit Zelle, nach wie vor das medizinische Denken und Handeln bestimmt. Wir werden das im Weiteren an der Dominanz des mechanistischen Standpunkts und dem dadurch bewirkten nur partiellen Fortschritt unserer derzeitigen Medizin am Beispiel der modernen Diagnostik und an der Krise ärztlicher Verantwortung verdeutlichen.

Inzwischen ist die naturwissenschaftliche Methode in der Medizin wesentlich um molekularbiologische und genetische Forschung erweitert worden. Beide sind heute beherrschende Forschungsfelder und werden die Zukunft medizinischer Entwicklung stark bestimmen. Das ändert jedoch nicht die grundsätzlich mechanistische Auffassung, welche die Medizin vom Menschen und seiner Physiologie hat. Er bleibt ein naturwissenschaftlich erklärbares, wenn auch komplexes Modell, das aus sich selbst steuernden chemisch-physikalischen Vorgängen als Automat funktioniert.

Diese Auffassung vom Menschen und die daraus abgeleitete Praxis hat die Medizin in eine seit Jahrzehnten andauernde Krisis geführt, aus der sie sich – ähnlich übrigens wie das Gesundheitswesen – nicht befreien kann. Sie baut immer neue Verteidigungsstrategien auf, um Kritik abzuwehren und Veränderungen zu verhindern. Im Denken und Handeln ist sie letztlich ganz dogmatisch geworden. Was Wissenschaft in der Medizin ist, wird von einer kleinen Anzahl sog. Experten bestimmt. Eine evidenzbasierte Medizin ist dafür typisches Beispiel.

Diese Krise oder auch Sackgasse wird überwunden werden können, wenn das von Virchow kühn Begonnene einer wissenschaftlich fundierten Medizin auf die Wirklichkeit oder Ganzheit Mensch Anwendung findet.

Leibliche, seelische und geistige Wirklichkeit des Menschen

Merke

Diese wissenschaftlich zu erfassende ganze Wirklichkeit des Menschen präsentiert sich uns – wie wir im Weiteren darlegen werden – in der Polarität zwischen einem individuellen Geist und einem aus dem Erbstrom gebildeten Leib sowie einer Seele, die in dieser Polarität ständig Mittlerin ist.

Was wir von dieser Wirklichkeit wissenschaftlich erfassen können, ist aber abhängig von der **angewandten Methode.** Wenn Virchow in seinen Forschungen das seelische und geistige Sein des Menschen nicht erkannte, wenn er sogar die Lebensprozesse auf ihre physikalischen und chemischen Manifestationen beschränkte, so lag das an der von ihm angewandten Wissenschaftsmethode. Wir wollen diese Methode die **anorganische** nennen, weil sie exakt nur die Vorgänge und Gesetzmäßigkeiten der unbelebten Natur erfasst. Soweit versucht wird, mit ihr auch die lebendige, seelische und geistige Wirklichkeit des Menschen zu erfassen, wie dieses seit Virchow allenthalben getan wird, so erfährt man lediglich, wie sich diese höheren Wirklichkeiten im physikalischen und chemischen Dasein manifestieren. Man erforscht die Fußspuren, aber nicht das sie im Schreiten bewirkende Wesen selber.

Das Unglück der Forscher des 19. Jahrhunderts war, dass sie die anorganische Methode für die einzige wissenschaftliche Vorgehensweise hielten; eine Entwicklung, die bereits mit Isaac Newton begann und die durch Immanuel Kant eine scheinbare erkenntnistheoretische Rechtfertigung erhielt. Im erkenntnistheoretischen Werk Rudolf Steiners sind – anknüpfend an die naturwissenschaftliche Denkweise Goethes – die von Kant postulierten **Erkenntnisgrenzen** überwunden worden. Wir werden uns darum auch mit den erkenntnistheoretischen Einsichten befassen müssen, um zu zeigen, wie eine Erweiterung der Naturwissenschaft in die Erkenntnisbereiche der vitalen und der animalischen Wirklichkeit möglich ist und wie mit entsprechenden Methoden durch eine **Geisteswissenschaft** die Wirklichkeiten der menschlichen Seele und des menschlichen Geistes erforscht werden können (Kap. 2).

1.2 Mechanistischer Standpunkt und Fortschritt der Medizin

Scheinbare Gültigkeit der mechanistischen Betrachtungsweise Die Berechtigung zur Anwendung der anorganischen Methode auch in der medizinischen Forschung scheint durch deren **Resultate** erwiesen zu sein. Denn es haben sich unzählige physikalische und biochemische Vorgänge im menschlichen Organismus methodisch einwandfrei nachweisen, messen und in ihrer Funktion oder Dysfunktion beobachten lassen. Das gilt z. B. für die Erforschung von elektrischen Vorgängen, die in der Diagnostik zur Entwicklung der Elektrokardiographie, Elektroenzephalographie oder Elektromyographie führten. Das gilt auch für die Beobachtung von Ionenbewegungen im extra- und intrazellulären Raum und den damit verbundenen heutigen Vorstellungen, durch die entscheidende energetische, elektrophysiologische Vorgänge von Zell- und Gewebefunktionen verständlich wurden. Oder denken wir an die chemischen Katalysatorfunktionen der Enzyme und die biochemische Vermittlerfunktion der Hormone. Unendliche solcher Beispiele beweisen zunächst die Richtigkeit, physikalische und chemische Gesetzmäßigkeiten auch in der Medizin auf die Funktion und das Verständnis des menschlichen Organismus als Leib anzuwenden.

Mechanistische Sichtweise am Beispiel der Gelenke Besonders gut ausgebildet werden kann der mechanistische Standpunkt am Skelett und an den menschlichen Sinnesorganen wie Auge und Ohr. Die Gelenke scheinen rein mechanisch zu funktionieren, ob als Scharniergelenk im Knie oder als Kugelgelenk in Hüfte und Oberarm. Häufig kann man heute sogar lesen, dass die Gelenke an sich, verglichen mit der modernen Welt der Maschinen, eher als **Fehlkonstruktionen** bezeichnet werden könnten, da man bei Anwendung rein mechanischer Gesetzmäßigkeiten zu anderen Konstruktionen käme. Diese gedankliche Konsequenz der Anwendung mechanistischer Gesetze auf das Verständnis der Gelenkfunktionen führte zur Nachbildung künstlicher Gelenke und begründete das große Gebiet der Gelenkchirurgie mit dem Austausch verschlissener, degenerierter Gelenke gegen Kunstgelenke.

Dem aufmerksamen Beobachter mag aber eine Fülle von Fragen auftauchen, die gerade mit Bezug auf den Vergleich der Funktion natürlicher Gelenke gegenüber künstlichen erlebbar werden können. Da ist z. B. die auffällige Mittelstellung der meisten menschlichen Gelenke gegenüber der im Allgemeinen viel höheren Spezialisierung im Tierreich zu beachten, die dem Menschen Gelegenheit gibt, gegenüber einseitiger Spezialisierung eine **Vielfalt von Funktionsmöglichkeiten** praktizieren zu können. Dann kann die erhebliche Schwierigkeit im Bilden künstlicher Gelenke auffallen, wenn wir beispielsweise an das menschliche Ellenbogengelenk denken. Da ist zum anderen die (gegenüber einer solchen scheinbar mangelhaften Konstruktion) erstaunliche **„Haltbarkeit“** natürlicher Gelenke. Ist es nicht gegenüber der ganzen technischen Welt unserer Maschinen ein Wunder, dass derart belastete Gelenke, wie z. B. die der unteren Gliedmaßen, im Allgemeinen und bei normaler („natürlicher“) Belastung ein ganzes Menschenleben funktionstüchtig bleiben? Ist demgegenüber die immer mehr verbesserte Haltbarkeit künstlicher Gelenke nicht dennoch deutlich unterlegen?

Mechanistische Sichtweise am Beispiel von Auge und Ohr Als weiterer Bereich konsequenter Anwendung mechanistischer Vorstellungen wurden Sinnesorgane wie Auge und Ohr genannt. In der Tat bieten sich beide Organe sehr stark für eine Charakterisierung als **physikalische Apparate** an. So wird das Auge im Wesentlichen als Camera obscura verstanden, das Ohr findet im Mikrophon seine technische Nachahmung. Es steht außer Frage, dass in beiden Organen Phänomene zu beobachten sind, welche physikalischen Vorgängen entsprechen. Doch gerade an Auge und Ohr lässt sich wieder vom Standpunkt des aufmerksamen und vorurteilslosen Menschen eine Fülle von Fragen stellen, die die ausschließliche Begrenzung dieser Organe auf physikalische Apparaturen zweifelhaft macht:

- Wo liegt denn der Sprung, der ein quasi passiv auf den Augenhintergrund geworfenes Bild zum Erlebnis werden lässt; inwieweit entspricht es nicht überwiegend einer willenhaften Intention, etwas zu sehen oder es eben nicht zu sehen?
- Ist es nicht gerade ein Phänomen unserer modernen Zeit, dass die Menschen nur noch so wenig von ihrer Umwelt wahrnehmen, obwohl doch das Auge als physikalischer Apparat sicher nicht schlechter geworden ist?
- Wie ist es mit den subjektiven Nuancierungen des Gehörten, sei es im menschlichen Gespräch, sei es im Anhören eines Konzerts?

Solche Fragen sollen nicht als Hinweis verstanden werden, dass der mechanistische Standpunkt falsch sei, sie sollen lediglich die **Ausschließlichkeit** dieses Anspruchs in Frage stellen und überleiten zu dem **Angebot einer Menschenkunde,** die neben den physikalischen und chemischen Gesetzmäßigkeiten im menschlichen Organismus auch die der ihnen übergeordneten Lebensprozesse sowie der seelischen und geistigen Tätigkeit des Menschen beschreibt.

Fortentwicklung der Medizin durch erweiterte Menschenkunde Dass eine solche erweiterte Menschenkunde für die konsequente Fortentwicklung der modernen Medizin unerlässlich ist, wird deutlich, wenn wir uns fragen, worin diese gegenwärtige Medizin fortschrittlich ist. Zweifellos ist sie das auf dem Felde der technischen Medizin, also dem Gebiet, das unmittelbar mit dem mechanistischen Denkansatz korrespondiert:

- Wenn die moderne Medizin mit Virchow den elektrischen Vorgang im Nervensystem als von nicht anderer Art als in dem Draht des Telegraphen erlebt, ist der Herzschrittmacher eine logische Konsequenz dieser Vorstellung.
- Wenn der Umsatz von Stärke auch in lebendigen Organismen wie in einer Fabrik geschieht, kann bei entsprechender Störung die Insulinpumpe als vernünftige Lösung bezeichnet werden.
- Wenn das Herz nichts anderes als eine technisch an sich unzureichende Pumpe ist, ist die Entwicklung eines Kunstherzens praktische Konsequenz.

Gleiches kann aber nicht für die anderen Felder medizinischen Wirkens gesagt werden. So beschränken sich die Fortschritte in der inneren Medizin auf das Gebiet der Akut- und Notfallmedizin, während das Heer der **chronischen Krankheiten** immer mehr als echte, vor allem therapeutische Crux der Ärzte gelten muss.

Merke

Insgesamt muss der große Widerspruch auffallen, dass trotz aller Fortschritte in der Medizin die Menschheit kaum gesünder geworden ist.

Trotz zunehmender Zahlen niedergelassener Ärzte oder auch von Krankenhausärzten werden die Sprechzimmer und die Krankenhäuser immer voller, wobei eine gravierende Verlagerung von akuten zu chronischen Krankheiten stattgefunden hat und gleichzeitig auch anstelle der früher so gefürchteten Infektionskrankheiten heute eine ähnlich epidemische Entwicklung von **Sucht- und Zivilisationskrankheiten** beobachtbar ist.

Die größte und tiefgreifendste Problematik müssen wir jedoch darin erkennen, dass die rein mechanistische Auffassung vom Menschen dazu geführt hat, dass die Medizin ihn immer extremer und durchaus bewusst **manipuliert.**

Bildet er zu viel Magensäure, wird diese chemisch gehemmt. Reagiert das Herz zu stark auf adrenerge Reize, werden sie blockiert. Nie wird gefragt, in welcher Art ein gut reguliertes System durch solche von außen kommenden Eingriffe reagiert, unerwünschte Reaktionen (sog. Nebenwirkungen) werden als unvermeidbar akzeptiert und denkbare Langzeitfolgen erst gar nicht diskutiert. Diese Denkrichtung ist so bestimmend, dass sie inzwischen eher den Menschen verändern will als ihr Vorgehen.

So führte beispielsweise in einem Übersichtsartikel zur aktuellen Lage der Hochdrucktherapie der dort postulierte Anteil von 60 % Non-Respondern zu der Forderung, diese genetisch so zu verändern, dass auch sie zu Respondern mutierten. Nicht die Medikamente waren unvollkommen, sondern der Mensch! Mag dieses auch eine extreme Formulierung sein, so ist sie dennoch ein typischer Ausdruck der charakterisierten mechanistischen Auffassung. Sollte eine Tür zu groß für die montierte Fassung sein, wird man sie ja auch auf die passende Größe stutzen („hobeln“).

1.3 Statistik und der Durchschnittsmensch: zur Frage der Diagnostik

Merke

Als Krone aller Wissenschaften wird heute die Mathematik angesehen und schon Kant sprach aus, dass in jeder einzelnen Wissenschaft nur so viel wirkliche Erkenntnis stecke, als in ihr Mathematik vorhanden sei.

Der mathematisierte Mensch Zunächst mag es abwegig erscheinen, den Menschen zu mathematisieren oder ihn als mathematische Größe und Gleichung beschreiben zu wollen, und so hat es auch relativ lange gedauert, bis die Mathematik in der Medizin Fuß fasste. Sie tat dies in der Form der Statistik, also einer besonderen Ausgestaltung der **Wahrscheinlichkeitsrechnung.** Die Resultate statistischer Methoden spiegeln Mittelwerte wider, die durch die Standardabweichungen in ihrer Genauigkeit bezeichnet werden, die aber immer einen **Durchschnitt** meinen. Der einzelne Mensch findet sich also nur in einem mehr oder minder gespreizten Verteilungsfeld wieder, mathematisch ausgedrückt in einer Gauß-Verteilungskurve. Alle Beurteilung des Menschen bzw. des menschlichen Organismus geht nun von solchen Durchschnittswerten aus, die durch Untersuchungen großer Zahlen ermittelt werden. Diese Durchschnitts- oder Mittelwerte ergeben die **Norm,** d. h. das Normale.

Bemerkenswert ist dabei die Feststellung, dass in der Medizin diese Normalität über das Feld der rein leiblichen Phänomenologie hinaus auch in das seelische Gebiet Eingang fand und z. B. für die Psychiatrie sog. **seelische Normen** schuf. Schaut man einmal in ein modernes Lehrbuch der Psychiatrie und sucht dort die Beschreibung des normalen seelischen Lebens der Menschen, so wird wohl jeder von uns die Erfahrung machen, dass er sich in einer solchen Normalität nicht wieder findet. Das kann auch gar nicht sein. Denn eine Normale, die als ein Durchschnittswert gewonnen wird, ergibt nur **quantitative Aussagen;** alles Qualitative kann mit ihrer Hilfe nicht beurteilt werden.

! Merke

Für qualitative Aussagen muss als Normale ein Typus gewonnen werden. Nur wenn die Aussage möglich ist, inwieweit ein Erscheinungsbild, ein Ereignisverlauf typisch ist, können Urteile über Tatsachen im Lebendigen und im Seelisch-Geistigen, also auch diagnostische Urteile, in wissenschaftlich angemessener Weise gefällt werden. Da aber jeder Patient eine Individualität ist, genügt auch das Urteil, inwieweit etwas typisch ist, noch nicht für den ganzen Menschen. Denn als individuelle Person hat jeder Mensch seine eigene Normale. Darum ist – wie später noch näher ausgeführt werden wird – für die medizinische Diagnose fast immer auch ein biografisches Urteil unerlässlich.

Auswirkungen der Statistik Wesentliche Auswirkungen der Statistik finden wir in der Medizin zunächst in der immer größer werdenden Skala messbarer Befunde. An der Spitze steht sicher die gesamte **Labordiagnostik,** die in unendlicher Fülle messbare Befunde einzelner Organfunktionen untersucht:

- Wie differenziert ist heute beispielsweise eine Aussage über die Leber und ihre Funktion anhand der Labordiagnostik zu machen!
- Wie viel sicherer ist beispielsweise ein Herzinfarkt durch die Labordiagnostik beweisbar als durch das Elektrokardiogramm!
- Welche Differenzierung der verschiedenen Stadien oder Ursachen akuter Hepatitiden bietet die moderne Hepatitisserologie!

Von den einfachen Untersuchungen der Blutsenkung, des Blutbildes oder Harnsediments bis zu hoch komplizierten immunologischen Befunden reicht die Skala solcher Beschreibbarkeiten des Menschen im Detail, wie sie wohl kein Arzt in seiner Diagnostik mehr missen möchte.

Aber nicht nur die Labordiagnostik liefert solche objektiven, messbaren Ergebnisse. Auch die Röntgendiagnostik, die Elektrokardiographie, die Ultraschalldiagnostik, moderne radiologische Verfahren wie Szintigraphie, Computertomographie oder Kernspintomographie kennzeichnen den Weg der modernen Medizin zu der heute möglichen, kaum noch überschaubaren Vielfalt von Erkennbarkeit und Darstellbarkeit normaler oder anormaler Verhältnisse im menschlichen Organismus.

Detaillierte Aussage und Erfassung des gesamten Menschen Jeder praktizierende Arzt weiß aber, wie schwierig es ist, die Fülle dieser detaillierten Aussagen zu einem diagnostischen Urteil zusammenzufassen, und zwar so, dass es dem jeweils besonderen Patienten angemessen ist.

! Merke

Es müssen dafür die einzelnen quantitativen Daten in der zuvor angedeuteten Weise unter den qualitativen Bestimmungen des jeweiligen Krankheitstypus und unter den individuell-biografischen Gegebenheiten des besonderen Patienten subsumiert werden, damit ein zusammenfassendes Bild entsteht.

Goethe nannte eine solche Erkenntnisweise „anschauende Urteilskraft“. Wie das Gesicht eines

Menschen uns zum Antlitz, zur Physiognomie, wird, indem wir nicht an allen Einzelheiten hängen bleiben, sondern sie zu einem Bild zusammenschauen, wird uns in diesem Begriff anschaulich. Wovon dieses Antlitz spricht – Alter, Geschlecht, Charakter, besondere seelische Gestimmtheit usw. – erleben wir als Einheit, nicht als addierte Summe von Einzelheiten. Entsprechend müssen wir die Vielzahl diagnostischer Daten physiognomisch zusammenschauen, um in diesem Bilde den sich darin aussprechenden Krankheitstypus und seine individuelle Ausprägung zu erkennen. Wie die Befähigung zu einer solchen **physiognomischen Methode** als Grundlage einer ganzheitlichen Diagnostik erübt werden kann, wird uns später beschäftigen. Sie hat – das wird schon jetzt erkennbar geworden sein – auf jeden Fall eine medizinische Menschenkunde zur Voraussetzung, die auf die Erfassung des ganzen Menschen gerichtet ist.

Objektiver Befund und subjektives Leiden Als erkenntnistheoretisches Ergebnis wird heute in der Medizin der „objektive Befund" postuliert und deutlich von allen subjektiven Befindensäußerungen abgesetzt. Hier zeigt sich wieder das Problemfeld der **Einseitigkeit:** Achtet man in der Betroffenheit der unmittelbaren Begegnung von Arzt und Patient auf die Stellung des subjektiven Leidens im Verhältnis zu den sog. objektiven Befunden, so wird man kaum anders entscheiden können, als ersteren den höheren Stellenwert im Rahmen der menschlichen Existenz zuordnen zu müssen. Es ist ganz selbstverständlich, dass der leidende Mensch größeren Wert darauf legen wird, eine Änderung seiner „subjektiv" empfundenen Befindensstörung zu erfahren, als bei Fortbestehen derselben den dann kaum tröstenden Hinweis auf Besserung objektiver Befunde zu hören. Und die oft erstaunliche Diskrepanz subjektiver Befindensstörungen und objektiver Befunde ist allgemein bekannt. So erleben wir als Folge der Überbetonung des Wertes objektiver Befunde eine starke Verminderung der Gewichtigkeit des subjektiven Befindens und bemühen einmal mehr den heute viel zu findenden Kritikpunkt, die moderne Medizin sei unmenschlich.

Beurteilung von Arzneimittelwirkungen Ganz extrem erlebbar wird diese einseitige Bewertung objektiver Befunde in der Beurteilung von Wirksamkeit und Unwirksamkeit von Therapien. Immer noch gilt für eine große Gruppe von Ärzten und Wissenschaftlern lediglich der **kontrollierte,** möglichst **doppelblinde Versuch** als wissenschaftlich aussagefähig für die Beurteilung einer Therapie, während eine Aussage am einzelnen Patienten wissenschaftlich völlig unhaltbar erscheint.

Merke
Auch hier begegnen wir alltäglich einer erstaunlichen Diskrepanz, insofern beispielsweise sog. unerwünschte Arzneimittelwirkungen oder -nebenwirkungen über den Einzelfall erfasst und auch zentral gemeldet werden sollen, während solches Vorgehen für die „positive" oder gewünschte Arzneimittelwirkung keinerlei Anerkennung findet.

Auch wird im Rückschluss der methodischen Forderungen einer streng naturwissenschaftlichen Medizin eine solche über den Einzelfall beobachtete Nebenwirkung keineswegs über eine groß angelegte kontrollierte Studie bestätigt, wobei natürlich klar ist, dass ein solches Vorgehen moralisch-ethisch nie vertretbar wäre. Muss man dann aber nicht zu dem Eingeständnis kommen, dass unerwünschte Arzneimittelwirkungen mit diesem methodischen Ansatz nie erfassbar werden, da auf sie eben der kontrollierte, doppelblinde Versuch nicht anwendbar ist? Sind dann die mit dieser Methode gewonnenen Aussagen über die gewünschte Arzneimittelwirkung nicht ebenfalls infrage zu stellen?

Für den praktizierenden Arzt ist es ein alltägliches Erlebnis, dass die solcherart gewonnenen Therapieergebnisse auf den einzelnen „wirklichen" Patienten nur mit einer durch das Signifikanzniveau definierten Wahrscheinlichkeit übertragbar sind. Deshalb sprach Ivan Illich auch davon, dass in der naturwissenschaftlich orientierten Medizin jede konkrete Therapie ein immer neues Experiment darstelle. Und Zyniker haben den Satz formuliert, dass in der statistisch bewerteten „evidenten" Medizin „die Ärzte immer dann besonders genau zu sehen glauben, wenn sie doppelblind untersuchen".

Falsifizieren und Verifizieren Das methodische Ziel dieser Wissenschaftsform ist das Falsifizieren und nicht das Verifizieren. Das Verwerfen einer Null-Hypothese, nicht aber der Wirklichkeitsbeweis einer Idee ist methodisches Prinzip. Insofern wird als Ergebnis immer nur eine prozentual beschriebene Wahrscheinlichkeit stehen, die Wirklichkeit oder Wahrheit ist dagegen nicht erfassbar. Diese wird auch nicht gesucht. Das Ziel ist es, „den Irrtum so weit als möglich zu vermeiden“ [4]. Auch hier zeigt sich wieder die **Philosophie des Materialismus,** wie sie von Kant ihren Ausgang nimmt, durch Popper eine moderne Fortsetzung und in der Behauptung von den Grenzen menschlicher Erkenntnis ihr Postulat fand. Wir sagten bereits, dass diese erkenntnistheoretische Überzeugung einen starken Einfluss auf die Medizin genommen und ganz wesentlich dazu beigetragen hat, die Virchow'sche Denkungsart in der Medizin als gültige Anschauung zu verankern.

Wie schon im vorangegangenen Kapitel müssen wir uns auch hier bewusst machen, dass eine immer größere Vernetzung existiert, sich den Menschen entsprechend den postulierten Normvorstellungen zurechtzuschneiden. Das heißt im Klartext, sich einen Normmenschen zu schaffen, einen Homunculus, der sich in einer Vielzahl identisch verhält. Alle Klonisierungsforschung läuft in diese Richtung, wenn auch noch nicht so eindeutig ausgesprochen. Gehen bestimmte Tierexperimente nicht in der gewünschten Richtung voran, schafft man sich ein genetisch mutiertes Tier, das dann entsprechend reagiert („Gen-Maus“). Existieren noch ethische Hemmungen, beim Menschen ebenso zu handeln? Ist nicht das Beispiel der Unzufriedenheit mit der etablierten Hochdrucktherapie (S. 22) hierfür warnendes Beispiel?

Das Wissenschaftsgebiet der Immunologie beweist, dass der natürlich existierende Mensch individuell geprägt ist, bis in seine Stofflichkeit der Gewebe hinein. Der schwedische Immunologe Hans Wigzell, Professor für Immunologie am Karolinska Institut Stockholm, formulierte das auf einem Kongress in Järna 1994 ganz präzise: „Alle Fakten der Immunologie zeigen, dass jeder Mensch ein einzigartiges Immunsystem hat, von dem es keine Kopie gibt!“ Das beweist (ungewollt) auch die Organtransplantationsmedizin.

Merke

Woher nimmt die Medizin das Recht, die Individualität durch eine Norm zu verdrängen?

Und müssen nicht die praktizierenden, dem Menschen täglich begegnenden Ärzte hier einer Wissenschaft Einhalt gebieten, welche mit großer Wahrscheinlichkeit eines späteren Tages genauso wie die Forschung der Atomenergie sagen muss: „Wir wussten nicht, welche Konsequenzen unsere ‚reine‘ Forschung für die Menschheit haben wird“?

1.4 Der bestimmte Mensch (Genetik): Krise ärztlicher Verantwortung

Der Mensch, ein Produkt von Natur- und Erbgesetzen? Folgt man konsequent Virchows Vorstellung von der Zelle als Einheit, in der alles bereits enthalten ist, so muss man in ihr auch die gesamte Bestimmung des einzelnen Menschen finden. Das ist anscheinend auch durch die Entdeckung der Erbgesetze und damit der Begründung der Genetik gelungen. Denn durch die Anordnung der Chromosomen und vor allem der einzelnen Gene ist jeder Mensch „bestimmt“; der Mensch scheint also eine **zufällige Kombination** aus den genetischen Merkmalen seiner Vorfahren, ein Produkt von Natur- oder Erbgesetzen zu sein.

In Bestätigung einer solchen Anschauung hat man eine ganze Reihe von Erbkrankheiten zum Beispiel als Folgen von **Chromosomenaberrationen** gefunden, wie die Bluterkrankheit, das Down-Syndrom oder andere. Man glaubt, eine Fülle von Hinweisen auf Erbanlagen für die Disposition zu bestimmten Krankheiten entdeckt zu haben und hat als moderne Variante dieser wissenschaftlichen Anschauung z. B. die **HLA-Typisierung** entwickelt. Man kann ohne jede Einschränkung sagen, dass die moderne Genetik heute eine wesentliche Forschungsrichtung für die Ursachen von Krankheiten geworden ist oder dass genetische Ursachen bei einer Fülle von Krankheiten, deren eigentliche Ursachen bisher noch unbekannt sind, diskutiert werden.

Naturwissenschaft versus Freiheit Mit gleicher Konsequenz, mit der sich aus der von Virchow praktizierten Denkungsart die Fragen der Genetik ergaben, folgt aus ihr auch, warum der Mensch in der modernen Medizin nur noch als Objekt erfasst werden kann, warum jede Sicht auf den Menschen als Individualität verloren gehen musste. Es war ganz besonders der französische Biologe und Philosoph Jacques Monod, der sich genötigt sah, Zufall und Notwendigkeit zu den eigentlichen Bestimmungsgrößen des Menschen zu erklären; denn in einer genetischen Auffassung vom Menschen ist kein Raum für **Individualität und Freiheit.**

Schäfer hat das einmal so formuliert:

> *„Die Misere der Krankenhausmedizin, ihr Unvermögen, den Patienten in seiner Einmaligkeit zu erfassen und ihm dadurch raten und helfen zu können, ist das notwendige Ergebnis ihrer rein naturwissenschaftlichen Fundierung.“ [9]*

Oder Alexander Mitscherlich:

> *„Wer sich heute in ein Krankenhaus begibt, darf seine Persönlichkeit nicht mitnehmen, fast so wenig, wie wenn er in die Kaserne einrückt oder ins Gefängnis verbracht wird. Allen ist die Angst vor der Heilorganisation, die sie verschlucken will, ins Gesicht geschrieben.“ [6]*

Wahrscheinlich sind viele Menschen, die als Ärzte, Pfleger, Therapeuten oder in anderen Aufgabenbereichen der Medizin arbeiten, sich einer Diskrepanz unserer Zeit gar nicht bewusst. Auf der einen Seite wird ein immer stärkerer Freiheitsdrang in jedem einzelnen Menschen mit allen seinen problematischen sozialen Folgen erlebbar, und andererseits muss die Naturwissenschaft in Bezug auf den Menschen eine solche Möglichkeit zur Freiheit völlig leugnen.

Genetik und Ethik Der Angriff auf die menschliche Individualität und ihre Selbstbestimmung geht aber noch viel weiter. Schon 1964 verwies Richard Kaufmann in seinem Buch *Die Menschenmacher. Die Zukunft des Menschen in einer biologisch gesteuerten Welt* auf die brennende Thematik, inwieweit der Mensch bei Anwendung der genetischen Gesetzmäßigkeiten manipuliert werden könne.

Merke
Heute steht die Genetik vor der gleichen Problematik wie vor dem Zweiten Weltkrieg die Atomphysik, indem nämlich Wissenschaft in einem scheinbar moralfreien Raum stattfindet und sich nicht bewusst sein will, wie leicht solche Forschungsergebnisse dann in praktischen und vor allem politischen Lebensbereichen Anwendung finden können.

Werden auch die genetischen Forscher eines Tages zu der Aussage kommen müssen: „Das haben wir nicht gewollt!“? Heute steht die Genetik insbesondere an dem menschlichen Grenzbereich der Geburt und trifft bereits Entscheidungen, die wahrscheinlich nur durch den mechanistischen Standpunkt der Naturwissenschaft erklärbar oder verstehbar sind. Ist man sich denn bewusst, wie nahe man heute mit der Möglichkeit, Erbstörungen oder Missbildungen bereits **embryonal diagnostizieren** und damit das Geborenwerden solcher Menschen verhindern zu können, dem medizinischen Tätigkeitsfeld ist, das während des Nationalsozialismus in Deutschland „unwertes Leben“ beseitigte? Auch diese Frage soll nicht als persönliche Kritik an den Wissenschaftlern verstanden werden, sondern lediglich als das Aufwerfen und Bewusstmachen einer speziell in der Medizin unserer Zeit brennenden Erkenntnisfrage.

Körperliche oder seelische Behinderung Vor allem müssen wir auf den möglichen Sinn einer körperlichen oder seelischen Behinderung im Leben eines Menschen ganz neu achten. Existiert nur die Anschauung eines behinderten Menschen als defekter Leib, kann man diesen konsequenterweise austauschen oder entwerten. Findet man aber Zugang zu einer Sicht des Menschen als einer sich in einem Leibe verwirklichenden geistigen Individualität, so wird man zu ganz anderen Konsequenzen kommen müssen.

Merke

Ist – vielleicht zunächst als Arbeitshypothese – der Gedanke unmöglich, dass sich eine Individualität den Widerstand einer Behinderung sucht, um daran ganz besondere Kräfte gewinnen zu können, die sie dann zu einem späteren Zeitpunkt, vielleicht in einem späteren neuen Leben, zum Nutzen aller Menschen einbringen kann? Nehmen wir vielleicht der Menschheit aus Unkenntnis wichtige, für ihre Entwicklung unverzichtbare Zukunftskräfte, wenn wir die Behinderungen ausmerzen? Ist dieser vermeintliche Segen in Wirklichkeit ein Fluch für die Menschheit?

Gesetze des individuellen menschlichen Geistes Es ist ja heute darstellbar, wie gering eigentlich die Unterschiede tierischer von dem menschlichem Genom sind. Kann aber ernsthaft auch nur ansatzweise übersehen werden, wie gewaltig die Unterschiede zwischen dem Mensch als Homo sapiens und selbst hoch entwickelten Säugetieren sind? Und kann ebenso übersehen werden, wie groß die Unterschiede interindividuell sind, z. B. bei den Geschwistern einer gemeinsamen genetischen Voraussetzung durch Mutter und Vater? Der Gedanke liegt doch viel näher, dass das Genom eine Fülle von möglichen Voraussetzungen schafft, durch die sich die Individualität Mensch, die hier geistiger Natur gedacht wird, ihre Verwirklichungen bildet, vergleichbar dem Instrument und dem darauf musizierenden Virtuosen. Das erklärt doch auch genetische Mutationen (= Veränderungen) viel besser, als nur dem Zufall alles zu überlassen.

In welcher Weise und Verantwortlichkeit hier durch die Medizin manipulierend eingegriffen werden darf, ist eine Frage einer gemeinsam entwickelten und verbindlichen Ethik und damit auch des **Gewissens.** Das Gewissen ist in seiner Wirksamkeit aber vom Wissen abhängig. Darum konnte Jesus Christus vom Kreuze sprechen: „Herr vergib ihnen, denn sie **wissen** nicht, was sie tun." Wir aber können heute wissen, wir können mit gleicher Klarheit und Konsequenz, mit der wir die anorganische Natur des Menschen erforschen, mit der wir die genetischen Gesetzmäßigkeiten zu erfassen suchen, auch danach streben, die Gesetze des individuellen menschlichen Geistes zu erkennen. Gerade eine medizinische Menschenkunde muss sich fragen,

- ob der einzelne Mensch sein eigenes inneres Gesetz (Schicksal) hat,
- ob es für ihn eine geistige (göttliche) Führung gibt und
- wie diese sich im Lebensverlauf, in seiner Biografie, manifestieren.

Hier leuchten die **beiden Gesetzmäßigkeiten** auf, die durch die Anthroposophie gegenüber alten Geisteswissenschaften für unsere Zeit neu formuliert wurden:

- das Gesetz der wiederholten Erdenleben (Reinkarnation) und
- das Schicksalsgesetz (Karma).

Beide Gesetze sind **zentrale Aussagen** der Anthroposophie und auch für eine Ergänzung unserer modernen Medizin unverzichtbar, wenn sie wieder zu einer Erfassung der **Einmaligkeit** jedes Menschen und seiner Biografie und zu einer **moralischen Verantwortung** für den Menschen und die Menschheit kommen will.

Es würde den Rahmen dieses Buches sprengen, die anthroposophische Begründung dieser beiden Gesetzmäßigkeiten darzustellen. Sie werden nur in manchen Kapiteln anklingen, liegen aber als Anschauung der ganzen Darstellung zugrunde. Der Leser mag sich durch die angegebene Literatur (S. 32) mit diesem Thema ausführlicher beschäftigen.

Krankheit als innere Herausforderung Das Einbeziehen solcher Anschauungen wird jedoch eine ganz neue Qualität des medizinischen Gewissens herbeiführen, wird bewirken, dass manches, was heute getan werden kann, aus innerer Notwendigkeit unterbleibt oder anders getan wird.

Merke

Ihre ganze Wirksamkeit wird diese neue Qualität ärztlicher Verantwortung erst erlangen, wenn in der unserer Zeit angemessenen Klarheit neu erkannt wird, was ein altes Wissen war: dass der Mensch ein Werdender ist und dass der innere Antrieb für dieses lebenslange Werden in der Natur seines individuellen Geistes begründet liegt. Rudolf Steiner formulierte: „Man wird den Menschen nicht verstehen, wenn man ihn nicht als Werdenden sieht."

Aristoteles nannte darum diesen menschlichen Geist **Entelechie,** d. h., das uranfänglich und fortdauernd zur Vollendung Strebende. So gesehen sind alle Schicksalsschläge für den Menschen Herausforderungen, sind Hilfen zur Weiterentwicklung. So sind Krankheiten nicht nur Last und Übel, sondern auch Aufgaben. Der Arzt wird die Therapie so einrichten müssen, dass der Patient nicht nur körperlich geheilt wird, sondern dass es ihm auch gelingt, die in seiner Erkrankung gelegene innere Herausforderung anzunehmen und zu bestehen.

1.5 Krise der Medizin

Die Charakterisierung der Konsequenzen der wissenschaftlichen Denkungsart Virchows in der Medizin soll mit zwei Zitaten eines modernen Physikers abgerundet werden, die zu diesem Kapitel über die Krise der modernen Medizin überleiten und den Blick auf eine mögliche Lösung der Krise durch die Anthroposophie öffnen. Klaus Müller, Physikprofessor in Braunschweig, schreibt in dem Kapitel „Die Aporien der Physik und die Krise der Medizin" in seinem Buch *Wende der Wahrnehmung* [8] folgende Einleitung und Ausleitung:

> *„Die Behauptung, dass sich die Medizin in einer Krise befinde, wird vielleicht nicht unwidersprochen bleiben. Den in ihr Tätigen mag der offensichtliche Fortschritt in den Techniken und Inhalten von Diagnose und Therapie als zureichendes Indiz erscheinen, dass man es hier mit einem Bereich vitaler Entfaltung zu tun habe, für den eine Krise zu diagnostizieren schwer falle. Wer so reagiert, der denkt zunächst einmal an die naturwissenschaftliche Medizin: und in der Tat begegnet uns hier bereits ein erstes Mal der Umstand, dass die Medizin in ihrer naturwissenschaftlichen Fassung für ihr Schicksal insgesamt bestimmend geworden ist und derzeit noch immer bleibt. Dieser Umstand erschwert es wahrzunehmen, dass sich die Medizin in der Tat in einer fundamentalen Krise befindet, deren Symptome immer deutlicher bis in die konkrete Situation des Patienten durchschlagen. Diese Krise – das ist meine erste These – wird nicht von dem weiten Feld der Medizin als Heilkunst schlechthin genährt, sondern von der Verbindung dieser älteren Heilkunde und dem naturwissenschaftlichen Ansatz der Neuzeit; sie ist also eine Krise eben dieses so vital erscheinenden Bereiches des naturwissenschaftlichen Denkens in der Medizin."*
>
> *„Lassen Sie mich zum Abschluss dieses Durchganges durch einige medizinische Problemfelder das Gesagte noch einmal durch einen Hinweis auf die Grundlagenkrise in der Physik zusammenfassen: Es war Niels Bohr, der die von Gasen ausgesandten diskreten Spektrallinien ernst nahm und es wagte, demgegenüber die Physik seiner Zeit für falsch zu halten; damit leitete er wie kein zweiter den geistigen Umbruch der Quantentheorie ein. Heute müssen wir alle beginnen, den leidenden Menschen in der Ganzheit seiner Lebensbeziehung ernst zu nehmen und es wagen, die bisherige Medizin, die schon im voraus zu wissen meint, was sein und was nicht sein kann, für falsch zu halten. Erst mit diesem Wagnis nehmen wir die Herausforderung, wie sie durch den Umbruch der Physik nach wie vor gegeben ist, auch dort an, wo nicht allein unsere Erkenntnis, sondern die Zukunft der Lebenswelt auf dem Spiel steht."*

Kritische Stellungnahmen zur modernen Medizin In Deutschland haben insbesondere Schäfer und Mitscherlich viele kritische Stellungnahmen zur Entwicklung der modernen Medizin und ihrer Einseitigkeit abgegeben, für die kurze Zitate schon beispielhaft angeführt wurden (Kap. 1.4). Die berühmteste und sicher am meisten auch populär gelesene Kritik an der modernen Medizin stammt aber unverändert von dem Soziologen Ivan Illich, der sie 1975 unter dem Titel *Medical Nemesis* veröffentlichte. In der deutschen Übersetzung hieß der Titel *Die Enteignung der Gesundheit [1]*. In außerordentlich scharfen Worten setzt sich Illich mit der Entwicklung der modernen Medizin auseinander und als Charakteristikum mag der Titel des ersten Unterkapitels seines Buches gelten: „Die Pestilenz der modernen Medizin"! Ein entscheidendes Manko steckt allerdings in dieser Darstellung. Sie zeigt zwar eine Fülle von angreifbaren Entwicklungen in der Medizin auf, ohne an irgendeiner Stelle eine überzeugende Änderung oder gar Lösung anzubieten. Und doch bleibt das Buch von Illich Pflichtlektüre jedes mündigen

Menschen, ob er als beruflich Tätiger in der Medizin agiert oder sich als Leidender ihr anheim gibt. Man kann erstaunt sein, wie wenig letzten Endes diese einerseits brillante und andererseits auch fast zynische Kritik an der modernen Medizin in ihr selber bewirkt hat.

Notwendigkeit einer erweiterten Sichtweise

Mit dem bereits Dargestellten wurde versucht, die tieferen Ursachen dieser Medizinkrise herauszuarbeiten. Wir haben auf die Entstehung und die Geburtsstunde der modernen Medizin geblickt, weil es uns wichtig erscheint, dass das Geschehen als Entwicklungskrise verstanden wird: Eine kühn begonnene Entwicklung ist stecken geblieben und droht sich in ihr Gegenteil zu verkehren.

> **Merke**
> **Sie wird nur dann heilsam fortschreiten, wenn mit dem gleichen Mut und der gleichen Entschlossenheit, mit der seinerzeit Virchow begann, ein neuer Schritt getan wird.**

Nach allem, was bisher gesagt wurde, muss dieser neue Schritt dadurch erfolgen,

- dass das reduzierte Menschenbild überwunden wird und
- die Erkenntnis der ganzen Wirklichkeit des Menschen, seines leiblichen, seelischen und geistigen Seins, zur Grundlage medizinischen Handelns wird.

Naturwissenschaftliche Anthropologie muss von **geisteswissenschaftlicher Anthroposophie** ergänzt werden. Welche Fortentwicklung der modernen Medizin durch Anthroposophie möglich ist, soll im Weiteren einleitend dargestellt werden.

Wissenschaftsdogmatismus Ein elementares Hindernis aber für eine solche heilsame Fortentwicklung ist der Wissenschaftsdogmatismus der modernen Medizin. Wissenschaft sollte eigentlich ein freies Feld der Forschung mit größtem gegenseitigem Interesse auch unterschiedlichster Methodenrichtungen sein. Seit der zweiten Hälfte des 19. Jahrhunderts aber beansprucht nun die naturwissenschaftlich orientierte Medizin die **ausschließliche Gültigkeit** ihrer Methode, wobei diese Tatsache bereits in den Ausführungen von Virchow veranlagt wurde.

Auch wenn für den vorurteilsfreien Menschen ein solcher Anspruch der ausschließlichen Gültigkeit einer wissenschaftlichen Methode in der Medizin völlig unakzeptabel und unsinnig zu sein scheint, hat sich doch diese dogmatische Richtung in der Medizin etabliert. Illich charakterisiert diese Entwicklung als „medizinische Sekten" und meint damit nicht etwa Gruppierungen sog. besonderer Therapierichtungen, sondern eben die naturwissenschaftlich orientierte Medizin. Wörtlich heißt das bei ihm: „Seit Anfang dieses Jahrhunderts ist das Ärzte-Corps eine etablierte Kirche"!

Schematisierte Therapie Gut lässt sich diese Entwicklung in Bezug auf die Therapie verfolgen, für die es heute wissenschaftlich anerkannte Methoden oder wissenschaftlich nicht anerkannte Methoden (im Arzneimittelrecht sog. besondere Therapierichtungen) gibt. Eine wissenschaftlich anerkannte Therapie ist das **Ergebnis von Experimenten,** die statistisch untersucht und belegt sind. Sie legitimiert sich durch **Statistiken,** d. h. für den einzelnen Patienten besteht nur noch eine den Resultaten entsprechende Wahrscheinlichkeit,

- dass er gebessert wird,
- oder aber ungebessert bleibt,
- oder aber sich gar verschlechtert.

Zu welcher dieser drei Gruppen er schließlich gehören wird, bleibt jedes Mal ein Experiment mit unbekanntem Ausgang. Illich hat das so charakterisiert:

> *„Für den wissenschaftlichen Arzt ist die Medizin eine Wissenschaft, und jede Therapie ist die erneute Wiederholung eines Experiments mit statistisch definierter Erfolgswahrscheinlichkeit ... Von wissenschaftlicher Medizin, angewandt von medizinischen Wissenschaftlern, wird erwartet, dass sie die richtige Therapie liefere, ganz gleich, ob diese zu einer Heilung, zum Tod oder gar keiner Reaktion auf Seiten des Patienten führt. Sie legitimiert sich durch Statistiken, die mathematisch aufgeschlüsselt alle drei Resultate vorhersagen." [1]*

So ist das Ziel jeglicher wissenschaftlich idealen und damit natürlich anerkannten Therapie heute auch das Therapieschema, das Bezug nimmt auf messbare Größen des Patienten wie Körpergewicht, Körpergröße oder Körperoberfläche, ansonsten aber völlig unabhängig abläuft von der jeweils **individuellen** oder **biografischen Situation** des Patienten. Um eine individuelle Entscheidung des Arztes noch mehr einzuschränken, enstand inzwischen die **Leitlinienmedizin**. Experten formulieren eine statistisch gesicherte Therapie, d. h. eine prozentuale Wahrscheinlichkeit, dass diese Therapie zum Erfolg führt, und nehmen damit dem Arzt die persönliche Entscheidung weitgehend ab. In letzter Konsequenz erfordern solche Therapieschemata bzw. Leitlinien keinen Arzt mehr und schon gar nicht eine noch oft zitierte und im Sinne einer naturwissenschaftlichen Medizin völlig unverständliche „Heilkunst“, sondern den gut ausgebildeten Spezialisten im Sinne eines bisher noch nicht existierenden therapeutisch-technischen Assistenten.

Dreifacher Aspekt der medizinischen Krise Diese sehr kritischen Anmerkungen beschreiben Einseitigkeiten in der Entwicklung der modernen Medizin, ohne sie grundsätzlich infrage zu stellen. In letzter Zeit wird diese Einseitigkeit auch immer deutlicher von den Menschen erlebt, welche die Medizin Patienten nennt. Deren viele Jahrzehnte fast uneingeschränkte Gläubigkeit an die Medizin und deren Ärzte weicht immer mehr der skeptischen Frage, ob jene eigentlich vor allem zum Nutzen ihrer Patienten oder nicht vielmehr aus Eigennutz und reinem Forschungsdrang handeln. Immer häufiger fragen sie nach Alternativen, werden komplementäre Medizinsysteme aufgesucht. Der Patient möchte nicht mehr willkürliches Objekt der Medizin sein, sondern deren ernst genommener Partner. Dieses Verhalten wird heute auch „als Abstimmung mit den Füßen“ bezeichnet.

Nun hat aber die Krise der modernen Medizin einen dreifachen Aspekt. Sie ist zum einen **Erkenntniskrise;** auf diese wurde bisher überwiegend geblickt. Sie ist aber auch **Handlungskrise** und **Krise im gesellschaftlich-institutionellen Bereich.** Die Behandlung dieser beiden Aspekte ist nicht Aufgabe dieses Buches, doch sollen sie der Vollständigkeit halber kurz angedeutet werden.

Merke

Ärztliches Handeln wird auch als Heilkunst bezeichnet. Das weist darauf hin, dass alles wirkliche medizinische Tun ein schöpferischer Prozess sein muss. Dieser beginnt in der Diagnose und ereignet sich im Zusammenwirken aller therapeutischen und hygienischen Maßnahmen.

Handlungskrise Die Handlungskrise der Medizin manifestiert sich in der zunehmenden **Einschränkung der Freiheit** des ärztlichen Handelns, aber auch in einer zunehmenden **Unfähigkeit** dazu. Gab es beispielsweise früher noch den großen ärztlichen oder klinischen Diagnostiker, der einfach aus seiner ganzen beruflichen, praktischen Erfahrung mit großer Sicherheit und Zuverlässigkeit in der beobachtenden Wahrnehmung seiner Patienten Diagnosen stellte und diese dann durch die Hilfswege technischer Diagnostik sicherte, wird man bei dem heutigen Arzt im Wesentlichen den „Sammler diagnostischer Daten“ finden, der in der Fülle gelieferter Befunde die pathologischen Abweichungen mit Filzstiften farblich markiert und solche dann zu Diagnosen oder auch Subdiagnosen summiert. An dieser Stelle kommt dem nachdenklichen Begleiter dieser Entwicklung immer wieder ein Satz aus Goethes „Faust“ in den Sinn: „Die Teile hab’ ich in der Hand, fehlt leider – ach – das geistige Band!“

Merke

Freies schöpferisches Handeln muss in der Ausbildung zum Arzt veranlagt werden, es muss dann lebenslang gepflegt und weiterentwickelt werden. Darüber wird zu sprechen sein, wenn wir uns am Ende dieses Buches mit der Schulung des Arztes befassen (Kap. 17).

Ärztliche Freiheit als schöpferisches Potenzial erweist sich im Verhältnis zur medizinischen Wissenschaft darin,

- dass diese nicht bestimmende Vorgabe ist, sondern Partitur, die in der Begegnung zwischen Arzt und Patient neue medizinische und auch künstlerische Intuition ermöglicht,
- dass sich menschliche Begegnung im konsultierenden Gespräch sowohl mit dem Patienten als auch mit den Kollegen und anderen Helfern ereignet und

- sie erweist sich schließlich im Verhältnis zur Technik und Apparatur.

Denn frei und schöpferisch ist dieses Verhältnis nur, wenn die technischen Mittel **instrumental** genutzt werden können. Der Aspekt, der hier gemeint ist, ist die Situation, dass technische Vorgänge und Apparaturen Arzt und Patienten immer mehr zu beherrschen drohen, im Einzelnen nicht mehr genügend durchschaut werden und somit den Zwang schaffen, benutzt werden zu müssen.

Für diese Aussage lassen sich in der Medizin viele Beispiele finden, vor allem im Bereich der Diagnostik, der Intensivmedizin, der Unfall- und Gelenkchirurgie, der früher schon erwähnten Herzschrittmacher- oder Insulinpumpen-Implantation und vieles andere mehr. Entscheidend bei diesem Aspekt ist die Ausbildung von **Abhängigkeiten.** Auch in der Intensivmedizin ist dieses Sich-abhängig-Machen von der Technik außerordentlich vielfältig beobachtbar und kulminiert dramatisch immer wieder in der Konstellation eines nur noch maschinell erhaltenen Lebens, das dann aber selbst durch richterliche Gewalt, z. B. auf Bitten der Angehörigen, kaum beendet oder unterbrochen werden kann.

Merke

Dabei zeigt sich einmal mehr, dass nicht die Technik an sich das Problem für die Medizin ist, sondern unser Umgang mit ihr. Beherrscht die Technik mich oder stelle ich ihre Möglichkeit in den Dienst meines ärztlichen Handelns?

Und ganz besonders muss noch ein Aspekt des Vordringens der Technik in der Medizin wahrgenommen werden: Sie schafft die Tendenz, sich zwischen Menschen zu stellen, d. h. den Arzt oder Pfleger von seinem Mitmenschen Patient abzudrängen. Sie schafft **Sachlichkeit statt Mitgefühl.** Dies ist letzten Endes eine unabdingbare Konsequenz der Objektivierung der Medizin oder der Betrachtung des Menschen als Objekt, da sein subjektiv-individueller Aspekt nach der Methode der naturwissenschaftlichen Medizin nicht erfasst wird.

Gesellschaftlich-institutionelle Krise Der dritte, gesellschaftlich-institutionelle Aspekt der Medizinkrise kulminiert derzeit in den **Wirtschaftszwängen,** die heute in der Medizin eine immer stärkere Rolle spielen. Man könnte meinen, dass das eigentliche Thema der Medizin heute die Kostenexplosion und die angestrebte zwingende Kostendämpfung seien. Immer mehr gewinnt man den Eindruck, dass dieses Thema so stark in den Vordergrund gerückt wird und man das Gesundheitswesen lediglich noch zu einem Thema der freien Marktwirtschaft machen möchte, um die wirklichen Probleme der Medizin als Wissenschaftsmethode völlig aus dem Blickfeld verschwinden lassen zu können. Darauf hat der Medizinethiker Giovanni Maio in seinem Buch *Geschäftsmodell Gesundheit. Wie der Markt die Heilkunst abschafft* [5] ausführlich und auf die aktuelle Literatur gestützt warnend hingewiesen. Schon der Untertitel seines Buchs verweist auf den Zusammenhang mit der hier eingenommenen Sichtweise.

Merke

Wenn Letzteres auch in höchstem Maße gefährlich ist, so steht doch außer Zweifel, dass die Kostenexplosion und die damit zusammenhängenden Zwänge ein zentrales Problem der Medizin geworden sind.

Aus der Sicht eines Krankenhausarztes, der fast 40 Jahre in diesem Beruf tätig war, scheint es nahezu unvorstellbar, dass 1960 in einem kleineren Hamburger Krankenhaus der Tagespflegesatz DM 10,- betrug, heute dagegen mehr als 50-mal so viel kostet. Aus eigenem Erlebnis und ständiger Erfahrung steht es außer Frage, dass die Betreuung der Patienten, die Linderung ihrer Leiden oder gar das Heilen ihrer Krankheiten in diesen 40 Jahren auf keinen Fall um den Faktor 50 verbessert werden konnten. Wenn aus heutiger Sicht die damalige Behandlung z. B. eines Magengeschwürs noch sehr primitiv und unwissenschaftlich anmutet, so war doch die Zahl der Besserungen und Linderungen keinesfalls so viel schlechter, dass eine entsprechende Kostenexplosion verständlich wäre. Gleiches gilt für viele andere Krankheiten gerade im Gebiet der Inneren Medizin und es fällt schwer, außerhalb der Notfallmedizin Krankheiten oder Krankheitsgebiete zu benennen, in denen ein Fortschritt beobachtbar wäre, der eine solche überdimensionale Kostensteigerung auch nur annähernd rechtfertigen würde.

Eine wesentliche Ursache liegt in dem heutigen System unserer **Krankenkassen** und der ihm zugrunde liegenden Reichsversicherungsordnung (RVO). Waren diese einmal als echte soziale Hilfsmaßnahmen für die sozial schwachen Bevölkerungsschichten gedacht, so sind sie inzwischen über den Weg der staatlich verordneten Pflichtversicherung längst zu den viel diskutierten Selbstbedienungsläden in Sachen Gesundheit geworden. Der im derzeitigen Gesundheitswesen allein bestimmende persönliche **Egoismus,** der die tiefere Wurzel der sog. Kostenexplosion ist, hat zwei Ursachen, die man kennen muss, um ihn zu überwinden:

- Die eine ist die **Anonymität** unseres Gesundheitswesens. Die einzelnen Glieder der Solidargemeinschaft der Versicherten kennen sich nicht. Die einzige wirkliche Kraft zur Überwindung oder Ausbalancierung des Eigennutzes ist aber die konkrete Begegnung mit dem anderen Menschen, der meine Hilfe braucht. Das Versicherungswesen muss so aufgebaut werden, dass es sich in kleine überschaubare „Sprengel" gliedert. Jeder Einzelne muss wissen, wer alles dazu beiträgt, dass ihm medizinisch geholfen werden kann und für wen er seine Beiträge leistet. Aber es müssen auch Formen gefunden werden, dass menschliches Leid in unserer Gesellschaft wieder unmittelbar miterlebt, mitgetragen und gelindert werden kann. Das führt zu Fragen einer stärker ausgebildeten integrierten Krankenversorgung, also einem viel intensiveren Zusammenarbeiten von niedergelassenen und Krankenhausärzten, einer fachübergreifenden Integration von Spezialisten mit dem hauptverantwortlichen Allgemeinarzt („Hausarzt"), dem Zusammenwirken der verschiedenen medizinischen Berufe, sodass für alle der Patient wirklich im Mittelpunkt ihres Handelns steht und nicht als Spielball von einem zum anderen geworfen wird.
- Die andere Ursache für den im Gesundheitswesen vorherrschenden Eigennutz findet sich im **Materialismus** der Medizin selber. Denn erst, wenn ein erweitertes medizinisches Denken auch auf das Werdende im Menschen blickt, wenn das biografische Urteil unerlässlicher Bestandteil einer Diagnose ist, wenn dem Arzt die Frage selbstverständlich wird, wie eine Krankheit in der Biografie seines Patienten angelegt ist, welche Bedeutung sie für sein weiteres inneres Werden hat, erst dann wird es wieder selbstverständlich werden, das eigene Erkranken und Leiden als Aufgabe anzunehmen; eine Aufgabe, die man selber zu lösen hat und bei deren Bewältigung Arzt, Pfleger und Solidargemeinschaft Helfer sein können und wollen.
- Die heute immer drängendere Frage, wohin sich die Medizin weiter entwickeln wird, ob und wie sie sich aus dieser kritischen Situation, die Wirklichkeit Mensch ganz aus ihrem Blick zu verlieren, befreien kann, ist inzwischen an anderer Stelle ausführlich behandelt worden („Quo vadis? Medizin am Scheideweg"). Hier sollen nur die grundlegenden Problemfelder angesprochen werden, aus denen sich die Notwendigkeit ergibt, ein umfassenderes („ganzheitliches") Menschenbild in der Medizin zu entwickeln und mit Wissenschaft zu durchdringen. Die dafür notwendigen erkenntnistheoretischen Voraussetzungen folgen im nächsten Kapitel.

Literatur

[1] Illich I. Die Enteignung der Gesundheit. Medical Nemesis. Reinbek: Rowohlt; 1975

[2] Fintelmann V. Quo vadis? Medizin am Scheideweg. Stuttgart: J. Mayer; 2000

[3] Kaufmann R. Die Menschenmacher. Frankfurt: S. Fischer; 1964

[4] Köbberling F. Der Wissenschaft verpflichtet. Med. Klinik. 1997; 92:181 f.

[5] Maio G. Geschäftsmodell Gesundheit. Wie der Markt die Heilkunst abschafft. Berlin: Suhrkamp; 2014

[6] Mitscherlich A. Der Kranke in der modernen Gesellschaft. Köln: Kiepenheuer & Witsch; 1967

[7] Monod J. Zufall und Notwendigkeit. Philosophische Fragen der modernen Biologie. München: Piper; 1983

[8] Müller K. Wende der Wahrnehmung. München: C. Kaiser; 1978

[9] Schäfer H. Plädoyer für eine neue Medizin. München: Piper; 1979

[10] Steiner R. Die Theosophie des Rosenkreuzers. Dornach: Rudolf Steiner; 1999

[11] Virchow R. Die Cellularpathologie in ihrer Begründung auf physiologische und pathologische Gewebelehre. Berlin: August Hirschwald; 1858

2 Erkenntnistheoretische Erwägungen

Die naturwissenschaftlich orientierte Medizin hat die modernen Entwicklungen der Naturwissenschaften, beispielsweise der Physik, nicht mitgemacht und die von ihr vertretene wissenschaftliche Methode kann nur noch in **Form eines Dogmas** aufrechterhalten werden. Damit ist sie ihrer eigenen Versprechung, wahre Naturwissenschaft zu sein, untreu geworden (Literatur (S. 42)). Der bereits zitierte Physiker Klaus Müller stellte ganz lapidar fest: „Die Naturwissenschaft der Medizin ist *die* des 19. Jahrhunderts." [1]

Im Weiteren wollen wir uns nun fragen, wie der Mensch zu Erkenntnissen gelangt, wie sich Erkennen zur Forschung steigert und wie aus Forschung Wissenschaft wird. Mit diesem Vorgehen wollen wir prüfen und selber verstehen können, inwiefern es berechtigt ist, zu sagen, dass die moderne Medizin ihrem eigenen Auftrag nicht treu geblieben ist und dass darin die tiefere Ursache der Medizinkrise unserer Zeit zu erblicken ist. Die moderne Medizin begann, als Virchow versuchte, sie mit aller Konsequenz auf den Boden wissenschaftlicher Erkenntnisse zu stellen; sie blieb in diesem Ansatz stecken, als man versäumte, die ganze Wirklichkeit des Menschen zu erkennen, weil man bei einer, der **anorganischen Methode** stehen blieb, die lediglich geeignet ist, Einsichten in die Gesetzmäßigkeit der unbelebten Natur zu vermitteln.

Wir werden unsere Erwägungen auf der Grundlage der erkenntnistheoretischen Forschung Rudolf Steiners durchführen, die dieser mit der Erarbeitung einer Erkenntnistheorie der Goetheschen Weltanschauung begann und die in der *Philosophie der Freiheit* kulminierte. Dass Steiner gerade im Zusammenhang mit Goethe eine **Erkenntnistheorie** ausbildete, die als wegweisend für eine zukünftige Naturwissenschaft bezeichnet werden kann, mag erstaunlich anmuten. Gilt Goethe doch als großer Dichter, nicht aber als möglicher Ausgangsort einer Theorie des Erkennens. Doch waren es gerade seine bis heute von der Allgemeinheit völlig unterschätzten naturwissenschaftlichen Schriften, deren intensives Studium Steiner veranlasste, das zu leisten, was Goethe selber noch nicht leisten konnte: eine **methodischwissenschaftliche Begründung** seiner naturwissenschaftlichen Arbeiten zu entwickeln. Wir werden im Weiteren nur die Resultate dieser erkenntnistheoretischen Forschung mitteilen; die selbstständige Erarbeitung wenigstens der *Grundlinien einer Erkenntnistheorie der Goetheschen Weltanschauung nach der Methode Schillers* [2] sollte Voraussetzung für jeden Leser werden, der das hier Dargestellte zum Weiterstudium anregend erlebt.

2.1 Der Prozess des Erkennens: Forschung und Wissenschaft

Beobachtung Jedes wissenschaftliche Erkennen beginnt mit einer Beobachtung. Diese Bedingung war auch für Virchow eine für die Wissenschaftlichkeit der Medizin unumstößliche Voraussetzung. Wir verstehen dabei unter Beobachten ein **auf ein bestimmtes Objekt gerichtetes Wahrnehmen,** also Sinnestätigkeiten wie Sehen, Hören, Tasten, Schmecken usw. Wir betrachten unseren Patienten, untersuchen die Symptome seiner Krankheit und erhalten durch unser Beobachten bestimmte Eindrücke. Diese einzelnen Beobachtungen, von denen wir in der Regel mehrere zusammentragen, um durch Nachdenken zu einer medizinischen Erkenntnis (Diagnose) zu gelangen, sind schon jede für sich von komplexer Natur.

Merke
Jede Beobachtung ist der Zusammenschluss einer Wahrnehmung und eines zu ihr gehörigen Begriffs.

Wahrnehmung Dass jeder Beobachtung eine oder mehrere Wahrnehmungen zugrunde liegen, ist uns unmittelbar bewusst. Wir müssen sehen, hören, riechen usw., um etwas zu beobachten. Das ist auch generell nicht anders bei sog. mittelbaren Beobachtungen, die durch ein Instrument (Stethoskop) oder einen Apparat (Elektrokardiograph) vermittelt werden; diese sind nur komplizierterer

Natur. Wir wollen uns darum zuerst auf die unmittelbaren, durch **die eigenen Sinnesorgane** gegebenen Wahrnehmungen beschränken und erst später über die anderen sprechen.

Begriff Nicht in gleicher Weise bewusst ist uns, dass bei jedem Beobachten zu der Wahrnehmung ein Begriff hinzugefügt wird und dass uns die Wahrnehmung erst durch diesen Begriff (Gedanken) bewusst wird. Erst wenn eine Wahrnehmung (Sinneseindruck) in unserem Bewusstsein durch den zugehörigen Begriff ergänzt worden ist, sehen wir eine Farbe, hören wir einen Klang, riechen wir einen Geruch. Weil dieses „Ergänzen" so rasch verläuft, bleibt uns dieser Vorgang in der Regel unbewusst.

Denken Aber mitunter gelingt es uns nicht sofort, für eine bestimmte Wahrnehmung den rechten Begriff zu finden, dann können wir unser Bemühen um diese Ergänzung bemerken. Und wir stellen dabei fest, was die Quelle dieser Ergänzung ist: unser Denken produziert die Begriffe, die uns unsere Wahrnehmungen bewusst machen. Dieses Bewusstmachen durch das Denken geschieht **selektiv** und als **Prozess.** Aus einer übergroßen Fülle von Wahrnehmungsangeboten durch die Sinne wird nur eine kleine Auswahl bewusst: die von uns mit dem Denken erfasste (begriffene). In diesem Umstand liegt begründet, dass wir uns durch **Konzentration** auf eine ganz bestimmte Auswahl willentlich beschränken können; aber auch unwillkürlich selektiert unser Bewusstsein die Sinneseindrücke über das Denken. Das Denken bestimmt auch, wie **konturiert** und **inhaltsvoll** eine Wahrnehmung von uns erlebt wird: Der ganz allgemeine Begriff macht sie uns als Geräusch, ein speziellerer als Ton und ein ganz spezieller als ein eingestrichenes A auf einer Geige bewusst.

Bewusstsein Eine solche kritisch-analytische Untersuchung des erkennenden Bewusstseins macht uns auf einen weiteren, bedeutenden Unterschied zwischen den beiden Quellen unserer Beobachtung aufmerksam. Denn für das Bewusstsein ist die Wahrnehmung etwas ihm Gegebenes, der Begriff aber wird von ihm selber hervorgebracht. Wir bezeichnen diese unmittelbar erlebbare Bewusstseinstätigkeit als Denken und wir brauchen nur die aufmerksame Beobachtung auf uns selbst zu lenken, um gewiss zu sein, dass Denken und Begriffebilden Tätigkeiten unseres Bewusstseins sind. Gleiches gilt für das Wahrnehmen nicht. Gewiss gibt es auch eine Tätigkeit (Funktion) der Sinnesorgane; wir wissen von ihr durch entsprechende Untersuchungen der Sinnesphysiologie. Aber das sind durch Untersuchungen vermittelte Einsichten, keine unmittelbaren Erlebnisse des Bewusstseins. Gerade weil die Sinnestätigkeit des Auges unbewusst bleibt, können wir sehen; sobald sie bewusst wird, ist unser Sehvorgang gestört.

! Merke
Wir untersuchen in unserer erkenntnistheoretischen Frage das erkennende Bewusstsein und für dieses gilt: Alle Wahrnehmungen sind gegebene Elemente, alle Begriffe sind hervorgebrachte.

Logik Nun hat der Umstand, dass Begriffe nur dann Inhalt des Bewusstseins sind, wenn sie von diesem selber hervorgebracht werden, Anlass zu weit reichenden Irrtümern gegeben. Sind Gedanken, wenn sie von dem beobachtenden Subjekt selber produziert werden, nicht subjektiver Natur? Hier ist ein sehr genaues Unterscheidungsvermögen notwendig. Denn es gilt zu bemerken, dass zwar das Hervorbringen durch den Beobachter selber erfolgt, der dabei aber **hervorgebrachte Inhalt** von ihm **unabhängig** ist.

! Merke
Wir verbinden unsere Gedanken nach Gesetzen, die ihnen innewohnen und allgemeingültig sind.

Wir können uns darum in dieser Gedankenverknüpfung gegenseitig kontrollieren, können sagen, dass eine bestimmte Gedankenverbindung notwendig, eine andere unmöglich ist. Wir nennen diese Gesetze die Logik.

Doppelnatur des Denkens Tätige Vermittlung eines eigengesetzlichen Inhalts ist aber die Aufgabe eines jeden Sinnesorganes. Steiner beschreibt darum das Denken als ein **Organ zur Erfassung des Gedankengehaltes** der Welt. Der einzige Unterschied zwischen Wahrnehmungsorgan und Gedankenorgan liegt in dem Umstand, dass die Tätigkeit der Sinnesorgane außerhalb des erkennenden Bewusstseins stattfindet und darum das Ergebnis, die Wahrnehmung, für das Bewusstsein gegeben ist, die Tätigkeit des Denkens sich aber innerhalb des Bewusstseins ereignet und darum in ihm erlebt wird. Im Denken hat der **Akt** (die Tätigkeit) eine **subjektive,** der **Inhalt** aber eine **objektive** Bestimmung.

Beobachtung und Wirklichkeit Aus dieser Doppelnatur des Denkens folgerte Kant, dass die denkende Erfassung der Wahrnehmungen zwar eine für alle Menschen vorgegebene Bewusstseinsform sei und darum die so gewonnenen Einsichten Allgemeingültigkeit besitzen; was aber so gewonnen wird, sei nur eine Wirklichkeit für den Menschen, während das dahinter liegende Dasein – das „Ding an sich" – niemals erkannt werden könne. Das ist nicht richtig gedacht. In seinen erkenntnistheoretischen Untersuchungen zeigt Steiner, dass es zwar eine Eigenart des menschlichen Bewusstseins ist, dass sich ihm die Wirklichkeit von zwei Seiten her und getrennt in Wahrnehmung und Begriff offeriert. Aber weil diese Trennung in der Natur des menschlichen Bewusstseins begründet ist, hat sie keine Bedeutung für die Wirklichkeit an sich. Was für den Menschen Ergebnis seines Beobachtens ist, was gemeinhin sich schnell und unbemerkt vollzieht, dass sich Begriff und Wahrnehmung zur Beobachtung vereinigen, ist außerhalb des Bewusstseins Wirklichkeit.

! Merke
Die beobachtete Welt ist die wirkliche Welt.

Urteil Was aber für die Wirklichkeit an sich, für die den Menschen umgebende Natur, keine Bedeutung hat, ist von größter Bedeutung für den Menschen. Denn in dieser Eigenart, dass Wahrnehmung und Begriff getrennt und in unterschiedlicher Weise im Bewusstsein auftreten, liegt begründet, dass der Mensch an den Prozessen der Natur nicht nur teilnehmen, sondern dass er sie befragen kann, dass er vom **naiven zum kritischen Weltbetrachter** aufsteigt. Das geschieht, indem er den in der Beobachtung an der Wahrnehmung festgemachten Begriff wieder von dieser löst und mit anderen Begriffen in Zusammenhang bringt. Wir nennen diesen Vorgang ein Urteil.

Erkenntnisprozess Wir wollen uns einen solchen Erkenntnisprozess verdeutlichen. Wir beobachten einen fallenden Stein. Wir machen uns den in diese Beobachtung eingebrachten, d.h. sie uns bewusst machenden Begriff deutlich und bemerken, dass „Fallen" von uns schon öfter und in ganz verschiedener Weise erlebt wurde oder dass der eben beobachtete Fall wiederholt werden kann. Die Wahrnehmungen konkretisieren und spezialisieren ihren Begriff; zu jedem Begriff gehört eine **Vielzahl** von möglichen Wahrnehmungen. Der Begriff ist also gegenüber den zu ihm gehörenden Wahrnehmungen das **Allgemeine,** er ist auch das **Bleibende.** Nun scharen sich aber um den in einer Beobachtung wirksamen Begriff eine Vielzahl anderer Begriffe, die ihn inhaltlich bestimmen und abgrenzen. Um „fallen" also z.B. Bewegung, Ruhe, Geschwindigkeit, Richtung usw.

Indem uns sein Darinnenstehen in einem Gedankengeflecht bewusst wird, bestimmen (definieren) wir den Begriff. Diese Bestimmung erfolgt in der **ersten Phase des Erkennens,** in der Beobachtung, nach **zwei Richtungen.** Wir bestimmen einerseits den besonderen Ort im Gedankengeflecht, den der in die Beobachtung eingebrachte Begriff einnimmt, machen uns also bewusst, was „fallen" gedanklich aussagt (gedankliche Bestimmung); wir prüfen andererseits, ob dieser Begriff der in der Beobachtung erfassten Wahrnehmung entspricht, ob er „stimmt" (dingliche Bestimmung). Zwischen dinglicher und gedanklicher Bestimmung eilt das beobachtende Bewusstsein so lange hin und her, bis der **Zusammenschluss von Wahrnehmung und Begriff** vollzogen ist. Das Ergebnis ist die in der Beobachtung sich bildende Vorstellung, also in unserem Beispiel das Gewahrwerden eines fallenden Steines.

Der hier analysierte Vorgang ist im alltäglichen Leben so unproblematisch, vollzieht sich so selbstverständlich, dass wir ihn in seinen Faktoren und seiner Abfolge gar nicht bemerken. Das ist schon anders in besonderen Fällen, wo wir z.B. zweimal hinschauen müssen, um zu sehen, was das Beobachtete eigentlich ist, oder wo wir bemerken, dass wir das Wahrgenommene für etwas gehalten haben, was es gar nicht ist. Hier wird uns einerseits die dingliche, andererseits die gedankliche Bestimmung als Vorgang bewusst.

Alltägliches und forschendes Erkennen Die Bedeutung der gewonnenen analytischen Einsicht in den Aufbau des Beobachtungsprozesses wird uns sofort bewusst, wenn wir vom alltäglichen Erkennen zum forschenden Erkennen der Wissenschaft fortschreiten. Aller Forschung liegt die Frage nach dem **Wesentlichen** zugrunde. Wir beobachten, dass fallende Körper sich beschleunigen, dass aber die Beschleunigung für einige früher, für andere später aufhört. Eine Feder fällt langsamer als ein Stein. Wir vermuten, dass dieses von dem Verhältnis des fallenden Körpers zu dem im Fall durchteilten Medium abhängt (Reibung, Widerstand) und kommen durch entsprechend veränderte Beobachtungen zu der Einsicht, dass für den „freien Fall" nur die Richtung zum Erdmittelpunkt (lotrecht) und eine bestimmte gleichmäßige Beschleunigung (proportional zur Zeit) wesentlich sind. Wir haben das Gesetz des Fallens erkannt.

Hypothese und Versuch Dabei haben wir zwei wichtige Mittel forschender Beobachtung kennen gelernt: die Hypothese und den Versuch (das Experiment). Die **Hypothese** ist ein Mittel der gedanklichen Bestimmung. Wir finden im Gedankenzusammenhang zum Begriff „fallen" auch den der Reibung. Wir fragen uns, ob die im Fall beobachteten Unterschiede mit diesem Begriff in Deckung gebracht, also erklärt werden können. Bis uns dieses gelungen ist, sind Reibung, Luftwiderstand, spezifisches Körpergewicht usw. Probebegriffe, sind eine Hypothese. Ein Mittel, die notwendigen dinglichen Bestimmungen durchzuführen, ist der **Versuch.** Man modifiziert die Wahrnehmungsinhalte so, dass einsichtig werden kann, ob die Probebegriffe (Hypothesen) mit den Wahrnehmungen in der angenommenen Weise übereinstimmen; ist das der Fall, so wird aus der Hypothese eine Erkenntnis (Gesetz).

! Merke

Hypothese und Experiment sind aber auch nur als Mittel forschender Beobachtung berechtigt. Sie müssen immer von einer durch Beobachtung sich ergebenden Erkenntnisfrage ihren Ausgang nehmen und immer auf die Herbeiführung eines Beobachtungsresultats gerichtet sein.

Forschende Beobachtung Forschend darf eine Beobachtung dann genannt werden, wenn die Aufmerksamkeit des Beobachtenden nicht nur auf das Resultat seiner Beobachtung gerichtet ist, sondern auch auf den **Beobachtungsprozess** selber. Er muss wissen, **was** er beobachtet hat, aber auch **wie** diese Beobachtung gewonnen wurde. So forderte Goethe: „Kenne ich mein Verhältnis zu mir selbst und zur Außenwelt, so heiß ich's Wahrheit." Wir nennen diese doppelte Aufmerksamkeit ein kritisches Bewusstsein, das sich immer fragen muss, ob der vom Denken in die Beobachtung eingebrachte Begriff richtig bestimmt worden ist und auch, ob alle in den Beobachtungsprozess eingehenden Wahrnehmungen durch diesen Begriff bewusst gemacht werden; ob also das Beobachtungsresultat eindeutig und vollständig ist.

Hier liegen die Quellen des Irrtums und der Unvollständigkeit in der Forschung. Wenn wir sehen, dass ein Mensch aus einem Baum stürzt und tot liegen bleibt, so kann die Annahme richtig sein, dass er durch den Sturz zu Tode kam. Es kann aber auch so gewesen sein, dass er aus dem Baum stürzte, weil er zuvor den Tod erlitt. Um eine vollständige und damit richtige Einsicht zu bekommen, müssen weitere Beobachtungen (Untersuchungen) gemacht werden. Nicht immer wird uns die Unvollständigkeit der ersten Beobachtung so leicht bewusst, wie in diesem Fall; oft ist es erst das spätere Gewahrwerden weiterer Fakten, das uns ein Beobachtungsresultat, eine wissenschaftliche Gewissheit wieder in Frage stellt.

Denken als Verstand und Vernunft Wir haben die forschende Beobachtung die erste Phase des Erkenntnisprozesses genannt. In ihr verknüpft das Denken den von ihm produzierten Begriff mit einer Wahrnehmung oder einem Wahrnehmungskomplex. Wir können diese Verknüpfung als ein **Wahrnehmungsurteil** bezeichnen. Das Denken verknüpft aber auch die durch Beobachtung gewonnenen Begriffe untereinander (**Begriffsurteil**). Das ist die zweite Phase des Erkennens. Wir sagten schon früher, dass diese Verknüpfung nach Gesetzen erfolgt, die dem Gedanken innewohnen.

Die Gedankenwelt ist eine in sich geschlossene Einheit; jeder Einzelgedanke (Begriff) weist über sich hinaus, lässt seine notwendige Zugehörigkeit zu dem Gedankenkosmos erkennen. Unser Denken hat ein zweifaches Vermögen: Es kann den einzelnen Gedanken aus diesem Kosmos herauslösen; er wird dadurch zum eindeutig bestimmbaren Begriff. Es kann aber auch die so als Begriffe vereinzelten Gedanken in ihren ursprünglichen Zusammenhang zurückführen.

In seiner vereinzelnden Tätigkeit bezeichnen wir das Denken als **Verstand,** in seiner wiedervereinigenden Tätigkeit als **Vernunft.** Die Verstandestätigkeit ereignet sich in der Beobachtung, deshalb muss der Forschungsprozess immer mit der Beobachtung beginnen. Um zur wissenschaftlichen Einsicht zu gelangen, muss dieser Prozess aber in die Vernunftstätigkeit übergehen, denn erst wenn die Vereinzelung überwunden und der zugrunde liegende Zusammenhang einsichtig geworden ist, haben wir die gedankliche Erfassung der Wirklichkeit, haben wir Wissenschaft.

Neue Erscheinungsform des Wirklichen Ein solches Verständnis von Wissenschaft macht einsichtig, dass jede Wissenschaft **empirisch** sein muss. Denn alle **inhaltlichen** Erkenntnisse über die Wirklichkeit können nur in unmittelbarer Berührung mit dieser selbst erlangt werden – und das erfolgt nur in der bewussten Wahrnehmung, die wir Beobachtung nannten. Mit der kritischen Beobachtung beginnt jeder wissenschaftliche Prozess. Zugleich ist die Wissenschaft aber auch **rational,** da – wie wir sahen – das Denken der notwendige und einzige Vermittler von Erkenntnissen ist. Als wir einleitend zur Einsicht kamen, dass sich für das erkennende Bewusstsein des Menschen die Wirklichkeit der Welt in Wahrnehmung und Begriff trennt, um im Erkenntnisakt (Wahrnehmungsurteil) wiedervereinigt zu werden, sagten wir, dass diese Trennung für die Wirklichkeit an sich keine Bedeutung hat, dass sie sich nur für den Menschen in seinem Bewusstsein ereignet.

Jetzt können wir diese Aussage dahin ergänzen, dass dadurch eine ganz neue Erscheinungsform des Wirklichen möglich ist. Denn wir fanden, dass das Wesen der Dinge, ihre Besonderheit wie ihr Zusammenhang, sich im **erkennenden Bewusstsein** ausspricht. Der Gedankengehalt der Welt, der alles Dasein bewirkt und bestimmt, aber in ihm verhüllt ist (*universalia in re*), wird durch den **forschenden Erkenntnisprozess** offenbar.

„Die Gestalt von der Wirklichkeit, welche der Mensch in der Wissenschaft entwirft, ist die letzte wahre Gestalt derselben. [2]

Der Mensch ist dem Weltenlauf gegenüber nicht ein müßiger Zuschauer, der innerhalb des Geistes das bildlich wiederholt, was sich ohne sein Zutun im Kosmos vollzieht, sondern der tätige Mitschöpfer des Weltprozesses; und das Erkennen ist das vollendetste Glied im Organismus des Universums." [5]

2.2 Stufen des Erkennens: Was ist Intuition?

Als elementare Einsicht fanden wir, dass sich für das erkennende Bewusstsein die Welt zuerst getrennt in Wahrnehmung und Begriff präsentiert. Diese Trennung erfolgt im Bewusstsein und durch das Bewusstsein; sie ist in der übrigen Welt nicht vorhanden und wird auch im Bewusstsein durch den Erkenntnisprozess wieder überwunden. Hier gewinnen wir nun eine weitere elementare Einsicht. Denn was für die übrige Welt ein künstlich Herbeigeführtes ist, die Trennung von Wahrnehmung und Begriff, ist für das erkennende Bewusstsein ein Ursprüngliches. Hier sind ursprünglich Begriff und Wahrnehmung getrennt und erst im Erkenntnisakt verbinden sich beide, wird das erkennende Bewusstsein selber Wirklichkeit.

„Ein wirkliches Bewusstsein existiert nur, wenn es sich selbst verwirklicht." Weil das so ist, weil beim erkennenden Bewusstsein Begriff und Wahrnehmung primär getrennt sind, „deswegen spaltet sich für dasselbe die gesamte Wirklichkeit in diese zwei Teile, und weil das Bewusstsein nur durch eigene Tätigkeit die Verbindung der beiden genannten Elemente bewirken kann, deshalb gelangt es nur durch Verwirklichung des Erkenntnisaktes zur vollen Wirklichkeit." [5]

Selbstverwirklichungsauftrag des Menschen Was hier für das erkennende Bewusstsein als Ergebnis erkenntnistheoretischer Forschung erkannt wird, gilt aber für den ganzen Menschen. Seine Wirklichkeit als sittliche Person erlangt der Mensch nur, indem er **sich selber verwirklicht.** Schiller sagte, dass jeder Mensch einen höheren, idealischen Menschen in sich trägt, den zu verwirklichen er berufen ist. In dieser Tatsache liegt die moralische Kraft des Menschen; sein Streben, sich höher zu entwickeln. Das hat aber Bedeutung auch für den forschenden Menschen. Wenn er sich als ein **„tätiger Mitschöpfer des Weltenprozesses“** begreift, wenn er es als den innersten Auftrag der Wissenschaft ansieht, „die Wirklichkeit in ihrer letzten wahren Gestalt zu entwerfen“, dann wird es für ihn zu einer moralischen Frage, ob es ihm gelingt, sich in seinem erkennenden Bewusstsein so zu verwirklichen, dass er diesen Auftrag erfüllen kann. Denn es gibt auch für das Bewusstsein eine Höherentwicklung und es kann zu einer moralischen Frage werden, welche Wirklichkeit unser Bewusstsein erlangt hat und ob es so beschaffen ist, dass es die ganze Wirklichkeit von Welt und Mensch erfassen kann.

Die Höherentwicklung des Bewusstseins ereignet sich als **Erweiterung** und als **Veränderung.** Sie erfolgt sowohl auf dem Felde des Wahrnehmens als auch auf dem Felde des Denkens. Wir wollen uns diese Felder nacheinander vor Augen führen.

Körperliche Sinne Wir wissen, dass die körperlichen Sinne ganz verschiedene **Qualitäten** haben können. Vom völligen Ausfall (Blindheit, Taubheit) bis zur höchsten Steigerung reicht die Skala. Besondere Verfeinerungen kennen wir im Zusammenhang bestimmter Berufe (im Schmecken, Riechen, Tasten, Hören usw.). Solche Verstärkungen oder Verfeinerungen können auch physikalisch herbeigeführt werden, z. B. durch Seh- oder Hörgeräte. Anderer Art sind Geräte und Apparaturen, die Wahrnehmungen nur mittelbar ermöglichen. Ein Thermometer lässt uns nicht unmittelbar Wärme erleben, sondern signalisiert uns einen Wärmezustand. Das ist aber nicht mehr nur Wahrnehmung, sondern bereits ein Denkergebnis. Noch mehr trifft das zu, wenn die Messwerte graphisch erfasst oder von einem Rechner summiert und ausgewertet werden. Das ist grundsätzlich als Erkenntnishilfe berechtigt. Die zuvor geforderte Kritik muss den komplexen Vorgang durchschauen und die damit verbundenen Selektionen und Veränderungen in Betracht ziehen.

Außerkörperliche Sinne Etwas ganz anderes ist es, wenn durch Schulung **außerkörperliche (seelische) Sinnesorgane** entwickelt werden und dadurch eine außerkörperliche (übersinnliche) Seinsstufe erlebbar wird. Rudolf Steiner hat in seinem Buch *Wie erlangt man Erkenntnisse der höheren Welten?* [3] diese Schulung und die dadurch wahrnehmbar werdenden Seinsstufen exakt beschrieben. Auch für diese übersinnlichen Wahrnehmungen gilt, was zuvor über wissenschaftliches Forschen und Erkennen gesagt wurde: Zu Erkenntnissen werden auch sie nur, wenn sie durch das Denken mit einem dazugehörigen Begriff verbunden werden.

Steiners Leistung und Bedeutung auch für die medizinische Wissenschaft besteht darin, dass er nicht nur selber zu Wahrnehmung höherer Seinsstufen fähig war, sondern dass er diese übersinnlichen (geistigen) Wahrnehmungen zu Erkenntnissen verarbeiten konnte; dass er in diesen höheren (geistigen) Seinsbereichen forschte und nicht nur die Resultate dieser Forschung mitteilte, sondern immer auch die Methoden, mit denen er sie gewonnen hat.

! Merke

So stellte Steiner neben die Naturwissenschaft eine ihr im wissenschaftlichen Ansatz gleiche, sie in ihren Aussagen ergänzende Geisteswissenschaft (Anthroposophie).

Mitteilbarkeit von Wahrnehmungen Wahrnehmungen sind mitteilbar. Ein Reisender kann mir eine Landschaft schildern, die ich noch nicht selber gesehen habe. Vom Denken her kann ich seinen Schilderungen folgen, auch wenn ich das von ihm Wahrgenommene nicht selber sehe. Das ist leichter, wenn ich bereits Ähnliches kenne; die Kenntnis der einheimischen Bäume hilft mir, die Schilderung von ganz anderen in einer fremden Landschaft zu verstehen.

Viel schwieriger ist es, dem Blinden von Farben, dem Tauben von Tönen zu berichten. Das kann nur im übertragenen Sinne geschehen. In dieser Rolle befindet sich der Geistesforscher gegenüber dem, der nicht selber entsprechende geistige Wahrnehmungen machen kann. Steiner hat eine bewundernswerte Fähigkeit entwickelt, seine Forschungsresultate so mitzuteilen, dass sie auch für den nur sinnlich Wahrnehmenden zu anschaulichen Aussagen werden.

Entwicklung des Denkens Auch auf dem Felde des Denkens gibt es ganz unterschiedliche Stärke und Qualität. Wir sagten, dass das Denken das Wahrgenommene überhaupt erst bewusst macht; darin ist begründet, dass der naive Mensch bei gleich guten Sinnen viel weniger erlebt als der geschulte Beobachter. Das Denken kündigt seine Tätigkeit in der Frage an und so kommt es, dass der Mensch mit einem höher entwickelten Denken an die Welt viel mehr **Fragen** hat und viel mehr **Antworten** erhält. „Ein jedes Ding recht beschaut, schließt ein neues Organ in uns auf." Dieser Ausspruch Goethes weist darauf hin; denn das Organ ist ein jeweils neuer Begriff, der uns einen weiteren Teil der Welt – in den entsprechenden Wahrnehmungen – **bewusst** macht.

Erkenntnismethode der unbelebten Natur Aber der Ausspruch Goethes weist noch auf ein anderes. Denn ein jegliches Ding will **recht** beschaut sein, soll es erkannt werden. Das verweist uns auf die Frage der Erkenntnismethoden. Wir sagten, dass darin das Unglück bisheriger Naturwissenschaft liege, dass man nur **eine** Methode wissenschaftlichen Denkens kenne – die anorganische – und dass man darum diese Methode allein für wissenschaftlich hält. Richtig ist aber nur, dass allein auf dem Felde der unbelebten Natur in dieser Weise vorgegangen werden darf, will man zu wissenschaftlichen Einsichten gelangen. Hier gilt, dass alle Weltzusammenhänge sich darin kundtun, wie ein Ding auf das andere wirkt. Wir beschreiben diese Wechselwirkungen als **Naturgesetze;** diese haben immer die Form, dass gesagt wird, wenn A sich in einer bestimmten Weise zu B verhält, so tritt C ein. Der in dem Naturgesetz beschriebene Zusammenhang kann reproduziert, d. h. bewiesen, werden. Es ist darum auch möglich und richtig, die auf dem Felde der anorganischen Natur gültige Forschungsweise die **beweisende Methode** zu nennen.

Erkenntnismethode der belebten Natur Diese beweisende Methode ist aber nicht geeignet, auf dem Felde der belebten Natur zu im wissenschaftlichen Sinne befriedigenden Aussagen zu gelangen. Denn hier haben wir es mit Wirklichkeiten zu tun, die nicht allein durch diese auch auf sie treffenden äußeren Einwirkungen zu erklären sind, sondern die eine eigene Bestimmung haben. Eine Pflanze verändert sich unter den Einflüssen von Klima, Nährstoffen und anderen äußeren Bedingungen; aber sie verändert sich im Rahmen des für sie typischen Erscheinungsbildes. Wir nennen eine solche sich aus sich selbst bestimmende Wirklichkeit einen **Organismus,** und wir wissen, dass seine besondere Bestimmtheit Ausdruck findet

- in seiner Gestalt,
- in seinem Verhalten,
- in seiner Entwicklung und
- in seiner Fortpflanzung.

Wollen wir hier den Weltenzusammenhang erkennen, so müssen wir diese Bestimmungen erforschen, müssen den jedem Organismus, seinen Variationen und Einzelerscheinungen zugrunde liegenden Typus erfassen. Hier ist nicht die beweisende, sondern die **vergleichende Methode** richtig. Auch genügt hier nicht, wie in der anorganischen Natur zureichend, eine bloß formale Begrifflichkeit, sondern hier muss das Denken bildhafte Gedanken (Ideen) produzieren, eine Fähigkeit, die Goethe als **„anschauende Urteilskraft"** beschrieb.

Wir wollen mit Steiner diese dem Organischen angemessene Denkungsart **intuitiv** nennen, weil das der ursprünglichen Bedeutung dieses Wortes entspricht. Wir meinen mit Intuition hier also nicht einen bloßen Einfall, sondern das Ergebnis eines ebenso klaren und aktiven Denkaktes, wie solche, mit denen wir die Begriffe für das Erkennen der anorganischen Natur produzieren. Und wie wir in dem Felde des Anorganischen den Weltenzusammenhang in Naturgesetzen zu erfassen und auszusprechen suchen, so müssen wir hier diesen Zusammenhang in einer **Typenlehre** beschreiben. Jede Einzelerscheinung im Organischen muss von dem ihr zugrunde liegenden Typus her erkannt und beschrieben werden, dessen je besondere Ausgestaltung sie ist.

Typus und Schicksal Nun wurden wir aber bereits bei unseren Betrachtungen zur modernen Diagnostik darauf aufmerksam, dass der Mensch nicht nur als **Organismus** erkannt werden darf, sondern dass zu seiner vollen Wirklichkeit gehört, dass er eine **Individualität** ist. Als Organismus ist auch der Mensch von einer **ihm übergeordneten Idee** (Typus) her zu begreifen; als Individualität verwirklicht er sich selbst, hat jeder Mensch **sein eigenes Gesetz** (Schicksal). Während in der Organik stets das Allgemeine, die Typusidee, im Auge behalten werden muss, gilt es hier, die sich in einem Organismus verkörpernde, sich in ihm als **individuelle Person** selber verwirklichende Entelechie zu erfassen. Das Gesetz (Schicksal) dieser besonderen Individualität tut sich in zweifacher Weise kund:

- im Lebenslauf (Biografie) und
- in der besonderen Konstitution.

Drei Daseinsstufen und ihre Erkenntnismethoden Beides sind – wie wir im Weiteren noch vielfältig sehen werden – bedeutende Felder auch des ärztlichen Forschens und Urteilens. Um hier forschen zu können, muss – wie auch bereits dargelegt – das intuitive Denken sich von der **anschauenden** zur **physiognomischen Urteilskraft** steigern. Die Wirklichkeit Mensch umfasst – das wird deutlich geworden sein – alle Daseinsstufen. Wir müssen darum zu ihrer Erforschung alle Methoden einsetzen:

- die anorganisch-beweisende für seine Stoffesprozesse,
- die anschauend-vergleichende für seine Lebensprozesse und
- die physiognomisch-beschreibende Methode für die seelisch-geistigen Manifestationen seiner Individualität.

Diese Methodenvielfalt muss mit kritischem Bewusstsein gehandhabt werden. Denn es gilt einerseits zu beachten, dass jede dieser drei Daseinsstufen nur mit **der ihr eigenen Methode** wissenschaftlich erfasst werden kann, dass hier Vermischung von Übel ist. Andererseits muss bewusst bleiben, dass diese **Selbstständigkeit relativ** ist, dass jede Forschungsfrage von der Einheit Mensch gestellt werden muss und dass dann die Wechselbezüge zwischen diesen Daseinsstufen der ganzen Wirklichkeit des Menschen sehr bedeutungsvoll sind und ebenfalls erforscht werden müssen. Schließlich gilt es zu bedenken, dass zwischen den drei Daseinsebenen ein **Bedeutungsgefüge** besteht.

Anthroposophische Menschenkunde In der anschließenden physiologischen Betrachtung wird dargelegt werden, wie eine anthroposophische Menschenkunde zu erforschen sucht, wie der ewige Wesenskern des Menschen, seine Entelechie, sich mit dem ihr im Erbstrom vorbereiteten Leibe verbindet. Es ist eine der zentralen Erkenntnisse Steiners, dass dieses Sich-Verbinden (Verkörpern) nicht ein einmaliger Akt ist, sondern als Prozess verläuft und darin gründet, dass das Geistwesen des Menschen den ihm dargebotenen Leib sich selber anverwandelt: Es erwirbt ihn, um ihn zu besitzen (Goethe). Insofern ist die Individualität auch das Gesetzgebende für die beiden anderen Daseinsstufen, denen ihr Leib angehört. Auch dieses muss in der Erforschung der Wirklichkeit des Menschen bedacht und methodisch beachtet werden.

! Merke

Intuition ist die Fähigkeit, mit anschauender Urteilskraft zu forschen; sie ist weiterhin die Befähigung zu einer physiognomischen Erkenntnis; sie ist aber auch die Befähigung zur Produktion von handlungsstiftenden und handlungsleitenden Ideen.

In seiner *Philosophie der Freiheit* [4] weist Rudolf Steiner das intuitive Denken als den Quellort eines freien sittlichen Handelns nach. Wir wollen im Folgenden aufzeigen, dass eine wirklich moderne Medizin als Freiheitswissenschaft erforscht werden muss, dass dafür ein intuitives Denken erforderlich ist und dass sie darum auch nur als eine **intuitive Medizin** praktiziert werden kann.

2.3 Medizin als Freiheitswissenschaft

Handlungsstiftender Charakter der Medizin Medizin ist als Wissenschaft ausgespannt zwischen Diagnose und Therapie. Sie ist nicht nur berufen, zu erkennen, was ist, sondern sie hat den Auftrag, Krankheiten zu überwinden, Heilungen zu ermöglichen, also neue Wirklichkeiten zu schaffen. Sie muss darum einen handlungsstiftenden Charakter haben. Das ist die Eigenart aller Humanwissenschaften, z. B. auch der Pädagogik, der Soziologie, der Wirtschaftswissenschaft. Sie alle sind gerichtet auf die Wirklichkeit Mensch. Der Mensch ist aber ein Werdender, als Einzelner wie als Gemeinschaft (Menschheit). Darum muss eine Humanwissenschaft dieses Werden so erkennen, dass sie zu seinem förderlichen, seinem heilsamen Fortgang beitragen kann.

Humanwissenschaft als Freiheits- und Erfahrungswissenschaft „Das wichtigste Problem alles menschlichen Denkens ist das: den Menschen als auf sich selbst gegründete, freie Persönlichkeit zu begreifen." Dieser Satz aus *Wahrheit und Wissenschaft*, in dem Steiner die Summe seines erkenntnistheoretischen Forschens zieht, sollte an der Spitze jeder Humanwissenschaft, also auch der Medizin stehen. Denn sittliches und erkenntnisgeleitetes Handeln kann sich heute nur als ein freies, schöpferisches Tun vollziehen. Humanwissenschaft muss ein solches freies Handeln ermöglichen, sie muss Freiheitswissenschaft sein. Wie dem Künstler eine Komposition als Partitur dient, die ihm zwar vorgegeben ist, aber doch nur durch sein schöpferisches Tun neue Wirklichkeit wird, so muss Medizin als Freiheitswissenschaft so verfasst sein, dass sie als Partitur freies, schöpferisches ärztliches Handeln ermöglicht.

Dem steht heute die Formulierung von immer mehr verbindlich gemachten Leitlinien als Handlungsanweisungen entgegen. Als Freiheitswissenschaft muss Medizin eine **Erfahrungswissenschaft** sein. In der heute üblichen Begriffsbildung wird im Zusammenhang mit dem Wissenschaftsstreit in der Medizin gegenüber sog. alternativen Methoden gerne der Ausdruck der Erfahrungsmedizin oder Erfahrungsheilkunde benutzt. Beide Begriffe sind eher geringschätzig gemeint und die Erfahrung wird damit als eine an sich unwissenschaftliche Qualität beschrieben. Auch hier stellt sich der vorurteilslosen Betrachtung die Frage, was denn dann die etablierte Medizin sei: eine Wissenschaftsmedizin oder gar eine Experimentalmedizin? Denn offensichtlich setzt sich hier ein uralter Streit von der Dualität der wissenschaftlich-rational und der durch Erfahrung (Empirie) gewonnenen Ergebnisse fort.

Erfahrung und Erkennen Dieser Streit erscheint insofern gegenstandslos, als gezeigt werden kann, dass einerseits eine Medizin außerhalb der Erfahrung in ihrem praktischen Vollzug überhaupt nicht existieren kann, andererseits unmittelbar einsichtig ist, dass Erfahrung immer nur im Zusammenhang mit Erkennen, also rational gewonnen wird. Wenn wir – fußend auf den vorausgegangenen erkenntnistheoretischen Erwägungen – sagen wollen, was Erfahrung ist, so erinnern wir uns an die erste Phase des Erkenntnisprozesses (Kap. 2.1), an die Beobachtung. In der Beobachtung verbindet sich eine Wahrnehmung mit dem zu ihr gehörenden Begriff; der Begriff wird durch diese besondere Wahrnehmung individualisiert. Das zeigt sich, wenn wir in einer späteren Beobachtung eine gleichartige Wahrnehmung machen. Denn dann trifft diese Wahrnehmung nicht nur auf denselben Begriff, sondern auch auf die in unserer Erinnerung bewahrte Vorstellung der vorausgegangenen Beobachtung; wir erkennen den Gegenstand wieder.

> **Merke**
> **Vorstellungen sind darum individualisierte Begriffe; ihre Summe darf ich meine Erfahrung nennen. Wer mehr Beobachtungen machte, wer durch sie mehr Begriffe in sich individualisieren konnte, hat eine reichere Erfahrung.**

Werden die Beobachtungen im Zusammenhang einer erkenntnisgeleiteten Tätigkeit gemacht, wie das für die Medizin der Fall ist, so bekommt die Erfahrung einen stark handlungsorientierten Charakter. Das zeichnet gerade den **erfahrenen Praktiker** aus, dass er im besonderen Fall auf seine früheren Beobachtungen und therapeutischen Entscheidungen zurückblickt, dass zu seiner Erfahrung die Erinnerung an die damaligen Krankheitsverläufe und Heilungsergebnisse gehört. Dadurch bekommt Erfahrung eine regulierende Kraft, sie ermutigt, sie macht bedachtsam, aber sie öffnet auch den Blick für das andersartig Neue.

Erfahrung und Freiheit Das hat allerdings zur Voraussetzung, dass der von Erfahrung geleitete Arzt in freier, schöpferischer Weise handelt und nicht unter die Knechtschaft seiner eigenen – oder auch fremder – Erfahrung gerät. Der freie Mensch steht auch frei seiner eigenen Erfahrung gegenüber, er hat in ihr eine wichtige Orientierung. Er kann dann auch frei von der Erfahrung anderer lernen, sie mit zur Entscheidungsgrundlage für sein eigenes Handeln machen. Ja, er wird sogar auf diesem Wege immer mehr zu einem freien Handeln befähigt. Denn Quellort freien Handelns ist das **intuitive Denken.** Auf die Herausforderung einer besonderen Situation antwortet die Intuition mit einer gestaltenden Idee, die handlungsleitend wird. Für Konkretheit, Vertiefung und Umfang dieser Idee ist entscheidend, wie geartet die ihr zugrunde liegende, sie auslösende Beobachtung ist. Wir sahen, wie in das Beobachten die ihm zur Verfügung stehenden individualisierten Begriffe mit eingehen, gleichsam organhaft wirken. Im konkreten Handeln ist diese Mitwirkung wieder unbewusst: Unsere Erfahrung wirkt als Organ und ermöglicht uns, die fällige Intuition kraftvoll zu gewinnen.

Merke

Erfahrung hat immer einen biografischen Akzent. Denn sie wird von der Individualität erworben, ist die Summe ihres Lebensvollzugs. Darum ist sie notwendige Grundlage einer Freiheitswissenschaft. Denn freies Handeln will gewagt werden, bedarf moralischer Kraft. Die gewinnt man aber nur durch eine Wissenschaft, die sich bereits bis in den Vollzug und die Bewährung individualisiert hat.

Medizin als intuitive Wissenschaft Die moderne Medizin hat mit Virchow als naturwissenschaftliche Medizin begonnen. Das geschah, weil man Naturwissenschaft für die Wissenschaft schlechthin hielt. Ein erweitertes Wissenschaftsverständnis, das auch die Frage nach Wahrheit und Wissenschaft selber zum Gegenstand kritischer Untersuchung macht, zeigt, dass Medizin, um im umfassenden Sinne wissenschaftlich zu sein, als eine **Freiheitswissenschaft** aufgebaut und praktiziert werden muss. Sie besteht als solche zwischen Naturwissenschaft und Geisteswissenschaft (Anthroposophie). Sie empfängt von beiden Seiten ihre Erkenntnisvorgaben; sie muss aber eine eigene, an der komplexen Wirklichkeit Mensch orientierte Inhaltlichkeit gewinnen.

Als Freiheitswissenschaft muss Medizin eine **intuitive Wissenschaft** sein. Das gilt, wie wir sahen, in zweifacher Hinsicht. Das Feld ihrer Forschung ist die Wirklichkeit Mensch; diese ist uns mit einem intuitiven Denken erfassbar. Intuition ist aber auch der Quellort freien Handelns; denn nur durch ein intuitives Denken sind Ideen zu produzieren, die die Herausforderung einer bestimmten Situation mit Handlungen fruchtbar beantworten lassen. Immer steht vor dem Arzt die Frage, ob ihm eine Diagnose umfassend gelingt, und immer eine weitere, ob er seine diagnostische Einsicht in eine angemessene Therapie überführen kann. Eine intuitive Medizin kann für beides die Grundlage sein.

Literatur

[1] Müller K. Wende der Wahrnehmung. München: C. Kaiser; 1978

[2] Steiner R. Grundlinien einer Erkenntnistheorie der Goetheschen Weltanschauung mit besonderer Rücksicht auf Schiller. GA 2. Dornach: Rudolf Steiner; 2003

[3] Steiner R. Wie erlangt man Erkenntnisse der höheren Welten? GA 10. Dornach: Rudolf Steiner; 2003

[4] Steiner R. Die Philosophie der Freiheit. GA 4. Dornach: Rudolf Steiner; 1995

[5] Steiner R. Wahrheit und Wissenschaft. GA 3. Dornach: Rudolf Steiner; 1980

3 Allgemeine Menschenkunde (Physiologie)

Die gesamte Anthroposophie ist als solche eigentlich eine umfassende Menschenkunde, die den Menschen und sein Verhältnis zur Welt in den verschiedensten Aspekten beschreibt. Hier soll nun als Ausschnitt dieser umfassenden Menschenkunde eine quasi „ärztliche" dargestellt werden, als eine Menschenkunde mit besonderem Blick auf die Forderungen und Notwendigkeiten der Medizin. Diese interessiert der kranke Mensch; wobei sie aber auch den gesunden Menschen kennen muss, um ihn dann in der Veränderung des Krankseins zu begreifen. Insofern muss einer Pathologie eine Physiologie vorausgestellt werden.

Diese hier dargestellte „allgemeine Menschenkunde" wird ganz grundsätzlich als eine Einführung verstanden. Sie will dem Leser der heute gewohnten Denkart entsprechend Einblicke in die anthroposophische Menschenkunde verschaffen und damit auch Voraussetzungen für ein Verständnis der Möglichkeiten vorbereiten, die die Ergänzung der naturwissenschaftlich orientierten Medizin durch Anthroposophie bedeuten könnte. Dieses Buch ist ausdrücklich kein Lehrbuch einer anthroposophischen Medizin, das – wenn es je geschrieben wird – um vieles umfangreicher sein müsste. Das vorliegende Buch kann keinen Anspruch auf Vollständigkeit erheben, noch will es das eigene Studium der Originalliteratur Rudolf Steiners ersetzen, das unverzichtbar ist, will der Leser tiefer in das hier Dargestellte eindringen und es in sich zu einer eigenen Wirklichkeit ausbilden. Die in diesem Buch gemachten Darstellungen sind Ergebnis des eigenen, jetzt über 50-jährigen Studiums der Anthroposophie und ihrer spezifischen Anregungen für die Medizin und der gleichzeitigen ständigen praktischen Auseinandersetzung mit der heutigen Medizin, in der der Autor ebenso lange als Krankenhausarzt tätig war. Das Buch will einerseits für eine solche „Ergänzung" der Medizin durch Anthroposophie Verständnis schaffen, andererseits aber auch die eigene Auseinandersetzung des Lesers mit der Anthroposophie anregen und nicht verhindern.

Jede wirkliche Menschenkunde ist außerordentlich kompliziert, gleichgültig ob vom anthropologischen oder anthroposophischen Standpunkt aus. Das hat seine einfache Erklärung darin, dass der Mensch ein so komplexes Wesen ist. Auf diese Kompliziertheit einer Menschenkunde hat Steiner seine Leser und Zuhörer immer wieder hingewiesen und sich für die Schwierigkeit seiner Darstellungen insofern entschuldigt, als diese eben in der Sache selber liegt. Dieser Hinweis gilt auch für das vorliegende Buch. Die folgenden, sicher für den Leser schon außerordentlich anstrengenden und sein Denkvermögen kräftig in Anspruch nehmenden Darstellungen sind trotzdem nur Auszüge einer an sich noch viel komplizierteren Wirklichkeit. Sie sollen dennoch auch repräsentativ für die anthroposophische Menschenkunde und damit eine Einführung des Lesers in das Wesentliche derselben unter besonderer Berücksichtigung der Medizin sein.

3.1 Einheit von Leib, Seele und Geist

Historie des wissenschaftlichen Materialismus

Bis 869 n. Chr. entsprach es alter geisteswissenschaftlicher Überlieferung, dass der Mensch eine dreifache Einheit von Leib, Seele und Geist ist. Wie bereits in einem früheren Kapitel erwähnt (Kap. 1.1), wurde durch das Konzil von Konstantinopel im Jahre 869 n. Chr. die Existenz eines selbstständigen menschlichen Geistes per Dekret der Kirche abgeschafft und der Mensch forthin nur noch als Leib und Seele, letztere mit geistigen Eigenschaften, beschrieben. Es wurde in dem gleichen Kapitel dann dargestellt, dass durch Rudolf Virchow für die medizinische Betrachtung im Sinne seiner *Cellularpathologie* [6] auch noch die selbstständige Seele des Menschen abgeschafft wurde, da Menschsein im Sinne Virchows nur durch die Wirklichkeit der Zelle und deren Differenzierungen und Ausgestaltungen beschrieben wird.

Morphologischer Standpunkt der Medizin Seele und Geist wurden so als Ausdruck materieller Vorgänge der differenzierten Einheit Zelle angesehen und damit der wissenschaftliche Materialismus zur Grundlage der Medizin gemacht. Man könnte meinen, dass durch die Begründung einer medizinischen Psychologie als selbstständiger Wissenschaftsdisziplin oder durch die besonderen Formen der psychosomatischen Medizin diese radikale Anschauungsweise Virchows bereits überwunden sei, was ja zu einem Teil in der wissenschaftlich-theoretischen Erörterung solcher Probleme auch der Fall sein mag. Doch zeigt die praktische Wirklichkeit der Medizin, dass die materialistische Denkungsart geradezu dogmatisch dominiert und sich insofern das Konzept Virchows absolut durchgesetzt hat. Man denkt heute nicht nur in dieser Weise in der Medizin, sondern man handelt auch danach. Insofern ist der Mensch als Leib, der sich seelisch und eventuell auch geistig Ausdruck verschafft, eben doch nur ein sehr kompliziertes Zellwesen mit entsprechenden biochemischen und biophysikalischen Prozessen und in dieser Weise eine bereits abgeschlossene Wirklichkeit. Nach wie vor dominiert deshalb auch der morphologische Standpunkt in der Medizin, also Anatomie und anatomische Pathologie. Seele und Geist sind in dieser Auffassung Emanationen des Körpers, der Zelle bzw. von Wechselwirkungen zahlreicher Zellen. „Ohne Körper gibt es keinen Geist“, lautete das Fazit eines Diskurses medizinischer Wissenschaftlicher mit Vertretern der Geisteswissenschaften, die als solche damit eigentlich fragwürdig wären.

Differenzierte Dreiheit des Menschen Ganz anders sieht das die Anthroposophie. Die anthroposophische Menschenkunde beschreibt den Menschen wieder als eine solche Einheit von Leib, Seele und Geist, wobei jedes dieser drei Gebiete eine ganz eigene Wirklichkeit mit ganz eigenen Gesetzmäßigkeiten und Differenzierungen darstellt. Dabei bilden Leib, Seele und Geist jedoch in der menschlichen Existenz zwischen Geburt und Tod eine sich **gegenseitig durchdringende** und **zusammenwirkende Einheit,** wenngleich auch diese wieder differenziert angesehen werden muss, da sie sich beispielsweise im wachen Menschen anders verhält als im schlafenden. Gerade dieses sich gegenseitige Durchdringen führt wohl bei den ungeschulten Betrachtern immer wieder zu einer Vermischung, die als Einheit erlebt wird, obwohl die Wirklichkeit eine in sich differenzierte Dreiheit ist. Diese Sicht auf den Menschen verbindet sich mit der christlichen Sicht auf die Trinität Gottes. Vater, Sohn und Heiliger Geist sind jeder eine Wirklichkeit für sich, die jedoch ohne die jeweils anderen nicht existierte. Die Drei als Eins ist das Geheimnis – für viele auch Rätsel – sowohl der Gottes- als auch der Menschenwirklichkeit. Sie spiegelt sich in der Trichotomie von Leib (Vater), Seele (Sohn) und Geist (Heiliger Geist). Steiner forderte insofern auch neben einer Spiritualisierung der Medizin ein Durchchristen derselben. Darauf wird später ausführlicher eingegangen werden. Im Folgenden sollen nun diese drei Wirklichkeiten des Menschen – Leib, Seele und Geist – für sich dargestellt werden, um dann in einem späteren Kapitel noch einmal auf ihr Zusammenwirken zurückzukommen.

3.1.1 Leib

Vier Leibesglieder Alle Erkenntnis, die heute aus der **Anatomie** vom menschlichen Leib gewonnen wird, muss ganz deutlich und ohne Einschränkung als Illusion bezeichnet werden. Die Anatomie studiert ausschließlich den Leichnam, also eine Existenz des Leibes, die dieser nur ganz kurze Zeit einnimmt und die wohl von keinem ernstzunehmenden Forscher als die Wirklichkeit des Leibes bezeichnet würde. Die lebendige Wirklichkeit des Leibes ist vierfacher Art:

- Der *Stoffleib*, der die materielle Grundlage bildet,
- der diesen durchdringende *Lebensleib* und
- der aus dem Lebensleib metamorphosierte *Seelen-* oder *Empfindungsleib.*
- Alle gemeinsam durchdringt die *Ich-Organisation.*

Diese vier „Teile“ des Leibes sollen auch *Leibesglieder* genannt werden. Unserer **sinnlichen Wahrnehmung** ist nur der Stoffleib zugänglich. Die anderen Leibesglieder entziehen sich der unmittelbaren sinnlichen Wahrnehmung, sie sind lediglich als Phänomene ihrer Tätigkeiten (Funktionen) erlebbar und auch wahrnehmbar. Es sind die „Fußspuren“, die wir sinnlich wahrnehmen können. Um ihre ganze Wirklichkeit zu erfahren, brauchen wir die charakterisierte methodische Ergänzung von anschauend-vergleichender und physiognomisch-beschreibender Art (Kap. 2.2). Der Seelen- oder Empfindungsleib liegt bereits weit außerhalb der Gesetzmäßigkeiten, die sich unmittelbar der sinnlichen Wahrnehmung erschließen. Doch ist er jedem Menschen trotzdem als unmittelbare Erfahrung leicht erlebbar, z. B. durch seine besondere Äußerungsmöglichkeit im Schmerz.

Erbleib und Sieben-Jahres-Rhythmen Seinen Leib erhält jeder Mensch von seinen Eltern und im weiteren Sinne von den Voreltern (Vorfahren). Hier herrscht primär das Gesetz der Vererbung und leiblich gesehen ist jeder Mensch zunächst **genetisch determiniert.** Gegenüber der heutigen Auffassung, dass diese Determinierung lebenslang gültig bleibt, stellt Steiner seine Forschungsergebnisse, dass der so gegebene vererbte Leib (der „Erbleib") von der individuellen (geistigseelischen) Seite des Menschen umgestaltet, individualisiert und damit den alleinigen Gesetzmäßigkeiten der Vererbung entzogen werden kann. In seinem Sinne gelten die Erbgesetze in absoluter Form lediglich für die ersten sieben Lebensjahre, dann **metamorphosieren** sich die Vorgänge in solche, die noch Erbgesetzmäßigkeiten unterliegen, und solche, die bereits davon durch die **Individualisierung** befreit wurden. Unter diesem Aspekt wurde von Steiner der Erbleib auch als Modell-Leib bezeichnet; ein außerordentlich brauchbares Bild, denkt man einmal an die künstlerische Betätigung z. B. eines Malers am Modell. Kunstwerk und Wirklichkeit des Modells werden sich immer unterscheiden, d. h. durch das künstlerische Schaffen wird die Wirklichkeit des Modells metamorphosiert, steht aber immer noch mit ihm im Zusammenhang.

Steiner verweist im Zusammenhang mit diesem menschenkundlichen Aspekt auf die Gesetzmäßigkeit der **Rhythmen von etwa sieben Jahren,** in denen sich diese Umgestaltungen oder Metamorphosen zur Individuation vollziehen. Im Zusammenhang mit der Darstellung der einzelnen Leibes- und später auch Seelen- und Geistesglieder werden wir diesen Aspekt, der eine entscheidende Grundlage für jegliche wissenschaftliche Betrachtung der Biografie ist, jeweils kurz berühren, ohne dass wir allerdings auf diesen biografischen Aspekt der Menschenkunde im Speziellen eingehen werden.

Stoffleib (Physischer Leib)

Gestalt In der anthroposophischen Nomenklatur wird der Stoffleib im Allgemeinen als **physischer Leib** bezeichnet, von Steiner wird oft auch einfach der Begriff **Körper** benutzt, womit eigentlich nie der gesamte Leib von ihm bezeichnet wird. Es soll gleich zu Beginn ausgesprochen werden, dass auch der Stoffleib eine geistige Konfiguration hat, sozusagen eine Kraftstruktur, in die sich die Stoffe in ihrer spezifischen Art und Zusammensetzung nach dessen Gesetzmäßigkeiten einordnen. Vielleicht darf an dieser Stelle einmal eingefügt werden, dass bei Steiner kein absoluter Gegensatz von Materie und Geist existiert, sondern Materie lediglich eine besondere Daseinsform des Geistigen ist. In stark vereinfachter Weise könnte man Materie eine extreme Verdichtungsform des Geistigen nennen. Jeder Mensch hat also eine Kraftform seines Stoffleibes, die sich als **Gestalt** äußert. Man kann diese geistige Konfiguration des Stoffleibes auch als sein **Formprinzip** bezeichnen.

Gesetzmäßigkeiten Im Bereich dieses Stoffleibes sind zunächst die chemischen und physikalischen Gesetzmäßigkeiten wirksam, die der naturwissenschaftlichen Methode obliegen. Aber auch hier muss eine erste Einschränkung insofern gemacht werden, als diese naturwissenschaftlichen Gesetzmäßigkeiten durch die Gesamtgliederung Mensch jeweils aufgehoben, überwunden und in eigene individuelle Gesetzmäßigkeiten verwandelt werden.

Merke
Insofern ist jeder Mensch auch im Leiblichen, ja auch im Bereich seines Stoffleibes, eine Wirklichkeit für sich!

Schon die nächste leibliche Ebene des Menschen, sein Lebensleib, folgt prinzipiell anderen Gesetzmäßigkeiten als den sog. physischen oder irdischen, denen sich die klassische Naturwissenschaft zuwendet. Und dennoch: Was wir heute durch Biochemie oder Biophysik von menschlichen Leibesvorgängen oder Organfunktionen wissen, wobei hier auf das Tatsachenwissen geschaut wird, entspricht den Vorgängen im Leibe, zunächst besonders im sog. Stoffleib. Zu ihm müssen wir alle festen Gewebe- oder Organstrukturen zugehörig denken, vor allem das Nerven-, Sinnes-, Knochengewebe, aber auch das gesamte Binde- und Stützgewebe. Neben dem Prinzip **Festigkeit** kann als ein anderes die Tendenz zur **Dauerhaftigkeit** genannt werden. Doch kann unserer Aufmerksamkeit an dieser Stelle nicht entgehen, dass z. B. in einem der festesten Gewebe wie der Knochensubstanz **Lebendigkeit** herrscht, insofern auch dort neben ständigem Abbau alternder Substanz der Aufbau neuer Substanz vollzogen wird. Dies ist ein typisches Beispiel für die Schwierigkeit exakter Abgrenzung der verschiedenen Wirkprinzipien im Leibe, was auch nur allmählich durch ständige Übung und innere Anstrengung gelingt.

Individuelle Erscheinung Ein weiteres Charakteristikum des Stoffleibes ist, dass der Mensch durch ihn in „Erscheinung" tritt. Dies scheint natürlich eine Binsenwahrheit zu sein. Doch hat diese Aussage Bedeutung dadurch, dass sie unseren Blick darauf lenkt, dass Wirkprinzipien am Menschen existieren, die eben nicht unmittelbar erscheinen. Dieser Unterschied ist gut nachvollziehbar an dem Vergleich der Wirklichkeiten eines Menschen und einer Photographie von ihm. Dieses Erscheinen hat bis in seine stoffliche Ausgestaltung individuellen Charakter; immer wieder am einfachsten zu belegen an der jeweiligen Einmaligkeit der Linien unserer Fingerhaut, also des sog. Fingerabdrucks. Dieses Phänomen ist interessanterweise als Begriff für die Beschreibung einer speziellen stofflichen Wirklichkeit in der Wissenschaft gewählt worden, und zwar in der Anglisierung als „finger-print". Will man das hier Gemeinte in einer etwas modernen Weise charakterisieren, könnte man auch sagen, als Erscheinung ist jeder Mensch sein eigener „finger-print".

Typischer Ausdruck des Stoffleibes in der modernen Medizin ist der **Befund.** Die unübersehbare Fülle möglicher Befunde charakterisiert dieses Leibesglied und bildet den Schwerpunkt medizinischer Betrachtung. Dabei werden die Befunde immer weniger unmittelbar am Menschen erhoben, was durch Palpation, Perkussion, Auskultation etc. wesentlicher Bestandteil der klinischen Medizin des 20. Jahrhunderts war, sondern überwiegend außerhalb von ihm im Laboratorium oder instrumental abgeleitet und grafisch aufgezeichnet. Eine Besonderheit bilden die endoskopisch-diagnostischen Verfahren, welche noch unmittelbar am Menschen durchgeführt werden. Als widersinniges Ergebnis dieser Dominanz der Befunde in der heutigen Wissenschaftsmedizin existiert die Formel „o. B.", was ohne Befund bedeutet, auch wenn ein Befund erhoben wird. Gemeint ist der „normale" Befund.

Ein weiterer wesentlicher Anteil des Stoffleibes ist die in ihm geronnene organisch-morphologische **Form**. Wie entscheidend für den gesunden Menschen die ihm und seiner Individualität entsprechende Form ist, kann an der Pathologie der Deformation abgelesen werden. Der innere Zusammenhang von spezifischer organischer Form und Individualität wird in einer zukünftigen Medizin ganz neu entdeckt werden müssen, was eine besondere ästhetische Beobachtungsfähigkeit voraussetzen wird. Schon heute kann sich jeder in diese einüben, wenn er sein Staunen gegenüber den unendlichen Schönheiten menschlich-differenzierter Formen aufschließt (Kap. 17.1.1). Das Nichtübereinstimmen von existenter und von der Individualität gewollter Form als frühes Kriterium späteren Krankseins in das diagnostische Erkennen aufzunehmen, bedarf allerdings großer Meisterschaft und wird wohl mehr ein Zukunftsaspekt als heute schon gekonnt sein.

Auch die **Schwere** gehört zum Stoffleib. Ohne Zweifel hat jeder Leib ein Körpergewicht, das exakt gemessen werden kann. Mit der Schwere verbindet sich auch der **Druck**, der auch als Ausdruck der Schwerkraft gesehen werden kann. Überall, wo Druckverhältnisse im Leib feststellbar sind, dominiert die Gesetzmäßigkeit des Stoffleibs. Dass wir im Gesunden die reale Körperschwere nicht erleben, bewirkt – wie noch zu zeigen sein wird – die den Stoffleib durchdringende Lebensorganisation, der Lebensleib.

Vererbung und Erneuerung Der Stoffleib des Menschen, der nach dem **Vererbungsprinzip** besonders von der **väterlichen** Seite weitergegeben wird, wird von der diesen Erbleib zur Inkarnation benutzenden geistigen Wirklichkeit oder Wesenheit des Menschen bereits **im ersten Lebensjahr-**

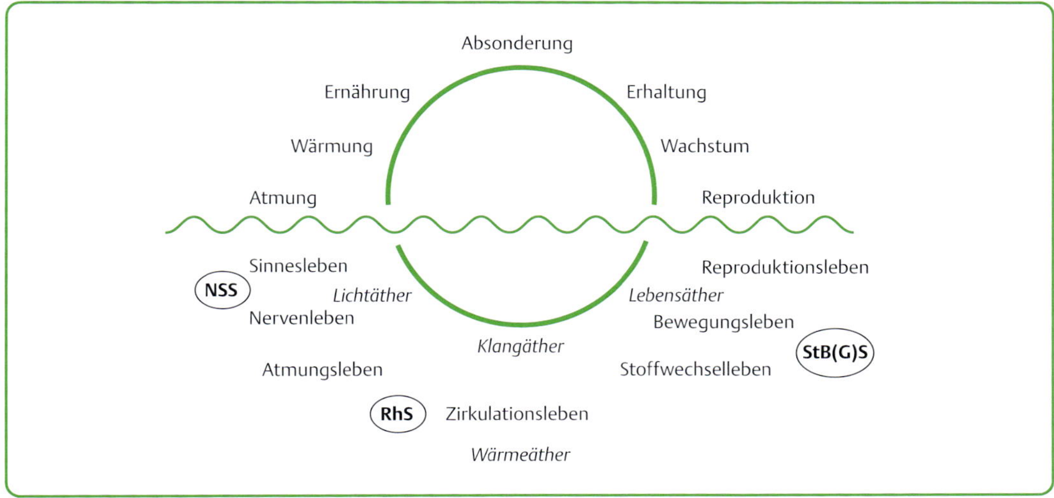

▶ **Abb. 3.1** Der Ätherleib oder Lebensleib (Bildekräfteleib). NSS: Nerven-Sinnes-System; RhS: Rhythmisches System; StB (G) S: Stoffwechsel-Bewegungs-(Gliedmaßen-)System.

oder gasförmigen Substantialität entspricht. Eine solche Vorstellung ist zunächst mit unserem gewohnten, ganz auf das Feste und Materielle gerichteten Denken fast nicht zu bilden, es bedarf schon langer, intensiver innerer Denkanstrengungen und Übungen, um die Natur des Empfindungsleibes einigermaßen erfassen zu können. Er wird aus dem Lebensleib herausgestaltet, er ist so etwas wie eine verfeinerte Struktur des Lebensleibes und wird auch weiterhin als luftförmiges Gebilde in dessen wässrigem Milieu getragen. Er ist der leibliche Verankerungsort der Seele und bildet mit deren am meisten dem Leibe zugewandten Gliede der Empfindungsseele (S. 56) eine Einheit, welche Steiner in seinem grundlegenden menschenkundlichen Werk „Theosophie" den Astralleib nannte. Der Empfindungsleib muss also immer bereits von der Empfindungsseele durchsetzt gedacht werden, er kann auch als der **leibliche Träger der Seele** bezeichnet werden.

Umgestaltung des Empfindungsleibes Die Umgestaltung des modellartig vorgegebenen, aus der Vererbung stammenden Empfindungsleibes durch die individuellen Gesetzmäßigkeiten des lange vorgeburtlich vorbereiteten eigenen Empfindungsleibes vollzieht sich **nach der Geschlechtsreife,** die den Abschluss der Umbildung des Lebensleibes bedeutet.

Merke

Das psychologische Feld der Umgestaltung des Empfindungsleibes im Zusammenhang mit der Empfindungsseele wird als Pubertät bezeichnet.

Endokrinium Vom Empfindungsleib aus geschehen die eigentlichen leiblichen Bildungstendenzen, die man auch mit der Tätigkeitspolarität von **Werden und Entwerden** oder **Bilden und Entbilden** benennen kann. Hat der Stoffleib Bleibecharakter und repräsentiert immer ein Stück Vergangenheit im Menschen, ist im Empfindungsleib alles auf **Zukunft** veranlagt, auf Planung und Voraussicht. Von hier aus vollzieht sich aller **Metabolismus,** jede wirkliche Erneuerung, wobei als stoffliche Grundlage die Hormone dienen. Von der Gesamtorganisation her ist also das **Endokrinium** spezifischer Ausdruck der Tätigkeiten des Empfindungsleibes. Diese werden zu Recht als „Regulationen" benannt, da das eigentliche, z. B. auch Substanz schaffende Bilden im Lebensleib geschieht, aber eben vorgegeben, sozusagen „gewusst" durch den Empfindungsleib.

Stoffwirksamkeit kleinster Größenordnung In der auch wieder unvorstellbaren **Feinstofflichkeit hormonalen Wirkens,** das sich vielfältig im Nanogramm- oder Pikogrammbereich vollzieht (also im

Bereich von Milliardstel- oder Billionstel-Grammeinheiten), finden wir eine Spiegelung der oben charakterisierten Feinstofflichkeit dieses Empfindungsleibes, die dort als luft- oder gasförmig charakterisiert wurde und die wir in einer anderen Ähnlichkeit in **Prinzipien der Homöopathie** wiederfinden können.

Für jeden exakten Naturwissenschaftler wird eine sinnliche Vorstellung von Stoffwirksamkeiten dieser kleinsten Größenordnungen außerhalb jeder Vorstellbarkeit liegen. Der eigentliche Materiebegriff ist hier aufgehoben, es sei denn, dass man die Wirklichkeit der Materie wieder in **Kraftverhältnissen** beschreibt, wie es heute in der modernen Physik geschieht. Von der eigentlichen Masse des Festen, wie es vor unsere sinnliche Wahrnehmung tritt, ist dieser Materiebegriff allerdings weit entfernt.

Fähigkeit des Staunens Um solche Wirklichkeiten wissenschaftlich überhaupt erfassen zu können, muss der moderne Mensch wieder eine Fähigkeit erwerben, die er allerdings zunächst dem Wissenschaftsbereich nicht zuordnen würde. Gemeint ist das **Staunen,** das eine natürliche kindliche Eigenschaft, das aber auch immer Eigenschaft des Genies ist (Kap. 17.1.1). Und es gibt wohl kaum einen der überragenden modernen Naturwissenschaftler, in dem nicht die Kraft des Staunens gegenüber naturwissenschaftlichen Forschungsergebnissen immer erhalten blieb.

Nehmen wir als Übungsbeispiel für das Staunen einmal das scheinbar so gewöhnliche Feld der Verdauung. Das Staunen muss bereits mit der heutigen Kenntnis der Vielfalt und des fast nicht vorstellbaren Zusammenwirkens der gastrointestinalen Hormone beginnen. Man muss schon in die technische Welt und dort in die elektronischen Steuerungsvorgänge ausweichen, um ein Beispiel für die Komplexität dieser Steuerungstätigkeit gastrointestinaler Hormone zu finden. Diese begleiten den gesamten Verdauungsvorgang, der mit der Nahrungsaufnahme und Zerkleinerung und Einspeichelung beginnt, dann einen ersten Hauptwirkensort im Magen findet, den der technisch Gesinnte vielleicht als eine Schüttelapparatur oder mit der Haushaltssprache als einen Mixer bezeichnen kann, der aber doch gegenüber diesen technischen Apparaten zugleich ein äußerst feinsinniger Chemikator ist, indem er der zugeführten Nahrung entsprechend Enzyme für die Vorverdauung beimischt.

Wie geheimnisvoll ist die durch den Pylorus gesetzte Grenze des sauren Milieus gegenüber dem alkalischen Milieu und wie sollte je in einer technischen Funktion ein scheinbar so einfacher und auch anfälliger Grenzort so gut funktionieren, wie es der Magenausgang tut. Weiter folgt dann die Abstimmung der Gallen- und Pankreassekretion, jeweils im richtigen Maß für die zu verdauende Nahrung und die gleichzeitige Vorbereitung für die Resorption. Und dann können wir noch die Entdeckung machen, dass hier sogar das Prinzip Sparsamkeit waltet, ablesbar an dem enterohepatischen Kreislauf der Gallensäuren, die als eine bestimmte Menge (Pool) gebildet werden und für ihre Aufgabe so lange wie möglich erhalten bleiben sollen.

Bewusstseinsqualität des Empfindungsleibes Hat man diesen hier nur außerordentlich verkürzt und beschränkt dargestellten komplexen Vorgang hinreichend bestaunt, so wird u. U. wie von alleine in das Bewusstsein treten, dass mit diesem gesamten Vorgang offensichtlich auch Wahrnehmungen verbunden sein müssen oder ein Wahrnehmender, der alle diese Regulationen vollzieht, regelt und überwacht. Hier muss also **Bewusstsein** vorhanden sein, das gegenüber dem Tiefschlafbewusstsein des Stoffleibes und dem Schlafbewusstsein des Lebensleibes nun als **träumendes Bewusstsein** bezeichnet werden kann, das also schon dicht unter dem reinen Wachbewusstsein liegt. Es ist auch kein Geheimnis, in welch starkem Maße krankhafte Störungen im Bereich des Endokriniums in das Bewusstsein dringen und sich auch als psychische Veränderungen Ausdruck verschaffen.

! Merke

Durch den Empfindungsleib wird uns das eigentliche Leibesbewusstsein vermittelt, das sich in Symptomen wie Schmerz, Lust, Hunger oder Durst exemplarisch aufzeigen lässt. Das grundlegende Problem aller Süchte wird erst verstanden werden, wenn das Prinzip des Empfindungsleibes verstanden worden ist. Auch die gesamte leibvermittelte Instinkttätigkeit hängt mit diesem Leibesglied zusammen. Es ist der eigentliche Forschungsort für jede wirkliche Psychosomatik.

Sind Befund und Befinden typische Ausdrucksformen von Stoff- und Lebensleib, so ist dies die Gestimmtheit für den Seelen- oder Empfindungsleib. Sie umfasst alle Stimmungen unseres leiblich-seelischen Seins und entspricht nicht zufällig einem musikalischen Begriff. Denn in der Tat arbeitet unser Seelenleib nach ähnlichen Gesetzmäßigkeiten wie die Musik. Dur- und Mollstimmungen, Intervalle und Tonarten gibt es auch in unserer Gestimmtheit; und es ist eine persönliche Überzeugung, dass in der Zukunft entdeckt werden kann, dass unser Immunsystem nach solchen Gesetzmäßigkeiten arbeitet. Das mag heute noch absurd klingen, doch zeigen die Forschungsergebnisse der Psycho-Neuro-Immunologie schon heute beispielhaft die Auswirkungen von Verstimmungen auf die Immunfunktion. Auch ist so die starke Tendenz zur Individualisierung aller Immunvorgänge verstehbar, arbeiten doch alle Komponisten mit den gleichen musikalischen Gesetzmäßigkeiten; und dennoch trägt ihre Musik eine je eigene Handschrift. Es mag noch unvorstellbar sein, aber jedes Organ, jedes Gewebe hat eine eigene „Stimmung", vergleichbar den Instrumenten eines Orchesters. Und der Gleichklang dieser Stimmungen, die „Gestimmtheit", ist eine weitere Voraussetzung für unser Gesundsein im Leib.

Immunsystem Neben dem Endokrinium ist das Immunsystem ein weiterer Ausdruck für die Tätigkeiten oder Funktionen des Empfindungsleibes. Dabei ist es typisch, dass wir eine mehr **leiborientierte (vor allem zelluläre) natürliche Abwehr** von einer eher **seelenorientierten (humoralen) Abwehr** unterscheiden. Der übergreifende Begriff einer Psycho-Neuro-Immunologie beschreibt diese duale seelisch-leibliche („psychosomatische") Besonderheit. Beide Felder werden von der Individualität (Ich) gesteuert und durchdrungen und bekommen ein hoch spezifisches Geprägtsein, das auch als „Selbst" bezeichnet wird. Moderne Immunologen gehen davon aus, dass jeder Mensch sein ureigenes Immunsystem hat, von dem es keine Kopie gibt. Wie sollte es sich sonst auch als Selbst gegenüber allem Fremden (Nicht-Selbst) unterscheiden?

Im Immunsystem stoßen wir noch intensiver als beim Endokrinium auf die Verbindung von Leib und Seele. Ihre Verbindung nennen wir **Atmung.** Denn sie ist rhythmisch geordnet, nicht statisch. In jeder Einatmung drängt die Empfindungsseele an oder in den Leib, in jeder Ausatmung, deren Impuls im Empfindungsleib als Anteil des Ätherleibes liegt, entlässt dieser wieder die Seele.

So ist das Wesen der **Berührung** Ausdruck dieses atmenden Wechselverhältnisses von Leib und Seele.

Die Empfindungsseele trägt in sich die Emotionen und spiegelt diese am Empfindungsleib, von dort aus werden sie bewusst.

Vermittelnd sind hier die Grundseelenkräfte von Sympathie und Antipathie sowie die sieben Lebensprozesse tätig (► **Abb. 3.2**). Die Empfindungsseele (S. 56) wird später ausführlicher dargestellt.

Ich-Organisation (Ich-Leib)

Natur der Ich-Organisation Die Ich-Organisation, das also dem Leib zugewandte und in diesen eingeschriebene geistige Prinzip des Menschen ist praktisch mit den uns gewohnten Begriffen nicht mehr beschreibbar, auch bei Steiner bleibt dieser Begriff offen. In der jetzt hier charakterisierten Art der verschiedenen Prinzipien des Leibes müssten wir dieses vierte Prinzip den Ich-Leib nennen. Es ist so geistiger Natur, dass es sich jeglicher stofflichen oder gar materiellen Betrachtung entzieht. Sein Element ist die **Wärme,** die aber ebenso wie bereits für Wässriges und Luftförmiges ausgeführt, nicht der physischen Wärme, beispielsweise einer Flamme, entspricht, sondern im übertragenen Sinne feinststofflicher Natur ist, jenseits noch der Stofflichkeit feinster Gase. Diese im Menschen vorhandene, von ihm ständig gebildete und unterhaltene Wärme ist so differenziert und organisiert, dass sie als ein **eigenständiger Wärmeorganismus** beschrieben werden kann. In diesem wirkt Ich-Organisation. Es gehört zu einem der größten Wunder des menschlichen Organismus, dass er im gesunden Zustand unabhängig von auch extremen Umweltbedingungen eine konstante Temperatur um 37 °C hält und diese wohl auch das Grundelement menschlichen Befindens ausmacht.

Das Wesentliche dieser leibzugewandten, ja leibgebundenen Ich-Organisation ist es, dass im Gesunden von ihr **jede Aktion im leiblichen Organismus** ausgeht, dass sie alle anderen Leibesprin-

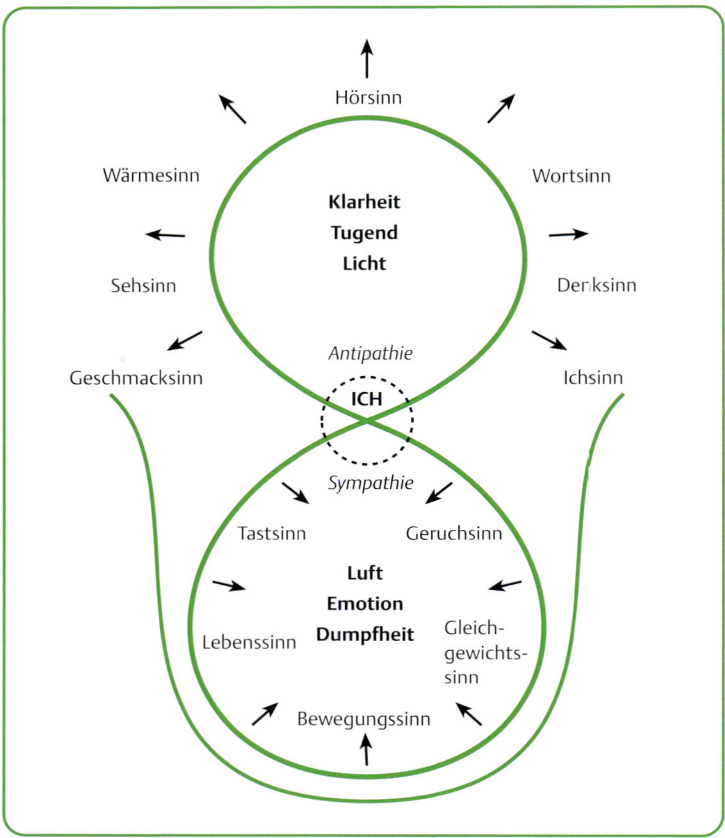

▸ **Abb. 3.2** Der Seelen- oder Empfindungsleib (Astralleib).

zipien beherrscht. Es gibt von dieser Funktion einen unmittelbaren künstlerischen Ausdruck in dem berühmten **Wagenlenker von Delphi.**

Funktion der Ich-Organisation Schaut man auf alle Vorgänge im menschlichen Leib, so kann man die Funktion der Ich-Organisation darin nicht besser beschreiben, als es ein Berliner Journalist für eine Hörfunksendung zur Einführung in die Prinzipien der anthroposophischen Medizin machte, als er dieser Sendung den Titel „Das Ich ist der Akteur" gab. Zum weiteren, wenn auch komplizierenden Verständnis muss noch darauf hingewiesen werden, dass dieses rein geistige Prinzip der Ich-Organisation gegenüber den übrigen leiblichen Vorgängen stets den **Puffer der menschlichen Seele** benötigt, da nach den Forschungen Rudolf Steiners das unmittelbare Eingreifen geistiger Prinzipien in leibliche Strukturen zu deren Zerstörung führt. Wollte man eine unmittelbare Anschauung der Ich-Organisation bekommen, müsste man die von Steiner als höchste Erkenntnisstufe charakterisierte **Fähigkeit zur Intuition** ausbilden, auf die bereits hingewiesen wurde (Kap. 2.2).

Bewusstseinsqualität der Ich-Organisation Die Ich-Organisation bildet die Grundlage für unser helles **Wachbewusstsein,** in ihren leiblichen Bedingungen denkt der Mensch.

Persönlichkeit als Ausdruck der Ich-Organisation Ein organischer Ausdruck dieser Ich-Organisation ist nach Rudolf Steiner das menschliche **Blut,** wobei dieses allerdings in seiner Tendenz ganz geistig gesehen wird. Dies muss eine zunächst unüberwindbare Verständnisschwierigkeit für unsere heutige Denkart sein und doch berührt uns vielleicht in diesem Zusammenhang die Formel, die

Mephisto im „Faust" ausspricht: „Blut ist ein ganz besonderer Saft."

Das, was in der Darstellung Steiners das umfassende menschliche Ich genannt wird, welches das eigentliche Wesen des Menschen, sein Ewiges ist, wird durch die leibzugewandte Ich-Organisation nur in einem kleineren Teil erfasst. In dem umfassenden Ich lebt die gesamte Individualität des einzelnen Menschen, durch die Ich-Organisation im Leibe bildet sich das aus, was wir am Menschen seine **Persönlichkeit** nennen können.

Merke

Die Ich-Organisation ist ein Teil vom ganzen Ich, jener Teil eben, mit dem dieses Ich heute bereits in den Leib im Sinne der Inkarnation eintaucht. Mit dem größeren Anteil seines Ichs lebt der Mensch auch heute noch in kosmischen Dimensionen.

Die Ich-Organisation ist als leibliche Struktur **spezifisch menschlich.** Sie findet sich sonst nirgends in der Natur, auch nicht bei den Tieren. Wenn das von der Medizin einmal aufgegriffen werden wird, wird die Frage nach der Aussagemöglichkeit tierexperimenteller Befunde und ihrer Übertragbarkeit auf den Menschen ganz neue Antworten finden.

Ein spezifischer Ausdruck des Ich-Leibs ist unsere geistige **Präsenz,** die sich auch als Geistesgegenwart erleben lässt. Auch hier ist es schwierig, eine klare Anschauung zu gewinnen, was Präsenz wirklich ist. Zu fern sind die meisten modernen Menschen dieser geistigen Fähigkeit, zu sehr eingelullt durch moderne Medien, zu wenig geschult für das Erfassen des eigenen Selbstes durch Kontemplation und Meditation. Für die Medizin hat diese Frage jedoch eine zentrale Bedeutung, die sie selber erst wieder entdecken muss. Werden doch alle Steuerungsvorgänge von der Ich-Organisation in alle übrigen Schichten des Leibes vermittelt und ist die Präsenz Ausdruck davon, dass diese Steuerung gesund funktioniert.

Gesundheit des Leibes ist somit Ergebnis des richtigen Miteinanderwirkens seiner vier Seinsbereiche, ist nie statisch existent, sondern immer dynamisch werdend. Eine wiederum menschengerechte Medizin des 21. Jahrhunderts wird sich diese Leibesglieder und ihre verschiedenen Gesetzmäßigkeiten erkennend erschließen müssen, was eine methodisch-wissenschaftliche Erweiterung voraussetzt (Kap. 2.2). Aber weder in Diagnostik noch in aller Therapie werden wir zukünftig auf das Erfassen von Befunden, Befindlichkeit, Gestimmtheit und geistiger Präsenz als Ausdruck der leiblichen Ganzheit Mensch verzichten können, wenn wir den Anspruch auf eine humane, d. h. menschengerechte Medizin erfüllen wollen.

Sichtbarer und unsichtbarer Mensch

Die menschenkundliche Gliederung des Leibes in vier eigenständige, miteinander korrespondierende Bereiche schafft schon an sich eine völlig neue Anthropologie des Leibes, die Anforderungen an unser Erkennen stellt. Rudolf Steiner kompliziert diese Darstellung aber noch, weil er 1923 ziemlich einmalig in seinem Gesamtwerk davon spricht, dass der sichtbar werdenden („erscheinenden") Viergliedrigkeit eine zweite gegenübertritt, die lebenslang unsichtbar bleibt. Beide verbinden sich auf verschiedenen Wegen

- über das Nervensystem,
- über das Atmungssystem,
- über die Zirkulation und
- über den Stoffwechsel.

Immer gehen die Impulse von dem einheitlichen Ich aus, das jedoch je einen Schöpfungsstrom in den sichtbaren und in den unsichtbaren Menschen schickt. Lebt im Ersteren der wachbewusste Mensch als Person, wirkt im immer schlafbewussten unsichtbaren Menschen die ewige Individualität (Entelechie). Steiner stellt beide Bereiche oft scheinbar vereinfachend in Nerv und Blut gegenüber. Für eine künftige Medizin wird es wichtig sein, sowohl für die Diagnostik als auch für die Therapie diese **Doppelheit** zu kennen und mit ihr umgehen zu lernen. (Zum weiteren Verständnis des unsichtbaren Menschen Kap. 16)

Am Anfang genügt jedoch zunächst die vereinfachte Form des Verständnisses der vier Leibesglieder und ihrer jeweiligen Funktionalität (► **Tab. 3.1**). Deren Doppelheit lässt schon eine weitere menschenkundliche Organisation erahnen, die Steiner erstmals 1917 in *Von Seelenrätseln* [5] darstellte und als physiologisch-funktionale

▶ **Tab. 3.1** Die vier Leibesglieder.

Leib-Schema	Tätigkeiten	Ausdruck	Bewusstsein	Elemente
Ich-Leib	Steuerung	Präsenz	Wachheit	Feuer
Seelenleib	Regulation	Gestimmtheit	Träumen	Luft
Lebensleib	Funktion	Befinden	Schlaf	Wasser
Stoffleib	Form/Gestalt	Befund	Tiefschlaf	Erde

Dreigliederung im menschlichen Organismus bezeichnete (Kap. 3.2).

3.1.2 Seele und Geist

Da dieses Buch die Einführung in die Möglichkeiten einer Befruchtung und Ergänzung der naturwissenschaftlichen Medizin durch Anthroposophie sein möchte, wird der Blick auf den Menschen in erster Linie von seinem Leibe aus getan und dieser in seinem charakterisierten komplexen Aufbau in den Mittelpunkt der Betrachtungen von Gesundheit und Krankheit gestellt. Aus solcher Anschauung kann die Aufgabe der Medizin auch eingrenzend als „Leibsorge" charakterisiert werden, der Arzt und alle in der Medizin beruflich Tätigen als Leibsorger im Unterschied zum pastoralen oder priesterlichen Seelesorger. Deshalb können, ja müssen Seele und Geist als differenzierte Darstellungen zurücktreten, obwohl die Wirklichkeit Leib ohne sie nicht existierte und sie deshalb auch immer in unserem Bild vom ganzen Menschen vorhanden sein müssen. Auch wird gezeigt werden, dass die Seelen- und Geistentwicklung im Zusammenhang mit dem Leibe (Inkarnation) vollzogen wird. Steiner charakterisiert in seiner Sicht einer anthroposophischen, d. h. sprirituellen Menschenkunde *Theosophie* [3] den Leib als ein Instrument von Seele und Geist mit dem wegweisendem Satz: „Der Leib hat einen dem Denken entsprechenden Bau." Das darf auf Fühlen und Wollen ausgeweitet werden. Menschenseele und Menschengeist brauchen für ihr Selbsterleben und Selbsterkennen ebenso wie für die Kommunikation mit der dinglichen Welt eben diesen Leib. Er schafft als Organismus die Voraussetzungen für Denken, Fühlen und Wollen, oder für den erkennenden, mitfühlenden und handelnden Menschen. Das bedeutet wiederum ein wichtiges diagnostisches und therapeutisches Kriterium für das Verständnis des gesunden und kranken Menschen.

Die einzelnen Seelen- und Geistglieder werden nach den mitgebrachten individuellen Modellen im Durchgang des Ichs durch die bereits fertig gebildeten Leibesglieder neu gestaltet und von dem Persönlichen durchdrungen. Das geschieht weiterhin in den Rhythmen von Jahrsiebten, für die Seelenentwicklung zwischen dem 21. und 42. Lebensjahr, für die erst in der Anlage zu greifende, für spätere Zeiten veranlagte eigentliche Geistentwicklung jenseits des 42. bis etwa zum 63. Lebensjahr.

In der Anschauung der anthroposophisch-menschenkundlichen Evolution ist der Mensch also erst in einem Lebensabschnitt „fertig", den wir gemeinhin als Alter bezeichnen und bei dem z. B. das Arbeitsleben heute üblicherweise endet. Ja, im eigentlichen Sinne befindet sich der Mensch immer in Entwicklungen. Er darf im gesunden Sinne eigentlich nie fertig sein wollen. Nur im hohen Alter findet sich nach Steiner so etwas wie eine schöpferische Pause, die sich dann als gnadenvolle Weisheit verströmen kann.

! Merke
Die Besonderheit des Menschen gegenüber allen anderen Naturreichen einschließlich der höheren Tierwelt ist es gerade, dass er zeitlebens auf einem Wege ist.

Empfindungsseele

Geburtsstunde des menschlichen Ichs Das 21. Lebensjahr beschreibt die eigentliche Geburtsstunde des menschlichen Ichs. Solche zahlenmäßigen Angaben hat Rudolf Steiner immer als Annäherungswerte verstanden, die absolute Zahl mag ein Ideal sein, das Orientierungen schafft, aber nicht im mathematisch exakten Sinne gemeint sein soll. Dieses Datum stimmt überein mit allen früheren Vorstellungen von dem Mündigwerden des Menschen und erst moderne Zeiten haben diesen Termin zum 18. Lebensjahr verschoben, sicher auch weil eine tief greifende Kenntnis der menschlichen Entwicklungsrhythmen nicht mehr existierte. Während das menschliche Ich als seine geistige Essenz bis zu diesem Zeitpunkt mehr von außen am Leibe formte und plastizierte, verbindet es sich nun mit diesem in seinen ganzen Tiefen und durchwirkt denselben, wobei es die schon charakterisierte Ich-Organisation, den Ich-Leib ausbildet.

Formung der drei Seelenglieder Dessen Bildung ist dann um das 28. Lebensjahr abgeschlossen, ein Datum, das ganz besonders für den modernen Menschen eine für das ganze Leben entscheidende Bedeutung hat, was zum Abschluss des Kapitels noch ausführlicher dargestellt werden soll. Die nun aus dem Inneren des Leibes wirkende Tätigkeit des Ichs formt nach den aus dem vorgeburtlichen Dasein mitgebrachten individuellen Modellen die **drei Seelenglieder,** deren erstes als Empfindungsseele bezeichnet wird. Es wiederholt sich hier im einzelnen Menschen eine zurückliegende menschheitliche Entwicklung, die für die Empfindungsseele nach Steiner in die ägyptisch-babylonische Kulturepoche verweist. Die bisher geschilderten Entwicklungsschritte leiblicher wie seelischer Natur haben menschheitlich ihre Vorstufen in zurückliegenden Kulturepochen. Diese sind von Steiner in seiner *Geheimwissenschaft im Umriß* ausführlich dargestellt worden und können dort auch nachgelesen werden.

Qualitäten der Empfindungsseele Im Bilden der Empfindungsseele berührt das Ich im Empfindungsleib (Astralleib) in neuer, freier Weise die Wahrnehmungswelt, die über die menschlichen Sinne vermittelt wird. Diese wird jetzt seelisch tingiert. Das Charakteristikum der Empfindungsseele ist mit dem Worte **Empfindlichkeit** gut zu bezeichnen, auch mit dem latinisierten Begriff der Sensibilität oder besser **Sensitivität.** Dabei sind die positiven wie negativen Seiten dieser Begriffe gemeint. Der Mensch wird empfindlich für die Welt, sei sie menschlich oder dinglich. Natürlich hatte er auch vorher schon Eindrücke, doch jetzt sind sie solche unmittelbar seines Ichs. In der Empfindungsseele waltet **Spontanität, Intensität,** alles ist total und absolut. Zu ihr gehören Sturm und Drang, himmelhoch jauchzend – zu Tode betrübt, sie ist ganz sicher ein stärkster Ort des Subjektivismus im Menschen, jedoch immer in Berührung mit der Objektivität der Dinge oder der Welt. Der Mensch reibt sich an der Welt, er will revolutionieren, d. h. das Vorgefundene durch sich verändern, wobei er sich natürlich an den Dingen auch selber ändert. Die Empfindungsseele ist Träger unserer **Emotionen.** Steiner nennt als typische Eigenschaften Triebe, Begierden, Leidenschaften und Instinkte. Eigentümlicherweise nehmen wir diese eher als negative Eigenschaften, obwohl sie in ihrem Keim unverzichtbar für unser Menschsein sind. Oder soll der Mensch antriebslos sein, ohne Wissensbegierde, ohne Leidenschaft für seinen Beruf usw.? Unserer Zeit wurde ein Begriff fast als Ideal des modernen Menschen eingefügt, der dieses alles negiert: **cool!** Der emotionslose Mensch wird in der Reklame glorifiziert, das Wort bezeichnet selbst in der Welt der Kinder alles, was toll oder super ist. Dabei heißt es doch eigentlich kühl, neigt zu frostig, und von da ist es nicht weit zum Frust, der unsere Welt heute als mächtige Unzufriedenheit durchzieht. Die Emotionalität der Empfindungsseele ist jedoch der Quell aller Beweglichkeit bis in den Leib hinab und zugleich Quell der menschlichen Wärme. Hier wäre das Wort „feurig“ am richtigen Platze. In einer wirklichen Psychosomatik kann beschrieben werden, wie sehr die Bewegung und alle mit ihr verbundenen Wärmebildungen unmittelbar von der Empfindungsseele ausgehen und von ihr dem Leibe vermittelt wurden.

Bildung der Wahrnehmungen In ihr bilden sich aber auch die Wahrnehmungen auf zwölffache Art. Steiner hat eine neue Sinnesphysiologie ausgearbeitet, in welcher er zwölf Sinne beschreibt (Kap. 3.3). Sie schaffen die Verbindung vom Ich mit der Welt und sich selbst als Seele und Leib. Sieben Sinne sind auf die Welt gerichtet („nach außen“), fünf auf den Leib („nach innen“). Durch sieben Lebensprozesse werden die „reinen“ Wahrnehmungen, die ganz objektiver Art sind, dem Empfindungsleib vermittelt, machen dort einen Eindruck, werden von ihm fixiert und bearbeitet, wodurch nun Subjektivität hinzukommt. Zugleich bildet sich Gedächtnis. Durch Heraufführen des so

Geschaffenen in das Bewusstsein (Verstandesseele) wird die Wahrnehmung Vorstellung und nun weitergeführt zur Begriffs- und Urteilsbildung.

Entwicklungszeitpunkt der freien Verantwortlichkeit Diese Zeit, in der die Empfindungsseele individuell ausgebildet wird, ist für das ganze weitere Leben von größter Bedeutung.

Es ist noch einmal eine Zeit größter Lernfähigkeit und oft auch jugendlicher Genialität, die dann am Ende dieses Entwicklungsabschnitts nicht selten abrupt abbricht. Nach den Darstellungen Steiners soll um das 28. Lebensjahr das freie, für sich und seine Taten verantwortliche Ich gebildet und geboren sein. Er bezeichnet diesen Zeitabschnitt geradezu als ein **Hypomochlion** der Entwicklung des modernen Menschen, der von dieser Zeit an auch seine letzten Verbindungen mit einer kosmisch-geistigen Welt verliert, „der Himmel macht zu". Mit Hypomochlion beschreibt Steiner den Ort des Waagebalkens, der auch bei Hin- und Herbewegungen der Waagschalen immer an gleicher Stelle und ruhend bleibt, er ist von Dauer.

In jeder Biografie jedes einzelnen Menschen beschreibt heute das 28. Lebensjahr den Entwicklungszeitpunkt, von dem an seine freie Verantwortlichkeit ablesbar wird. Steiner machte auf seelenkundliche Folgen aufmerksam, die bei Verschiebung dieses Hypomochlions im Sinne der Verfrühung oder Verspätung eintreten. Nach dieser Darstellung ist der Mensch **seelisch determiniert,** wenn er **zu früh** sein Hypomochlion erlebt, **leiblich determiniert,** wenn dieses in einen **späteren** Zeitpunkt als das 28. Lebensjahr fällt. Auf unsere Begriffswelt übertragen, kann man die seelische Determination als das Zwanghafte, die leibliche Determination als alle Formen der Sucht verstehen.

Krankheitstendenzen im Entwicklungszeitraum der Empfindungsseele Noch ein anderer Aspekt besteht im Hinblick auf Krankheitstendenzen und ihre Ursprünge. Nach den Bildegesetzen durchläuft das Ich im Ausbilden der Empfindungsseele den Empfindungsleib im zeitlich gegenläufigen Sinne, d. h. also vom 21. Lebensjahr rückwärts bis zum 14. Lebensjahr. Auf diesem Wege begegnet es selbstverständlich auch allen möglichen Deformationen oder „Resten", die in der zurückliegenden vorwärtsgerichteten Bildung durch Einflüsse von außen wie von innen im Empfindungsleib eingebildet wurden. Natürlich versucht das Ich diese Deformierungen, soweit als möglich, wieder auszugleichen, was auch durch Krankheiten, besonders entzündlicher Genese, geschehen kann. In späteren Kapiteln soll dieser Aspekt noch einmal aufgegriffen und dann verdeutlicht werden (Kap. 4.1.2).

Verstandes- und Gemütsseele

Doppelnatur aus Verstand und Gemüt Nach dem 28. Lebensjahr etwa bis zum 35. Lebensjahr durchwandert das Ich in gegenläufiger zeitlicher Richtung den Lebensleib und bildet aus den dabei gemachten Erfahrungen in Zusammenwirken mit den vorgeburtlich gebildeten individuellen Modellen sein zweites Seelenglied aus: die Verstandes- und Gemütsseele.

Es mag charakteristisch für das mittlere Glied sein, dass es sich in einer doppelten Natur spiegelt, eben der **Verstandestätigkeit** auf der einen Seite, der **Gemüthaftigkeit** auf der anderen. Im menschheitlichen Entwicklungsgang wurde dieses Seelenglied während der griechisch-römischen Kulturepoche ausgebildet, heute wiederholt sich diese Bildung in jedem einzelnen Menschen in dem bezeichneten Lebensabschnitt. Es darf erinnert werden, dass in der Darstellung des Lebensleibes (S. 47) auch auf einen besonderen Zeitpunkt hingewiesen wurde, der um das 9. bis 10. Lebensjahr liegt und zu welchem sich ein Teil der Lebensvorgänge in die Grundlage der **Denktätigkeit** oder auch Denkkraft metamorphosiert. Auch hier finden wir eine Dualität oder Polarisierung, wie sie sich dann in der Verstandestätigkeit oder Gemüthaftigkeit im Seelischen spiegelt.

Mit Blick auf den Zeitverlauf der persönlichen Seelenentwicklung befinden wir uns um das 33. Lebensjahr, welches sich als Spiegelung des 9. Lebensjahrs erweist. Zu beiden Zeitpunkten erlebt der Mensch für ihn wesentliche Ich-Entwicklungs-Momente.

Qualitäten der Verstandes- und Gemütsseele Das Ich steht jetzt in der Mitte der Seele, in einem **Gleichgewichtszustand.** So finden wir diesen Lebensabschnitt bei gesunder Entwicklung auch als eine **meist ruhige, zufriedene Zeit** entsprechend der starken leiblichen Gesundheit im zweiten Lebensjahrsiebt. Es ist eine Zeit hoher Schaffenskraft und hier werden die Weichen für die künftige Lebensgestaltung, sei es in beruflicher, sei es in persönlicher Hinsicht, gestellt. Da der Mensch jetzt frei von jeglicher geistiger Führung nur für sich selber entscheidet, wird es an ihm liegen, diese Gleichgewichtskräfte zu erhalten. Das trägt Licht in seine Gedanken, Wärme in seine Empfindungen. Er kann aber auch diese polaren Seelenkräfte einseitig entwickeln und sie wie auseinander reißen, wodurch sich dann im Gebiet der Verstandesseele nüchterne Intellektualität, im Bereich der Gemütskraft ein teilnahmsloses Spießbürgertum ausbilden.

Krankheitstendenzen im Entwicklungszeitraum der Verstandes- und Gemütsseele Ebenso wie in der Zeit der Entwicklung der Empfindungsseele können durch früher veranlagte Deformierungen im Lebensleib Krankheitstendenzen auftreten, die Ausdruck des Ich-Bemühens sind, solche Deformierungen auszugleichen. Für den Arzt kann es wichtig sein, solche gesetzmäßigen Spiegelungen zu kennen und damit an tiefere Wurzeln scheinbar zufällig auftretender Krankheiten zu gelangen. Dies soll, z. B. mit dem Blick auf die Autoaggressionskrankheiten, in späteren Abschnitten dieses Buches deutlich werden.

Bewusstseinsseele

Stoffwelt und geistige Welt Als drittes Seelenglied wird schließlich zwischen dem 35. und 42. Lebensjahr die Bewusstseinsseele im Umarbeiten des Stoffleibes ausgebildet. Dieses Seelenglied befindet sich menschheitlich erst in seiner Entwicklung, wobei diese im 15. Jahrhundert beginnt und etwas bis in das Jahr 3 600 n. Chr. reicht. So befindet sich die Menschheit erst im ersten Drittel dieser Entwicklung, was wiederum für den einzelnen Menschen bedeutet, dass auch er in der Entwicklung dieses dritten Seelengliedes häufig noch nicht zur Vollkommenheit gelangt.

Das Ich berührt nun von innen her die Stoffwelt im physischen Leib und zu gleicher Zeit die Grenzen zur rein geistigen Welt. In dieser unmittelbaren, „reinen" Wahrnehmung des Wesens der Stoffe und ihrer Gesetzmäßigkeiten finden wir die seelische und zugleich leibliche Wurzel für den Materialismus, auch in Form des materialistischen Idealismus (s. Rudolf Virchow), der sich somit als eine Notwendigkeit der menschheitlichen Entwicklung erweist. In der gleichzeitigen Berührung der Schwelle zur geistigen Welt tritt aber in dem Menschen das Bedürfnis auf, die geistigen Wurzeln der Materie zu enthüllen und das in der Schöpfung Auseinandergefallene durch sich wieder zu vereinigen.

Qualitäten der Bewusstseinsseele In der Bewusstseinsseele findet der Mensch die Kraft zur **Spiritualisierung** der auf die Materie gerichteten Wissenschaften. Der Mensch erlebt durch die Bewusstseinsseele zugleich auch starke Widerstände, die sich in der Berührung mit dem Stoff, dem Festen, verstehen lassen. Ihr wichtigster Anteil ist jedoch die Entdeckung unseres Selbst, das Ausbilden von Selbstbewusstsein, die Erfahrung des existenziellen „Ich bin". In diesem Entwickeln, das ja Weg und nicht Augenblick ist, führt die Bewusstseinsseele zunächst zu starker Vereinzelung. In ihr ist die **Wurzel des Egoismus** zu finden, damit aber auch das Phänomen moderner Vereinsamung. Steiner charakterisierte diese Seite der Bewusstseinsseele als ein **antisoziales Element.** Würde die heutige Kulturmenschheit eine solche evolutionäre Gesetzmäßigkeit und zunächst Notwendigkeit anerkennen, könnte ein ganz anderes Verständnis für die heutigen sozialen Probleme entstehen und insbesondere im Sinne einer rationellen Diagnose auch der Weg zu einer rationellen Therapie beschritten werden.

> **Merke**
> **Die Ursache aller sozialen Probleme liegt in der Entwicklung der Bewusstseinsseele menschheitlich wie im einzelnen Menschen. Ihre Überwindung kann sich wiederum nur durch den Menschen vollziehen.**

Der Zweifel und seine Überwindung Eine andere Kraft der Bewusstseinsseele muss im **Zweifel** gesehen werden, der ja geradezu eine hervorstechende Eigenart naturwissenschaftlichen Denkens ist. In der richtigen Reihenfolge kann man sagen, dass die Bewusstseinsseele durch den Zweifel erst die Voraussetzung für die Ausbildung einer modernen Naturwissenschaft schuf. So wird auch deutlich, dass es nie um Beseitigung z. B. des Zweifels gehen kann, sondern um seine **Überwindung,** Verwandlung. Durch die Bewusstseinsseele berührt der Mensch die Wahrheit, die er nur in der Wirklichkeit der geistigen Welt finden kann und von der er ahnend durch das Element der Bewusstseinsseele in sich weiß. Als Wahrheitssucher wird er in sich stets dem Zweifel begegnen und diesen immer wieder als seinen ganz persönlichen Abgrund erleben, den er durch die **Ausbildung einer wahren Spiritualität** in sich überschreiten lernt oder in den er in immer stärkerer Verzweiflung abstürzt.

Geistglieder

Drei Geistglieder Bedenkt man, dass die Menschheit erst anfänglich die Bewusstseinsseele ausbildet, so wird verständlich, dass von einer eigentlichen freien Ausbildung der drei Geistglieder des Menschen auch nur anfänglich gesprochen werden kann. Zwar hat es immer einzelne Menschen in der Menschheitsentwicklung gegeben, die zukünftige allgemeine Entwicklungen in wesentlich früherer Zeit exemplarisch vorlebten, doch sind solche als „Einweihungen" bezeichnete Vorgänge Ausnahmen. Die Anlagen für seine Geistglieder trägt jeder Mensch bereits in sich und er kann durch sein Leben erste Entwicklungsschritte derselben einleiten. Doch wird eine solche Entwicklung, wie gesagt, immer ganz anfänglich bleiben müssen. Wir können die Charakterisierung der drei Geistglieder im Zusammenhang vornehmen, da aus dem eben Gesagten einsehbar ist, dass eine differenzierte Darstellung weder sinnvoll noch möglich ist. Es handelt sich um **Geistselbst, Lebensgeist** und den **Geistmenschen,** die vom Ich aus durch erneute Umbildung von Empfindungsseele und Empfindungsleib zum Geistselbst, Verstandes- und Gemütsseele sowie Lebensleib zum Lebensgeist und der Bewusstseinsseele im Zusammenhang mit dem physischen Leib zum Geistmenschen geschaffen werden.

Übergang von der Seelenzeit zur Geistzeit Wenn auch eine Charakterisierung der einzelnen Geistglieder und ihrer Möglichkeiten an dieser Stelle unterbleiben soll, kann doch auf einige seelisch-geistige Charakteristika der Zeit nach dem 42. Lebensjahr im menschlichen Lebenslauf hingewiesen werden. Der Übergang von der reinen Seelenzeit zur Zeit der eigentlichen geistigen Entwicklung ist nicht anders als krisenhaft zu bezeichnen. Das hat auch die moderne Psychologie entdeckt und den Begriff der **Midlife-Crisis** geprägt.

Zeit der geistigen Entwicklung Als Nachklang der Bewusstseinsseelenzeit ragt nun in den geistigen Raum des Menschen der Zweifel und fragt: Was habe ich bisher geschafft, welche selbst gesetzten Ziele habe ich erreicht? Immer wieder kann man erleben, dass Männer und Frauen um diesen Entwicklungszeitpunkt herum ihr bisheriges Leben in Frage stellen und einen völlig neuen Anfang suchen oder wagen, was auch zum Begriff des Aussteigers führte. Es ist dieser Lebensabschnitt nach dem 42. Lebensjahr oft auch eine sehr kämpferische Zeit, erfüllt noch einmal von ungeheurem, jetzt meistens nach außen gerichtetem Schaffensdrang und insofern sicherlich die beste Zeit für alle Unternehmer oder im Management Tätigen.

Bei richtiger Entwicklung zeigt sich **Entscheidungsmut,** der sich als Kraft aus dem Durchbruch der Bewusstseinsseele in das Geistselbst gebiert. Als soziale Forderung steht jetzt vor dem Menschen, sich von der Ich-Haftigkeit zur **sozialen Fähigkeit** („Wir-Haftigkeit") fortzuentwickeln und die Bedürfnisse der anderen Menschen immer mehr zum Anlass des eigenen Schaffens werden zu lassen.

Altruismus als Polarität des Egoismus beschreibt diese Fähigkeit, auf den Anderen (lat. „alter") schauen zu können, ihn in das eigene Sein einzubeziehen. Stammt daher auch unser Wort Alter?

! Merke

Man kann sagen, dass in diesem Lebensabschnitt für den modernen Menschen eine letzte Entscheidung fällt, ob er sich endgültig dem Materialismus verschreibt oder doch in sich zu einem spirituell-lebendigen Leben findet.

Unabhängigkeit vom Leib Das zeigt sich dann auch ganz deutlich in der Abhängigkeit vom Leib. In einer normalen Entwicklung sollte der Mensch sich nach dem 40. Lebensjahre immer mehr von den Bedürfnissen seines Leibes lösen können, von ihnen unabhängig werden. Gerade für den Arzt ist es heute ein tragisches Beobachtungsfeld, bei wie vielen Menschen Seele und Geist mit dem Verfall und Altern des Leibes mitgehen und wie selten nur der Arzt Menschen begegnet, die sich über die Alterungs- und Verschleißprozesse des Leibes erheben, um ein freies seelisch-geistiges Leben auszubilden, wie der Phönix aus der Asche aufsteigend.

Für das soziale Verständnis unserer Zeit könnte es bedeutsam sein, wenn durch das Ergreifen dieser leiblich-seelisch-geistigen Gesetzmäßigkeiten ein neuer Begriff vom Alter ausgebildet würde. Der Mensch tritt aus der hier skizzierten Gesetzmäßigkeit mit dem 42. Lebensjahr in den biografischen Abschnitt seines Lebens ein, den wir hier „Alter" nennen wollen. In einer Zeit, die Alter eigentlich nicht akzeptiert, „ewiges Jungsein" demonstriert, mag diese Aussage als absurd bezeichnet werden. Und doch gab und gibt es Phänomene, die diese Aussage unterstützen können. So war es im alten Römischen Reich erst möglich, Verantwortung für die Gesellschaft, den Staat zu übernehmen, wenn das 42. Lebensjahr vollendet war. Erst dann konnte man als „Senex" Mitglied des Senats werden. Auch unsere Begriffe „Senat" oder „Senator" leiten sich von dem lateinischen Stammwort ab, das wörtlich übersetzt „Greis" bedeutet. Im modernen Sport ist es selbstverständlich, ab dem 42. Lebensjahr einer „Alt-Herren-Riege" anzugehören oder man zählt zu den „Senioren". Keiner protestiert gegen diese Bezeichnungen oder findet sie despektierlich. Ist für das Ausbilden von Geistselbst (42. – 49. Lebensjahr) die Seelenkraft des Muts charakteristisch, so folgt nun im Lebensgeist ein Entwicklungsschritt, der Gelassenheit erfordert. Die Ruhe im Sturm, der Fels in der Brandung sind hier reale Bilder für das, was der Mensch zwischen seinem 49. und 56. Lebensjahr ausbilden möchte. Die Welt wird im Überblick gesehen, gestaltet aus Kräften von Vergangenheit und Zukunft, stets neue Gegenwart bildend. Es ist ein besonderer biografischer Lebensabschnitt, der im Rückblick und Vorausblick eine Übersicht des eigenen Lebens schafft, ordnet, bilanziert. Am Ende steht die Frage eines „Stirb und Werde", eines möglichen Neuanfangs, aber auch des Stillstands. Ist es nicht erstaunlich, dass epidemiologische Untersuchungen zur Mortalität des Herzinfarkts einen unerklärlichen Gipfel um das 56. Lebensjahr zeigen? Die dritte Phase der eigenen Geistentwicklung („Geistesmensch") währt bis zum 63. bzw. 70. Lebensjahr und lässt bei manchen Menschen etwas aufleuchten, was immer als die Altersweisheit bezeichnet wurde. Der Mensch lebt nun in der Wahrheit der Welt, die aus ihm als ein strahlendes und wärmendes Licht scheint und seine Mitwelt erleuchtet. Die Biografie, der Lebensplan, die Lebensmelodie (LeShan) hat sich vollendet, alles Folgende ist Zugabe, Geschenk, Zeit größter Freiheit, von Steiner auch Gnadenzeit genannt. Alter ist als dritter Lebensabschnitt zwischen dem 42. und 63. bis 70. Lebensjahr also **Zeit geistiger Reifung,** eine im gesunden Sinne höchst aktive Lebensphase.

Weisheit Mit Inhalt wird sich aber eine solche Aussage nur dann füllen lassen, wenn die Menschen wieder die spezifische Aufgabenstellung des Alters in dem hier charakterisierten Sinne begreifen. Dazu gehören das Sich-unabhängig-Machen von dem Leibe, die Ausbildung sozialer Moral und zugleich Schaffenskraft und das Ergreifen eigener kreativer Spiritualität. Solche Ideale werden heute nur von wenigen Menschen erreicht. Der Zeit(un)geist stimmt uns ganz anders. So beschrieb ein international bekannter Filmschauspieler seine Situation zufrieden mit dem Titel seiner Biografie „60 und kein bisschen weise"! Es dominieren in der Gesellschaft Mangel an Entscheidungsmut, Verantwortungslosigkeit, Hektik und gefüllte Terminkalender, immer gewaltigerer Egoismus statt Altruismus und eben „kein bisschen Weisheit".

Aus der Sicht des Arztes liegt im Verfehlen der eigentlichen Aufgaben dieses Lebensabschnittes eine Fülle von Krankheitsursachen, besonders hinsichtlich der Sklerose- und Geschwulstkrankheiten. Das soll in einem späteren Kapitel (Kap. 4.1.1) über die Ursachen des Krankseins verständlicher werden.

Literatur

[1] Fintelmann V. Alters-Sprechstunde. Stuttgart: Urachhaus; 2005

[2] Heine H. Lehrbuch der biologischen Medizin. Stuttgart: Hippokrates; 1991

[3] Steiner R. Theosophie. Einführung in übersinnliche Welterkenntnis und Menschenbestimmung. GA 9. Dornach: Rudolf Steiner; 2013

[4] Steiner R. Die Geheimwissenschaft im Umriß. GA 13. Dornach: Rudolf Steiner; 2013

[5] Steiner R. Von Seelenrätseln. GA 21. Dornach: Rudolf Steiner; 1983

[6] Virchow R. Die Cellularpathologie in ihrer Begründung auf physiologische und pathologische Gewebelehre. Berlin: August Hirschwald; 1858

3.2 Dreigliedriger leiblicher Organismus

Denken, Fühlen und Wollen Rudolf Steiner hat erstmals 1917 seine Dreigliederung des menschlichen Organismus und ihren Zusammenhang mit den drei Seeleneigenschaften Denken, Fühlen und Wollen in seinem Buch *Von Seelenrätseln* [4] dargestellt. Er bezeichnet sie als Ergebnis einer über 30-jährigen geisteswissenschaftlichen Forschungsarbeit und wir können es als eines seiner wichtigsten Forschungsergebnisse überhaupt bezeichnen.

Viele Hinweise darauf finden sich auch schon in früheren Schriften und Vorträgen Steiners, aber erst 1917 war es ihm möglich, das zu formulieren, was als Wirklichkeit vor seinem inneren geistigen Auge stand. Anlass zur Veröffentlichung ist offensichtlich auch die Auseinandersetzung mit einer Physiologie seiner Zeit, die Steiner für falsch, ja dilettantisch hielt. Wir können hier die Verbindung zu unserer Darstellung von Virchows Anschauungen knüpfen, die die Identität elektrischer Vorgänge in der menschlichen Nervenfaser und im Telegraphendraht postulierte.

Seelische Äußerung in drei Tätigkeitsbereichen Alle seelische Äußerung wurde zu dieser Zeit als Produkt der Nervensubstanz oder zumindest im Zusammenhang mit deren Tätigkeit gesehen. Steiners Forschung ergab aber eine ganz andere Differenziertheit, die sich ihm als Dreigliederung darstellte. Er nannte sie das **Nerven-Sinnes-System,** das **Rhythmische System** und das **Stoffwechsel-Gliedmaßen-System,** womit ihre Zuordnung zu den leiblichen Gegebenheiten des Menschen klar wird. Er hat sich dann oft gegen zahlreiche Einwände einer schematisierenden Dreiteilung eines doch lebendigen Zusammenhangs („Organismus") verteidigen müssen und auch heute wird sein Forschungsergebnis viel zu häufig ganz statisch und damit schematisch genommen.

Natürlich kann bei der heutigen Denkart die Anlehnung an anatomische Begriffe wie Nerven, Sinne oder gar Gliedmaßen dazu verleiten, diese drei Systeme als anatomisch verwirklichte Strukturen zu denken und sie damit gegenüber einer wissenschaftlichen Betrachtung lächerlich zu machen. Diese anatomische Bezogenheit hat Steiner sicherlich nicht gemeint, doch musste er für seine aus geistiger Forschung gewonnene Einsicht eine dem Denken seiner Zeit zugängliche Begrifflichkeit bilden. Um es ganz unmissverständlich auszusprechen: An keiner Stelle wird man die Wirklichkeit dieser drei Systeme als Morphologie finden, sie müssen ausschließlich als Tätigkeitsfelder, als Funktionssysteme verstanden werden.

! Merke

Begreift man aber, dass die Vorgänge im Leibe sich polarisieren und durch ein drittes Prinzip im Gleichgewicht gehalten werden müssen, gewinnt man eine „Zauberformel" zu ihrem tieferen Verständnis, sowohl der physiologischen als auch der pathologischen Prozesse. Ja, es kann wie eine Hypothese vorausgesagt werden, dass es sich erweisen wird, dass die meisten sog. pathologischen Prozesse nichts anderes als verlagerte, über- oder unterdynamische, vereinseitigte normale Prozesse sind.

3.2.1 Nerven-Sinnes-System

Der Kopf als Schwerpunkt der Dynamik Die Dynamik des Nerven-Sinnes-Systems sieht Steiner besonders im Kopf des Menschen konzentriert. Insofern findet man bei ihm gelegentlich auch den Ausdruck „Kopfmensch" für dieses Prinzip, während er vom Stoffwechsel-Gliedmaßen-System oft sehr vereinfachend und damit eventuell in die Irre leitend ganz allgemein vom „Unterleib" spricht. Gerade in solchen Formulierungen lag und liegt Anlass für Missverständnisse. Dabei hat Rudolf Steiner offensichtlich diese Missverständnisse bei seinen Lesern und Zuhörern rasch bemerkt und wurde nicht müde, sie auszumerzen. Immer wieder wird betont, dass die drei Systeme an jeder Stelle des Organismus wirksam sind, wenn auch in ganz unterschiedlichen Gleichgewichtsverhältnissen und damit Schwerpunktbildungen. So ist ganz sicher der Kopf als Träger des Gehirns und der Hirnnerven und entscheidender Sinnesorgane ein Schwerpunkt der Dynamik des Nerven-Sinnes-Systems. Ebenso ist die Bauchregion unterhalb des Zwerchfells (also die vom Peritoneum umschlossenen Organe) ein Zentrum der Stoffwechseltätigkeit.

Es ist für das eigene Studium durchaus hilfreich, auf diese Schwerpunktbildungen aufmerksam zu werden, da sich an ihnen das Prinzipielle der Systeme am einfachsten studieren lässt. Es muss aber als absolute Voraussetzung für jedes Studium der Dreigliederung des leiblichen Organismus die Einsicht gefordert werden, dass die drei Systeme in der Wirklichkeit des Organismus **nicht getrennt sind** und sich an jedem Ort in ihm begegnen und interagieren. Ihre zunächst notwendige Trennung ist eine Forderung unseres analytischen Denkens, das eben nur Getrenntes erfasst und gegenüber einem zeitlich und räumlich zusammenwirkenden Prinzip kapituliert. Insofern müssen die drei Systeme in ihren Wirksamkeiten gesondert betrachtet werden, obwohl nach ihrer spirituellen Wirklichkeit eine Beschreibung zu gleicher Zeit notwendig wäre.

Betrachten wir zunächst einige Gesetzmäßigkeiten und Voraussetzungen der Wirksamkeit des Nerven-Sinnes-Systems.

Ruhe An oberster Stelle steht, betrachtet man den Begriff unter dem Aspekt der Dynamik, das Prinzip „Ruhe". Nun zeigt sich gerade an einem solchen Begriff, wie beweglich unser Denken werden muss, um einen solchen Begriff als Ausdruck spiritueller Wirklichkeiten zu fassen. Ruhe ist nicht Bewegungslosigkeit, ist nicht Stillstand, sondern ein **höchst aktives dynamisches Prinzip,** das jeder Mensch in sich selbst erleben kann. Ein treffender Begriff für die hier gemeinte „dynamische" Ruhe ist **Aufmerksamkeit**. Gut ist diese Ruhe auch beschrieben als Ruhe vor dem Sturm. Auch kann jeder Leser nachvollziehen, was damit gemeint ist und welches Erlebnis sich damit verbindet, wenn der Mensch „den Atem anhält". Ob die Organe des zentralen Nervensystems oder auch die Sinnesorgane, alle brauchen für ihre gesunde Funktion diese Ruhe. So ist ja auch das Gehirn auf geradezu geniale Weise in eine solche Ruhelage im knöchernen Schädel, umschlossen vom Hirnwasser, konzipiert. Und auch in der Pathologie können wir diese Voraussetzung zur Ruhe ablesen, denn kein zweites Organ ist gegenüber Erschütterungen so empfindlich wie eben gerade das menschliche Gehirn (Commotio cerebri oder Contusio cerebri). Überall also, wo im Organismus eine solche **schöpferische Ruhe** herrscht, dürfen wir Nerven-Sinnes-Tätigkeiten voraussetzen.

Kältung Eine weitere Gesetzmäßigkeit (Prinzip) ist die Kältung, ein Begriff, der dem modernen Bewusstsein zunächst schwierig zu erschließen sein wird. Aber es wurde an früherer Stelle bereits auf einen menschlichen Wärmeorganismus (S. 53) hingewiesen oder aber auf das Phänomen der konstanten Eigentemperatur des Menschen um 37 °C. Moderne Verfahren wie die Thermographie haben gezeigt, dass ein solcher Wärmeorganismus im Menschen außerordentlich stark differenziert ist, wenn auch die absoluten Temperaturunterschiede oft nur sehr gering erscheinen. In diesem Sinne beschreibt das Wort Kältung alle Temperaturrichtungen, die unterhalb der mittleren Temperatur von 37 °C liegen, während das entsprechende Wort der Wärmung solche oberhalb dieser mittleren Temperatur erfassen. Für seine Tätigkeit braucht also das Nerven-Sinnes-System neben Ruhe auch diese Kältung.

Schaffen von Symmetrien Ein weiteres Prinzip ist das Schaffen von Symmetrien, was sich durchaus auch in der organischen Bildung Ausdruck verschafft, wobei dann diese anatomisch feststellbare Symmetrie eben nur als Ausdruck von Tätigkeiten und nicht als diese selbst genommen werden darf. Schaut man auf seine Aufgabe, so wird deutlich, dass das Nerven-Sinnes-System dem menschlichen **Wachbewusstsein** zugrunde liegt. Auch hier sollen Ursache und Wirkung nicht verwechselt werden: Das Wachbewusstsein braucht als organische Grundlage das Nerven-Sinnes-System, wird aber nicht etwa durch dasselbe gebildet. In dem Zusammenspiel von Wachbewusstsein und Nerven-Sinnes-System wird Letzteres ständig abgebaut, zerstört. Diese Tatsache gehört ebenfalls zu den wesentlichen Entdeckungen der geisteswissenschaftlichen Forschung Rudolf Steiners. Denn es ist eine in der modernen Medizin überhaupt noch nicht berücksichtigte Erkenntnis, dass Bewusstseinsvorgänge im Sinne des Wachbewusstseins zu Abbau-, Zerstörungsvorgängen im Nerven-Sinnes-System führen.

! Merke

Der Abbau ist somit physiologische Tätigkeit der Bewusstseinsbildung.

Gestaltbildung und Differenzierung Dadurch vermitteln sich aber im Leibe auch die Formkräfte, die wir bis in den Stoffleib hinein als Gestaltbildung wiederfinden. Es muss jeder rein negative Aspekt von Abbauvorgängen in eine zunächst vorurteilslose Wahrnehmung derselben verwandelt werden. Als vermittelndes Bild mag der Plastiker gelten, der durch Abbau und Zerstörung aus dem amorphen Marmorblock das plastische Kunstwerk herausbildet. Form und Gestaltbildung werden also über die Funktion des Nerven-Sinnes-Systems im Zusammenspiel mit der Bewusstseinstätigkeit geschaffen. Und noch ein weiteres Bildungsprinzip ist Ausdruck dieses Systems: die Differenzierung. Während im Stoffwechsel alles zur Einheit tendiert, wird vom Nerven-Sinnes-System her durch Differenzierung das Besondere gebildet, also letzten Endes alle Arten von leiblichen Geweben, Organen, Häuten etc.

Ausprägung des Persönlichen In allen diesen Tätigkeiten erscheint der „sichtbare" Mensch oder, anders ausgedrückt, alles, was am Menschen sinnlich wahrnehmbar ist. Hier prägt sich auch das Persönliche (S. 54) aus, wie es bereits früher gegenüber dem Individuellen abgegrenzt wurde. Insofern schaffen die Vorgänge im Nerven-Sinnes-System auch die physiologische Vorbedingung für den freien Menschen. Es ist dies eine Funktion des persönlichen Ichs oder, da dieses ja im Zusammenwirken mit dem Leibe gesehen wird, der bereits charakterisierten Ich-Organisation.

3.2.2 Stoffwechsel-Gliedmaßen-System

Bewegung Im Gegensatz zum Nerven-Sinnes-System ist das erste Prinzip des Stoffwechsel-Gliedmaßen-Systems die Bewegung. Während im Ersteren alles zur Ruhe tendiert, ist diese im Stoffwechselbereich sofort Lähmung, Stase, lebensbedrohliche Situation. Das ist in der Funktion des Magen-Darm-Traktes beispielsweise außerordentlich gut ablesbar, gehört es doch zu den auffälligen Tatsachen, dass kaum eine andere postoperative Komplikation in früheren Zeiten so gefürchtet wurde, wie die Magenatonie. Aber auch der Ileus schafft immer sofort lebensbedrohliche Zustände. Bewegung ist hier im Schillerschen Sinne **Spieltrieb,** d. h. noch keineswegs gerichtet oder geordnet. Richtunggebende oder ordnende Prinzipien werden in die Stoffwechseltätigkeit immer von dem Rhythmischen oder dem Nerven-Sinnes-System eingehen, sind aber nicht in ihm selbst zu finden. Diese richtungs- und ordnungslose ständige Bewegung kann durchaus als **chaotisch** bezeichnet werden, wobei der Leser einmal mehr vor die innere Anstrengung gestellt wird, diesen Begriff mit neuem Inhalt zu füllen. Denn natürlich wird man z. B. als Teilnehmer des modernen Verkehrswesens jedes Chaos in dieser Hinsicht als etwas äußerst Negatives oder Störendes erleben. Doch ist dies bereits Ende eines Vorgangs, an dessen Anfang die schöpferische Potenz steht, die eigentlich Chaos ist. Das hat Theodor Schwenck mit seinem Begriff vom „sensiblen Chaos" sehr gut erfasst. Ähnlich wie gegenüber dem neu zu bildenden Erleben der Ruhe ist auch für das Chaos notwendig, dieses als aktive schöpferische Potenz zu erleben. Erst dann kann dieser Begriff im Zusammenhang mit dem Stoffwechsel-Gliedmaßen-System richtige Verwendung finden.

Wärmung Als zweites Prinzip – und wir sehen die Polarisierung zum Nerven-Sinnes-System – gehört zum Stoffwechsel-Gliedmaßen-System die **Wärmung.** In einer modernen Sprache würde man diesen Vorgang vielleicht dahingehend charakterisieren, dass im Zusammenhang mit Stoffwechselvorgängen oder Bewegung viel Energie verbraucht wird, wobei wie ein Abfallprodukt Wärme entsteht. Bezogen auf den menschlichen Organismus ist diese Auffassung falsch, da die primäre Bedingung Wärme ist und darin das Potenzial für kraftvolle (energetische) Stoffwechsel- oder Bewegungsvorgänge gesehen werden muss. Mit einem zunächst bildhaft gemeinten Ausdruck kann man auch sagen, dass Stoffwechselprozesse immer einen „entzündlichen" Charakter haben, so wie Nerven-Sinnes-Tätigkeiten in ihrer Tendenz sklerosierend, verfestigend wirken. Die chaotischen Vorgänge im Stoffwechsel-Gliedmaßen-System drücken sich in **Asymmetrien** aus und wir finden dies in der Bildungstendenz vieler dem Stoffwechsel dienenden Organe. Wenn man ein solches Studium innerlich beweglich betreibt, kann man an dieser äußeren Bildungstendenz der verschiedenen Organe ihr jeweiliges Verhältnis zu den charakterisierten Funktionssystemen erkennen.

Aufbauende Natur der Tätigkeiten Alle Tätigkeiten im Stoffwechsel-Gliedmaßen-System sind wiederum im Gegensatz zum Nerven-Sinnes-System aufbauender Art. Schuf der Plastiker durch seine zerstörend plastizierende Tätigkeit am Marmorblock die gestaltete Plastik, so bildet der Stoffwechselpol den Marmorblock selbst.

Merke

Direkter gesprochen: Der Stoffwechsel ist der substanzbildende Pol im menschlichen Organismus.

Eiweißbildung wird hier elementar veranlagt, wobei dieses wieder als noch chaotisch, undifferenziert, sozusagen als ganz einheitliches Eiweiß oder Grundsubstanz gedacht werden muss. Aus ihr heraus wird durch die plastizierende Tätigkeit des Nerven-Sinnes-Systems dann erst Differenzierung betrieben und auch im Sinne einer lebendigen Chemie Ordnung geschaffen. Wurde also die Tätigkeit des Nerven-Sinnes-Systems als Formpol bezeichnet, ist das Stoffwechsel-Gliedmaßen-System **Stoffpol.** Diese ganze Tätigkeit verläuft im Unsichtbaren, ist also sinnlich nicht wahrnehmbar!

Stoffwechseltätigkeiten als reine Lebensvorgänge Auch diese Aussage ist mit Sicherheit für den Leser zunächst eine absolute Zumutung, die er auch ganz berechtigt nicht unkritisch oder ungeprüft übernehmen soll. Doch entspricht es dem diesem Buche zugrunde liegenden Erkenntnisstand, dass die reine Stoffwechseltätigkeit sich in der Tat außerhalb sinnlich wahrnehmbarer Vorgänge vollzieht und entsprechend der Darstellung früherer Kapitel nur bis zur Stufe des wässrigen Elements verdichtet wird. In der Nomenklatur der Anthroposophie könnte man also auch von **rein ätherischen Vorgängen** sprechen oder von **reinen Lebensvorgängen.** Folgt man dieser Darstellung – wenn auch zunächst nur als Hypothese –, so wird auch an dieser Nahtstelle der Erkenntnis wieder deutlich, dass eine nur auf den Stoff als Materie bezogene Naturwissenschaft vor der Wirklichkeit der Stoffwechselvorgänge kapitulieren muss. Methodisch wissenschaftlich exakte Stoffwechselforschung muss also bereits die Grenzen der klassischen Naturwissenschaften sprengen, wie es außerhalb der Medizin auch längst der Fall ist. Wo Stoffwechselvorgänge scheinbar doch als sinnliche Erscheinungen wahrnehmbar werden, sind sie bereits von Tätigkeiten des Nerven-Sinnes-Systems durchsetzt. Darin liegt eben die Schwierigkeit der Darstellung einer Dreigliederung des leiblichen Organismus, dass es uns zu seiner exakten Beobachtung ohne spezielle Schulung, die die Grenzen unseres rein analytischen (analysierenden) Erfassens von Vorgängen überschreitet, an Fähigkeit mangelt und wir durch die so wahrgenommenen Durchmischungen zu Irrtümern verleitet werden.

Stoffwechsel-Gliedmaßen-System und Individualität Sprachen sich in der Funktion des Nerven-Sinnes-Systems menschliche Persönlichkeit und die Möglichkeit zur Freiheit aus, so wirken im Stoffwechselgebiet **Kräfte der Individualität,** die aber immer noch kosmischen Gesetzmäßigkeiten verbunden sind und somit geistiger Führung unterliegen. Hier kann von Freiheit überhaupt noch keine Rede sein und es wird wohl auch von jedem Leser akzeptiert, dass er in Stoffwechselvorgänge seines Organismus im persönlich-freiheitlichen Sinne nicht einwirken kann. Man darf wohl sagen, dass dieses zum Wohle der Menschen ist, da bei der unendlich komplexen Art dieser Vorgänge durch direkte, persönliche Einwirkungen nichts anderes als Verwirrungen, Behinderungen und damit krankhafte Zustände entstehen müssten. So lassen sich auch zahlreiche unerwünschte Arzneimittelwirkungen (UAW) vor dem Hintergrund verstehen, dass willkürlich in sehr gut abgestimmte, komplexe Regulationen eingegriffen wird.

Kann für das Nerven-Sinnes-System der Nerv als typische Bildung gelten, so ist das **Blut** Ausdruck des Stoffwechsel-Gliedmaßen-Systems. Doch ist hier mit „Blut" vor allem sein lebendiger Anteil gemeint, also Plasma, Leukozyten und Thrombozyten, weniger die Erythrozyten, die schon stark den Formpol vertreten.

Ein abschließendes Wort sei noch zur Bezeichnung **Stoffwechsel-Gliedmaßen-System** gesagt. Es wurde schon darauf hingedeutet, dass hier ein Ansatz zu Missverständnissen liegt, insofern die Gliedmaßen anatomisch verstanden werden könnten. Steiner muss sie gewählt haben, da sie schließlich für den Menschen exemplarischer Ausdruck seiner Bewegungstätigkeit sind und er auf diese den Blick lenken wollte. Insofern kann dieser Pol der dreigliedrigen Organisation des Menschen auch **Stoffwechsel-Bewegungs-System** genannt werden, womit die funktionale Bedeutung vielleicht besser oder deutlicher zum Ausdruck kommt.

3.2.3 Rhythmisches System

Phänomen Rhythmus Unsere Kenntnis vom Rhythmus oder von Rhythmen ist außerordentlich beschränkt. Sucht man beispielsweise in einer modernen Kreislaufphysiologie nach einer Erklärung für die rhythmischen Vorgänge im Kreislauf, findet man zunächst den Hinweis auf einen **endogenen Spontanrhythmus,** eine gegenüber den Phänomenen dann aber immer größere Unsicherheit, die schließlich in folgendem Satz gipfelt: „Die physiologische Bedeutung der Kreislaufrhythmik ist nicht ohne weiteres einsehbar." Es folgen dann noch Erklärungsversuche, die sich mehr als Hilfsvorstellungen oder Spekulationen erweisen, beispielsweise die Frage, ob der Kreislauf durch seine Rhythmik bei Belastungen reaktionsbereiter sei, ob ein Filtrationsdruckwechsel besser als ein konstanter Druck sei o. Ä. Schließlich kann man die erstaunliche wissenschaftliche Äußerung lesen, dass die Kreislaufrhythmik, also der Puls, eine gute diagnostische Möglichkeit für den Arzt biete. Wenn dies kein Beispiel teleologischer Schöpfung ist!

Andererseits gibt es heute eine an Kenntnissen immer reicher werdende, ernstzunehmende **Rhythmusforschung** (Biochronologie), für die gerade in Bezug auf die Fragen nach dem menschlichen Kreislauf die Arbeiten von Gunther Hildebrandt [1] und seinen Mitarbeitern als bahnbrechend bezeichnet werden können.

Spezielle medizinische Fragestellungen werden durch die **Chronomedizin** untersucht, die längst eine weltweite Forschungsdisziplin darstellt, ohne allerdings schon eine breite praktische Anwendung zu erreichen.

In der Gegenüberstellung ergotroper und trophotroper Vorgänge lässt sich die charakterisierte Polarität von Nerven-Sinnes-System und Stoffwechsel-Bewegungs-System wiederfinden. Ohne weitere Einzelheiten aufzuzeigen, soll dieser Hinweis nur als Beispiel dienen, dass auch eine moderne naturwissenschaftlich gerichtete Forschung zu immer weiteren Einblicken in ein kompliziertes System rhythmischer Vorgänge führt. Wenn in der zitierten Kreislaufphysiologie von einem endogenen Spontanrhythmus gesprochen wird, so liegt darin schon fast die Anerkennung der Selbstständigkeit rhythmischer Vorgänge im menschlichen Organismus, wie sie durch Steiner 1917 als Rhythmisches System dargestellt wurden. Und doch sind wir in der modernen Medizin noch Lichtjahre entfernt von der Anerkennung einer solchen eigenständigen Rhythmik.

Funktion des Rhythmischen Systems Auch im anthroposophischen Sinne ist die Darstellung des Rhythmischen Systems wesentlich schwieriger als vom Nerven-Sinnes-System oder Stoffwechsel-Gliedmaßen-System. Es ist, als ob sich der Rhythmus dem unmittelbaren Zugriff des Erkennens immer entziehen möchte, und man mag etwas von der mythologischen Figur des **Gottes Merkur** wiederfinden, der als Götterbote zwischen Göttern und Menschen vermittelte, stets unterwegs, immer wahrnehmend und eben auch schwer zu fassen. Wesentlich für dieses Funktionssystem ist, dass es wirklich als ein ganz eigenständiges Prinzip gefasst wird. Rhythmen sind nicht Ergebnisse anderer Vorgänge, wie z. B. der Polarität von Nerven-Sinnes- oder Stoffwechsel-Gliedmaßen-System, sondern stellen **eigenständige Tätigkeiten** dar. Ihre Funktion ist

- der ständige Ausgleich zwischen den Gegensätzen,
- das Erhalten von physiologischen Gleichgewichten und
- das Wiederherstellen von Harmonie.

Es lässt sich bereits erahnen, dass das Rhythmische System ein wesentlicher Ort der menschlichen Gesundheit sein muss, da es die in Einseitigkeiten auseinander strebenden polaren Systeme von Nerven-Sinnes-Tätigkeit und Stoffwechsel-Bewegungs-Abläufen zusammenhält.

Drei Hauptrhythmen Drei exemplarische Hauptrhythmen am Menschen können wiederum Ausgang eines Studiums sein, um hinter das Geheimnis des Rhythmus zu kommen. Gemeint ist der

- Blutrhythmus, der sich im Herzen als Systole und Diastole äußert, dann der
- Atmungsrhythmus, der in der Einatmung und Ausatmung Polarität zeigt, und schließlich der
- Rhythmus von Wachen und Schlafen.

Diese drei Rhythmen sind gut anschaubar und auch im gegenseitigen Verhältnis leicht zu studieren, insbesondere im Verhältnis von Zirkulation und Atmung. Aber auch im Wachen und Schlafen findet sich ein Rhythmus, der Ausgleich bedeutet gegenüber der abbauenden „ermüdenden" Phase der Wachheit und dem aufbauenden, regenerierenden „erweckenden" Prinzip des Schlafes. Immer neigt sich der Rhythmus in seinen Äußerungen zu beiden Polen, berührt sie und vermittelt, ohne im gesunden Wirken sich selbst zu verändern.

Merke
Veränderungen im Rhythmus sind immer Ausdruck von Disharmonien oder Ungleichgewichten, also mindestens Tendenzen zum Kranksein. Störungen im Rhythmus sind insofern auch immer Folgen, nie Ursachen.

Entsprechend konnte Steiner für das Herz als einem zentralen Organ des Rhythmischen Systems formulieren, dass an ihm immer alles Folge, nie Ursache sei (Kap. 6.1). Dieser Satz kann nur dann richtig verstanden werden, wenn dabei das gemeinsame Wirken aller drei Organisationsglieder berücksichtigt und die Eigenständigkeit des Rhythmischen Systems trotzdem nicht in Frage gestellt wird. Wollte man noch eine andere Formulierung für die Tätigkeit des Rhythmischen Systems wählen, so sollte es die **dienende** Funktion sein, wobei echtes Dienen voraussetzt, eine eigenständige Persönlichkeit entwickelt zu haben. Ein typisches Beispiel hierfür ist der englische Butler.

Rhythmus als Phänomen des Lebens

Sieben Lebensstufen Sucht man den physiologischen Ort für das Wirken des Rhythmus' im Leib, so findet man ihn im Lebensbereich, dem Äther- oder Lebensleib. Seine zentralen Lebenstätigkeiten hat Steiner als sieben Lebensstufen (S. 49) beschrieben. In den ersten beiden, dem ersterbenden Sinnesleben und dem bewahrenden Nervenleben, finden wir die Verwirklichung des Nerven-Sinnes-Systems. In den ihnen folgenden Lebensstufen des bildschaffenden Atmungslebens und dem verbreitenden Zirkulationsleben das Rhythmische System. Gerade wurde darauf aufmerksam gemacht, wie unmittelbar das Wirken des Rhythmus' an Atmung und Kreislauf studiert werden kann. Dann folgen stoffbildendes Stoffwechselleben und kraftendes Bewegungsleben als Ausdruck eines Stoffwechsel-Bewegungs(Gliedmaßen)-Systems. Das Reproduktionsleben als siebte Stufe übergreift alle anderen und bildet Neues.

Den Ätherleib bezeichnete Steiner ja bewusst als ersten unsichtbaren Leib, der der sinnlichen Erfassbarkeit nur mittelbar oder phänomenologisch zugänglich wird. Entsprechend sind die drei funktionalen Systeme unsichtbar und eben nicht Ausdruck von anatomischen Strukturen.

Charakteristika des Rhythmus Noch einige Gedanken zum Rhythmus selbst. Wir müssen ihn als eine **Weltenkraft** erkennen, die in allen irdischen und kosmischen Vorgängen erscheint. Tag und Nacht, Jahreszeiten, Umlaufzeiten der Planeten, vegetatives Wachstum: Alle sind durch Rhythmen geordnet. Rhythmus ist immer das **vermittelnde Dritte** aller Gegensätzlichkeiten, welche Goethe als Polaritäten erfasste. Rhythmus ist die Mitte von

Dreiheiten, wie sie z. B. als göttliche Trinität der christlichen Auffassung von der Weltenordnung zugrunde liegt. Er ist aktives Geschehen, Vermittler und Ordner, stets auf Ausgleich oder Gleichgewicht bedacht, aber nicht metrisch, sondern funktional. Deshalb verbindet sich mit Rhythmus auch immer die **Zeit,** weil Rhythmen immer zeitlich geordnet sind (Chronomedizin). Zeitrhythmen von Sekunden, Minuten, Stunden, Tagen, Wochen und Monaten bis zum Jahr zeigen dies, gesteigert zu Jahrzehnten, Jahrhunderten oder -tausenden bis zur unfassbaren Realität eines Platonischen Weltenjahrs von 25 920 Jahren, welches den Gang der Sonne durch alle Tierkreisregionen beschreibt. 25 920 Atemzüge tut jeder Mensch täglich, wenn er 18-mal in der Minute ein- und ausatmet! Steiner hat auch auf die Entwicklungsgesetzmäßigkeit von Jahrsiebten hingewiesen, die Bezug zur leiblichen, seelischen und geistigen Entwicklung in jeder Biografie haben.

Rhythmus und Wendepunkt Am unmittelbarsten und dennoch verborgen tritt das Wesen des Rhythmus' an den Wendepunkten in Erscheinung, wenn die Nacht wieder zum Tage wird (Dämmerung), wenn sich die Ein- zur Ausatmung wendet, der Systole die Diastole folgt. Dort findet sich am intensivsten schöpferisches Potenzial, wie es der Psychoonkologe Lawrence LeShan 1982 auch als Titel seines Buches *Diagnose Krebs – Wendepunkt und Neubeginn* [2] formulierte. Goethe nannte dieses Geschehen auch ein „offenbares Geheimnis". Und die Alchimisten kannten es als die Tria Principia (Sal, Mercur und Sulphur), in denen Mercur das Wendepunktgeschehen gestaltet, dabei immer auf dem Wege zum Sal oder zum Sulphur, aber auch immer zwischen ihnen („interstitiell").

Es ist für die zukünftige Medizin und ihre Physiologie von größter Bedeutung, das Wesen von Rhythmus und sein Ordnung gebendes Prinzip im Organismus immer intensiver zu studieren und es zur Grundlage von Heilung zu machen. Denn im Rhythmus liegt das Heilende und damit auch das Geschehen, aus dem sich Gesundheit immer neu in jedem Augenblick gebiert.

Das dreigliedrige Funktionssystem als Vermittler der Leibesglieder Eine übergreifende Funktion der leiblichen Dreigliederung ist das Vermitteln der vier Leibesglieder untereinander und ihren jeweiligen Begegnungen (▶ **Abb. 3.3**). Das Sinnes-Nerven-System vermittelt zwischen Ich-Organisation und Seelen-(Empfindungs-)Leib, das Rhythmische System zwischen Seelen- und Lebensleib, einem zentralen Geschehen mit Blick auf Gesundheit und Krankheit. Das Stoffwechsel-Gliedmaßen-System vermittelt die Wirkfelder von Lebens- und Stoffleib.

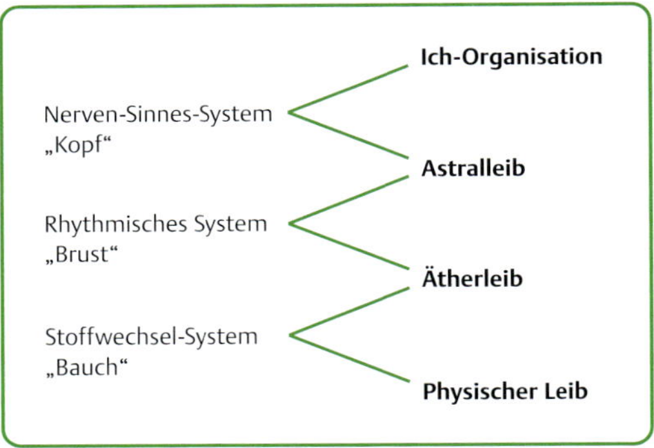

▶ **Abb. 3.3** Das dreigliederige Funktionssystem.

Diese Dreigliederung funktionaler Systeme hat für das Verständnis der leiblichen Gesundheit eine überragende Bedeutung, was sich im Kapitel „Allgemeine Krankheitslehre" (Kap. 4) noch zeigen wird.

Literatur

[1] Hildebrandt G, Moser M, Lehafer M. Chronobiologie und Chronomedizin. Stuttgart: Hippokrates; 1998

[2] LeShan L. Diagnose Krebs. Stuttgart: Klett-Cotta; 1993

[3] Schwenk T. Das sensible Chaos. Stuttgart: Freies Geistesleben; 1991

[4] Steiner R. Von Seelenrätseln. GA 21. Dornach: Rudolf Steiner; 1983

3.3 Sinneslehre

Selbsterkenntnis Durch die leibliche Organisation der Sinnesorgane erlebt der Mensch als Ich die Welt, auch die des eigenen Leibes, indem er in sie untertaucht, eines mit ihnen wird, für einen Augenblick diese Welt oder der Leib ist, um dann in das eigene Selbst zurückzukehren und das Erlebte am Leibe zu spiegeln und sich dadurch bewusst zu machen. Diese kürzestmögliche Aussage fasst zusammen, wie Rudolf Steiner den wahrnehmenden Menschen und die aller Wahrnehmung zugrunde liegenden Vorgänge beschreibt und damit zusammenhängend eine völlig neue und eigenständige Sinneslehre begründet. Der **erkennende Mensch** ist der Mittelpunkt aller Darstellungen der Anthroposophie. Er ist in seiner Evolution da angekommen, wo er als Ich das höchste Seelenglied, die Bewusstseinsseele (S. 59), ausbildet. In ihr entdeckt er sich als Selbst, in seiner Einzigartigkeit. Ihr Anteil in der Ganzheit der Seele ist die Erkenntnis vom Selbst, die Selbsterkenntnis. Das wurde in den Mysterienstätten Griechenlands vorausgeahnt, wenn dort am Tempel geschrieben stand „Mensch erkenne dich selbst." Und Selbsterkenntnis setzt **Welterkenntnis** voraus. An allem, was ich nicht bin, kann ich entdecken, wer ich bin. Und dieses existenzielle „Ich bin" tritt in der Neuzeit immer drängender an uns heran. Und es fragt, **wer** ich bin und zugleich, was ich sein **will!**

Wahrheit Und auf einen weiteren Aspekt weist uns Steiner hin: die Bewusstseinsseele ist das Gefäß, in welchem die Wahrheit in uns lebt. „Derjenige Teil der Seele, in dem diese Wahrheit lebt, soll Bewusstseinsseele genannt werden", schreibt Steiner in der *Theosophie,* dem Buch der anthroposophisch begründeten Menschenkunde [8].

> **Merke**
> **Hier sind wir an der entscheidenden Erkenntnisschnittstelle unserer Zeit: Ist der Mensch fähig, Wahrheit in sich zu erkennen, Wahrheit zu wissen?**

Steiner hat das uneingeschränkt bejaht. Seit Kant hat die Erkenntnistheorie verschiedenster Philosophien diese Frage jedoch immer eindeutiger verneint, am extremsten die moderne, molekularbiologische (und damit letztlich spekulativ-theoretisierende) Hirnforschung. Die evidenzbasierte Medizin hat sich längst festgelegt: „Die Wahrheit ist für uns unerreichbar, unsere Aufgabe bleibt, den Irrtum so weit wie möglich zu vermeiden" [2]. Das war in der Forschung der Schritt vom ehemals angestrebten **Verifizieren** zum heute praktizierten **Falsifizieren.** Die Irrtumswahrscheinlichkeit mit ihrer Signifikanz und der beschreibbaren Standardabweichung ist heute das Maß der Wissenschaftlichkeit in der Medizin, mit der sie ihre Forschungsfragen und -ergebnisse misst. Dass sie sich damit der Wirklichkeit jeweils nur annähert, sie nur mit einer benennbaren Wahrscheinlichkeit erreicht, bleibt ihre Tragik. Denn in der logischen Konsequenz wird klar, dass sie in jedem konkreten Einzelfall eines Menschen (Patienten) nicht weiß, wie wirklich oder eben wahr die gestellte Diagnose ist, ob tatsächlich die gewählte Therapie zu dem gewünschten Ziel führt. Alles bleibt Experiment, „ex iuvantibus".

Intuition Die höchste Stufe des Erkennens und damit der Wirklichkeit ist die Intuition. Sie kann Träger der Wahrheit sein und schafft dabei eine innere Sicherheit, welche die Ergebnisse naturwissenschaftlicher Experimente nie ermöglichen können. Das ist meine immer neu gemachte Wahrnehmung, wenn ich diagnostisch oder therapeutisch intuitiv erkenne und handele. Dass solche Intuition immer auf der durch sinnliche Beobachtung gewonnenen Erfahrung aufbaut und ohne sie nicht existiert, wurde in den Kapiteln zur Erkenntnistheorie ausführlich dargestellt (Kap. 2). Deshalb braucht aus meiner tiefen Überzeugung und langen ärztlichen Praxis die Medizin Intuition, neben der äußeren Evidenz eben auch in gleichem oder noch stärkeren Maße **innere Evidenz** [4].

3.3.1 Sinneswahrnehmung

Steiner hat originär eine Sinneslehre und -physiologie begründet, die weit über die konventionelle hinausgeht. Zwölf Sinne charakterisieren den wahrnehmenden Menschen. Sieben sind davon ganz nach außen auf die Welt außer mir gerichtet, fünf wenden sich nach innen auf den eigenen Leib in seiner vierfachen Gliederung (Kap. 3.1.1). Ihre Organe und Funktionen sind leiblich veranlagt und in Abhängigkeit vom Leib.

Sinnesorgan Das Sinnesorgan zeigt eine morphologische Gestalt, die besonders ausgeprägt und anschaulich am Auge ist, das deshalb auch in allen Darstellungen als Prototyp eines Sinnesorgans erscheint. Auch das Ohr ist sehr anschaulich, wenn auch schon in Mittel- und Innenohr verborgener als das Auge. Und noch verborgener erscheinen die Organe für Tast-, Geruchs- oder Geschmackssinn, die sinnlich nur noch mikroskopisch erkennbar sind, für die einfache oder direkte Wahrnehmung bereits „unsichtbar". Steiner hat für solche Sinne, die den Organismus ganz durchwirken und übergeordnet sind, das Organ umfassend beschrieben, z. B. für den Gedankensinn die Lebensvorgänge, oder er hat es gar nicht benannt, z. B. für den Bewegungssinn.

Sinnesleben Jedes Organ wird ergriffen vom Leben, hat ein eigenständiges und auch wieder gemeinsames Sinnesleben. Hier ist der Quell aller Tätigkeit, hier nehmen wir wahr. Das heißt allerdings konsequent, dass Wahrnehmung ein **unbewusster Vorgang** ist, denn alles Leben in uns verläuft primär unbewusst. Steiner spricht deshalb in seinen erkenntnistheoretischen Darstellungen auch von „reiner Wahrnehmung", die noch nicht Vorstellung oder begrifflich ist. Dass diese uns als Vorgang unbewusst bleibt, liegt auch an der unfassbaren Kürze ihres Erscheinens, sie wird sofort von unserem Ich erfasst und zum Bewusstsein erhoben („Vorstellung") oder sie verschwindet gleich wieder im Unbewussten und bleibt so von uns unbemerkt.

Lebensprozesse Das Sinnesleben charakterisiert Steiner in sieben Lebensprozessen, durch welche die Wahrnehmung aus dem **unbewussten Lebensvorgang** in einen **bewusstwerdenden Seelenvorgang** verwandelt wird. Sie schaffen in ihrer Folge

- Atmung,
- Wärmung,
- Ernährung,
- Absonderung,
- Erhaltung,
- Wachstum,
- Reproduktion

den Übergang vom Lebensbereich (Ätherleib) in das Empfinden (Astralleib), ehe die Wahrnehmung dann von der Ich-Organisation ergriffen wird. Dabei durchlaufen die Lebensprozesse eine Richtung von außen nach innen.

Sinnesprozesse So münden sie in die Sinnesprozesse bzw. -tätigkeiten als Ausdruck des Bewusstwerdens und Anteil der **empfindenden Leibesorganisation.** Diese Prozesse verwandeln alle Wahrnehmung, die in ihrer reinen Form ganz objektiv ist, in die zunehmend subjektiv, d. h. durch das wahrnehmende Individuum ausgestaltete und mit Bedeutung gefärbte Welt der Vorstellungen, wobei die Ableitung dieses Begriffs auffällig ist, weil sich in dem Verwandlungsprozess der reinen Wahrnehmung zur Vorstellung das Ich tatsächlich dem nun durch Absonderung in den Leib eingeprägten „bildhaftimaginativen" Eindruck gegenüberstellt und ihn dadurch als von außen (nicht aus sich) kommend begreift. Zur Vorstellung werden Begriffsbildung und Urteil hinzugefügt, indem nun das Denken in den Sinnesprozess dringt.

Sinn Die Ich-Stufe des Ganzen ist der „Sinn". Dieser ist ein rein geistiges Geschehen und auch mit dem Intellekt nicht wirklich erfassbar. In der Sprache stoßen wir darauf, wenn etwas sinnvoll oder sinnlos ist, wenn nach dem Sinn einer Sache gefragt wird. Folgen wir Steiner, ist die Welt zwölffach „sinnvoll" geschaffen und hier mag der Zusammenhang mit dem Bereich von zwölf Tierkreiskräften zu finden sein, auf den er vielfach in seinem Werk hinweist (▶ **Abb. 3.4**).

Merke

Der Tierkreis bildet die Tore zu dem geistigen Schöpferkosmos, der „hinter den Dingen" (metaphysisch) liegt, so wie unsere Sinnesorgane die Tore zur sinnlich erfahrbaren Welt sind.

Hier finden wir Korrespondenz, die aber nur dann hilfreich wird, wenn wir sie nicht abstrakt, sondern empfindend aufsuchen. Zwölffach ist die geistig-kosmische Welt gegliedert, zwölf Kräftewirksamkeiten schaffen und ordnen sie. So beschrieb Steiner auch zwölf mögliche Arten, die Welt aufzufassen, er nannte sie die **zwölf Weltanschauungen** [11].

Um zum Anfang zurückzukehren: Zwölffach kann sich jede Wahrheit gliedern, zwölf Aspekte birgt sie in ihrer unteilbaren Ganzheit. Sie ist nie Teilwahrheit, kann aber durchaus als ein Aspekt von sich auftreten. Das ist wahrscheinlich der Kern

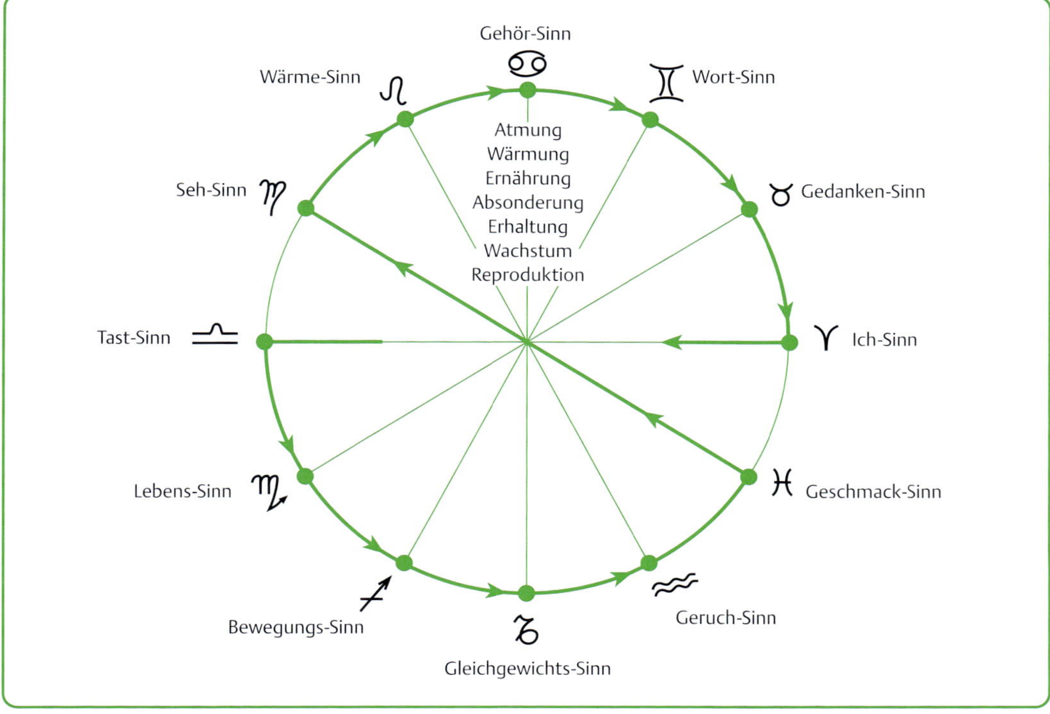

▶ **Abb. 3.4** Zwölf Sinne in Zuordnung zum Tierkreis.

aller Schwierigkeiten, die der moderne Mensch mit diesen Fragen hat. Schon ein vor 2000 Jahren lebender „moderner" Mensch der Verstandesseelenzeit hat diese Frage an urbildlicher Stelle ausgesprochen. Der römische Statthalter in Jerusalem, Pontius Pilatus, fragt den ihm zum Richtspruch überantworteten Jesus von Nazareth, den er nach seinem Verständnis durchaus für einen König der Juden halten kann: „Was ist Wahrheit?" Und seine Frage ist bis in unsere Zeit hinein aktuell geblieben.

3.3.2 Zwölf Sinne

Es ist nicht die Aufgabe dieses einführenden Buches, eine umfassende Darstellung der Sinneslehre Steiners zu geben, was auch für das Vorausgehende zu diesem Thema gilt. Hierzu wird auf die spezifische Literatur verwiesen. Da jedoch in verschiedenen Darstellungen der Krankheitsbilder deren ursächlicher Zusammenhang mit Störungen einzelner Sinne angesprochen wird, sollen wenigstens Grundlagen geschaffen werden, um dieses nachzuvollziehen. Im gesamten Werk Steiners tauchen Darstellungen zur Sinneslehre auf, die keineswegs von Beginn an vollständig sind. Vielleicht müssen wir überhaupt davon ausgehen, dass die anthroposophische Sinneslehre nicht abgeschlossen dargestellt ist, sondern ständiger weiterer Erforschung bedarf. Wobei auch hier das zentrale Forschungselement unsere Beobachtungsfähigkeit ist. Die zwölf Sinne ordnen sich so, dass jeweils dreimal vier Sinne eine gemeinsame Ordnung bilden (▶ **Tab. 3.2**).

Leiborientierte Sinne

Hierzu gehören

- der Tastsinn,
- der Lebenssinn,
- der Eigenbewegungssinn und
- der Gleichgewichtssinn.

Es ist bei aller Neuheit sicher nicht schwierig, die Orientierung zum Leib zu erkennen.

▶ **Tab. 3.2** Die zwölf Sinne.

Ausgesprochen äußere Sinne	Äußerlich-innerliche Sinne	Ausgesprochen innere Sinne
• Ich-Sinn • Gedankensinn • Wortsinn • Gehörsinn	• Wärmesinn • Sehsinn • Geschmackssinn • Geruchssinn	• Gleichgewichtssinn • Bewegungssinn • Lebenssinn • Tast(Seins-)sinn
geistig	• seelisch	leiblich
vorstellungsverwandt	gefühlsverwandt	willensverwandt

Tastsinn Den Tastsinn beschreibt Steiner so, dass wir durch ihn an die Welt außer uns stoßen und uns dadurch als Leib wahrnehmen. Das im gewöhnlichen Sprachgebrauch „tasten" genannte Tun ordnet er den mittleren vier Sinnen zu, es ist nicht spezifisch für den Tastsinn. Wir stoßen mit ihm „in gröbster Weise" an die materielle Seite der Außenwelt an und erleben „hart, weich, rau, glatt, kantig, rund" usw. Er vermittelt uns ein Existenzgefühl, das in die Seele und das Ich hineinstrahlt und uns ein **„Durchdrungensein mit Gottgefühl"** empfinden lässt. Wahrscheinlich urständet hier auch die tief greifende Seeleneigenschaft des Vertrauens. Im Händefalten wird das auch auf mich selbst bezogen deutlich, auch in jeder Umarmung eines anderen Menschen. Insofern dieses Existenzielle zur Wahrnehmung wird, kann ich auch von dem **„Seinssinn"** sprechen. Der Tastsinn ist somit ein besonders elementarer Sinn, der zutiefst unterbewusst arbeitet und als dessen Organe **Haut** und **Lunge** vermutet werden dürfen, Letztere als das eigentliche Erdorgan, durch das wir auch jeden Augenblick unseres Lebens über die Atmung mit der Luft der Welt korrespondieren, bis in ihre Stofflichkeit (S. 96) hinein.

Lebenssinn Der Lebenssinn vermittelt uns physiologisch Behaglichkeit, auch Wohlbefinden oder Lebensgefühl. Auch sein Wahrnehmen ist tief unbewusst, wie wir uns ja auch am wohlsten fühlen, wenn wir vom Leibe nichts bemerken. Seine Aufgabe ist die aufmerksame Wahrnehmung aller Organe untereinander, ihres Wirkens, ihrer Bedürfnisse. So schafft er die Voraussetzung für ein harmonisches Zusammenwirken aller Organe, einer physiologischen Notwendigkeit, der viel zu wenig Beachtung geschenkt wird. Gerade an den unzähligen pharmakologisch-selektiven Einwirkungen auf Organfunktionen müssen wir die drängende Frage entwickeln, welche Auswirkungen sie auf den Lebenssinn haben, inwieweit sein Gestörtwerden sich auch in den **unerwünschten Arzneimittelwirkungen** Ausdruck verschafft. Ist der Tastsinn intensiv auf die Stoffeswelt gerichtet, zeigt der Lebenssinn auch im Namen seine **Beziehung zu allen Lebensvorgängen,** wie sie in der leiblichen Lebensorganisation oder dem Ätherleib (S. 47) zusammengefasst sind. Als seine Organe fasse ich die vier von Steiner eiweißbildende Organe genannten Lunge, Leber, Nieren und Herz auf, in denen sich auch die vier Elemente wiederfinden. Dabei mag die **Leber** eine Hauptfunktion haben. Nach Steiner gründet im Lebenssinn auch der **Schmerz,** den er auch als Ausdruck der Wahrnehmung beschreibt, dass wir Menschen unseren göttlichen Ursprung vergessen haben.

Eigenbewegungssinn Der Eigenbewegungssinn oder einfach Bewegungssinn vermittelt die Wahrnehmung aller **leiblich-inneren Bewegungen.** Deren Vielzahl erscheint außerhalb unserer Vorstellungskraft. Man denke nur an alle Stoffwechselbewegungen, die sich lediglich in der Leber vollziehen, an alle Flüssigkeitsbewegungen, vor allem die interstitiellen, aber natürlich auch von Blut, Lymphe, Speichel, Schleim, Galle, Urin oder die damit verbundenen Organtätigkeiten, besonders der Drüsen. Man denke auch an das Atmen, aber auch die auf den Leib gestützten Seelenbewegungen im Denken, Fühlen und Handeln. Man denke an Zellbildung und Zellvergehen, z. B. im Knochenmark. Und plötzlich entdecken wir, wie ungeheuer bewegt unser Organismus ist und dass z. B. die Gliedmaßen- oder physiognomischen Bewegungen davon nur ein winziger Anteil sind. Die Wahrnehmung erfolgt über Ausdehnung und Verkürzung, Anspannung und Entspannung, Ergreifen und Loslassen. Und so können wir als Sitz des Sinnesorgans die gesamte **Muskulatur** entdecken, ohne dass Steiner selbst diesen Hinweis gab. Er macht uns aufmerksam auf den leiblich-seelischen Anteil (Astralleib), der diesem Sinn eigen ist, wenn er sagt, dass wir mit dem Bewegungssinn „die **Empfindung des eigenen, freien Seelischen“** erfahren.

Gleichgewichtssinn Und schließlich der Gleichgewichtssinn. Er gehört ja zu den in der konventionellen Sinnesphysiologie beschriebenen fünf Sinnen und wird mit den drei Bogengängen im Innenohr verbunden. Steiner verweist darauf, dass seine wichtigste Wahrnehmungsfunktion vermittelt, ob ich mich im Gleichgewicht befinde, aber nicht so sehr körperlich als viel mehr seelisch! Mit ihm verbinden wir auch die Wahrnehmung, dass wir durch alle Zeitabläufe der Gleiche sind, der da im sich verändernden Körper steckt, er vermittelt uns **Unabhängigkeit von der Zeit.** So können wir z. B. einen Standpunkt entwickeln, wir richten uns auf, sind aufrecht und aufrichtig. Der Gleichgewichtssinn lebt in der Ich-Organisation und Steiner sagt dazu „sich als Geist fühlen“. Er schafft Identität, das Wissen, dass wir in dem sich in der Zeit ständig verwandelnden Leib doch ein Selbst sind, das in seinem Kern (Ich) unveränderbar, eben identisch, ist. Wir können diesen Anteil auch Person nennen. Neben den Bogengängen, die die drei Raumesrichtungen vermitteln, dürfte das ganze **Skelett** Sinnesorgan für den Gleichgewichtssinn sein, das ja auch von Steiner als physisches Abbild der Ich-Organisation bezeichnet wird [14].

Seelenorientierte Sinne

Hierzu gehören die sog. vier mittleren Sinne:

- der Geruchssinn,
- der Geschmackssinn,
- der Sehsinn und
- der Wärmesinn.

Ihre Ordnung entspricht der typischen Aufgabe der Seele, ständiger **Vermittler von Leib und Geist** zu sein und ihre Gegensätzlichkeiten auszugleichen. So hat der Geruchssinn noch stark leiborientierte Züge, der Wärmesinn wendet sich schon stark dem Ich zu, dessen Trägersubstanz im Organismus die Wärme ist.

Geruchssinn Der Geruchssinn nimmt die Ausdünstungen anderer Körper oder Stoffe wahr, oft weit über deren physiologische Grenzen hinaus. Geruch berührt uns unmittelbar, wir sind ihm so ausgesetzt, dass wir uns ihm nicht entziehen können. Es ist erstaunlich, wie lange er noch nachwirken kann. Durch ihn findet eine Begegnung von außen und innen statt, wenn auch im Wesentlichen an den Oberflächen. Die Beurteilung unterscheidet eigentlich nur **„gut oder schlecht“,** der Geschmack ist da viel differenzierter. Das führt uns zu einer viel tieferen Wahrnehmungsschicht, die nicht äußerlich zu entdecken ist: Im Geruchsinn verbirgt sich auch die moralische Welt, das **moralische Beurteilen.** Von alters her stinkt der Teufel, obwohl man da seit der Erfindung des Parfums heute nicht mehr so sicher sein kann. „Eigenlob stinkt“, „es stinkt zum Himmel“ sind Sprachwendungen, die in solchem Zusammenhang vielleicht verständlich werden. Wesentlich ist auch das Sinnesorgan, die **Nase.** Sie ist in ihrer Art und Gestalt absolut menschlich, mit keinem tierischen Riechorgan vergleichbar. Man achte gerade hier auf den Unterschied von Mensch und Affe. Und sie ist auch beim Menschen hochindividuell und modifiziert sich im Laufe des Lebens. In den Tiefen des Organismus finden wir für das Riechen in der **Nierenorganisation** noch einen weiteren Organbereich, auf den Steiner in der Polarität zum Schmecken aufmerksam machte [12]. Er charakterisiert die innerste seelische Geste dieses Sinns mit dem Gefühl des „Einsseins mit Gott“. Wahrhaftig ein tiefgründiger und geheimnisvoller Sinn.

Geschmackssinn Ihm zur Seite steht der Geschmackssinn, der auch zu den konventionell beschriebenen Sinnen zählt. Mit ihm dringt die Wahrnehmung tiefer in Stoffe oder Körper hinein, wobei wir erst schmecken, wenn der Stoff aufgelöst wird. Er stößt auf dessen Wesen, sein Wie (quale), und vermittelt deshalb **Bewusstsein von der Qualität.** Er unterscheidet nicht „gut oder schlecht“, sondern **„gesund oder ungesund“.** Und er differenziert weiter: salzig, sauer, süß und bitter; scharf, ranzig, pikant, faulig usw.

Merke

Steiner sagt, dass wir im Schmecken auf die Wirkungen und Taten eines Stoffes, einer Pflanze oder eines Tieres stoßen. In ihm lebt unsere innere Frage „wer bist du" und auch „wie bist du", denn in den Nahrungsstoffen entschlüsselt unser Ich durch den Geschmackssinn deren Struktur und chemische Zusammensetzung, um daran ständig neu die Bildung des eigenen Menschenstoffes zu erlernen. Schon deshalb ist die Qualität der Nahrung von so großer Bedeutung für unsere leibliche Gesundheit.

Interessant ist auch der **kulturbildende Faktor** des Geschmacks, sowohl in den Essgewohnheiten als auch bis in den seelischen Bereich „eines guten Geschmacks", über den sich allerdings streiten lässt. Nicht zufällig kennt unsere Sprache auch „geistige Kost". So können wir neben der Naturkost auch von einer Kulturkost sprechen, die uns das Schmecken wahrnehmend vermittelt. „Das schmeckt mir nicht", ist hierfür ein weiteres Beispiel. Das Sinnesorgan wird in den Geschmacksknospen der **Zunge** gesehen. In einem tieferen Sinne ist es die **Leber,** in welcher der Geschmackssinn sein Zentrum hat. Sie ist gegenüber allen aufgenommenen Nahrungsstoffen der Vorschmecker (first pass effect), der gerade den Wert aller Stoffe für den eigenen Organismus beurteilt und durch ihren Fremdstoffmetabolismus entscheidet, was aufgenommen und was gleich wieder ausgeschieden wird. In diesem Sinne dehnt sich ihre Wahrnehmung weit über die Organgrenzen aus, wie ja auch das Auge weit über sich hinaus wahrnimmt. Und so können die Geschmacksknospen der Zunge auch als „Außenstationen" der Leber verstanden werden. Haben nicht die alten Ärzte von der belegten Zunge hochdifferenziert diagnostisch auf Verdauungsstörungen schließen können?

Sehsinn Der Sehsinn steht wie im **Mittelpunkt** aller Sinne. Steiner sagt, dass er zuinnerst die Weltenseele vermittelt. Er sieht zwar nur Oberflächen und doch dringt er durch sie in das eigentliche Wesen, soweit es sich in der Farbigkeit äußert. Diese ist Frucht der Begegnungen von Licht und Finsternis oder auch der „Taten und Leiden des Lichts", wie Goethe es nannte. Das Auge als Sinnesorgan ist von allen das auffälligste. Goethe nennt es sonnenhaft, Steiner weist darauf hin, dass es fast „Apparat" sei, sodass man am Auge schon ein materialistisch gesinnter Arzt werden könnte. Wie aber strahlt uns zugleich die Farbigkeit der Regenbogenhaut entgegen, wie viel verrät uns der Blick von dem Wesen des Anderen. Es ist zugleich Gemüts- oder Gefühls- und Denkorgan, eine wichtige Voraussetzung für den wachen, mit Klarheit und Schärfe urteilenden Menschen. Nach Steiner enthält es alle anderen Sinne, z. B. den Bewegungssinn, den Gleichgewichtssinn, den Wärmesinn, wie wir leicht nachvollziehen können. Im Sehen der Welt werden wir wohl am stärksten in unserem seelischen Sein angesprochen, hier scheint das Zentrum aller Wahrnehmungsaktivitäten zu sein: die **Beobachtung.**

Wärmesinn Und als schon sehr dem Geiste zugewendet folgt noch der Wärmesinn. Ihn bezeichnet Steiner als den **ältesten** aller Sinne, den **Ursinn,** der auch als **drittes Auge** bezeichnet wurde und im Zusammenhang mit der Epiphyse steht. Er durchdringt alle anderen Sinne, an jeder Wahrnehmung ist er beteiligt. (Es sei hier grundsätzlich eingefügt, dass kaum je ein einzelner der Sinne für sich alleine tätig ist, immer sind in unseren Wahrnehmungen mehrere Sinne beteiligt. Für die Darstellung jedoch ist es didaktisch nötig, sie wie einzeln wirkend darzustellen.) Der Wärmesinn durchdringt auch alle anderen Körper oder Dinge, er lässt uns Schwere und Leichte erleben, wohl auch die eigene leibliche Wärme. Er wirkt in der Bewegung und ihren Beschleunigungen, er erlebt Energien, d. h. das Tätigsein des Wahrgenommenen (en ergeo heißt: ich bin tätig). In ihm lebt unser Interesse, die Begeisterungsfähigkeit. Und er stößt auf die Temperatur, die viel weniger physikalisch absolut als seelisch relativ erlebt wird. Eine Wassertemperatur im Schwimmbad oder im Meer wird bei 23–24 °C schon als angenehm empfunden, im Vollbad zu Hause würde man frieren! Auch beim Essen oder Trinken ist kalt oder warm etwas sehr Subjektives. Seit einiger Zeit geben auch Wetterberichte „gefühlte" Temperaturen an, die sich von den objektiv gemessenen sehr unterscheiden können. Ein warmer Frühlingstag von 15 °C zieht alle Menschen nach draußen, bei gleicher Temperatur im Sommer wird überlegt, einen Pullover anzuziehen oder gar die Heizung anzustellen. Hier ist das Geistige im Menschen, das Subjekt, schon stark zu erleben.

Geistorientierte Sinne

Es mag erstaunen, dass Steiner den Hörsinn hierher geordnet hat. Ist das Gehör soviel geistvoller als das Sehen? Die drei weiteren Sinne, Wort- oder Sprachsinn, Gedankensinn und Ich-Sinn lassen das schon klarer sehen, sind sie doch alle mit dem Denken verbunden.

Hörsinn Der Hörsinn offenbart das **Seelische** eines Körpers, sagt Steiner. Wir dringen mit dem Hören in das Seelische ein, welches tönt. Je nach Art des Körpers oder Dinges ist das verschieden, Physisches erzeugt Geräusche, das Leben Klänge, Tierisches Laute und der Mensch tönt durch die Sprache (Karl König). Wie sehr sich das Hören jedoch auf das Geistige stützt, wird durch eine Aussage Steiners verständlich, deren Inhalt allerdings unserer modernen Denkgewohnheit sicher große Probleme bereiten kann. Er sagt, dass der Erdenmensch ohne Hilfe der Engel nicht hören könnte, sie vermittelten uns das jeweils Gehörte. In den Evangelien findet man öfters den Ausspruch des Jesus Christus „Wer Ohren hat zu hören, der höre!“, und er erfolgt immer dann, wenn in den Unterweisungen der Jünger sehr spirituelle Inhalte angesprochen werden. Es ist also keineswegs so, dass ich einfach alles höre: Ich muss es **hören wollen!**

Schaut man in unsere Zeit, so wird die Fähigkeit des **Zuhörens** immer seltener. Dafür wird umso mehr gesprochen. Und in der Kommunikation der modernen Datenvermittler hört und spricht man gar nicht mehr, hier wird nur noch gelesen und geschrieben. Dabei ist das Wort das Urschöpferische, man denke an den Prolog im Johannes-Evangelium. Steiner weist darauf hin, dass der Hörsinn sogar schon vor der Schöpfung existiert haben muss, weil das Wort nicht hätte schöpferisch wirken können, wenn es nicht gehört worden wäre. Die wichtigste Voraussetzung des Hörens ist die **Stille,** und ein Film über die Taubheit hatte den genialen Titel „Jenseits der Stille“. Deshalb ist der eigentliche Wahrnehmungsakt des Hörens das **Lauschen.** Wenn auch das Ohr ein Sinnesorgan des Hörens ist, so finden wir doch wieder viel tiefer und innen als das eigentliche Hörorgan unser **Herz.** Hat man das früher gewusst und deshalb diese eigenartigen, scheinbar überflüssigen anatomischen Taschen am Herzen **Herzohren** genannt? Später wird dargestellt werden, wie sehr das Herz unser soziales Wahrnehmungsorgan ist (Kap. 6.1), wie Empathie, Mitleid, aktive Nächstenliebe aus dem Herzen stammt und wie diesen das Gehörte zugrunde liegt. Und was ist dann das **Unerhörte?** Wenn Saint-Exupéry sagt, dass man nur mit dem Herzen gut sehe, da das Wesentliche für die Augen unsichtbar sei, müsste man eigentlich umformulieren, dass man das Wesentliche **hört.** Die Geigenvirtuosin Anne Sophie Mutter hat einmal für sich bezeugt, dass sie ein Herzhören in sich kennt, das ihr das Wesentliche in der Welt der Musik vermittelt. Das Ohr bringt uns dann das vom Herzen Gehörte zum Bewusstsein.

Wort- oder Sprachsinn Der Wortsinn oder Sprachsinn offenbart Seelisches unabhängig von einer dinglichen oder körperlichen Erscheinung. Mit ihm erfassen wir Worte oder Sprache, ohne sie schon gedanklich aufzunehmen. Das kann jeder an einer ihm völlig unbekannten Sprache nachvollziehen. Auch das kleine Kind nimmt Worte und Sprache so auf, dass es sie noch nicht gedanklich begreift. Die Wahrnehmung umfasst aber auch Gestik, Mimik und Physiognomie. In diesem Sinn wirken für uns noch höhere geistige Wesen mit, die als Erzengel bezeichnet werden. Es werden Strömungsbewegungen im Lebens-Flüssigkeits-Bereich erzeugt, die ganz unterschiedliche Formen haben, Konsonanten mehr strukturbildend, Vokale mehr seelischen Klang. Als Organ bezeichnete Steiner „den Bewegungsapparat“.

Gedankensinn Der Gedankensinn erfasst die Ideen, welche wir zu den Begriffen abschatten. Er ist auf das gerichtet, was hinter aller Sprache liegt, das allen Sprachen Gemeinsame, Steiner sagt „das Allgemeinmenschliche“. Er wird uns durch die Christuswesenheit vermittelt, welche die die Menschheit übergreifende und zusammenhaltende **Kraft im Geistigen** ist. Hier sind wir schon tief in dem Unbegreiflichen und Unaussprechbaren. Steiner wörtlich: „Durch das Denken entstehen Begriffe und Ideen. Was ein Begriff ist, kann nicht mit Worten gesagt werden" ([9], Kap. 4, Die Welt als Wahrnehmung).

Ich-Sinn Die Zwölfheit schließt ab mit dem Ich-Sinn, der uns unmittelbar das andere Ich wahrnehmen lässt. Steiner bezeichnet ihn als einen sehr zukünftigen Sinn, der heute erst keimhaft veranlagt sei. Er setzt voraus, in der Wahrnehmung das eigene Ich fast ganz auszulöschen, ganz von sich abzusehen. Das Pauluswort „Nicht ich, der Christus in meinem Ich" und auch die sieben Ich-bin-Worte im Johannes-Evangelium können hier Verständnisbrücken bauen. Als sein Organ bezeichnet Steiner „den ganzen Mensch, besonders den Kopf".

3.3.3 Zusammenwirken der Sinne

Es wurde schon gesagt, dass bei fast allen Wahrnehmungen mehrere Sinne zusammenwirken und nur ausnahmsweise ein einzelner Sinn tätig ist. Die Sinne haben deshalb auch bestimmte Ordnungen und Beziehungen zueinander, sie stehen in der Zwölfheit nebeneinander oder in der (Tier-) Kreisordnung auch gegenüber, sie haben besondere Bezüge zu der Viergliederung des Leibes und letztlich natürlich auch zu den Kräften des Tierkreises selbst. Das alles soll hier nicht ausgeführt werden, aber ein tabellarischer Überblick kann einen ersten Eindruck dieser vielfältigen Beziehungen und Wirkungsmöglichkeiten vermitteln (▸ **Tab. 3.3**, ▸ **Tab. 3.4**).

Pathologie Die Sinneslehre ist eine ganz wichtige Grundlage der Menschenkunde, ihrer Physiologie und Pathologie. Jeder Sinn kann in seinem vierfachen Gestörtsein, welche wir dann als

- Starr-Sinn,
- Schwach-Sinn,
- Wahn-Sinn und
- Blöd-Sinn

bezeichnen können, Ausgangsort für ein Kranksein werden. Vielleicht wird einmal eine Krankheitslehre entstehen, die diese Ordnung zu ihrer Grundlage hat und so ein urtypisches zwölffaches Kranksein beschreibt, das sich in jedem der zwölf Bereiche weiter differenzieren kann. Anfänge hierzu sind in diesem Buch veranlagt. Und es gibt auch noch eine fünfte Sinnesstörung, die ganz tief mit der Krebskrankheit verbunden ist: der Irrsinn (S. 240).

▸ **Tab. 3.3** Ordnungen und Beziehungen der zwölf Sinne.

Gegenüberstehende Sinne	
Geschmackssinn	Sehsinn
Geruchssinn	Wärmesinn
Gleichgewichtssinn	Hörsinn
Bewegungssinn	Wortsinn
Lebenssinn	Gedankensinn
Tastsinn	Ich-Sinn

▸ **Tab. 3.4** Zuordnung zur leiblichen Viergliederung.

Physis	Leben	Seele	Ich
Tastsinn	Lebenssinn	Bewegungssinn	Gleichgewichtssinn
Geruchssinn	Geschmackssinn	Sehsinn	Wärmesinn
Hörsinn	Wortsinn	Gedankensinn	Ich-Sinn
Erde	Wasser	Luft	Feuer
„außen"	„innen"	„bewegt"	„durchwärmt"

Literatur

[1] Heine H. Lehrbuch der biologischen Medizin. Stuttgart: Hippokrates; 1991

[2] Köbberling J. Der Wissenschaft verpflichtet. Med Klinik. 1997; 92:181 f.

[3] LeShan L. Psychotherapie gegen den Krebs. Stuttgart: Klett-Cotta; 1982

[4] Sackett DL et al. Evidence-based medicine. What it is und what it isn't. Brit med J. 1996; 312:71 f.

[5] Soesmann A. Die zwölf Sinne. Tore der Seele. Stuttgart: Verlag Freies Geistesleben; 1998

[6] Steiner R. Grundlinien einer Erkenntnistheorie der Goethischen Weltanschauung, mit besonderer Rücksicht auf Schiller. GA 2. Dornach: Rudolf Steiner Verlag; 1979

[7] Steiner R. Wahrheit und Wissenschaft. GA 3. Dornach: Rudolf Steiner; 1980

[8] Steiner R. Theosophie. Einführung in übersinnliche Welterkenntnis und Menschenbestimmung. GA 9. Dornach: Rudolf Steiner; 2013

[9] Steiner R. Wie erlangt man Erkenntnisse der höheren Welten. GA 10. Dornach: Rudolf Steiner; 1993

[10] Steiner R. Anthroposophie. Ein Fragment. GA 45. Dornach: Rudolf Steiner; 1980

[11] Steiner R. Der menschliche und der kosmische Gedanke. GA 151. Dornach: Rudolf Steiner; 1990

[12] Steiner R. Geisteswissenschaft und Medizin. GA 312. Dornach: Rudolf Steiner; 1999

[13] Steiner R. Die Welt der Sinne und die Welt des Geistes. GA 134. Dornach: Rudolf Steiner; 1990

[14] Steiner R, Wegman I. Grundlegendes für eine Erweiterung der Heilkunst nach geisteswissenschaftlichen Erkenntnissen. GA 27. Dornach: Rudolf Steiner; 1991

3.4 Organe und Organismus

Organon ist das griechische Wort für Werkzeug. Organe sind also Werkzeuge, und wir haben dargestellt, dass sie Werkzeuge unseres Ich sind, dem geistigen Prinzip Mensch, das Steiner auch als „eigentlichen Menschen" bezeichnete. Ein Organismus beschreibt die Gesamtheit aller einer lebendigen Kreatur (Pflanze, Tier, Mensch) zugehörigen Organe. Er ist aber mehr als die Summe seiner Werkzeuge, er ist selber ein geistiges Prinzip, der durch die Werkzeuge (Organe) in Erscheinung tritt. Organismus des Menschen beschreibt den umfassenden Aspekt des Leibs in seiner ständigen Korrespondenz mit Seele und Ich. Letzteres ist das Bleibende an uns, unsere ewige Entelechie, außerhalb von Raum und Zeit, vom Anfang bis zum Ende der Schöpfung. Die Seele ist zwar unsterblich, aber dennoch ständigen Veränderungen unterworfen. Das einzige Vergängliche am Menschen ist sein Leib, er wird veranlagt für *ein* Leben zwischen Geburt und Tod und tritt in gleicher Weise nie wieder in Erscheinung. Diese Vergänglichkeit, die zugleich dauernde Schöpfung ist, ist Eigenschaft des Organismus und betrifft in unterschiedlicher Intensität und zeitlichen Abläufen auch seine Organe und Organsysteme wie beispielsweise Muskulatur oder Knochen. Auch diese haben Organcharakter, verwirklichen sich jedoch nicht an einem umschriebenen Ort, sondern sind im gesamten Organismus zu finden.

Dieser wird in seiner Differenziertheit der vier Leibesglieder, der funktionalen Dreigliederung, der Polarität von oberem und unterem Menschen und dem Gegenüber von sichtbarem und unsichtbarem Menschen in den vorausgehenden Kapiteln dargestellt. Ein Ausdruck seiner Ganzheit ist auch die Gestalt, wiederum ein geistiges Prinzip, das wir beobachtend erfassen können, das sich jedoch nur als Bild (Imagination) zeigt und real nicht abbildbar ist.

Diese differenzierte Ganzheit des Organismus findet sich nun in jedem Organ wieder, allerdings in je unterschiedlicher Dominanz und in seinem Wirkungs- oder Tätigkeitsfeld weit über die anatomischen Grenzen hinaus. Rudolf Steiner beschreibt das folgendermaßen:

> *„Nun aber ist diese Relation, die man durchschauen kann, nicht etwa eine durch den ganzen Menschen hindurchgehende, gleichmäßige, sondern sie ist für jedes menschliche Organ verschieden. Betrachten wir eine menschliche Lunge, so stehen in der menschlichen Lunge physischer Leib, ätherischer Leib, astralischer Leib und Ich-Organisation in einem anderen Verhältnis als im Gehirn oder in der Leber. Dadurch gerade ist der Mensch eine so komplizierte Organisation, dass in jedem seiner Organe das Spirituelle und das Materielle in verschiedenen Verhältnissen stehen." [3]*

Die Wirksamkeit zum Beispiel einer Lebertätigkeit darf man sich (nicht) nur am Ort des anatomischbeschreibbaren Organs denken. Leber*tätigkeit* durchwirkt den ganzen Organismus, hat ihren Ausgangspunkt am Ort des Organs, seine Wirkungen jedoch im gesamten Organismus. Und noch ein Gedanke muss uns erfassen: die Kommunikation, ja Verständigung der Organe untereinander. Das Gehirn signalisiert seinen Glukosebedarf der Leber, diese liefert die benötigte Menge. Die Leber produziert nur so viel Harnstoff, wie die Nieren ausscheidend bewältigen können. Solche Beispiele könnten verhundertfacht werden, sollen jedoch genügen, um den Grundgedanken zu charakterisieren. Diese Verständigungen können wir abstrakt auch Regulationen oder Ordnungen nennen, sie stehen in der Verantwortung des Astralleibs. Die Steuerung all dieser Vorgänge verantwortet das Ich und nutzt hierzu das Herzorgan, das Wahrnehmungsorgan für alles ist, was im Organismus geschieht (Kap. 6.1).

Um das hier Angesprochene beispielhaft darzustellen, seien zwei Organe in ihrer Gliederung angesprochen. Zum Teil finden sich Hinweise auch in den Kapiteln zu organgebundenen Krankheitsbildern im Speziellen Teil, am deutlichsten für das Herz. Eine systematische Übersicht der eigenen Anschauung muss noch verfasst werden. Doch finden sich auch schon Ansätze anderer Autoren, die deren Methodik und Darstellung entstammen und auch ganz andere Ansätze verfolgen, als ich sie hier aus meiner Anschauung schildere. Die gleiche Frage lässt sich durchaus aus unterschiedlichen Aspekten beantworten (Literatur (S. 80)).

3.4.1 Leber und Gallesystem

Die Leber ist eigentlich ein zweifaches Organ: das eigentliche Leberparenchym, wunderschön gebildet in der Struktur eines Leberläppchens, und das der Leber eingefügte Gallesystem, zu dem intra- und extrahepatische Gallenwege und die Gallenblase gehören. Ist Ersteres vor allem für alle Aufnahmetätigkeit, Stoffbildung und Speicherung verantwortlich (Assimilation), arbeitet die Gallentätigkeit auf der Abbau- und Ausscheidungsseite (Dissimilation). Insofern verbindet die Leber in sich auch zwei Planetenwirksamkeiten: **Zinn** (Jupiter, Stannum) und **Eisen** (Mars, Ferrum). Sie hat ja auch als eine Besonderheit neben dem üblichen arteriell-venösen Gefäßsystem das der Pfortader. Diese ist anatomisch Vene, von der Funktion und ihrem Druck her Arterie. Die Leber besitzt auch ein organeigenes Immunsystem (Kupfersche Sternzellen und Endothelzellen), was ihre große Nähe zur Ich-Organisation zeigt. Sie hat auch eine große Intensität regeneratorisch-lebendiger Kräfte (Ätherleib), noch im hohen Lebensalter ist sie zu erstaunlicher Regeneration fähig. Dagegen treten Astralleib und Stoffleib (Physis) sehr zurück: sie ist fast schmerzfrei und würde ohne ihre feine, aber außerordentlich feste Kapsel fast zerfließen (man denke an eine Leberruptur). So bestimmen von den Elementen Wasser und Feuer (Wärme) das Organ, Erde und Luft nehmen geringeren Anteil. Für alle Flüssigkeiten ist die Leber das Zentralorgan, auch für das venöse System des Bluts, und sie ist der seelische Ort des Phänomens **Durst**. Ihr entstammt alle *strömende* Bewegung.

Physische Ebene Physisch ist die Leber neben ihrer strukturell-parenchymatösen Ausbildung vor allem **Speicherorgan**, am deutlichsten für das Glykogen, aber auch Vitamine, Eisen, Gerinnungsfaktoren u. a. werden gespeichert. Sie ist auch ständiges Blutreservoir. Sie bildet „Galle" mit dem so wichtigen Anteil der Gallensäuren, die fast kristallin sind. Und sie ist das Hauptorgan der Stoffbildung, im Besonderen der Eiweiße, auch wenn andere Organe daran beteiligt sind.

Lebensebene Auf der Lebensebene prägt die Leber den ganzen Chemismus des Organismus. Alle chemischen Prozesse, und hier wirklich im ganzen Organismus, stehen unter der Lenkung der Leber, auch wenn sie im Gehirn oder in der Muskulatur stattfinden. Die dafür verantwortliche Kraft nannte Steiner **„Chemischen oder Klangäther"**. Die Leber produziert auch die leibliche **Stärke** z. B. einer Muskelbewegung, auch der Unermüdlichkeit unseres Herzmuskels. Und es lässt aufhorchen, dass die Pflanzen als Ausdruck größten Lebens in der Natur den Stoff produzieren, den die Chemie Stärke nennt, und der dem Glykogen sehr verwandt ist. Schließlich entstammt der Leber aus ihrem ätherischen Anteil die **Leichtekraft**, die das Wunder vollbringt, dass wir im Gesunden die reale Schwere unseres Leibs oder einer Gliedmaße überhaupt nicht erleben. Das ist sofort anders, wenn die Leber krank ist, dann erleben wir Schwere, im Seelischen Lethargie. Wir haben das früher immer „Lehmigkeit“ genannt, mit dem das Gefühl von Leberkranken beschrieben wurde, als hätten sie dicke Lehmklumpen unter ihren Füßen.

Äquilibrium der Blutgerinnung Einen besonderen Ausdruck von dem Miteinander der physischen und der Lebensebene der Leber erleben wir in der Blutgerinnung. Dieses Wunderwerk eines Gleichgewichts von Gerinnung und Verflüssigung ist kaum zu fassen. Wie macht der Organismus es möglich, dass sich in uns nicht ständig Thrombosen bilden, dass wir an einer Wunde nicht verbluten? Wir haben gelernt, wie eine ganze Kaskade von Einzelelementen dieses System reguliert. Aber ist uns bewusst, welchen technischen Aufwand einer Steuerung es bräuchte, wenn wir dieses Gleichgewicht technisch lösen wollten? Das Äquilibrium der Blutgerinnung ist ein Geschehen, an dem unsere Seele das Staunen wieder lernen kann (Kap. 17.1.1).

Seelen-leibliche Ebene (Astralleib) Diese gliedert sich immer in die drei Haupttätigkeiten unserer Seele (Empfindungsseele) und ihres Erlebens durch den Leib (Empfindungsleib): Denken, Fühlen und Wollen. Grundzug für die Leber ist das ästhetische Empfinden, der Sinn für **Schönheit**. Das ist ein typisches Element für die Jupiterkräfte (S. 287), die aus der kosmischen Peripherie wirken. Als irdischer Ausdruck hierfür ist das Metall Zinn Träger solcher Kräfte. Die Schönheit findet sich leiblich allerorts, besonders anschaulich in den serösen Häuten, der Iris, dem Knorpelgewebe, aber auch in den Organformen. Geht sie verloren, entsteht Deformation!

Die Leber ist nach Steiner auch „das musikalischste Organ“ im Organismus, was leicht in Zusammenhang mit dem Klangäther gebracht werden kann. Wird man einmal entdecken, wie z. B. die Immunvorgänge oder auch die Ordnung chemischer Elemente musikalischen Gesetzen entsprechen, wie bei beiden ein unsichtbarer Komponist tätig ist, der aus überschaubaren Elementen unendlich viele Melodien schöpfen kann?

Die Leber liefert auch den Sprachfluss, das Strömen der Sprache beim Sprechen. Hier liegt eine unmittelbare diagnostische Möglichkeit vor, am Sprechen eines Menschen etwas von seiner Lebertätigkeit zu erfahren.

Auf der Wahrnehmungsebene (Denken) ist die Leber Sitz des **Schmeckens**. In ihm erfahren wir das Wesen, die Eigenart und Besonderheit der Stoffeswelt, die ja immer gelöst werden muss, wollen wir etwas schmecken. Alle Sinnesorgane für das Schmecken im Mund (Geschmacksknospen) sind nichts anderes als „Außenstationen“ der Leber. Sie nimmt schon hier wahr, was sie nach vollzogener Verdauung als Stoffe in sich aufnehmen wird. Und handelt dann nach dem Motto „Die Guten ins Töpfchen, die Schlechten ins Kröpfchen“ (das Märchen vom Aschenputtel).

Im Fühlen vermittelt die Leber Beständigkeit und Treue, im Handeln (Wollen) Initiative, Entscheidungskraft. Und auf der Ich-Ebene dann das Bewusstsein, dass wir uns als ein Selbst erfahren, eine einzigartige Person, eine Individualität; oder wie Steiner einmal im Unterschied zu Pflanze und Tier formulierte „eine Art für sich“. Dass das so ist, hat die Immunologie (S. 25) ja längst bewiesen.

3.4.2 Nierensystem

In der Anschauung der anthroposophischen Menschenkunde rechnen zu dem Nierensystem außer den Nieren auch die ableitenden Harnwege (Ureter), die Harnblase und der Harnleiter (Urethra). Diese „Ganzheit“ soll zur Kürzung als Nieren angesprochen werden.

Sie sind ein Hauptorgan des Astralleibs und seiner Ausscheidungsfunktion. Das zeigt sich auch an ihrem endokrinen Anteil, besonders mit Blick auf die Druckregulation. Sie sind zentrales Organ unserer Empfindungsfähigkeit, es geht uns leicht „etwas an die Nieren“. Ihre symmetrische Anordnung zeigt eine Geprägtheit von dem Sinnes-Nerven-System, während die Leber viel mehr mit dem Stoffwechsel-System zusammenwirkt. Die Niere ist das Hauptorgan aller luft-, licht- oder gasförmigen Vorgänge im Menschen und der Fähigkeit zur Allergie. Ihre Physis ist ausgeprägt, hochdifferenziert im morphologischen Aufbau, vielfältig. Dagegen tritt die Lebensseite eher zurück, ihre Regenerationsfähigkeit ist weit entfernt von der einer Leber. Und auch die Beziehung zur Ich-Organisation ist eher zurückhaltend, hat aber in der Bildung von Erythropoetin und dessen Bezug zum Inkarnat als typischer Hautfärbung des Menschen einen zarten, aber sehr wichtigen Hinweis. Sie ist in gewissem Sinn also polar zur Leber. Ist diese geprägt von Kräften des Mars, ist es bei den Nieren **Venus** (Kupfer, Cuprum), die ihre Tätigkei prägt. Die Nieren sind das Organ einer inneren („originären") **Lichtbildung**, ein Licht, das den ganzen Organismus durchstrahlt. Und sie sind Organ der **Ausatmung**, wobei beides einen gemeinsamen Ursprung hat. Ihr verbunden ist das arterielle System, so wie das venöse der Leber.

Physische Ebene Sie beschreibt vor allem das unglaublich feinsinnige Glomerulasystem, das als bloßes Filtersystem viel zu abstrakt gesehen wird. Hier sahen die alten Ärzte das, was sie „Blutreinigung" nannten, ein eigentlich sehr exaktes Bild, das aber bei modernen Medizinern Abscheu hervorruft. Dabei ist das doch ganz konkret, und was wird denn in viel unvollkommenerer Weise versucht, wenn eine Dialyse-Apparatur eingesetzt wird? **Reinigung** ist eine wichtige Funktion der Nieren, und das gilt für den ganzen Organismus. Es schafft Klarheit, eine wichtige Voraussetzung auch für unser Denken! Und es folgt das Tubulussystem, durch das nicht nur entschieden wird, was im Organismus verbleibt, was ausgeschieden wird, sondern auch, dass die rückresorbierten Stoffe neu „angefrischt" werden. In der Technik sprechen wir vom Recycling! Und es wird von hier aus Harn und Schweiß bereitet. Welche unglaubliche Leistung, in 24 Stunden 100 Liter Primärharn und täglich 1–2 Liter Schweiß.

Lebensebene In ihr wirkt der **Lichtäther**, der Quell innerer Lichtbildung ist. Aus ihm stammt auch der Impuls zur Ausatmung, die ein ganz aktiver Vorgang ist, man denke nur an Lachen oder Schreien. Hier entsteht das System der **Kreisläufe**, nicht nur der Blutbewegung, auch der Lymphe, des Speichels, des Magen-Darm-Schleims. Sparsamkeit ist ein besonderes Element der Nierenfunktion. Und die Venuskräfte tragen überall in den Organismus die Idee des Dienens. Man kann auch sagen, sie überzeugen die anderen Organe, ihre Egoität in den Dienst des Ganzen zu stellen (Organismus), machen sie dafür „geneigt".

Seelenleibliche Ebene (Astralleib) Die Nieren sind Erzeuger von **Tonus**, von Spannung. Und sie regulieren für jeden Ort im Organismus durch An- und Entspannung den jeweils richtigen Tonus. Dieser ist ja kein Ist-Zustand, sondern ein permanent rhythmisch gesteuerter Vorgang, am ausgeprägtesten erlebbar an Systole und Diastole, auch an jeder Muskelbewegung. Auch die Kraft zur **Ausscheidung** stammt hierher, und wieder gilt das für alle Ausscheidungsvorgänge im Organismus.

Auf der Wahrnehmungsseite ist hier der Geruchssinn tätig. Riechen und Schmecken (Leber) sind ja eng verbunden. Wieder stoßen wir auf das polare Miteinander von Leber und Niere, Mars und Venus.

Im Fühlen vermitteln die Nieren der Seele Lebensleichtigkeit, sehr ausgeprägt im sanguinischen Temperament, und Lebenszuversicht. Und im Wollen wird überall Klarheit geschaffen, nichts bleibt ungeklärt.

Auf der Ich-Ebene schließlich sind es die Dualitäten von Realismus und Idealismus sowie von Nüchternheit und Fantasie.

3.4.3 Wahre Psychosomatik

In solchem Organverständnis und gegliederter Organbeschreibung erlebe ich die zukünftige, wahre Psychosomatik. Eigentlich ist eine Anthroposophische Medizin immer eine psychosomatische Medizin. Denn jedes Organ und alle Organsysteme korrespondieren mit den Seelengliedern. Sie sind Reflektoren für seelisches Erleben, Orte der Bewusstseinsbildung, der Selbsterfahrung. Und sie sind zugleich Tore zur Welt außer uns, wobei hier das Ich aktiver Anteil in der Seele ist, deshalb von Steiner auch als Seelenkern charakterisiert. Denn die Welterfahrung ist ein Vorgang des wachen, präsenten Menschen. Und das ist Ich-Tätigkeit.

Zu diesem Thema sind noch viele Fragen offen, mehr als schon Antworten existieren. Doch sind Anfänge zu erkennen, und das hier Dargestellte soll als Anregung zu eigenem Forschen dienen, wenn auch in großer Anfänglichkeit.

Literatur

[1] Holtzapfel W. Im Kraftfeld der Organe. Dornach: Verlag am Goetheanum; 1990

[2] Koob O. Wenn die Organe sprechen könnten. Frankfurt: Mayer/info 3; 2005

[3] Steiner R. Anthroposophische Menschenerkenntnis und Medizin. GA 319: Vortrag 28.8.1924. Dornach: Rudolf Steiner Verlag; 1994

3.5
Was ist Gesundheit?

Gesundheit und Norm Es muss immer wieder erstaunen, dass diese scheinbar so einfache Frage nach der Gesundheit so schwer zu beantworten ist und eigentlich keine der heute üblichen Antworten oder Definitionen allgemein befriedigen können. Vom gesicherten Standpunkt der modernen naturwissenschaftlichen Medizin aus muss Gesundheit identisch sein mit der völlig intakten Mechanik des Leibes, diesen als komplizierten Automaten gedacht. Es muss bis in die letzte Einzelheit der Zelle alles exakt stimmen, vergleichbar einer modernen Raumfahrtrakete, deren Start auch bei kleinsten Normabweichungen, z. B. der Elektronik, sofort gestoppt wird. Diese Art einer mechanisch perfekten Gesundheit des Leibes und aller seiner Äußerungen im Sinne der von Virchow inaugurierten Medizin gibt es mit Sicherheit in keinem Menschen, weshalb man auch von ihr weder liest noch hört. Jeder Mensch „funktioniert" also mit mehr oder weniger vielen **mechanischen Unvollkommenheiten.** So muss für den mechanisch definierten (also naturwissenschaftlichen) Gesundheitsbegriff die Norm herangezogen werden, die Norm objektiver Befunde. Hat ein Mensch bei allen heute möglichen diagnostischen Untersuchungen sämtliche Ergebnisse im Bereich der gesetzten Norm, muss er als gesund gelten, wobei die schon geschilderte Diskrepanz von „Befund und Befinden" erneut in unser Blickfeld tritt. So definiert die Weltgesundheitsorganisation (WHO) Gesundheit auch als das **leibliche, seelische und soziale Wohlbefinden** des Menschen, was gegenüber dem wissenschaftlichen Ansatz einer naturwissenschaftlichen Medizin sehr überraschen muss, da doch das Subjektive, das Befinden ganz elementar betont wird. In der täglichen Praxis der heutigen Medizin wird aber der erstgenannte Standpunkt der normalen Befunde bevorzugt und somit die Gesundheit als die bekannte Kurzformel „o. B." definiert, was heißen soll „ohne Befund".

Befund und Befinden Jeder Mensch, der diese Fragen für sich selber stellt und die mit ihr zusammenhängenden Symptome an sich studiert, wird die Zwickmühle erleben, die sich in Befunden oder im Befinden spiegelt. Jeder Mensch weiß, wie oft sein Befinden gestört ist, ohne dass er sich gleich als krank bezeichnen würde. Auch gibt es eine Fülle schwerwiegender organischer Krankheiten, die über lange Zeit ohne jede Befindensstörung verlaufen können. Gerade die Krebskrankheit ist für viele Menschen dadurch so unheimlich, dass sie sich im Allgemeinen erst in ihren ganz späten Stadien auch im subjektiven Befinden bemerkbar macht. Darauf gründen sich alle heutigen Anstrengungen der Früherkennung oder Vorsorgeuntersuchungen, wobei wir alle wissen, wie spärlich die positiven Ergebnisse dieser Anstrengungen und Bemühungen bisher geblieben sind.

Jeder Arzt wird oft erfahren haben, dass bei Patienten, die regelmäßig zu gründlichen Durchuntersuchungen kommen, in der Pause zwischen zwei solchen Untersuchungen wie eruptiv eine Krebskrankheit auftritt, ohne dass bei der letzten, oft gar nicht lange zurückliegenden Untersuchung auch nur das geringste subjektive oder objektive Symptom auf diese Krankheit hinwies. Wie sollen wir aus einer solchen Zwiespältigkeit heraus definieren: War der Mensch zum Zeitpunkt der Untersuchung bei gutem Wohlbefinden und fehlenden pathologischen Befunden noch gesund, obwohl Monate später eine unheilbare Krankheit sichtbar wird? Die gleichen Beispiele können für viele andere Krankheiten angeführt werden. So ist es gerade charakteristisch für die Leberkrankheiten, dass sie im Bereich des Befindens kaum oder nur ganz geringe, schwer zuzuordnende Symptome machen und insofern oft auch erst in chronischen Stadien diagnostiziert werden. Die „stumme Leberzirrhose" ist ein dafür gebräuchlicher, charakteristischer Begriff. Wie oft erleben wir es auch, dass ein Patient aus völligem Wohlbefinden heraus und ohne je vorausgegangene Symptomatik einer Angina pectoris einen schweren Herzinfarkt erleidet; wie oft finden wir beim tödlichen Ausgang eines solchen Infarkts bei der Obduktion dann schwerste Veränderungen und Stenosierungen der Koronararterien. Wie oft auch macht sich ein Magengeschwür erst durch Arrosion eines Blutgefäßes mit schwerer gastrointestinaler Blutung bemerkbar.

Fehlender Befund und Befindensstörung Diese Beispiele ließen sich immer weiter fortsetzen, doch mögen sie für unsere Betrachtung genügen.

Sie zeigen, dass zwischen dem Befinden und den Befunden offensichtlich eine Diskrepanz besteht, die es auf keinen Fall erlaubt, alleiniges Wohlbefinden als Ausdruck von Gesundheit zu definieren. Auf der anderen Seite besteht die gleiche Diskrepanz zwischen fehlenden organpathologischen Befunden und z. T. schwer gestörtem subjektivem Befinden. Gerade in der heutigen Zeit hat die Zahl sog. **funktioneller oder vegetativer Befindungsstörungen** enorm zugenommen und füllt Arztpraxen und Krankenhäuser. Das ganze große Gebiet der **Neurosen** muss zu dieser Diskrepanz gerechnet werden. Sie erweisen sich als außerordentlich chronische Befindensstörungen, ohne dass auch über lange Jahre hin organpathologische Äquivalente nachweisbar würden. Deshalb werden die Neurosen auch immer noch als eingebildetes Kranksein missverstanden. Auch bei den echten sog. Geisteskrankheiten tritt uns die Diskrepanz gestörten Befindens und fehlender organpathologischer Befunde entgegen. Dabei ist besonders bemerkenswert, dass der Kranke selber oft auch keine Befindensstörung erlebt, da er beispielsweise in der manischen Phase einer Depression ein eher gesteigertes Wohlbefinden erlebt. Er selber wird sich also nicht als krank bezeichnen, obgleich an seinem Kranksein kein Zweifel herrschen kann. Entsprechend tut sich die moderne naturwissenschaftliche Medizin gerade mit den charakterisierten Patientengruppen außerordentlich schwer, da sie im Sinne normaler objektiver Befunde gesund sein müssten, ihr eigenes Erleben dieser Forderung aber nicht nachkommt, oder sie eindeutig krank sind, sich selber aber nicht als krank erleben.

Soziales Befinden Lässt man beide Erfahrungsfelder auf sich wirken, so muss man zunächst zu dem Urteil kommen, dass weder das Wohlbefinden noch normale objektive Befunde allein Ausdruck von Gesundheit sein können. Kann man diese Schwierigkeit dadurch lösen, dass man einfach die Kombination beider, also Vorhandensein von Wohlbefinden und normalen objektiven Befunden, als Ausdruck von Gesundheit versteht? An welcher Stelle würde dann die dritte Kategorie des Gesundheitsbegriffes der Weltgesundheitsorganisation, das soziale Wohlbefinden, in diese Kombination einfließen? Man darf davon ausgehen, dass beispielsweise ein Arbeitsloser, der sich vielleicht seit Monaten oder Jahren auf der Suche nach einer neuen Arbeit befindet, für sich kein soziales Wohlbefinden beanspruchen wird. Ist dieser damit im Sinne der WHO krank? Das Gleiche könnten wir für den so oft in unserer Zeit zitierten Fließbandarbeiter fragen oder auch für die Fülle unzufriedener Berufstätiger, deren soziales Befinden gestört ist, weil sie vielleicht keinen Sinn in ihrer Tätigkeit sehen, kein gutes Arbeitsklima herrscht oder sie sich bei längst anstehenden Beförderungen übergangen fühlen. Fallen alle diese Menschen, die ein normales leibliches und seelisches Wohlbefinden, aber ein gestörtes soziales Befinden haben, unter den Gesundheitsbegriff der WHO und sind somit krank?

Individuelle Definition von Gesundheit Die Suche nach einer allgemein befriedigenden Antwort auf unsere Frage nach der Gesundheit wird durch die Erkenntnisse der Anthroposophie zunächst auch nicht leichter. Doch finden wir durch sie neue Hinweise, in welche Richtung wir unsere Suche weiter fortsetzen können.

Merke
Ein erster Schritt ist die Erkenntnis, dass Gesundheit überhaupt nicht allgemein zu definieren ist, sondern nur individuell. Anders ausgedrückt: Es gibt so viele Möglichkeiten von Gesundheit wie lebende Menschen, oder jeder Mensch trägt in sich seine Möglichkeiten zum Gesundsein.

Diese Erkenntnis entspringt einmal mehr der Betonung des Individuellen durch die Anthroposophie, sie attackiert den heutigen Begriff der Norm. Müssen wir uns doch immer wieder sagen, dass der Normbegriff fast ausschließlich Durchschnittswerten entspringt und insofern auf den einzelnen Menschen bezogen anonym bleibt, während wir die wirkliche individuelle Norm des einzelnen Menschen in der Medizin praktisch nie kennen. Es wäre also Gebot einer zukünftigen Medizin oder des zukünftigen Arztes, die Norm einer Gesundheit für jeden seiner einzelnen Patienten gesondert zu definieren.

Harmonie Ein zweiter Schritt für einen neuen Gesundheitsbegriff ist die Erkenntnis des Menschen in seinen leiblichen, seelischen und geistigen Wirklichkeiten. Gerade in dieser Vielgliedrigkeit oder Vielschichtigkeit, in der jedes dieser Glieder oder dieser Schichten seinen eigenen Gesetzmäßigkeiten folgt, liegt eine Fülle von Störungsmöglichkeiten. Greifen wir die **Polarität** von Nerven-Sinnes-Tätigkeit und Stoffwechsel-Bewegungs-Tätigkeit auf, so sehen wir, dass jedes Gebiet für sich gesund sein kann, wenn es in seinen Gesetzmäßigkeiten bleibt und nicht durch die Gesetzmäßigkeiten des polaren Gebiets beeinflusst wird. Wir konnten auch sehen, dass bestimmte Systeme offensichtlich die besondere Aufgabe ständiger Ausgleichsbildung zugeordnet haben, wie beispielsweise das Rhythmische System in der Vermittlung von Nerven-Sinnes-System und Stoffwechsel-Gliedmaßen-System oder noch allgemeiner die menschliche Seele als eine Art Puffer zwischen den Gegensätzlichkeiten von Leib und Geist. Von der Wahrnehmung dieses Geschehens hängt ein Begriff als Voraussetzung von Gesundheit ab, der im Allgemeinen musikalisch verwendet wird, der aber doch viel allgemeiner gültig ist: die **Harmonie.** Natürlich wird zunächst ein solcher Ausdruck auch nur abstrakt empfunden werden können und doch lenkt er den Arzt auf eine Tatsache, die ihm sowohl diagnostisch wie therapeutisch zur großen Hilfe werden kann.

Gleichgewicht Ein dritter Erkenntnisschritt zum Verständnis von Gesundheit ist darin zu sehen, dass diese kein statischer, bleibender, sondern immer ein bewirkter, labiler Zustand ist. Steiner verwendet dafür gerne den Begriff „in statu nascendi“, was man auch dahingehend übersetzen könnte, dass Gesundheit nie **ist,** sondern immer nur **wird.** Zu dem Begriff der Harmonie gesellt sich der des Gleichgewichts, wobei Gleichgewicht für jeden Ort, für jede Funktion im menschlichen Organismus speziell gedacht werden muss. Insofern ist Gesundheit auch etwas Zusammengesetztes, bestehend aus unendlich vielen „Teilgesundheiten“, die allerdings von einem Ganzen gehalten werden. Hier berühren wir eine Anschauung, die durchaus in der modernen Medizin vorhanden ist und dort im Allgemeinen als Regulationsmechanismus bezeichnet wird. Im Sinne der hier vertretenen Ergänzung der modernen Medizin durch Anthroposophie muss dieser Begriff von seinem mechanischen Anteil befreit und als ganz dynamisches Geschehen begriffen werden. Regulationen sind dann die Voraussetzungen für Gleichgewichte, sind Funktionen der Gesundheit.

Als letztes sei eine Aussage Steiners angefügt, die ohne eigenes geistiges Wahrnehmen (Intuition) nicht überprüfbar ist, die jedoch als „Hypothese“ alle Tätigkeit in der Medizin beflügeln kann. Als Ergebnis seiner geisteswissenschaftlichen Forschung ist der geistige Kern des Menschen, unser Ich, urgesund und durch nichts zu kränken. Hier mag der eigentliche Quell von Gesundheit in uns sein und uns die Zuversicht geben, dass in jeder Lebenssituation, eben auch in Krankheit, ein Anteil unseres Seins gesund ist und daraus das Ganze wieder gesunden kann.

Freiheit und Krankheitsempfinden Ein eindrucksvolles Beispiel gibt hier der Dichter Christian Morgenstern, der ein persönlicher Schüler Steiners und Anthroposoph war. Er war an einer schweren Lungentuberkulose erkrankt, an der er im Alter von 43 Jahren verstarb. Wenige Monate vor seinem Tod erhielt er den Brief einer jungen Frau, in welchem sie ihn wegen seiner leidensvollen Krankheit bemitleidet. Morgenstern antwortet:

> *„Gewiss, ich bin seit zwanzig Jahren leidend, wie sich ja nun neuerdings in einem öffentlichen Almanach nachlesen lässt, aber so paradox es klingen mag, es sträubt sich alles in mir, von irgend jemanden als krank empfunden zu werden. Denn ein Gefühl wirklichen Krankseins ist bisher meiner noch nicht Herr geworden, trotz allem, und natürliche Depressionen abgerechnet, und wird es auch hoffentlich nie werden. Leiden kann man an allem, aber um ‚krank‘ zu sein, muss einen ein fremdes Etwas besitzen, muss man der Sklave seiner Krankheit geworden sein. Ich möchte den Satz aufstellen: Kein wahrhaft freier Mensch kann krank sein.“*

Das gesamte Werk Morgensterns, im Besonderen seine späten Gedichte (z. B. „Wir fanden einen Pfad“) beweisen die Richtigkeit seiner Worte. Und finden wir nicht Gleiches bei vielen Künstlern wie Beethoven, Hölderlin, Schubert u. a.? Auch in Goethes Leben spielt Kranksein immer wieder eine bedeutende Rolle, ja er hatte stark hypochondrische Eigenschaften, und war dennoch ein bis ins hohe Alter durch und durch gesunder Mensch.

Anspruch auf Gesundheit Wir begegnen heute häufig der Aussage, dass der Mensch einen Anspruch auf Gesundheit habe, oder diese wird z. B. durch die Weltgesundheitsorganisation als ein Grundrecht jedes Menschen bezeichnet. Die anthroposophischen Ergänzungen eines modernen Gesundheitsbegriffes zeigen aber, dass eine solche Forderung gar nicht gestellt werden kann. Gesundheit muss, um es noch einmal ganz deutlich zu sagen, als ein Ziel und nicht als etwas Vorhandenes erkannt werden. Wirkliche Gesundheit des Menschen erweist sich somit als ein Ideal, auf das Menschen zuleben können; erreichen lässt es sich unter den heutigen Lebensbedingungen kaum. Ein solcher Gesundheitsbegriff ist natürlich gegenüber den heutigen Vorstellungen erheblich erweitert und ohne persönliche und menschheitliche Evolution gar nicht zu begreifen. Doch hat dieses Streben nach dem Ideal Gesundheit etwas zu tun mit der Selbstverwirklichung des Menschen und der Sinngebung seines Lebens. Eine solche Feststellung kann allerdings erst richtig verständlich werden, wenn durch Charakterisierung von Krankheit oder Kranksein sich noch deutlicher darstellen lässt, was Gesundheit eigentlich ist.

Pathogenese und Salutogenese Ein letzter Gesichtspunkt sei noch angefügt, ehe auf Kranksein und Krankheiten ausführlich eingegangen wird. Das 20. Jahrhundert wird historisch in der Medizin einmal das der Pathogenese genannt werden. Denn alle Forschung in der Medizin war fast ausschließlich auf das Verständnis und Erkennen von Krankheiten gerichtet, ihrer Ätiologie und den Pathogenesen. Auch die Pathophysiologie wurde umfangreich ausgearbeitet. Dahinter stand der Wille, aus diesem Verständnis eine Therapie zu entwickelten, die Krankheit beseitigt oder auch gar nicht mehr eintreten lässt, z. B. durch die Impfungen. Vieles wurde auch erreicht, die Kindersterblichkeit radikal vermindert, epidemische Infektionskrankheiten fast ausgerottet, aber an diese Stelle traten nun degenerative und vor allem eminent chronische Krankheiten, sodass die Menschheit trotz aller Fortschritte der Medizin nicht gesünder geworden ist, was auch an den immens gestiegenen Kosten der Gesundheitsversorgung ablesbar ist.

Im letzten Drittel des 20. Jahrhunderts begann eine Forschung, die sich Salutogenese nennt, und als deren Pionier Aaron Antonovsky erwähnt werden muss. Die Frage, warum Menschen gesund bleiben, sollte Vorrang bekommen vor der, warum sie erkranken. Und so wird nun im 21. Jahrhundert diese Frage nach den Ursachen für Gesundsein vielleicht der gleiche Stellenwert zukommen, den Kranksein bisher hatte. Das wird zugleich präventive Therapien stärker in den Blickpunkt rücken als kurative, die ja leider überwiegend symptomatisch blieben. Eine durch Anthroposophie ergänzte Medizin und Menschenkunde kann für diese Entwicklung bedeutende Beiträge leisten, wofür auch der Inhalt dieses Buches steht. Ein Motto der salutogenetisch geprägten Medizin im 21. Jahrhundert könnte lauten: Es muss wichtiger werden, Gesundheit zu erhalten oder zu fördern, als Krankheiten zu behandeln.

Literatur

[1] Antonovsky A. Health, stress and coping: New perspectives on mental and physical beeing. San Franciso: Fossey Bass; 1979

[2] Antonovsky A. Salutogenese. Zur Entmystifizierung der Gesundheit. Dt. erweiterte Herausgabe von A. Franke. Tübingen: dgvt; 1997

[3] Fintelmann V. Alters-Sprechstunde. Stuttgart: Urachhaus; 2005

[4] Rau C. Kein Augenblick ohne ein Ja. Ein Morgenstern-Brevier. Rosen-Bibliothek Bd. 15. Stuttgart: Freies Geistesleben; 2002

[5] Roßlenbroich B. Die rhythmische Organisation des Menschen. Aus der Chronobiologischen Forschung. Stuttgart: Freies Geistesleben; 1994

[6] Steiner R. Theosophie. GA 9. Dornach: Rudolf Steiner; 2013

[7] Steiner R. Die Geheimwissenschaft im Umriss. GA 13. Dornach: Rudolf Steiner; 2013

[8] Steiner R. Von Seelenrätseln. GA 21. Dornach: Rudolf Steiner; 1983

4 Allgemeine Krankheitslehre (Pathologie)

4.1 Was ist Krankheit?

Krankheit und Norm Blieb auch der Gesundheitsbegriff noch offen, so wird die Antwort auf die Frage, was Krankheit ist, klarer ausfallen können. In der heutigen Zeit wird Krankheit oft einfach als Abweichung von der Norm begriffen. Es konnte schon gezeigt werden, dass diese Definition auf keinen Fall ausreicht und auch nicht befriedigen kann. In modernen Lexika wird Krankheit als „eine Störung im Ablauf der Lebensvorgänge, die mit einer Herabsetzung der Leistungsfähigkeit einhergeht und meist mit wahrnehmbaren Veränderungen des Körpers verbunden ist" bezeichnet. Nach Alexander Mitscherlich definiert die klassische naturwissenschaftliche Medizin Krankheiten als das Ergebnis im Körper beginnender Leistungsveränderungen. Die auch von Mitscherlich vertretene psychosomatische Medizin definiert dagegen, dass Krankheiten sich im Korrelationsfeld von Erlebnis und diesem Erlebnis zugeordneten körperlichen Leistungen entwickeln.

Im Allgemeinen werden äußere und innere Krankheitsursachen unterschieden, wobei letztere als **Konstitution** bezeichnet und insofern auf Erbanlagen zurückgeführt werden. Am Beispiel der Typisierung verschiedener Humaner Lymphozyten-Antigene (HLA) sehen wir diese Anschauung bereits in ein geordnetes System gebracht, wobei den zahlreichen Untergruppen bestimmte Krankheitsdispositionen zugeordnet werden.

Innere Krankheitsursache und äußerer Einfluss Hans Schäfer führt 1979 in seinem Buch *Plädoyer für eine neue Medizin* [3] aus, dass vor allem die gründliche Beachtung der epidemiologischen Studien unserer Zeit unter Zuhilfenahme der Statistik zeigen, dass auch für die meisten sog. inneren Krankheitsursachen äußere Einflüsse verantwortlich sind. Er verweist z. B. auf die Framingham-Studie zur Erforschung der koronaren Herzkrankheit und die aus ihr gewonnene Erkenntnis von der Bedeutung sog. Risikofaktoren. Bemerkenswert in seinen Darstellungen sind einige Nuancierungen gegenüber der allgemein üblichen Auffassung. So müssen nach seiner Ansicht Risikofaktoren mehrfach auf ihre Ursache oder oft zusammengesetzte Entstehung hinterfragt werden und dann schließlich als „Hierarchie der Risikofaktoren" geordnet werden. Auch weist er darauf hin, dass es sich bei typischen Risikofaktoren sehr oft um physiologische Vorgänge handelt, die aber von der Norm abweichen. Da sind z. B. zahlreiche Stoffwechselvorgänge wie das Ansteigen von Cholesterin, Harnsäure oder Blutzucker, die alle auch physiologisch in einer bestimmten Menge im Blut und Organismus vorkommen; da sind gestörte Regulationen wie z. B. der Blutdruck, der ebenfalls eine physiologische Größe ist und sich krankhaft in Erniedrigung oder Erhöhung verändern kann und damit dann Risikofaktor wird oder auch direkt Krankheiten verursacht. Schäfer sieht weiter in den meist multifaktoriellen Ursachen chronischer Krankheiten einen Gegensatz zu den monokausalen akuten Erkrankungen. Für ihn scheint die entscheidende Ergänzung gegenüber der heutigen naturwissenschaftlichen Auffassung vom Krankheitsbegriff die Einflussnahme sozialer Faktoren und Bedingungen zu sein. Die Gesellschaft macht den Menschen krank oder der Mensch macht den Menschen krank, so könnte seine Auffassung, die er geradezu einen Wandel der Paradigmata für das Krankheitsverständnis nennt, wiedergegeben werden. Schließlich verweist er noch auf einen Faktor, der für eine neue Medizin dringend wieder entdeckt werden müsste: die **Zeit.**

> *„Diese vorstehend geschilderten pathogenetischen Prozesse bringen den Faktor Zeit wieder in die Medizin hinein, einen Faktor, der zwar keinesfalls ganz aus dem Bewusstsein der Ärzte verschwunden war. Man hat in der Klinik immer eine sorgfältige Anamnese erhoben, also die zeitliche Entstehungsgeschichte der Krankheit festzuhalten versucht. Es ist aber doch charakteristisch, welche Zielsetzung die Anamnese hatte. Sie ging zunächst darauf aus, Erbfaktoren festzustellen. Dann forschte sie nach dem Beginn des akuten Ereignisses, also der seit kurzem sich manifestierenden*

und jetzt vorliegenden Krankheit. Diese Krankheit hatte einmal mit einer Störung begonnen, die den Patienten zum Arzt trieb. Dass vorher schon ein langes Drama ablief, in meist mehreren Akten, entging dem Blick des Klinikers zumeist. Er dachte in der Terminologie der Physiologie, welche gleichzeitig Geschehendes miteinander in Beziehung setzt. Die Zeit als Wesensbestimmung der Krankheit ist nicht mehr in die Medizintheorie eingegangen. Erst unsere Neue Medizin hat sich wieder der Zeit als eines wesentlichen Bestimmungsstückes der Krankheit angenommen." [3]

Mit diesen, den heutigen Krankheitsbegriff beschreibenden und ihn gegenüber der üblichen naturwissenschaftlichen medizinischen Auffassung ergänzenden Aussagen Schäfers wollen wir uns in der weiteren Darstellung noch auseinander setzen.

Krankheit und Ich-Tätigkeit Weit über die HLA-Typisierung und damit verbundener Differenzierung hinaus geht heute die exakte Genforschung, durch die das menschliche Genom entschlüsselt wurde und immer mehr Gene definiert werden, die einen engen Zusammenhang mit Krankheiten zeigen. Die moderne Denkart macht nun die Gene dafür verantwortlich, dass der Mensch krank wird und hat schon eine Genchirurgie entwickelt, um solche Genorte herauszuschneiden. Wieder stoßen wir auf ein Kurzschlussdenken, ähnlich wie bei den Erregern. Schon jetzt ist bekannt, dass höchstens ein Drittel solcher „krankheitsbestimmender" Genträger je erkranken. Wer also bestimmt, dass Krankheit entsteht oder nicht? Wieder können wir von Disposition sprechen, die durch solche Gene gebildet wird. Aber sie schaffen Möglichkeiten, sie sind nicht Verursacher! Anthroposophie sieht im Ich den Teil des Menschen, der der Bestimmende oder „Verursachende" ist. Ich ist substanziell auch Wille oder Intention. Deshalb ist das Genom die geschaffene Klaviatur, auf der das Ich seine Biografie komponiert, so wie der Musiker die Gesetzmäßigkeiten von Tönen, Tonarten, Intervallen, Rhythmen in der Musik nutzt, um seine Kompositionen zu schaffen. Wie alle Komponisten die absolut gleichen Grundlagen und Voraussetzungen haben, haben die Menschen ein einheitliches Genom, welches der geistige Kern oder das Ich nutzt, um seine „Lebensmelodie" [1] zu bilden. Das heißt aber auch: Jede Krankheit zeigt einen Zusammenhang mit der Ich-Tätigkeit und ist insofern immer individuell geprägt!

Drei Erkenntnisschritte Der Forschung Rudolf Steiners verdanken wir für die Ergänzung des Krankheitsbegriffes die in der Anthroposophie wesentlichen drei Erkenntnisschritte, die geradezu als Gesetzmäßigkeiten (Prinzipien) des menschlichen Organismus bezeichnet werden können:

1. Der überwiegende Teil aller Krankheiten hat seine Ursache im Menschen selber. Äußere Einflüsse können hinzutreten, sind dann aber sekundärer Natur.
2. Krankheiten sind verlagerte normale (physiologische) Prozesse. „Es geschieht etwas am falschen Ort, zur falschen Zeit und/oder in falscher Intensität."
3. Krankheit hat immer auch einen persönlichen biografischen Aspekt.

4.1.1 Ursache der Krankheit im Menschen

Verdauung, Überwindung, Abwehr Die eigentliche Krankheitsentstehung geschieht im menschlichen Organismus durch **Störungen der Harmonie** der verschiedenen leiblichen, seelischen und geistigen Glieder. Solche Disharmonien entstehen z. B. am Widerspruch leiblicher und geistiger Bedingungen. Es wurde schon darauf hingewiesen, dass Bewusstsein als geistige Tätigkeit stets gegenüber den leiblichen Bedingungen Abbau oder Zerstörung bedeutet, wir können auch sagen „auf Kosten der Gesundheit geht". Jeder Mensch erlebt diese Wirklichkeit als tägliche Ermüdung, die physiologischerweise durch den Schlaf, der die Aufbauseite repräsentiert, wieder ausgeglichen wird. Es wurde auch schon auf die in jedem menschlichen Organismus tätigen, die Naturprozesse überwindenden Kräfte aufmerksam gemacht, wie sie sich besonders in der Verdauung wiederfinden. Es ist geradezu eine Voraussetzung menschlicher Gesundheit, dass kein äußerer Stoff, aber auch keine von außen wirkende seelische oder geistige Gegebenheit ihre Natur in den menschlichen Organismus hinein fortsetzt. Alles, was außerhalb des Menschen ist und von dort auf ihn einwirkt oder von ihm aufgesucht wird, muss, ehe es in den menschlichen Organismus gelangt, von diesem **verdaut,** überwunden oder abgewehrt werden.

> **Merke**
> **Verdauung im umfassenden und tiefer gehenden Sinn verstanden heißt insofern: „sich etwas zu Eigen machen". Das ist der eigentliche immunologische Aspekt.**

Krankheitsdisposition Auf diese, lange Zeit in der Medizin völlig ignorierte Gesetzmäßigkeit eines gesunden menschlichen Organismus hat erst in den letzten Jahrzehnten das Forschungsgebiet der Immunologie wieder aufmerksam gemacht. Die sog. natürliche (unspezifische) Abwehr arbeitet mit diesem Prinzip. Bei vielen Krankheiten wissen wir, dass es nicht der äußere Einfluss, das „Antigen" ist, das die Krankheit verursacht, sondern die auf diesen Einfluss nicht richtig (physiologisch) wirkende Immunantwort. Steiner hat der in seiner Zeit noch revolutionierenden und zu heftigen Auseinandersetzungen führenden Bazillentheorie eine scharfe Absage erteilt. Er bezeichnet die uns heute so selbstverständliche Auffassung, dass Bazillen die Ursache der Infektionskrankheiten sind, schlicht als falsch. Nach seiner Auffassung ist das primäre Geschehen die Veränderung der physiologischen Bedingungen im menschlichen Organismus, also die gestörte Harmonie, die erst die Voraussetzung dafür schafft, dass Umwelteinflüsse, also Bakterien oder Viren, im Organismus Platz greifen können. Der bedeutende, im 19. Jahrhundert wirkende Hygieniker Max von Pettenkofer notierte übereinstimmend: „Der Erreger ist nichts, das Terrain ist alles", womit er allerdings mehr die natürliche Umwelt als den menschlichen Organismus selbst meinte. In der Tat wissen wir, dass wir viele hoch pathogene Keime ständig in uns tragen können, ohne dass diese Krankheit bewirken. Und wir wissen auch durch viele heroische Versuche von medizinischen Pionieren in der Zeit der Auseinandersetzungen um die Bazillentheorie, dass die Einnahme auch hochvirulenter Keime nicht unbedingt Krankheit bedeutet. Immer wieder wurde in die Diskussion deshalb der Begriff der Disposition eingebracht. Diese fand aber keinerlei exakte Beschreibung, sondern blieb Ausdruck veränderter Bedingungen, die nicht beschrieben wurden. In der Darstellung der leiblichen, seelischen und geistigen Gliederungen des Menschen durch die Anthroposophie und deren harmonischem Zusammenwirken als Voraussetzung von Gesundheit wird eine Ordnung geschaffen, die „Disposition" mit Inhalt füllen kann.

Überforderungen und Verhinderungen Kommen wir noch einmal auf die Bazillentheorie zurück. Bakterien oder Viren dürfen also nicht als die eigentliche Ursache von Krankheiten gesehen werden, ihr Auftreten im menschlichen Organismus im Zusammenhang mit Krankheiten verweist aber auf bestimmte Veränderungen der physiologischen Bedingungen, haben also diagnostischen Wert. Man wird in Konsequenz dieser Anschauungen Gleiches auch für andere sog. äußere Ursachen von Krankheiten schließen können, denken wir an Karzinogene oder Allergene. Wir werden später bei der Beschreibung der einzelnen Krankheiten auf diese so wesentliche Frage zurückkommen und sie detaillierter diskutieren (Kap. 5 ff.). Zunächst sei auf weitere Bedingungen verwiesen, mit denen sich der Mensch wie von außen auseinander setzt und die in ihm zu den Disharmonien führen können, die dann Krankheit bedeuten. Diese Bedingungen sollen als Überforderungen und Verhinderungen unserer modernen Lebensart bezeichnet werden. Gemeint sind z. B. die Genussmittel. Die eigentliche Krankheitsursache beim Nikotinabusus stellt nicht die Zigarette oder Zigarre dar, sondern die innere Bedingung des Menschen, aus der heraus dieser Abusus betrieben wird. Das gleiche gilt für den Alkohol und alle modernen Formen der Drogen. Wir sehen ein Wechselspiel zwischen inneren Bedingungen und äußeren Faktoren, wobei Letztere aber immer zu Ersteren hinzutreten und eben nicht erste und eigentliche Krankheitsursache sind.

Überflutung mit Sinneswahrnehmungen Eine moderne Überforderung ist sicher auch die heutige Überflutung mit Sinneswahrnehmungen. Die oben beschriebene Tatsache, dass auch seelisch-geistige Vorgänge, die auf den Menschen von außen wirken, verdaut werden müssen, wenn sie in den Organismus hinein genommen werden, gilt ganz uneingeschränkt auch für alle sinnlichen oder über die Sinne gemachten Wahrnehmungen.

Die eigentliche Verdauung ist eben nicht nur im Magen-Darm-Trakt anzutreffen, sie ist ein allgemeines organisches Prinzip des ganzen Menschen und in der uns heute üblichermaßen bekannten Verdauung im Magen-Darm-Trakt nur exemplarisch vertreten. Immer wieder werden wir finden, dass solche überraschenden oder uns zunächst unvorstellbaren Tatsachen anthroposophischer Forschung eine Bestätigung in der so plastischen deutschen Sprache finden. Jedem ist der Ausdruck geläufig, dass Sinneseindrücke erst verdaut werden müssen. Im Zeitalter der Abstraktion sieht man einen solchen Begriff nur als Metapher an, doch sind diese Ausdrücke aus tieferem Verständnis der Wirklichkeit gebildet worden.

Arzneimittel und Impfungen Als moderne Verhinderungen können aus dem Gebiet der Medizin viele der Arzneimittel und auch das ganze Kapitel der Impfungen beispielhaft genannt werden. Wir werden später noch zeigen, wie oft heute durch ein falsches Krankheitsverständnis die Konzeption moderner Therapien bereits eingeleitete Selbstheilungsprozesse aufhält, verhindert und die eigentliche Krankheit manifestiert oder zumindest chronifiziert. Ganz besonders soll auch die wesentliche Bedeutung der Kinderkrankheiten und das Problem ihrer Verhinderung durch Impfung (S. 213) besprochen werden. Aber nicht nur die Medizin schafft solche Verhinderungen im Gestalten harmonischen Zusammenwirkens der leiblichen, seelischen und geistigen Glieder des Menschen, sondern auch viele Faktoren unseres sog. Kulturlebens, ganz speziell die moderne Pädagogik.

> **Merke**
> **Wir sehen also, dass die „Umwelt“ des Menschen schon von großer Bedeutung für seine Gesundheit oder sein Krankwerden ist, dass aber die Entscheidung, ob der Mensch ihr gegenüber gesund bleibt oder krank wird, immer primär von dem einzelnen Menschen abhängt, d. h. von seiner Möglichkeit, die Harmonie ständig zu erhalten oder immer wieder herzustellen.**

Einen sehr wichtigen und bisher kaum in der Medizin berücksichtigten Aspekt hat Jaques Lusseyran in seinem Essay *Gegen die Verschmutzung des Ich* [2]angesprochen. Dieser mit neun Jahren durch einen Unfall erblindete Pädagoge, der lange Jahre auch in den USA an verschiedenen Universitäten lehrte, machte 1976 auf die von ihm erlebte ständig zunehmende „Innenweltverschmutzung“ als Pendant zu der viel diskutierten Umweltverschmutzung aufmerksam. Alte Medizinsysteme spirituellen Ursprungs wussten um die Funktion der leiblichen und seelischen „Reinheit“ als Voraussetzung wirklicher Gesundheit. So musste in der griechischen Tempelmedizin jeder Kranke, ehe er in die eigentliche Behandlung aufgenommen wurde, eine Reinigung (Katharsis) durchmachen. Die Verunreinigung der vier Säfte war eine wesentliche Anschauung für die Ursache von Krankheiten. Ist es nicht auch modernem Denken vorstellbar, dass die ständig zunehmenden Belastungen durch stoffliche und seelische Außenwelt Krankheitsdispositionen in unserer leiblich-seelischen Innenwelt schaffen? Ist da Stress der einzig akzeptable Begriff, müssen wir hier nicht viel konkreter und detaillierter werden?

Seelischer Ursprung der Organerkrankungen Eine weitere wichtige Aussage gehört zu dieser ersten Gesetzmäßigkeit, die wir als Bedingung menschlichen Krankseins beschreiben. Nach Steiner haben alle organischen Erkrankungen im Wesentlichen einen seelischen Ursprung, dagegen die sog. Geisteskrankheiten im Allgemeinen eine organische Ursache. Die umfassende Bedeutung dieser Polarisierung wird erst in späteren Kapiteln verständlich werden und wird dort ausführlich begründet. Es soll nur hier schon angemerkt werden, dass die Tatsache, dass die meisten Organerkrankungen seelischen Ursprungs sind, vor allem deshalb in der modernen Medizin keinerlei Berücksichtigung fand, da im Allgemeinen zwischen zeitlicher Verursachung und dem Auftreten der Krankheitserscheinungen große Differenzen bestehen, die seelische Ursache in der Biografie zeitlich also oft weit zurückliegt. Hier begegnen wir den Anschauungen von Schäfer (1979, [3]), aber auch den Vorstellungen der Psychoanalyse Freuds, in der diese Tatsache für das Gebiet der seelischen Erkrankungen längst entdeckt wurde. In der Anthroposophie bekommt diese zeitliche Verschiebung dadurch noch eine besondere Dimension, insofern sie uns auch auf die menschliche Präexistenz, also auf sein vorgeburtliches Dasein verweist.

Merke

Fasst man diese hier charakterisierte erste Gesetzmäßigkeit für die Entstehung von Krankheiten im Menschen noch einmal auf ihren Kern hin zusammen, so muss dieser darin gesehen werden, dass die Frage nach Gesundheit oder Krankheit immer eine Ich-Frage ist.

Herbert Sieweke hat das 1967 so formuliert: „Die Krankheit ist der Durchgang, den sich die Ich-Wesenheit Mensch für Fortentwicklung sucht und selbst bildet." [4] Damit wird auch auf den biografischen Aspekt verwiesen, den wir noch betrachten wollen. Doch zunächst soll ein Blick auf die zweite genannte Gesetzmäßigkeit geworfen werden.

4.1.2 Krankheiten als verlagerte normale Prozesse

Physiologischer und pathologischer Prozess

Der zweite Erkenntnisschritt, der uns zu einem erweiterten Krankheitsverständnis mit Hilfe der Anthroposophie führen kann, wird begründet durch die Aussage Steiners, dass die Krankheitssymptomatik überwiegend Ausdruck verlagerter normaler Prozesse im Organismus ist. Dieses bedeutet einen nahtlosen Übergang von physiologischen zu pathophysiologischen Prozessen. Steiner fasste diese Aussage in der sehr charakteristischen Bemerkung zusammen, dass **„etwas am falschen Ort"** geschähe. Dabei beschreibt „Ort" eine ganz bestimmte Bedingung im Organismus, ist also keineswegs nur räumlich oder anatomisch gemeint, sondern durchaus auch funktional. Deshalb können wir Steiners Aussage auch dahingehend ergänzen, dass „etwas am falschen Ort, zur falschen Zeit oder in falscher Intensität" geschieht. Der falsche Ort umfasst auch die „falsche Zeit" und auch die „falsche Intensität", das Zuviel oder Zuwenig. Falsche Zeit kann z. B. bedeuten, dass physiologische Vorgänge, die in der Kindheit ausgeprägt vorhanden sind, sich ins Alter verschieben. Solche Vorgänge können z. B. allergischer Art sein und in der Kindheit die Immunität schulen, im Alter bedeuten sie Krankheit. Altersphysiologische Skleroseprozesse können in die Kindheit vorverlagert z. B. Arteriosklerose bewirken, wie es extrem in der Frühzeit einer (hochdosierten) Vitamin-D-Prophylaxe der Rachitis beobachtbar wurde. Die falsche Intensität ist besonders bei endokrinen Erkrankungen oder in Regulationsstörungen bekannt, z. B. als Hyper- bzw. Hypothyreosen oder Hyper- und Hypotonie. Der falsche Ort ist an einem Beispiel sehr plausibel zu machen, auch wenn dieses unsere Denkgewohnheiten attackiert. Die Pneumonie kann als ein Prozess durchschaut werden, in welchem Vorgänge, die in der Leber gesund und richtig sind, sich in die Lunge schieben und hier akutes Kranksein bedeuten. Interessanterweise spricht der Pathologe von der typischen „Hepatisation" des Lungengewebes. Die Lunge ist „verlebert". Dies alles mögen nur erste Beispiele sein, das Gemeinte verständlich zu machen. Bei der Darstellung der einzelnen Krankheiten werden wir wieder auf diese Gesetzmäßigkeiten stoßen und sie eingehender charakterisieren. Wir werden also die in der Krankheit typischen pathophysiologischen Vorgänge jeweils auch als normale, d. h. physiologische Funktion kennen lernen.

Verlagerte physiologische Fähigkeiten

Weniger wissenschaftlich ausgedrückt kann man auch sagen, dass sich in der Krankheitssymptomatik ganz bestimmte verlagerte physiologische **Fähigkeiten** des menschlichen Organismus widerspiegeln. In den folgenden Kapiteln sollen vier Haupttypen des Krankseins charakterisiert werden, entsprechend der dargestellten viergliedrigen Leiblichkeit und ihren Beziehungen zu Seele und Geist (Ich). Diese Krankheitstypen erweisen sich als solche verlagerten Fähigkeiten oder auch als **Disharmonie von physiologischen Gleichgewichtszuständen.** Nehmen wir als erstes einfaches Beispiel die Sklerose. Am besten bekannt ist sie als Arteriosklerose, doch kennen wir viele andere Sklerose- oder Verhärtungskrankheiten, die im Einzelfall bis zur Steinbildung führen können. Nun würde es ohne die Fähigkeit zur Sklerose überhaupt keine Festigkeit im Organismus geben. Gerade das Knochenskelett ist ein gutes Beispiel eines physiologischen Ergebnisses der Sklerosekräfte im Organismus. Das spezielle Kapitel über die Sklerosekrankheiten wird diese Zusammenhänge detailliert schildern und noch besser verständlich sein lassen (Kap. 6). Hier kommt es zunächst einmal auf den grundsätzlichen Betrachtungspunkt der Verschiebungen von Tätigkeiten der Leibesglieder an, die man auch als ein „Zuviel oder Zuwenig“ bezeichnen kann. Schaut man dabei auf die funktionale Dreigliederung der leiblichen Vorgänge und insbesondere auf die Polarität von Nerven-Sinnes-System und Stoffwechsel-Gliedmaßen-System, können solche Verlagerungen oder Ungleichgewichte verstehbar werden.

Selbstheilung Dabei kommt noch ein weiterer Gesichtspunkt hinzu. Es wird sich nämlich erweisen, dass zunächst eine außerordentliche Schwierigkeit der Unterscheidung zwischen **direkt kränkenden** und bereits die **Selbstheilung einleitenden** Symptomenkomplexen besteht. Diese Feststellung hat eine für die heutige Medizin zunächst gar nicht auszulotende Bedeutung. Denn es wird sich später in den einzelnen Kapiteln spezieller Krankheiten zeigen, dass die moderne Medizin in Nichtkenntnis dieser Tatsachen z. T. die vom Organismus eingeleiteten Selbstheilungsprozesse bekämpft und nicht die eigentlichen Krankheitsursachen. Dabei kann sogar die paradoxe Situation eintreten, dass solche Therapie den Patienten tiefer in seine Krankheit treibt! Auch für diese Schwierigkeit fand Steiner einen griffigen, bildhaften Ausdruck, wenn er von den **trügerischen lokalen Symptomenkomplexen** spricht.

Für den Leser fiel eben ein Begriff, der kaum im Bewusstsein der modernen Medizin lebt, ja der fast wie verdrängt erscheint: die Selbstheilung. Wir haben schon früher darauf verwiesen, wie in der Polarität von Nerven-Sinnes-System und Stoffwechsel-Gliedmaßen-System ständig ausgleichend und harmonisierend rhythmische Prozesse tätig sind, die zusammengefasst auch als Rhythmisches System bezeichnet wurden. Es wurde bei der Darstellung der funktionalen Dreigliederung des Leibes auch auf diese gesundende, damit selbst heilende Tätigkeit im menschlichen Organismus hingewiesen. Jetzt müssen wir noch einmal etwas ausführlicher bei dieser Selbstheilung verweilen.

An und für sich ist das Faktum selbst heilender Kräfte im lebendigen Organismus jedem Laien bekannt. Es gibt zu viele banale Krankheiten oder Befindensstörungen, die ohne jeden Eingriff medikamentöser Art wieder verschwinden. Man kann wohl sogar sagen, dass sehr viel öfter solche Selbstheilungstätigkeiten greifen könnten als heute beobachtbar, da uns allen ja ständig suggeriert wird, jedem Symptom sofort ein symptomauslöschendes Medikament entgegenzusetzen. Insofern hat auch die moderne Medizin eine im Wesentlichen symptomatische Therapie ausgebildet.

Phänomene der Selbstheilung Schauen wir aber wieder gemeinsam auf ganz einfache Phänomene. Über den banalen **Schnupfen** gab es immer schon das etwas spöttische Wort, dass er mit Therapie zwei Wochen dauere, ohne jede Therapie aber 14 Tage. Im streng wissenschaftlichen Sinne sind die meisten Erkältungskrankheiten viral induziert und wir kennen bisher kein auch nur einigermaßen verträgliches Virostatikum, das die Anwendung beim banalen Schnupfen rechtfertigen würde. Gäbe es im Organismus also keine Fähigkeit zur Selbstheilung, müsste der Schnupfen geradezu als unheilbare Krankheit im Sinne der modernen Medizin gedacht werden.

Ein weiteres Beispiel betrifft die **Wundheilung**. Immer wieder müsste der Chirurg staunend vor der Tatsache stehen, dass eine von ihm sicher sachlich und fachlich ordentlich verschlossene, d. h. genähte Wunde eben nicht das weitere Leben hindurch in diesem Zustand verbleibt, sondern dass im Allgemeinen acht Tage später diese Fäden entfernt werden können, da sich die Wunde inzwischen geschlossen hat. Kein Chirurg der Welt wird behaupten, dass **er** diese Wunde heilte. Auch hier sind es die Fähigkeiten des Organismus selbst, die die Wundheilung bewirken.

Krankheitssymptomatik als Selbstheilungstätigkeit Das Gebiet der **Immunologie** lehrt uns, dass diese Selbstheilungsvorgänge von frühester Kindheit an im Menschen ausgebildet werden und ein Leben lang zur Verfügung stehen. Wir können davon ausgehen, dass sie in irgendeiner Form bei jeder Erkrankung in Aktion treten. Hier liegt ein unendliches Forschungsgebiet für eine zukünftige Medizin vor, in Bezug auf jede einzelne Krankheit die vom Organismus eingeleiteten Selbstheilungskräfte zu studieren. Es sind nicht nur banale Erscheinungen wie der Schnupfen oder die scheinbar so einfache Wundheilung, die diese Selbstheilungstätigkeiten widerspiegeln. Auch die akuten **Hepatitiden** A und B heilen doch zu einem sehr hohen Prozentsatz direkt und spontan aus, obwohl wir bis heute keine spezifische Therapie für diese virusinduzierten Entzündungskrankheiten haben. Ja, gerade bei den akuten Virushepatitiden haben wir gelernt, dass die eigentliche Krankheitssymptomatik, Ikterus und Entzündung mit Zellnekrosen, bereits die Selbstheilungstätigkeit ist, während die eigentliche Krankheit darin besteht, dass ein unaufmerksames (abgelenktes? geschwächtes?) Immunsystem der Leber zulässt, dass Viren in die Hepatozyten eingeschleust werden. Der scheinbar gesunde Virusträger (S. 215) (Carrier) ist gerade der anerge Patient, der aus seiner Immunität heraus die Viruselimination überhaupt nicht bewirkt. So ließen sich viele weitere Beispiele anführen, die uns die Selbstheilungsfähigkeit des Organismus unmittelbar anschaulich machen. Doch mögen an dieser Stelle die wenigen Beispiele genügen, um den Leser auf dieses aufregende und brennende Studienfeld einer zukünftigen Medizin lenken zu können.

Regulation Kommen wir noch einmal zu der Verlagerung physiologischer Tätigkeiten zurück, die damit pathophysiologischen Charakter bekommen. Wir müssen davon ausgehen, dass solche Verlagerungen, Verschiebungen oder Ungleichgewichte ständig, d. h. in jedem Augenblick unseres Lebens, im Organismus geschehen und dass wir davon nur deshalb so wenig wissen, weil sie durch die nun charakterisierten Selbstheilungstätigkeiten augenblicklich gesundet werden. Jede Ernährung stellt im Grunde genommen den Beginn einer Vergiftung dar, die aber bereits im Ansatz durch die Verdauungstätigkeit überwunden wird. Jede Denktätigkeit „kränkt" den leiblichen Organismus, indem es in ihm Abbauprozesse auslöst, die – würden sie nicht durch die polare Tätigkeit wieder ausgeglichen – zu Ablagerungen führen müssten. Im modernen Sinne nennen wir dieses Regulation und wir können diesen Begriff durchaus auf das hier Gemeinte im Sinne der täglichen spontanen Selbstheilungstätigkeiten übertragen. Regulation leitet sich ab von Regel und verweist damit auf das **ordnende Prinzip**, das alle auch noch so gegensätzlichen Vorgänge im menschlichen Organismus im gesunden Sinne zusammenwirken lässt und stets darüber wacht, dass sich verlagernde Prozesse nicht erst als wirkliche Krankheiten manifestieren, sondern bereits im Latenzstadium durch Gegenregulationen wieder geheilt werden. Die Heilungsvorgänge selbst stammen aus dem Lebensleib, die vermittelnden Regeln (Regulation) aus dem Seelen-Empfindungsleib. Als den Akteur, von dem diese Regulationen gesteuert werden, haben wir bereits früher die **Ich-Organisation** bezeichnet.

4.1.3 Krankheit und Biografie

Biografische Medizin Ein dritter Erkenntnisschritt zum besseren Verständnis der Krankheiten und des Krankseins wird durch das Aufmerksamwerden auf die Biografie des Menschen vorgenommen. Es ist ganz sicher eine der besonderen Einengungen moderner Medizinanschauung, den Menschen immer als Momentaufnahme, quasi als Photographie zu betrachten.

Merke
Die Biografie aber beschreibt den Menschen als ein in der Zeit von Geburt bis Tod ausgebreitetes Zeitenwesen.

Würde das berühmte Marsmännchen ohne irgendwelche Vorkenntnisse von Menschen einem Kind, einem Erwachsenen und einem Greis gegenübertreten, so müsste es diese als drei völlig verschiedene Arten wahrnehmen. Das gilt auch für Bilder oder Photographien ein und desselben Menschen als Kind, Erwachsener oder Greis. Gerade im Sinne einer exakten Naturwissenschaft dürfte es unendliche Schwierigkeiten bereiten, die Identifizierung des auf dem Eisbärenfell ausgestreckten Säuglings mit dem reifen Mann oder dem zerfurchten, gebeugten Greis zu vollziehen. Wir stellen einmal mehr fest, dass eine an sich vom Leben her völlig selbstverständliche Tatsache der Medizin als Wissenschaft ausgesprochene Probleme bereitet, da sie durch die naturwissenschaftliche Methode nicht erfasst werden kann. Nur geschieht in dieser Wissenschaft eben nicht der Schritt dahin, nach einer Methode zu suchen, die auch diese Tatsache des Menschseins in sich aufnimmt, sondern sie verdrängt eine solche Tatsache, wischt sie unter den Tisch. Jede den Menschen wirklich erfassende Medizin muss immer auch biografische Medizin sein und jede Krankheit muss auf ihren biografischen Stellenwert hin geprüft werden.

Biografie, Reinkarnation und Karma So kann es gar nicht verwundern, dass Steiner jungen Ärzten den Rat gab, in ihr Studium insbesondere auch das Lesen von Biografien aufzunehmen. Wir haben in früheren Kapiteln bereits zeigen können, dass die menschliche Bildung sich in ganz bestimmten Rhythmen (S. 45) von sog. Jahrsiebten vollzieht und dass diese Rhythmen hervorgerufen werden durch die besonderen Auseinandersetzungen der menschlichen Individualität mit den Erbbedingungen und später mit sich selbst. Unser Ich ist auf ständiger Wanderschaft auch in Beziehung auf unseren Leib und unsere Seele. Biografie beschreibt also keinesfalls nur äußere Ereignisse im Leben, sondern kann durchaus auch einen Aspekt in Richtung der persönlich-individuellen Entwicklung von Leib, Seele und Geist erfassen. Das Studium der Biografie wird den zukünftigen Arzt auch über die Grenzen von Geburt und Tod hinausführen.

> **Merke**
> **Gegenüber der Frage von Begabungen, Talenten, Fähigkeiten, aber auch Behinderungen, Missbildungen oder Erbkrankheiten wird der Arzt zukünftig immer mehr über die Grenze der Geburt hinaus forschen müssen, um die Ursachen in der vorgeburtlichen Präexistenz des Menschen zu finden.**

Er wird in der Beschäftigung mit der Biografie und den eben charakterisierten Bedingungen auf Fragen stoßen, die in der Anthroposophie eine zentrale Bedeutung haben. Er wird auf die Frage stoßen nach der Möglichkeit wiederholter Erdenleben (S. 27) (Reinkarnation) und den in diesen eingeschlossenen Schicksalsgesetzen (S. 27) (Karma). Beide sollen hier, da das Buch eine Einführung in eine durch Anthroposophie ergänzte Medizin sein will, nur der Vollständigkeit halber Erwähnung finden. Sie sind Gesetzmäßigkeiten, aus deren Verständnis in Zukunft die Anschauung von Krankheiten wieder ganz positiv werden kann.

Krankheit als notwendiger Widerstand Krankheit als Sinngebung, als ein der Individualität notwendiger Widerstand, um Kräfte daran zu entwickeln, wird sich nur entdecken lassen, wenn der Arzt den biografischen Aspekt in sein Krankheitsverständnis aufnimmt. Dann wird er als höchstes Ziel der Heilung von Krankheiten nicht mehr die Heilung ad integrum postulieren, sondern die Wandlung zu einem in der Entwicklung fortschreitenden, zu einem neuen Menschen. Er wird dann seine Funktion auch anders verstehen können, indem er nicht mehr objektiv distanziert als Ingenieur, Reparateur oder Installateur Heilung bewirkt, dadurch, dass er Symptome beseitigt und das Alte möglichst wiederherstellt, sondern sich als ein den Menschen auf seiner Wanderung für eine Weile Begleitender, Helfender verstehen lernt, der bei aller notwendigen objektiven Distanzierung auch den Mut zum Mitgefühl, ja Mitleid mit seinem Menschenbruder hat. In diesem Aspekt kann deutlich werden, dass die in diesem Buch anklingende ergänzte Medizin im tiefsten Sinne eine **christliche Medizin** sein muss. Und jeder Leser wird an dieser Stelle verstehen, dass damit keine Konfession im einengenden Sinne gemeint ist, sondern eine **Ethik,** die über alle konfessionellen Religionen hinaus menschliche Gültigkeit hat.

4.2 Vier Krankheitstypen

Typus In den folgenden Kapiteln werden vier Haupttypen der Krankheiten beschrieben, die sich aus der leiblichen Viergliedrigkeit des Menschen und ihren Beziehungen zu Seele und Geist ergeben:

- Sklerosekrankheiten
- Geschwulstkrankheiten
- Allergiekrankheiten
- Entzündungskrankheiten

Wenn hier von Typus die Rede ist, so wird dieser Begriff in Anlehnung an Goethe gebraucht und bezeichnet ein aller Differenzierung und Ausgestaltung zugrunde liegendes Gemeinsames, ein Gesetzmäßiges. Der Typus ist nach der heutigen Denkart also nur eine Idee, nach Goethes Verständnis aber Ausdruck einer **geistigen Wirklichkeit,** die nicht direkt in die sinnliche Erscheinung tritt. Doch zeigt sich der Typus in der sinnlich wahrnehmbaren Welt in den unendlichen Möglichkeiten seiner Metamorphosierungen, in diesem Falle also in Krankheiten. Damit hat jede Krankheit auch ihre geistige Wurzel oder Wirklichkeit, die sich in der speziellen Ausgestaltung des Individuums bis zur sinnlichen Wahrnehmbarkeit formt.

Merke
Und noch einmal: Bei aller individuellen Ausgestaltung haben diese einzelnen Krankheiten doch eine gemeinsame, gesetzmäßige Wurzel – eben den Typus.

Den hier charakterisierten vier Haupttypen von Krankheiten entsprechen zunächst vier **physiologische Grundfähigkeiten** jeder leiblichen Gestaltung. Ohne die Fähigkeit zur Sklerose beispielsweise würde der Organismus keinerlei Festigkeit erreichen, er würde immer als ein wässrig-luftiges Gebilde oder in anderer nichtfester Form existieren müssen. Mollusken können dafür als angenähertes Beispiel gelten. Das gleiche gilt für die Entzündung. Hätte der Körper nicht diese Fähigkeit, würde in ihm keine Erneuerung (Regeneration) stattfinden können, die Alterungsvorgänge würden in unglaublich kurzer Zeit jedes Leben unmöglich machen. Diese hier vielleicht noch unverständlichen Bemerkungen sollen in jeder ausführlicheren Darstellung der folgenden Kapitel begreifbarer werden. Doch soll das Gemeinsame der vier Haupttypen vorausgeschickt werden.

Durchmischung der physiologischen Grundfähigkeiten Ein Erkenntnisproblem ist in der Wirklichkeit leiblicher Geschehnisse die vollständige Durchdringung der vier Fähigkeiten, die zugleich in ihren Verlagerungen die vier Haupttypen von Krankheiten sind. Es ist die Notwendigkeit unseres analytischen Denkens, sie zum Verständnis dieser Fähigkeiten erkenntnismäßig voneinander zu trennen. Sie sind auch im lebendigen Organismus durch ihre innere Gesetzmäßigkeit als streng voneinander getrennt zu denken, räumlich-zeitlich allerdings ständig durchmischt. Diese Paradoxie ist typisch für den menschlichen Organismus, der in vielfachen Polaritäten und damit Gegensätzlichkeiten existiert. Die Durchdringung kann konkreter auch als ständiges Zusammenwirken bezeichnet werden, wobei die Regie wiederum von unserem Ich, von unserer Ich-Organisation ausgeht. Verlagern sich diese Fähigkeiten nun aus ihrem funktionellen Gleichgewicht und werden damit zu pathologischen Vorgängen, werden wir entsprechend den drei Leibbereichen von Stoff-, Lebens- und Seelenleib drei Richtungen und damit Ausgestaltungen oder Erscheinungsorte finden. Die erste ergreift bzw. manifestiert sich im sichtbaren Leib und schafft eine auch sinnlich wahrnehmbare Symptomatik oder **pathophysiologische Veränderung,** die zweite ergreift den Lebensbereich und wird primär funktionell erlebbar. Wir können sie auch als latent bezeichnen. Die dritte Richtung findet sich in der dem Leib zugewandten Seele (Seelenleib) und schafft **seelisch-leibliche Veränderungen,** die in ihrer Symptomatik im Wesentlichen unsichtbar bleiben, wenn auch exakt beschreibbar.

Krankheitsstadien Hier stoßen wir auf eine immanente Gesetzmäßigkeit. Jede Krankheit durchläuft in zeitlicher Abfolge drei Stufen oder Stadien. Zeigt sie sich als **organische Ausgestaltung,** beginnt sie leiblich im Bereich des **Astralleibes** oder in der Verbindung von **Empfindungsleib und Empfindungsseele.** Steiner erkannte diese Entstehungsgesetzmäßigkeit, dass organische Erkrankungen ihren Ursprung in der Seele (hier Empfindungsseele) hätten. Dieses Leibesglied wurde auch als Luft- und Lichtorganisation beschrieben. Krankheit ist hier ein spirituell-unsichtbares Geschehen, Veranlagung, mit einem älteren Begriff „Disposition". Aber sie hat bereits das Allgemeine des Typus verlassen, sie ist schon persönlich geworden.

Setzt sie sich tiefer in den Leib hinein fort, ergreift sie den **Lebens- oder Ätherleib** und wird nun **latent.** Sie zeigt sich in **funktionellen Symptomen,** wie sie sich während der Disposition psychisch äußert. Erst im Durchbruch in den stofflich-physischen Leibbereich wird sie **manifest,** jetzt treten Befunde auf, werden mess-, wäg- oder zählbar (▶ Tab. 4.1). Im latenten Stadium wird das Befinden, in der Disposition die Gestimmtheit alteriert (▶ Abb. 4.1). Verstimmungen und Befindlich-

► **Tab. 4.1** Drei Stadien der vier Krankheitstypen.

Seelenleib	Lebensleib	Physischer Leib	Fähigkeiten
Zwangskrankheiten	Neurasthenie	Sklerosekrankheiten	„Sklerose“
Depression	Hypochondrie Erschöpfung	Gutartige Geschwülste	„Geschwulst“ (= Parenchymbildung)
Wahnkrankheiten	Hysterie	Allergiekrankheiten	„Allergie“
Manie	Nervosität	Entzündungskrankheiten	„Entzündung“

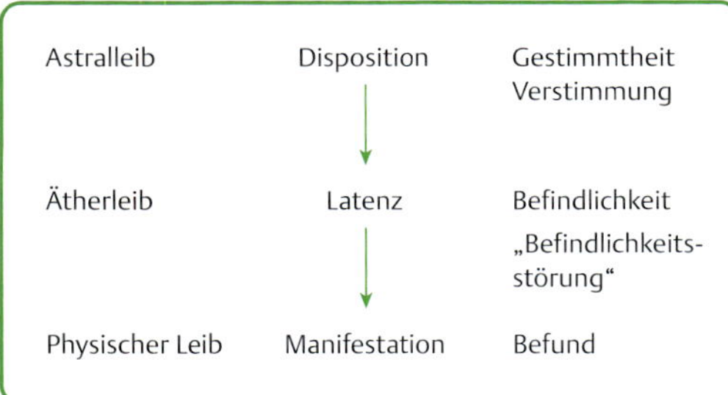

► **Abb. 4.1** Krankheitsstadien.

keitsstörungen sind ernst zu nehmende Symptome der Vorstadien manifester organischer Erkrankungen. Es ist ein Fehler der modernen Medizin, sie zu bagatellisieren oder gar zu diskriminieren. Sie verpasst so die Chance der wirklichen Früherkennung und therapeutischer Möglichkeiten, die noch Heilung beinhalten und nicht vor der manifesten Krankheit resignieren.

4.2.1 Sklerose und Sklerosekrankheiten

Fähigkeit zur Sklerose Die physiologische Seite (Fähigkeit) der Sklerose ist die **Verfestigung des Leibes.** Wie einleitend schon gesagt, handelt es sich um ein Grundprinzip, also eine Gesetzmäßigkeit des lebendigen menschlichen Organismus, das in vielfachen Variationen anschaubar wird. Das Urbild für diese physiologische Tätigkeit der Sklerose ist das menschliche Skelett, aber auch die Zähne, alles Binde- und Stützgewebe, die Gefäßwände usw. Sklerose ist zugleich Bildungstendenz des Stoffleibes, dessen innere Gesetzmäßigkeit sich in ihr offenbart. Man stoße sich nicht an dem Begriff der Sklerose, da dieser doch bereits im allgemeinen Sprachgebrauch eine krankhafte Veränderung beschreibt. Es ist gerade im Sinne einer auf die Medizin angewandten anthroposophischen Menschenkunde, den normalen (physiologischen) Prozess in seiner krankhaften Ausgestaltung als Verlagerung zu durchschauen, wie es zuvor ausführlich dargestellt wurde (Kap. 4.1.2).

Verlagerte Sklerose Die in der Skelettbildung physiologisch sinnvoll angewandte Sklerosetätigkeit erscheint in der **Arteriosklerose** eben am falschen Ort. Anders ausgedrückt ist die Arteriosklerose eine Knochenbildungstendenz an der Gefäßwand. In der Bildungsphase des Stoffleibes, die wir als Zeitraum des ersten Lebensjahrsiebtes kennen lernten, kann die Verlagerung der physiologischen Sklerose auch in einem Zuviel oder Zuwenig an charakteristischen Krankheiten studiert werden. Gemeint ist einerseits die Marmorknochenkrankheit (Osteogenesis imperfecta), bei der eine viel zu rasche Verhärtung der Knochensubstanz eintritt und diese damit zerbrechlich wird, während andererseits bei dem Gegenpol, der Rachitis, die sklerosierende Tendenz zu schwach ist und sich die notwendige Festigkeit des Knochens ungenügend ausbildet.

Sklerose und mineralische Welt Die Fähigkeit zur Sklerose verbindet den Stoffleib mit der mineralischen Welt. Deshalb finden wir auch viele Übereinstimmungen der unorganischen Welt mit dem menschlichen physischen oder Stoffleib, auf den die naturwissenschaftliche Forschung im Speziellen ausgerichtet ist. Mineralische Welt und Stoffleib scheinen auf Dauer angelegt, in ihnen sind zeitliche Veränderungen nur schwer zu erkennen.

Sklerosekrankheit In der pathologischen Ausgestaltung der Sklerose, also den Sklerosekrankheiten, wird nun die physiologische Verfestigung zur pathologischen Verhärtung oder Ablagerung. Viele Beispiele können hierfür herangezogen werden. In der Arthrose sehen wir eine über die physiologische Notwendigkeit hinausgehende Knochenbildung, die sich z. T. in barocken Formen Ausdruck verschafft und etwas von dem Formpol des Menschen, wie er dem Nerven-Sinnes-System funktional zugrunde liegt, verrät.

Merke
Wesentlich ist, dass bei den Verhärtungs- oder Ablagerungskrankheiten die Funktion, die praktisch immer mit Bewegung zu tun hat, eingeschränkt wird oder verloren geht.

Auf die Arteriosklerose wurde bereits verwiesen, sie ist so etwas wie die generalisierte Erscheinungsform der Sklerose und wird oft von Laien mit dem allgemeinen Begriff der Sklerose gleichgesetzt. Sklerosevorgänge finden wir aber auch in den Sinnesorganen als Otosklerose oder Katarakt, in den durch chronische Entzündungen bewirkten Verhärtungen parenchymatöser Organe, wie beispielsweise der Leberzirrhose oder dem funktionalen Elastizitätsverlust der Lungenalveolen beim Emphysem. Eine andere Richtung der pathologischen Sklerose finden wir als Ablagerung, z. B. in den vielfältigen Steinbildungen einer Cholezystolithiasis oder Nephrolithiasis, aber auch in der Gicht. Auch in der Arteriosklerose spielt die Ablagerung, beispielsweise von Lipiden (Cholesterin), eine wesentliche Rolle, sodass wir daran ablesen können, dass Verhärtung und Ablagerung aus der gleichen Wurzel stammen.

Sklerose und Alterskräfte Die Sklerose kennzeichnet den **Alterspol im Menschen,** der von frühester Kindheit an wirksam ist. Auch hier erfahren wir wieder eine typische Paradoxie des Menschen, auf die wir durch das Studium der Anthroposophie aufmerksam werden können. Auch der von Geburt bis zum Tod ausgebreitete Mensch ist eine Ganzheit. Und so sind in der Sklerose das ganze Leben hindurch die Alterskräfte wirksam, wie in der Regeneration bzw. der Entzündung die eigentlichen Kindheitskräfte. Maß und Zielrichtung der Wirksamkeit dieser während des ganzen Lebens immer vorhandenen Fähigkeiten ist eben in Kindheit und Alter unterschiedlich, beschreibt unterschiedliche Gleichgewichtszustände. Die Sklerosefähigkeit stellt den Menschen auf die **Erde,** macht ihn zu einem erdfähigen Wesen, das sich in den Gesetzmäßigkeiten der Erde zurechtfindet und erhält. Sie bringt schließlich den Menschen auch zur sichtbaren Erscheinung. In dieser Verbindung mit der Erde spielt ein Organ die wesentliche vermittelnde Rolle, von dem wir sicher überrascht feststellen müssen, dass wir es kaum als das speziell der Erde zugewandte Organ bezeichnet hätten. Nach Steiners Darstellungen ist die **Lunge** das menschliche Organ, das der Erdwirksamkeit am meisten zugewandt ist und diese im Menschen repräsentiert. So schwer verständlich diese Aussage ist, mag doch eine gedankliche Brücke bilden, dass auch in der phylogenetischen Entwicklung die Lunge in dem Augenblick auftritt, wo die Tierwelt vom Wasser ans Land geht. So sehr die Lunge durch die Atmung auch dem Element der Luft zugewandt scheint, ist sie im tieferen Verständnis doch das eigentliche Erdenorgan.

Charakter Betrafen die bisher charakterisierten Sklerosekrankheiten den sichtbaren Menschen und damit vor allem den Stoffleib, müssen wir jetzt die Verhärtungs- und Verfestigungstendenzen im Lebens- und im Seelenleib aufsuchen, wo sie eindeutige Symptome verursachen, ohne in die „Sichtbarkeit" zu treten, d. h., aber auch ohne im engeren Sinne Befunde zu produzieren. Doch auch den hier auftretenden Erkrankungen liegen physiologische Fähigkeiten zugrunde, die es zuerst zu beschreiben gilt. Im Zusammenhang mit der Organbildung im Stoffleib finden wir eine seelische Durchdringung derselben, die im Einzelnen schwer zu beschreiben ist und im üblichen Sprachgebrauch mit dem Begriff des Charakters bezeichnet wird. Dieses sicher für heutige Menschen überwiegend problematische Wort beschreibt dennoch eine konstitutionelle Wirklichkeit des Menschen, die sehr stark an die Erbgegebenheiten der Vorfahrenschaft gebunden ist, sich aber in der Ausgestaltung des individuellen Lebens ebenfalls individualisieren lässt. Wenn es gelingt, in dieser Tatsache nicht nur eine psychologische Beschreibung zu sehen, sondern durchaus auch eine leiblich-physiologische, so steht außer Frage, dass gerade in dem mit Charakter bezeichneten Lebensbereich Festigkeit von Nöten ist. Denken wir an Konsequenz, Ordnung, Begrenzung oder

Sparsamkeit, die durchaus auch physiologische Wirklichkeiten sind. Denken wir gerade bei dem Prinzip Sparsamkeit an den enterohepatischen Kreislauf der Gallensäuren oder auch an die so unverzichtbare tubuläre Rückresorption der Elektrolyte in den Nieren.

Neurasthenie Tritt nun in diesem leiblich-seelischen Gebiet eine pathologische Verfestigungs-, Verhärtungs- oder Ablagerungstendenz im Sinne der Sklerosekrankheiten auf, erleben wir im seelisch-leiblichen Gebiet (Seelenleib) die ganze Fülle der Zwänge oder Zwangskrankheiten. Vor allem die Neurosen zählen heute hierzu, aber auch die Phobien. Steiner sprach auch von seelischer Determination. In der mittleren, Stoff und Seele vermittelnden Leibesregion, dem Lebensleib, entdecken wir die Neurasthenie, die hier also kein eingeengt psychiatrischer Begriff ist. Der Leser stoße sich nicht an dem vielleicht veraltet wirkenden Begriff der „Neurasthenie". Er entstammt einer konstitutionell-beobachtenden Beschreibung älterer Medizinvorstellungen und Steiner benutzte ihn aus der Zeitgebundenheit heraus. Er soll eine funktionelle Störung beschreiben, für die wir vielleicht eines Tages einen neuen Begriff finden werden. Auch in der Neurasthenie finden wir die zwei Richtungsmöglichkeiten der pathologischen Verlagerung:

- wieder mehr zum Leibe oder
- mehr zur Seele gerichtet.

Im ersten Falle finden wir als Überbegriff aller Veränderungen die **Versteifung,** die sich vor allem gegenüber Bewegungsabläufen ausdrückt, aber auch als ein Vorstadium der eigentlichen Sklerosekrankheiten verstanden werden muss. Die Übergänge sind ganz sicher fließend und somit nicht scharf abgrenzbar, weshalb in Anlehnung moderner medizinischer Ordnungen die Neurasthenie auch als latente Sklerosekrankheit bezeichnet werden kann. Bei ihrer Ausrichtung zur Seele finden wir dann Veränderungen im Sinne der **Einengung,** Pedanterie, des Geizes, auch Einengung der Anschauungen, bis hin zur völligen Interesselosigkeit an dem, was in der Welt vorgeht.

Zusammenhang von Sklerose und Stoffwechseltätigkeit Zum Schluss sei noch ein Hinweis auf eine andere Anschauungs- und Verständnismöglichkeit der Sklerose als krankhafter Veränderung gegeben. Unter Einbeziehung der funktionalen Dreigliederung des menschlichen Organismus, dem Nerven-Sinnes-System, Rhythmischen System und Stoffwechsel-Gliedmaßen-System, finden wir die Sklerose als Vorgang, bei dem sich alle Nerven-Sinnes-Tätigkeit zu stark in dem eigenen Gebiet auswirkt. Damit sind alle Stoffwechselvorgänge ohne echte Polarität, was anfänglich zu ihrer Hypertrophie, auf längere Sicht aber zu ihrer Verkümmerung führen muss.

Merke

Hier stoßen wir auf eine weitere, heute viel zu wenig beachtete Gesetzmäßigkeit lebendiger Organismen. Polarität bedeutet nicht Gegensätzlichkeit, die sich meidet, sondern Gegensätzlichkeit, die einander anregt, aneinander interessiert ist, sich gegenseitig braucht.

Zieht sich nun ein Pol ganz in seine eigene Tätigkeit zurück, bekundet damit Interesselosigkeit und der Gegenpol bleibt ohne Anregungen, so muss Letzterer verkümmern, verdorren, degenerieren. Die bei allen Sklerosekrankheiten und der Neurasthenie zu beobachtende Mangelsituation in der aufbauenden, regenerierenden oder wachstumsfördernden Stoffwechseltätigkeit findet ihre Erklärung in der hier charakterisierten Konstellation.

Fassen wir noch einmal zusammen:

Sklerose bezeichnet im menschlichen Organismus die physiologische Fähigkeit zur Verfestigung. Diese Bildungstendenz steht im Zusammenhang mit dem Stoffleib und seiner Beziehung zur unorganisch-mineralischen Natur. In der pathologischen Verlagerung oder Übersteigerung wird diese Fähigkeit zur Sklerosekrankheit oder im mehr funktionalen Gebiet zur Neurasthenie. Beide sind Ausdruck der gleichen Veränderung in unterschiedlicher Ausprägung. Neurasthenie kann insofern auch als latente Sklerosekrankheit bezeichnet werden. Im Seelisch-Leiblichen finden wir die Zwangskrankheiten, Phobien und Neurosen. Mit Blick auf die funktionale Dreigliederung des menschlichen Organismus tritt eine Sklerosekrankheit auf, wenn das Nerven-Sinnes-System in seinem eigenen Gebiet zu stark tätig ist und dadurch Stoffwechselfunktionen verkümmern.

4.2.2 Geschwulst und Geschwulstkrankheiten

Wenn in diesem Kapitel über die Geschwulstbildung gesprochen wird, so darf der Leser nicht sofort an die Karzinomkrankheit denken. Diese ist ein Spezialfall der Geschwulstbildung und wird deshalb als ein besonderes Thema in einem eigenen Kapitel dargestellt werden. Hier geht es zunächst um die ganz allgemeine gutartig genannte Geschwulstbildung, wie wir sie in Myomen, Lipomen, Fibromen usw. finden.

Physiologische Geschwulstbildung Sucht man nun nach der physiologischen Seite der Geschwulstbildung, so ist diese zunächst nicht so leicht und anschaulich aufzufinden wie in der Sklerose. Wir finden sie in der Bildung der normalen Organgewebe, dem Parenchym. In dieser differenzierenden Ausbildung der Organgewebe entdecken wir im Physiologischen die **geschwulstbildende Kraft,** wobei deutlich sein muss, dass dies zunächst als Hilfsbegriff verstanden werden soll. Ausdruck dieser physiologischen Fähigkeit im Organismus sind also vor allem die parenchymatösen Organe wie Leber, Nieren, Gehirn, Herz, Lungen usw., aber auch die gesamte Muskulatur und alle Organe des Magen-Darm-Traktes. Diese geschwulstbildende Kraft als physiologische Fähigkeit kann auch als **parenchymbildende** bezeichnet werden. Gegenüber der Festigkeit und zur Erstarrung tendierenden Sklerose finden wir hier das Element des Flüssigen oder Wässrigen, das sich funktionell in ständiger Beweglichkeit äußert. Wir werden diese Besonderheit des Parenchyms jeweils sorgfältig wahrnehmen lernen müssen, da selbstverständlich in der Durchmischung aller physiologischen Funktionen auch an jedem Organ sklerosierende Kräfte wirksam sind, die sich vor allem in den bindegewebigen Anteilen bemerkbar machen.

Leber Das vielleicht für diese geschwulstbildende Fähigkeit typischste Organ ist die Leber. Ihr Parenchym ist in der Tat fast flüssig, nur die außerordentlich straffe bindegewebige Kapsel gibt der Leber eine ausreichende Festigkeit. Wie lebensbedrohlich ist eine Leberruptur! Vielleicht fragt sich der Leser, was denn nun an der Leber wirklich beweglich sei. Er wird lernen müssen, diesen Begriff umfassender zu denken als nur in äußerer sichtbarer Bewegung, z. B. der Gliedmaßen oder auch der Peristaltik eines Darmes. Der organspezifische Metabolismus ist diese innere, ständige Bewegung. Sie zeigt sich in Einscheidung und Ausscheidung der Stoffe, Aufbau und Abbau, auch Umbau und Verwandlung, wobei sich in der Gallebildung und dann -absonderung diese Bewegung noch einmal einen sehr starken und auch sichtbaren Ausdruck verschafft. Die Medizin ist heute längst in ultrastrukturelle Dimensionen vorgestoßen, wodurch wir beispielsweise über die Organellen einer Leberzelle und ihre Beziehungen zu den Stoffwechselvorgängen Kenntnis haben. Diese schier unendliche und damit auch unvorstellbare ständige Stoffwechseltätigkeit der Leber ist wesenhafter Ausdruck der Lebenstätigkeit selber. Wir finden diese in reiner Form bei den Pflanzen, deren unfassbare Lebendigkeit schon in einem früheren Kapitel bei der Beschreibung des Lebensleibes (S. 47) angesprochen wurde.

Leber und Leben Vielleicht nimmt der Leser zum ersten Mal wahr, wie unmittelbar verwandt die Worte Leben und Leber sind (im Englischen life und liver; in romanischen Sprachen fehlt diese Beziehung). Ist das nur zufällig, oder spricht sich hier eine ältere Menschheitsweisheit aus? In der Tat ist in der anthroposophischen Erkenntnis die charakterisierte parenchymbildende (geschwulstbildende) Kraft unmittelbarer Ausdruck des menschlichen Lebensleibes (Ätherleib), der in erster Linie Aufbautätigkeiten vollzieht, wenn diese auch immer unter Mitwirkung eines ordnenden Prinzips ablaufen. Diese hier geschwulstbildende Kraft genannte Tätigkeit des Lebensleibes ist besonders gut beobachtbar in der Wundheilung. Abgesehen von den einzelnen histologisch fassbaren Vorgängen, wird der sinnlichen Beobachtung immer auffallen, dass in jeder Wundheilung zunächst eine Überwucherung stattfindet, die sich pathologisch dann z. B. in der Keloidbildung manifestiert. Unter normalen Bedingungen gleicht sich diese zunächst über das notwendige Maß hinausgehende Wucherung in der endgültigen Heilung aus. In dem Phänomen, dass bei nephrektomierten Patienten die erhaltene Niere hypertrophiert und damit einen Teil der Funktion der entfernten Niere übernimmt, können wir diese geschwulstbildende Lebenskraft ebenfalls studieren und auch die Fähigkeit zur Hypertrophie der Muskulatur, beispielsweise durch ständiges Üben (Training), lässt etwas von dem hier Gemeinten anschaubar werden.

Geschwulst und Pflanzenwelt Schafft die Sklerose eine Verbindung zu der mineralischen Welt, so finden wir in der geschwulstbildenden Tätigkeit des Lebensleibes eine unmittelbare Beziehung zur Pflanzenwelt. Deren Möglichkeit zum unendlichen Wachstum finden wir besonders in der pathologischen **Wucherung** wieder. Hier können wir die Eigengesetzlichkeit des Lebensleibes studieren, der sich von den anderen Leibesgliedern emanzipiert, insbesondere gegenüber dem ordnenden, vor allem *begrenzenden* Prinzip der Ich-Organisation. Wir haben in der pathologischen Geschwulstbildung also das Phänomen einer sich vom Gesamtorganismus abtrennenden Lebenstätigkeit, die nun ganz ihren eigenen Gesetzmäßigkeiten folgt, was sich eben als Wucherung Ausdruck verschafft. Dabei zeigt der Grad der Differenzierung oder Entdifferenzierung der Geschwülste das Maß, in dem sich das ordnende Prinzip noch mitteilt (**Differenzierung**) oder völlig abgetrennt wurde (**Entdifferenzierung**). Wir sehen, dass hier die Zelle eine wesentliche Grundlage bildet, in der sich bei der Geschwulstbildung Lebensleib und Stoffleib von den Einwirkungen der sog. höheren Leibesglieder Seelenleib und Ich-Organisation getrennt haben.

Schlaf Diese Situation liegt im Übrigen auch jedes Mal vor, wenn der Mensch schläft. Es ist bekannt, dass der Schlaf eine Phase der Regeneration ist, aber auch des **Wachstums.** Jeden Abend ist der ermüdete Mensch einige Zentimeter kürzer als am Morgen.

> **Merke**
> **Gehen Regeneration und Wachstum aber über ein für den Organismus gesundes Maß hinaus, müssen wir von Wucherung sprechen.**

Schlaf und Geschwulstbildung können also ihren Konstellationen nach als durchaus verwandt bezeichnet werden. So kann es auch verständlich werden, dass die eigentliche parenchym- oder geschwulstbildende Kraft weit unterhalb des Wachbewusstseins verläuft, wir müssten sagen im **Tiefschlafbewusstsein.** Gerade bei der pathologischen Geschwulstbildung wird immer wieder auffallen müssen, dass sie von ihrer Symptomatik her außerordentlich stumm verläuft und erst durch mechanische Verdrängung zu einer Symptomatik führt, die die Geschwulstbildung dann dem Bewusstsein zugängig macht.

Emanzipation des Lebensleibes Diese pathologische Geschwulstbildung finden wir zunächst in allen Formen gutartiger Geschwülste, seien sie begrenzt und solitär oder generalisiert. Der Morbus Recklinghausen ist ein gutes Beispiel für eine systemische Geschwulstbildung, die sich als Neurofibromatosis ausbildet. Wir kennen aber auch generalisierte Lipombildungen oder das vielfache Auftreten von Uterusmyomen, vor allem auch die von den Schleimhäuten ausgehenden polypoiden Wucherungen. Bei diesen gutartigen Geschwülsten hat sich die Emanzipation des Lebensleibes von Seelenleib und Ich-Organisation vollzogen, wenngleich auch nicht in letzter vollständiger Art. Zumindest Nachwirkungen dieser ordnenden Prinzipien sind in solchen gutartigen Geschwulstbildungen noch zu erkennen. Der Stoffleib ist in diese Emanzipation mit eingebunden und kann in besonderen Bedingungen sogar die Oberhand gewinnen, was sich dann wieder in Verfestigungen oder Verhärtungen solcher gutartigen Geschwulstbildungen zeigt. Am charakteristischsten hierfür ist die Verkalkung vieler gutartiger Geschwülste, im Besonderen der Myome. Wie groß die Wachstumskraft und damit die pflanzliche Wucherungstendenz sein kann, kann man an manchen Kystomen oder auch Lipomen studieren, die oft den ganzen Bauchraum oder auch den retroperitonealen Raum ausfüllen können und dann selbstverständlich zu bedrohlichen Verdrängungen anderer Organe führen.

Ein Spezialfall sind die Adenome, insbesondere wenn sie eine endokrine Funktion haben, wie beispielsweise das toxische Adenom der Schilddrüse. Hier sehen wir den Lebensleib mehr in Richtung der **seelischen Tätigkeiten** ausgedehnt, diese wie in sich hineinholend und sie im unrechten Maße benutzend. Wie schon bei der Sklerose sehen wir auch hier wieder die zwei Möglichkeiten, nach denen sich die ursächliche Kraft Richtungen zu den benachbarten Gliederungen schafft. Der sich vom Gesamtorganismus an der Stelle der Adenombildung emanzipierende und nun autonome Anteil des Lebensleibes saugt Anteile des Seelenleibes in sich hinein. Vergleichbar hiermit ist in der außermenschlichen Natur die Giftbildung in der Pflanze. Der endokrinen Bildung von Hormonen wird keine für den gesamten Organismus gesunde Grenze mehr gesetzt, es geschieht Bildung um ihrer Bildung willen, im übertragenen Sinne also wieder Wucherung.

Geschwulstbildung und Erwachsenenalter Hatten wir die Sklerose als typischen Alterspol des Menschen charakterisiert, der mit seinen Kräften aber bis zur frühesten Kindheit in das Menschenleben hineinragt, so kann die geschwulstbildende Tendenz als besonders ausgeprägt beim reifen Erwachsenen beobachtet werden, also etwa vom 40. Lebensjahr an. In dieser Zeit muss es, wie früher bereits dargestellt, als für die biografische Entwicklung gesund gelten, dass sich der Mensch seelisch-geistig von den leiblichen Bedingungen wieder löst und diese damit in ihre eigenen Gesetzmäßigkeiten zurückfallen. Das Auftreten von Geschwulstbildungen ist also gewissermaßen auch altersphysiologisch bedingt. Nur liegt diese Phase früher im Lebenslauf als die Alterssklerose. Auch muss wieder ergänzend aufmerksam gemacht werden, dass die physiologische Seite der Geschwulstbildung im Sinne des Parenchymaufbaus als Prozess ebenfalls von frühester Kindheit an wirksam ist, seine besondere Anschaulichkeit aber eben erst in einem späteren Lebensabschnitt findet.

Depression Als einen funktionell seelischen Ausdruck der pathologischen Sklerosebildung hatten wir die Zwangskrankheiten kennen gelernt. Das entsprechende Pendant für die Geschwulstbildung ist die Depression. Auch sie ist ein funktionell-seelischer Ausdruck dessen, was sich leiblich als Geschwulst offenbart. Nur, dass die Geschwulstbildung leiblich latent bleibt. Der Seele fehlt für ihr gesundes Eingreifen in den Leib die organische Grundlage, Teile der Seele sind wie an den Leib gefesselt, andere werden am Einwirken gehindert. Als Ausdruck dieser Veränderungen erlebt der Mensch von seiner Seele aus ein Schweregefühl, Lähmung seiner Antriebskräfte und eine tief greifende Verzweiflung. Dabei ist besonders eindrucksvoll, dass der Kranke sein Kranksein ganz bewusst erlebt, ohne aber von seinem Willen aus etwas ändern zu können. Immer wieder charakterisieren die Kranken sich wie durch die Krankheit gefesselt. Dabei kennen wir heute eine Fülle verschiedener Depressionsformen, die ihre Erklärung durch die jeweils zugrunde liegende organische Störung finden. Es ist eben ein Unterschied, ob diese latent bleibende Geschwulstbildung sich in der Lunge, im Herzen, in den Nieren, im Gehirn oder anderswo abspielt. Vielleicht am ausgeprägtesten ist das Bild der Depression dann, wenn die organische Störung in der **Leber** selbst liegt. Dabei muss keineswegs immer das Vollbild einer Depression bestehen. Viele Verstimmtheiten, Antriebslosigkeit, Initiativlosigkeit oder Ermüdungen sind seelischer Ausdruck für das, was sich im Vollbild der Depression dann zeigt. Dabei kann darauf aufmerksam gemacht werden, wie gerade diese seelische Symptomatik außerordentlich häufig bei Patienten mit akuten oder chronischen Leberkrankheiten beobachtet werden kann.

Erschöpfung und Hypochondrie Schiebt sich die geschwulstbildende Kraft zu tief in den Lebensbereich und wird dort pathologisch, erleben wir die heute so häufig gewordene Erschöpfung, die auch als Adynamie bezeichnet werden kann. Als Ausdruck organischen Versagens kennen wir sie vorwiegend aus früheren Zeiten als Morbus Addison oder Sheehan-Syndrom. Heute sind solche organischen Insuffizienzen von Nebenniere oder Hypophyse selten geworden. Umso häufiger treffen wir auf die verschiedensten Erschöpfungszustände, die auch als psychophysische Erschöpfung bezeichnet werden (Burnout, Fatigue). Auch hier werden wir lernen müssen, die Organbezogenheit zu diagnostizieren, d. h., eine Differenzialdiagnose der Erschöpfung nach organischer Verursachung zu erstellen. Wobei bewusst bleiben muss, dass nicht die morphologische (Stoffleib), sondern die Lebensschicht (Lebensleib) des Organs betroffen ist. Deshalb werden solche mehr latenten Krankheiten heute auch als funktionell bezeichnet. Für eine rationale, organbezogene Therapie ist aber die differenzierende Betrachtung und die sich daraus ergebende Diagnose von ausschlaggebender Bedeutung.

Ist die geschwulstbildende Kraft in der eigentlichen organischen Lebensschicht zu intensiv, treten die vielfältigen Inhalte hypochondrischer Symptome auf. Es bildet sich ein pathologisches Organbewusstsein, das halbbewusst bleibt und daher vom Verstand nicht erfasst werden kann, was die Fixation der hypochondrischen Erlebnisse verstehbar macht. Die Gedankenwelt wird von Krankheitsvorstellungen überwuchert, die von außen angeschaut unverständlich erscheinen. Doch sie sind Ausdruck realer organischer Krankheit, die aber nicht in das Sichtbare oder Messbare der Befundwelt treten, sondern ihr Unwesen ganz in der unsichtbaren Welt der Lebensvorgänge treiben. Der „eingebildete" Kranke muss nicht als seelische Absonderlichkeit, sondern als **organische Realität** begriffen werden. Dann entdecken wir auch ganz neue Möglichkeiten der Therapie.

Lähmung Zum Schluss sei noch auf die pathologischen Veränderungen in der Polarität von Nerven-Sinnes-System und Stoffwechsel-Gliedmaßen-System bei der Geschwulstbildung hingewiesen. Sie kommt zustande, wenn das Nerven-Sinnes-System zu tief in das Stoffwechsel-Gliedmaßen-System hineingreift und dabei dieses in Richtung einer Nerven-, Sinnes- oder Knochenbildung drängt. Natürlich ist dies nur als eine Bildungstendenz zu verstehen, es kommt nicht zum fertigen Nerv oder Sinnesorgan, doch werden die Bildungstendenzen dem Stoffwechsel-Gliedmaßen-Pol aufgezwungen und dieser überformt. Er tendiert deshalb entgegen seiner ganzen Beweglichkeit zu Lähmung und schließlich zum Absterben. Der alte Begriff Lethargie beschreibt diese Art organisch-inneren Gelähmtseins besonders gut.

8 Fassen wir zusammen:

„Geschwulstbildung" bedeutet physiologisch die Fähigkeit, Gewebe zu differenzieren, das organspezifische Gewebe auszubilden, sich aus dem Allgemeinen (Chaos) zu sondern (spezialisieren). Diese Fähigkeit steht im Zusammenhang mit dem Lebensleib und seiner Beziehung zur Pflanzenwelt. In der pathologischen Übersteigerung durch Dissoziation von Stoff- und Lebensleib einerseits und Seelen-(Astral-) und Ich-Leib andererseits entsteht die Geschwulst, die wir je nach ihrer Ähnlichkeit zum Ausgangsgewebe als differenziert oder entdifferenziert bezeichnen. In der Karzinomkrankheit tritt die Geschwulstbildung als Sonderform auf (Kap. 12). Typische Geschwulstbildungen sind die benignen Formen der Myome, Lipome, Fibrome und Adenome. In der funktionell-seelischen Ausgestaltung führen die gleichen pathologischen Kräfte zu den unterschiedlichen Formen depressiver Verstimmungen, die in Abgrenzung zur manifesten Geschwulst auch als „latente Geschwulstbildung" bezeichnet werden könnten, und im Lebensbereich zu den unterschiedlichsten Erschöpfungszuständen. Mit Blick auf das dreigliedrig-funktionale System erkennen wir in der Geschwulstbildung das Ergebnis Zu-tiefen-Einwirkens des Nerven-Sinnes- in das Stoffwechsel-Gliedmaßen-System, wodurch dort organbildende Tätigkeiten angeregt werden, die physiologisch im Gebiet der Nerven- und Sinnestätigkeit verbleiben sollten.

4.2.3 Allergie und Allergiekrankheiten

Allergie als Abwehrmaßnahme Bei der Allergie finden wir die Tatsache, dass sie eine physiologische Bedeutung für den menschlichen Organismus hat, auch als Vorstellung der heutigen modernen Medizin. Das Grundphänomen der Allergie wird als **Antigen-Antikörper-Reaktion** beschrieben und gilt als Abwehrmaßnahme gegenüber allen Fremdstoffeinwirkungen. Durch die Immunologie werden heute sämtliche physiologischen wie pathophysiologischen Phänomene der Allergie erfasst. Und vom physiologischen Teil der Allergie wird das Kapitel allergischer Krankheiten abgegrenzt, einschließlich der Autoimmun- oder Autoaggressionskrankheiten. Wir finden also für die Allergie eine volle Übereinstimmung naturwissenschaftlich-medizinischer Vorstellungen mit der Darstellung von Rudolf Steiner, dass die meisten Krankheiten verlagerte physiologische Vorgänge sind. Doch werden wir sehen, dass wir unser Verständnis der Allergie als physiologisches und pathophysiologisches Geschehen durch die anthroposophische Anschauung noch wesentlich erweitern müssen.

Durch die anthroposophische Menschenkunde erweist sich die Allergie als eine doppelte physiologische Fähigkeit: Zum einen finden wir Grenzbildung, zum anderen Überwindung aller Naturprozesse.

Grenzbildung Die Grenzbildung ist ein von der heutigen Medizin noch nicht genügend wahrgenommenes Phänomen. Natürlich weiß man, dass der Organismus Grenzen bildet, z.B. durch Haut oder Schleimhäute. Doch werden solche Orte im Allgemeinen als jederzeit durchlässig gedacht und die wirklich aktive Seite der Grenzbildung zu wenig beachtet. Es ist ein physiologisches Bestreben des Menschen, sich gegenüber allen äußeren Einwirkungen nach außen wie nach innen so abzugrenzen, dass ausschließlich von der menschlichen Organisation aus bestimmt wird, welche Stoffe oder Prozesse diese Grenzen überschreiten können und welche bereits an der Grenze abgewehrt werden. Vor fünfzig Jahren war der Mukosablock der Darmschleimhaut, speziell im Dünndarm wissenschaftlich ebtaliert. Durch die Forschung speziell pharmakokinetischer und -dynamischer Vorgänge wurde diese Vorstellung einer aktiv regulierten Aufnahme oder Zurückweisung von Stoffen weitgehend ad acta gelegt. Aktuell knüpft die Forschung mit der Beschreibung eines leaky-gut bei chronischen Darmerkrankungen wieder an die alte Vorstellung an. Man hat sogar eine ganze Kaskade vermittelnder Transmitter entdeckt, die sog. Claudine, die für diese Regulation der Stoffe verantwortlich sind. Man ist also wieder auf der Spur einer willentlich geregelten Kommunikation des Organismus mit der ihn umgebenden Welt.

Es gibt eine Stofflichkeit, die diese aktive Grenzbildung ignoriert, denen auch die Ich-Organisation unterlegen ist, das sind die radioaktiven Substanzen. Radioaktive Isotope gehen unvermittelt in den Organismus über und können nicht aktiv ausgeschieden werden. Sie „verglimmen" entsprechend ihrer Halbwertzeiten. Deshalb ist Substanzforschung mit radioaktiven Stoffen für den menschlichen Organismus nicht geeignet, die Wirklichkeit der Begegnung mit der natürlichen Stoffwelt abzubilden. Diese Grenzbildung wird vor allem durch die menschliche Sinnesorganisation geschaffen, die durchaus mit den Toren mittelalterlicher Städte verglichen werden können, an denen Wächter Einlass gestatteten oder verhinderten. Diese **aktive Wächterfunktion** muss man sich an jeder Stelle solcher Grenzbildungen des menschlichen Organismus vorstellen, womit physiologisch immer Sinneswahrnehmungen verbunden sind. Diese Grenzorte sind aber auch Orte der Begegnung, was durchaus auch psychologisch verstanden werden kann. Sie sind Orte des Austausches, also der Ein- und Ausscheidung, auch Orte, an denen Aufbau und Abbau vollzogen wird. Diese grenzbildende Tätigkeit ist eine Funktion der Ich-Organisation ([6]: Kap.14). Sie bedient sich dabei der Kieselsäure (Quarz), die geradezu als eine eigene Organisation im Dienste der Grenzbildung gesehen werden kann (Kap. 14.8.2).

Naturüberwindung Die zweite physiologische Tätigkeit der Allergie kann als naturüberwindende Kraft charakterisiert werden. Es gehört zu den physiologischen Grundtatsachen des menschlichen Organismus, dass er im Allgemeinen jede Naturwirkung, sei sie stofflicher oder prozessualer Art, ihrer spezifischen Eigenarten beraubt und zu ganz neutralen Grundstoffen oder -wirkungen abbaut. Insofern kann diese Fähigkeit auch im übergeordneten Sinne als **Verdauung** bezeichnet werden. Die üblichermaßen im Magen-Darm-Trakt so bezeichnete Verdauung ist nur ein besonders anschaulicher Ort dieser Tätigkeit, die aber an jeder Grenzbildung des Menschen geleistet wird, insbesondere auch im Zusammenhang aller Wahrnehmungen, die wir über unsere Sinnesorganisation machen. Wir sprechen auch davon, dass die Welt auf uns Eindrücke macht, die wir verdauen müssen! Wieder zeigt der Sprachgenius eine tatsächliche physiologische Seite des Lebens. Interessanterweise kennen wir durch die naturwissenschaftliche Medizin eine Zellgruppe, die im immunologischen Geschehen eine große Bedeutung hat. Gemeint sind die Makrophagen, die auch als Fresszellen bezeichnet werden und letzten Endes nichts anderes sind als fremdstoffverdauende Zellen. Sie können als ein weiterer Beleg für die überall im Organismus anzutreffende „verdauende" Tätigkeit genommen werden. Als besonderes Phänomen dieser Seite der Allergie können die Autoimmun- oder Autoaggressionskrankheiten gelten. Hier wendet sich diese naturüberwindende, verdauende Kraft gegen den eigenen Organismus. Es soll später versucht werden darzustellen, wodurch diese Wendung gegen sich selbst möglicherweise entstehen kann (Kap. 10). Auch in der modernen immunologischen Forschung ist man auf dieses Dualisieren gestoßen. Man denke an die Unterscheidungen von spezifischer und unspezifischer (natürlicher) Abwehr oder an das TH1/TH2-System.

Integrationsbestreben Hinter beiden Tätigkeiten, der Grenzbildung und der Verdauung, steht das absolute Integrationsbestreben des menschlichen Organismus. Dieses geht von seiner individuellen Seite, der Ich-Organisation, aus. Es muss unbedingt die Tatsache in das Bewusstsein der modernen Medizin dringen, dass sich der Mensch in seinem individuellen Bestreben zunächst ganz gegenüber der Welt abschließt. So können wir auch die Aussage Steiners verstehen, dass der einzelne Mensch jeweils eine Art für sich bildet. Viele Fakten der modernen naturwissenschaftlichen Medizin belegen diese Tatsache, wobei als Beispiel jetzt nur die Transplantation fremder Organe gewählt werden soll. Obwohl doch der Organismus für seine gestörten Funktionen das neu angebotene Organ freudig annehmen müsste, sinnt er mit aller Kraft auf Wege, das Organ wieder abzustoßen. Und diese Abstoßreaktion bei transplantierten Organen ist interessanterweise ein immunologisches Phänomen und kann auch nur durch immunsuppressive Eingriffe verhindert werden.

! Merke
Im Sinne der anthroposophischen Forschung ist Allergie also die Fähigkeit des menschlichen Ichs, seine Leibesintegrität grenzbildend zu schützen und zu erhalten.

Allergie als seelische Reaktion Dabei geht dieses Geschehen vom Astralleib (S. 50) aus, den wir bereits als eine sich durchdringende Einheit vom Empfindungsleib und Empfindungsseele kennen gelernt hatten. Er kann so auch als Seelenleib bezeichnet werden, wobei dieses Wort die starke Durchdringung leiblicher und seelischer Vorgänge direkt bezeichnet. Alle Vorgänge, die wir als Allergie bezeichnen und die dann auch in allergischen Krankheiten auftreten, sind in diesem Sinne stark seelisch affiziert. Einmal mehr lässt uns der Sprachgenius erkennen, dass solche Zusammenhänge früher offensichtlich gewusst wurden. Es ist ganz üblich zu sagen, dass man auf einen anderen Menschen oder andere Dinge allergisch reagiere, wobei rein seelische Reaktionen gemeint sind. Sehr charakteristisch ist auch der Ausdruck, jemanden „nicht riechen“ zu können. Dieser seelische Anteil im allergischen Geschehen ist symptomatisch gut wahrnehmbar, viel schwieriger fassbar sind die wirklich leiblichen Geschehnisse, da sie sich entsprechend der Bildung des Empfindungsleibes schon ganz in einem luft- oder gasförmigen Element abspielen. Hilfreich mag hierbei sein, dass wir in der Tat auch in der naturwissenschaftlichen Medizin die allergischen Vorgänge nur außerordentlich schwer direkt fassen können; unsere meisten Nachweis- oder Bestimmungsmethoden sind indirekter Art. Das gilt für Komplementbindungsreaktionen ebenso wie für die Immunfluoreszenz oder Radio- und Enzymimmunassays. Charakteristisch für dieses leibliche Geschehen ist vor allem die **humorale Vermittlung** allergischer oder immunologischer Phänomene, während die zelluläre Seite sich mehr vom Lebensleib aus gestaltet, allerdings in starker Verbindung mit dem Empfindungsleib.

Niere Als organische Grundlage dient neben dem Immunsystem das gesamte endokrine System, vor allem zunächst in seinem funktionellen Geschehen, da die eigentlichen endokrinen Organe bereits in der zusammengesetzten Form aller vier Leibesgliederungen erscheinen, also durchaus auch Stoffleib oder Lebensleib haben. Das eigentliche Zentralorgan allergischer Phänomene aber ist die **Niere.** Diese Mitteilung muss einmal mehr außerordentlich überraschend und sicher zunächst unverständlich sein. Sie entspringt anthroposophisch-geisteswissenschaftlicher Forschung, lässt sich aber an uns heute bekannten Phänomenen durchaus zu einer berechtigten Hypothese gestalten. Finden wir doch gerade im Zusammenhang mit der Niere eine hohe und für den Gesamtorganismus bedeutsame hormonale Tätigkeit. Denken wir nur an die Renin-Angiotensin-Regulation, aber auch z. B. an das von der Niere gebildete und in seiner Bedeutung noch schwer beschreibbare Erythropoetin. Aber auch die durch Mineralocorticoide gesteuerte tubuläre Rückresorption zeigt diesen hormonalen Anteil in der Niere. Dabei wird man fragen müssen, inwieweit nicht überhaupt die **Nebenniere** in einer funktionellen Einheit mit der Niere gesehen werden muss. Beide Organe bilden ja topographisch diese Einheit schon aus. Auf jeden Fall muss deutlich werden, dass die Niere nur als Ausscheidungsorgan für Harn bisher viel zu einseitig betrachtet wurde, dass sie stark an den Aufbauvorgängen im Organismus beteiligt ist und dass sie vor allem eine Steuerungs- und Regulationsseite hat, die heute praktisch noch unentdeckt ist, die sich aber aus der anthroposophischen Anschauung des menschlichen Organismus und seiner Funktion ergibt: die **Steuerung der Atmung.** Dabei wird von der Niere insbesondere die gesamte Ausatmung aktiv gelenkt. Während die Einatmung als Funktion bestimmter Muskelgruppen durchaus aktiv beschrieben wird, soll die Ausatmung lediglich ein passiver Vorgang der Erschlaffung der gleichen Muskelgruppen sein. Die Ausatmung ist aber ein so aktiver (befreiender!) Akt, dass sie ganz sicher auch ihren Steuerungsort haben muss. Dieser Ort ist organisch die Niere und durch sie wirkend Seelenleib und Ich-Organisation. Eine zukünftige Forschung wird zeigen können, dass diese abenteuerlich oder gar absurd klingende Aussage tatsächlich richtig ist.

Duale Ordnung allergischer Vorgänge Durch das anthroposophische Studium der Allergie kann ein weiteres wichtiges Phänomen erkennbar werden. Alle allergischen Vorgänge sind dual geordnet und dieser dualen Seite liegt eben das Einwirken seelischer Vorgänge im allergischen Geschehen zugrunde. Als Grundprozesse der Empfindungsseele charakterisiert Steiner **Sympathie** und **Antipathie.** Hier finden wir die Beziehung zur physiologischen Seite von Verdauung (Sympathie) und Grenzbildung (Antipathie), also das sich Zueigenmachen oder das Abwehren von Stoffen und Prozessen.

Allergie und Tierwelt In den Empfindungen, die durch Empfindungsleib und Empfindungsseele vermittelt werden, besteht eine Beziehung zum Tier und dessen Begierden und Instinkten. So wie das Tier reagiert der Mensch in dieser Region ohne Zwischenschaltung reflektierender Bewusstseinsvorgänge, er handelt sofort und unmittelbar. Wir kennen diesen Vorgang im Sprachgebrauch der Allergie auch als **Sofortreaktion!** Um aber Missverständnissen gleich vorzubeugen, muss hinzugesetzt werden, dass der Mensch im gesunden Wirken seines Organismus die Tierheit in sich ständig überwindet und unter die Herrschaft der Ich-Organisation stellt. Das gilt im Übrigen gleichermaßen für seine Beziehung zu Pflanze und Mineral.

Hysterie Allergische Reaktionen oder Allergiekrankheiten sind heute außerordentlich häufig geworden. Nach übereinstimmenden Aussagen epidemiologischer Studien in verschiedenen Kontinenten ist die Häufigkeit allergischer Erkrankungen enorm angestiegen. Etwa ein Drittel der Bevölkerung hat eine atopische Diathese. Deshalb haben diese Erkrankungen und auch das Forschungsgebiet der Immunologie ein immer stärkeres Interesse gefunden. In der Anschauung der Anthroposophie bilden allergische Krankheiten auch wieder zwei Richtungen, ausgehend von den Grundphänomenen der Sympathie oder Verdauung und der Antipathie oder Grenzbildung. Die sich von der Sympathie oder Verdauung ableitende Richtung ist heute in der Symptomatologie vieler allergischer Krankheiten gut bekannt. Prototypisch für diese Krankheitsgruppe ist z. B. der Heuschnupfen. Pathophysiologisch steigert sich die Sympathie zur **Neugier**. Der Mensch wird selber ein Stück Natur, indem er diese Natur unbedingt in allen Einzelheiten kennen lernen will und sich dadurch an sie verliert. Es mangelt ihm an Verdauung. Man kann diesen Vorgang auch als ein „Ausfließen" bezeichnen oder ein Über-seine-Grenzen-Gehen. Hier finden wir deshalb zahlreiche Allergien, die durch Stoffe der Natur ausgelöst werden. Beim Heuschnupfen sind es vor allem Gräserpollen, aber wir kennen auch die Primel- oder Erdbeerallergie. Auch die allergischen Reaktionen auf viele Nahrungsmittel sind hinreichend bekannt. Grundsätzlich zeigt sich die Pathophysiologie dieser allergischen Reaktionen in einer „Exsudation", die oft eine entzündliche Phänomenologie oder Symptomatologie aufweist. Beispiel hierfür seien alle Formen exsudativer Ekzeme wie auch der Milchschorf, aber auch die Urtikaria oder allergische Enteropathien. Wir erkennen einen Zusammenhang mit dem wässrigen Element des Lebensleibes, der hier sehr stark affiziert ist.

Im rein Funktionellen bilden diese Vorgänge **Atonie** oder – mit einem unwissenschaftlichen Begriff – Erschlaffung. Positiv könnte man auch von Entspannung sprechen. Dabei steht diese Aktion offensichtlich unter den Steuerungsvorgängen des Sympathikus. Funktionell-seelisch schließlich entsprechen diesen hier charakterisierten pathologischen Vorgängen die Hysterie und alle Wahnkrankheiten, in einer speziellen Ausgestaltung auch die Hypochondrie. Gerade in der Hysterie finden wir eine unendlich gesteigerte Empfindlichkeit, die auf den Zusammenhang mit dem Seelenleib verweist. Auch kann der Arzt immer wieder fasziniert die außerordentlich flüchtigen Symptome der Hysterie wahrnehmen, die im Sinne chemisch-physikalischer Veränderungen oft gar nicht fassbar sind, sich aber doch unmittelbar wahrnehmen lassen.

Dabei zeigt auch die Hysterie diese zwei Richtungen: leiblich in vielen flüchtigen Symptomen, für die keine fassbaren Befunde existieren, als Beispiel nehme man die Urticaria factitia, im Extrem die eingebildete Schwangerschaft. Es ist immer wieder faszinierend, auf die schöpferische Fantasie hysterisch-leiblicher Phänomene zu stoßen. Man wird an die Schauspielkunst erinnert, an Proteus als Verwandlungskünstler. Ins Seelische geht die Hysterie mit gleicher Kraft, oft weit über die Grenzen des Körpers hinaus, was der geschulte Arzt als „Berührung“ erlebt. Die übersteigerte Empfindsamkeit ist eine Seite, die Steigerung in Wahnkrankheiten eine andere. In diesen lebt die Seele außerhalb der eigentlichen Leiblichkeit und dringt in Erlebniswelten, die vordergründig als nicht existent oder „eingebildet“ charakterisiert werden, im tieferen aber den Menschen umgebende unsichtbare Welten offenbaren, von denen wir im Gesunden ohne spezifische Schulung heute nichts wissen können. Was heute als Wahn erscheint, konnte früher auch Vision sein.

Ekel Wir haben aber noch eine zweite Richtung allergischer Reaktionen und Krankheiten, die weniger geläufig und wohl auch weniger erforscht ist. Es ist dies die pathologische Steigerung der Antipathie zum Ekel, der eine übersteigernde Grenzbildungstendenz erkennen lässt und auch als **Aversion** bezeichnet werden kann (▶ Abb. 4.2). Dabei ist es außerordentlich wichtig, dass diese

Sympathie	„Inter-esse“	*Antipathie*
„Verdauung“		„Grenzbildung“
atonisch-exsudativ		*spastisch-sklerosierend*
„ausfließend“		„erstarrend“
Identifikation		**Aversion**

▶ **Abb. 4.2** Ordnung allergischer Krankheiten.

Grenzziehung sich häufig gegen sich selbst wendet. Hierbei handelt es sich um Zusammenziehen, Verengung und von der Atmung her um den Anteil der Einatmung. Das ist als ein Aspekt am Asthma bronchiale in ganz besonderer Weise zu studieren (Kap. 9.4)

Sklerosierende Formen allergischer Krankheiten Eine ganz andere Krankheit, die bisher noch nicht zu der Gruppe allergischer Krankheiten gerechnet wird, findet jetzt möglicherweise ihre pathophysiologische Erklärung: die **Migräne.** Im speziellen Teil dieses Buches wird versucht werden, diese Charakterisierung bestimmter Erkrankungen detaillierter und verständlicher zu beschreiben (Kap. 9.3). In jedem Falle finden wir gegenüber den exsudativen Formen hier mehr die sklerosierenden, erstarrenden Formen. Alle trockenen Ekzeme, insbesondere die atopische Dermatitis (Neurodermitis), sind gemeint, aber auch andere Formen wie beispielsweise der Lichen. Wurde durch die exsudative Form mehr das Milieu des Lebensleibes affiziert, so bei der sklerosierenden Form das des Stoffleibes. Dadurch kommt die starke Mineralisierungstendenz solcher Krankheiten zustande. Im Funktionellen bildet sich der Spasmus, allgemeiner auch jegliche Art von **Anspannung.**

Es dürfte ein aufregendes Forschungskapitel sein, unter diesem Aspekt einmal die Frage nach Zusammenhängen mit dem großen Komplex der **essenziellen Hypertonie** zu stellen! Ist es nicht ein auffälliges Phänomen, dass für eine so weit verbreitete Krankheit bisher kein organisches Substrat gefunden wurde? Und muss nicht auch erstaunen, dass trotz sicher effektiver Antihypertensiva lediglich etwas 40 % aller Hypertoniekranken zufriedenstellend einstellbar sind, die anderen

„Non-Responder"? Und von Heilung kann überhaupt nicht die Rede sein, eine einmal diagnostizierte essenzielle Hypertonie muss die ganze folgende Lebenszeit behandelt werden! Es lohnte sich also schon, einmal einer hier aufgestellten Hypothese, die in Wirklichkeit ja der ärztlichen Beobachtung und tiefer dringenden Anschauung („anschauende Urteilskraft", Goethe) entstammt, nachzugehen. Das Pendant auf der Seite der Erschlaffung ist im Übrigen die ebenfalls ja als essenziell, d. h. ohne organpathologisches Korrelat, auftretende **Hypotonie.**

Neurose Im funktionell-seelischen Erleben werden wir hier „Autoaggression" erleben, Krankheiten, die als Ekel vor dem eigenen Leib durchschaut werden müssen, Essstörungen z. B. oder auch bestimmte „Ekelneurosen", wobei dies ein unwissenschaftlicher Hilfsbegriff ist, der zum Ausdruck bringen soll, dass hier viel Forschungsbedarf existiert und noch keine fertige Anschauung.

Offene Fragen Etwas kann an diesem Kapitel über die Allergie ganz deutlich werden: Sowohl von der naturwissenschaftlichen Seite als auch von der anthroposophischen Seite gibt es noch viele offene Fragen. Man betritt ein Forschungsgebiet, das noch eine Fülle neuer Ergebnisse und Erkenntnisse verspricht. Das kann auch an der Immunologie erlebt werden, die bereits wieder in die Gefahr einer Überdifferenzierung gerät, d. h., dem Erstellen einer schier unüberschaubaren Fülle einzelner Daten, die zunehmend den Blick auf die ihnen zugrunde liegende Einheitlichkeit verstellt. Gerade aber auf diese Einheit, die alle noch so differenzierten Phänomene in sich trägt, kann die anthroposophische Anschauung unsere Aufmerksamkeit gerichtet halten.

Allergie und Geschwulst Zum Schluss dieses Kapitels sei ergänzt, dass unter Berücksichtigung der funktionalen leiblichen Dreigliederung sich bei der Allergie Stoffwechselprozesse über das physiologische Maß hinaus in das Nerven-Sinnes-System schieben und dieses überfluten. Hier finden wir eine deutliche Polarität zur Geschwulstbildung, woraus eines Tages auch eine hochinteressante therapeutische Fragestellung werden könnte. Einerseits kennen wir durch epidemiologisch-statistische Untersuchungen bereits die Tatsache, dass Atopiker wesentlich seltener an der Krebskrankheit erkranken, als es die Wahrscheinlichkeit erwarten ließe, und zum anderen können wir uns auch berechtigt die Frage stellen, ob die ständige Zunahme allergischer Krankheiten nicht als ein grandioser, grundsätzlicher Selbstheilungsversuch gegenüber der sich immer mehr ausbreitenden Karzinomkrankheit anzusehen ist.

Fassen wir das Gesagte zusammen:
Die Allergie ist physiologisch die Fähigkeit im menschlichen Organismus, seine Integrität grenzbildend zu erhalten. Die außermenschliche Natur wird ständig abgewehrt oder – in ihrem Eindringen – verdaut und damit überwunden. Dies geschieht vermittels des Seelenleibes als Einheit von Empfindungsleib und Empfindungsseele und in Korrespondenz zur Welt der Tiere. Bei Allergiekrankheiten finden wir wieder die Übersteigerung des dualen Verhaltens von Verdauung und Grenzbildung in den exsudativ-atonischen bzw. verhärtend-spastischen Veränderungen. Seelisch entspricht diesen im Gesunden Sympathie und Antipathie, im Pathologischen Hysterie und die Autoaggression („Ekelkrankheiten"). Im dreigliedrig-funktionalen System überfluten Stoffwechselvorgänge das Nerven-Sinnes-Gebiet. Eine ganz eigenständige Betrachtung erfordern schließlich die Autoimmunkrankheiten.

4.2.4 Entzündung und Entzündungskrankheiten

Geist und Entzündung Die physiologische Seite (Fähigkeit) der Entzündungskrankheiten ist viel schwieriger zu erfassen und zu beschreiben, als es im ersten Nachdenken erscheinen mag. Das hängt mit ihrer Zuordnung zur Ich-Organisation (S. 53) zusammen, die trotz ihrer leibzugewandten Struktur rein geistig ist. Ihr Element ist die **Wärme** und diese auch wieder viel feiner und immaterieller gedacht als unsere mit physikalischen Apparaten messbare äußere Wärme. Den Bezug zum Geistigen im Menschen finden wir in der Sprache wieder, wenn man sich „für etwas entzündet", was auch „sich begeistern" heißt. Geist und Entzündung sind also in einer Ebene zu denken. Dabei beschreibt Entzündung einen Vorgang, in welchem der Mensch seine leibliche Gliederung aus ihrer stofflich-substanziellen Natur in rein geistige Prozesse verwandelt, gleichsam ein Homöopathisierungsprozess. Am charakteristischsten dafür ist das Phänomen der **Apoptose**. Die alte Zelle muss sterben, damit Platz für eine neue wird. Entzündung ist deshalb auch immer leibliche Verjüngung, Regeneration. Apoptose als „programmierten Zelltod" zu bezeichnen, ist einmal mehr Ausdruck der mechanistischen Auffassung in der Medizin. Hier herrscht kein (computergesteuertes) Programm als Deus ex Machina, sondern wir erleben Wissen als Ich-Funktion, Steuerung. Nicht die einzelne Zelle beschließt ihren Tod, wie Virchow konsequent gedacht haben müsste, hätte diese Fragestellung schon zu seiner Zeit existiert, sondern ein alles durchdringendes, integrierendes Steuerungssystem „weiß", wann sich an je welchem Ort Apoptose vollziehen muss. Hier herrscht Weisheit im Organismus, die höchste, ganzheitliche Form von Wissen. Die Intensität der Entzündung kann aber auch über das gesunde Maß hinausgehen. Sie führt dann zur

- Einschmelzung,
- Nekrose oder
- Dystrophie.

Im Extrem kann ein ganzes Organ wie weggeschmolzen werden, z. B. die Leber bei der fulminanten Hepatitis (früher: akute Leberdystrophie, Kap. 11.2.1). Die physiologisch-organische Grundlage der Entzündung bildet das Blut und seine Zirkulation mit ihrem Mittelpunkt im **Herzen.**

Beispiel Kinderkrankheiten Bei den Entzündungskrankheiten werden wir das beste Beobachtungsfeld in den sog. Kinderkrankheiten finden (Kap. 11.1). Sie sind exemplarischer Ausdruck für alle übrigen Entzündungskrankheiten, wobei besonders die Generalisierung und die geringe Organbezogenheit wichtig sind. Wird ein einzelnes Organ in eine Kinderkrankheit einbezogen, bedeutet das meistens schon Komplikation, sei es die Pneumonie beim Scharlach, sei es die Enzephalitis bei Masern. Natürlich gibt es auch spezifische Organerkrankungen entzündlicher Genese, die dann hauptsächlich im Erwachsenenalter auftreten, jedoch auch beim Kind zu finden sind. Die Pneumonie und die Hepatitis mögen hier zusammen mit der ganzen Skala der Infektionskrankheiten beispielhaft genannt werden (Kap. 11.4).

Entzündung und Kindheitskräfte Die Entzündung ist der eigentliche Kindheitspol in der biografischen Menschenentwicklung, sie ist quasi das Gegenbild der Sklerose. Bei der Entzündung dominieren Stoffwechselvorgänge in ihrem eigenen Gebiet, Nerven-Sinnes-Funktionen verkümmern. Wir können also wieder von Polarität sprechen, wobei schon jetzt darauf hingewiesen werden soll, dass diese auch gegenüber Sklerosekrankheiten therapeutisch nutzbar ist. Natürlich ragt dieser Kindheitspol Entzündung auch bis in das hohe Alter des einzelnen Menschen hinein. Sie verschafft sich sogar einen ganz besonderen Ausdruck in der Alterspneumonie, die oft das Tor öffnet, durch das der sterbende alte Mensch dann in die geistige Welt übertritt.

Wahn Als funktionell-seelische Seite der Entzündung müssen wir alle manischen Erkrankungen nennen, in welchen die Persönlichkeit ihre Identifikation nicht mit sich selbst („seinem Ich"), sondern in anderen Existenzen sucht. Steiner nannte hier die Tobsucht, die es in der voll ausgeprägten Form bei uns heute nur noch selten gibt, so wie ja auch die echten Entzündungskrankheiten bei uns selten geworden sind. Im Lebensbereich entwickeln sich alle Formen der Hyperkinesie, der Agitiertheit, Nervosität. Für die Heilpädagogik sprach Steiner von Maniakalie.

Die bereits immer häufiger beobachtbaren **Hyperaktivitätsstörungen** im Kindesalter müssen einmal daraufhin angeschaut werden, inwiefern durch immer intensivere Verdrängung der entzündlichen Kinderkrankheiten mit diesem verbundene Entwicklungstendenzen stauen und nun „latente" Entzündungen im Lebens- und Seelenleib auftreten, die sich symptomatisch in Nervosität bzw. Hyperaktivität zeigen. Bei den Erwachsenen treffen wir mit dieser Frage auf die echten Tics oder leiblichen Bewegungsautomatismen.

Verwandlung und Erneuerung Ein wichtiger Hinweis möge den Schluss dieses Kapitels bilden. Die Entzündungskrankheiten bilden, mehr noch als die allergischen Krankheiten, eine Art **Übergesundheit,** streben immer zu Verwandlung und Er-

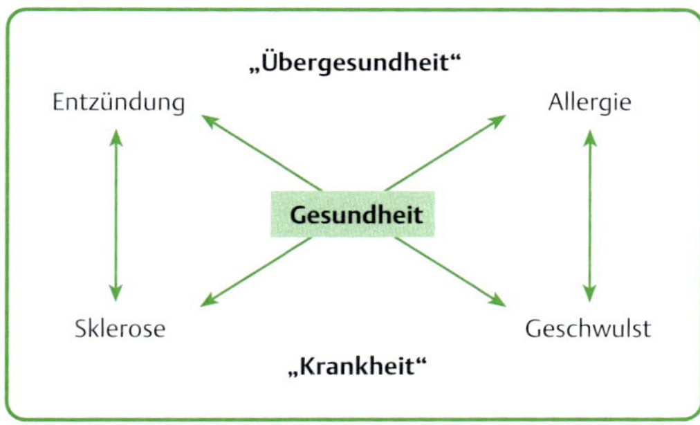

▶ **Abb. 4.3** Übergesundheit und Krankheit.

neuerung (▶ **Abb. 4.3**). Sie bilden darin eine Polarität zur Sklerose und Geschwulstbildung. Das in alten Zeiten hierfür verwendete mythologische Bild ist der aus der Asche aufsteigende Phönix.

Fassen wir auch hier noch einmal zusammen:

Entzündung bedeutet physiologisch das Ergreifen aller leiblichen Strukturen und Abläufe durch die menschliche Geistindividualität, das Ich. Durch physiologische „Entzündungskräfte" wird der Ich-Leib gebildet. In der pathologischen Übersteigerung wird der Leib so stark „vergeistigt", dass er aus seiner sinnlichen Erscheinung verschwindet, was sich lokal in der Nekrose, in toto im Sterben veranschaulicht. Das zugrunde liegende Prinzip ist aber nicht Vernichtung, sondern Verwandlung und Erneuerung. Im funktional-seelischen Ausgestalten entstehen die manischen Erkrankungen, die Identifikationsstörungen, im Extrem die Tobsucht. Im Lebensbereich finden wir Hyperkinetik, Agitiertheit und Nervosität. Im funktionaldreigliedrigen System kommt es zu einem Überwiegen von Stoffwechselvorgängen im eigenen Gebiet, das Nerven-Sinnes-System verkümmert, weil ihm die polare Anregung („Herausforderung") fehlt. Damit haben wir die Polarität zur Sklerose.

Literatur

[1] LeShan L. Psychotherapie gegen den Krebs. Stuttgart: Klett-Cotta; 1982

[2] Lusseyran J. Ein neues Sehen der Welt. Gegen die Verschmutzung des Ich. Stuttgart: Freies Geistesleben; 1972

[3] Schäfer H. Plädoyer für eine neue Medizin. München: Piper; 1979

[4] Sieweke H. Gesundheit und Krankheit als Verwirklichungsformen menschlichen Daseins. Dornach: Philosophisch-Anthroposophischer Verlag; 1967

[5] Steiner R. Der unsichtbare Mensch in uns. Das der Therapie zugrunde liegende Pathologische. Dornach: Rudolf Steiner; 1998

[6] Steiner R, Wegman I. Grundlegendes für eine Erweiterung der Heilkunst. GA 27. Dornach: Rudolf Steiner; 1991

4.3 Schmerz

Schmerz wird ähnlich wie das Fieber als ein krankhaftes Symptom gesehen, das es zu beseitigen gilt. Seit Aufbruch der naturwissenschaftlichen, heute evidenzbasierten Medizin, sind immer größere Anstrengungen unternommen worden, Schmerzen zu bekämpfen und zu beseitigen. Die Analgesie und Anästhesie haben ja erst die moderne Chirurgie ermöglicht und die Entdeckungen der Lokalanästhesie und effizienter Narkotika, speziell zur Inhalationsnarkose, waren bahnbrechende Fortschritte der Medizin im 19. und 20. Jahrhundert. Eine intensive Forschung hat Analgetika verschiedenster chemischer Struktur hervorgebracht, viele abgeleitet von dem **Ur-Schmerzmittel** Schlafmohn und den von ihm stammenden Opiaten, aber auch ganz neue Substanzen wie Metamizol, Paracetamol oder Acetylsalicylsäure wurden synthetisiert. Mit diesen Entwicklungen verband sich die Hoffnung, eine schmerzfreie Menschheit zu ermöglichen. Kein Kranker sollte mehr an Schmerzen leiden, kein Kind unter Schmerzen geboren werden, kein Berufstätiger durch Kopf- oder Rückenschmerzen in seiner Arbeit behindert werden. In der Onkologie wurde gar davon gesprochen, dass es unethisch sei, wenn ein Krebskranker nicht so früh wie nötig und so viel wie möglich Schmerzmittel, im Allgemeinen synthetische Morphine, bekäme, um absolut schmerzfrei leben zu können.

Hat die Medizin den Schmerz besiegt? In der Schmerztherapie erleben wir ein ähnliches Desaster, wie in vielen anderen Bereichen der Medizin. Sollte nicht Krebs längst besiegt sein, sollte nicht Krankheit immer seltener werden, wurde nicht gar politisch ein „Anspruch auf Gesundheit für Alle“ postuliert? Trotz der angedeuteten Entwicklungen moderner Schmerztherapien, trotz spezialisierter Ärzte und Kliniken müssen wir ernüchtert feststellen, dass die Menschen immer noch Schmerzen haben, dass Schmerz oft allen modernen therapeutischen Verfahren trotzt und dass es vor allem nicht gelungen ist, Schmerz zu quantifizieren und damit – gemäß der Ideale einer naturwissenschaftlichen Medizin – zu **objektivieren.** Etwas ironisch könnte gefragt werden, ob es Schmerz überhaupt gibt, wenn er doch weder messbar, zählbar oder wägbar ist! Ja, in mancher Hinsicht kann man denken, dass Schmerz genauso häufig in Erscheinung tritt wie vor der Zeit moderner Analgesie. Aber das müssen wir natürlich differenzierter sehen.

Auf dem 25. Deutschen Schmerzkongress 2000 in Hamburg haben rund 1000 Schmerzexperten den Stand des Wissens diskutiert. Als häufigste Schmerzarten wurden Kopf- und Rückenschmerzen genannt. Als erstaunliches Phänomen wurde bezeichnet, dass weltweit unabhängig von Rassen und Kontinenten ca. 8 % der Männer, 12 % der Frauen an migräneartigen Kopfschmerzen leiden. In den USA wurde ein Zusammenhang mit psychosozialen Strukturen aufgezeigt. So trat chronischer Kopfschmerz umso häufiger auf, je niedriger das Einkommen war. Auch wurde festgestellt, dass trotz immer weniger körperlich belastenden Arbeitsbedingungen immer mehr Menschen unter Rückenschmerzen leiden. Für den „täglichen“ (also eminent chronischen) Kopfschmerz wurde konstatiert, dass es noch keine wirksame Behandlung gäbe. Schließlich scheinen Kopfschmerzen bei Kindern deutlich zuzunehmen. Von einer schmerzfreien Gesellschaft kann also zumindest in der industrialisierten, technisch bestimmten Welt keine Rede sein.

4.3.1 Schmerzarten

Die Medizin unterscheidet akuten und chronischen Schmerz sowie somatischen und psychogenen. Sie spricht von einem **Schmerzgedächtnis,** das Schmerzen weiter aufrechterhält, auch wenn die Ursache längst beseitigt wurde oder spontan verschwand. Die schmerzvermittelnden Nerven haben sich so an die Übermittlung gewöhnt, dass sie auch ohne körperliche Ursache „Schmerz“ melden. Ein anderes Phänomen wird **Schmerzbewusstsein** genannt. Gelingt die Schmerzbekämpfung nicht, kommt es zur Schmerzverstärkung.

Merke
Das Bewusstsein konzentriert sich immer mehr auf den Schmerz, es kommt zu einer festen, nicht selten lebenslangen „Einfräsung“ des Schmerzerlebnisses im Gehirn. Ein erstes wichtiges Ergebnis wird hieran deutlich: Schmerz hängt mit Bewusstsein zusammen.

Akuter Schmerz Der akute Schmerz hat die Tendenz zur **Selbstlimitierung,** er dauert nur Augenblicke, Minuten, Stunden, höchstens Tage. Gerade kolikartige Schmerzen sind hierfür ein treffendes Beispiel, auch der Wehen- oder Wundschmerz. Er kann jedoch in einen chronischen Schmerz übergehen. Wie das geschieht, ist noch in vieler Hinsicht offen. Eine Ursache wird in geschädigten Nerven gesehen, die andauernd Schmerzsignale aussenden. Inzwischen hat man jedoch entdeckt, dass auch gesunde Nerven einen chronischen Schmerz hervorrufen können. Schmerzgedächtnis und Schmerzbewusstsein wurden schon erwähnt.

Chronischer Schmerz Der chronische Schmerz wird so definiert, dass er wenigstens über Monate besteht und keinerlei Tendenz erkennen lässt, spontan aufzuhören. Ist die Schmerztherapie gegenüber dem akuten Schmerz sehr erfolgreich, ist das Gegenteil beim chronischen Schmerz der Fall. Bildgebende Verfahren der Hirnforschung sollen hier helfen, die Wege der Schmerzübertragung in bestimmten Hirnarealen zu verfolgen und zugleich die Effizienz von Schmerzmitteln zu objektivieren. Doch sind hier viele Fragen offen.

Somatische und psychogene Schmerzen Somatische Schmerzen haben eine eindeutig erkennbare körperliche Ursache, während solche beim psychogenen Schmerz fehlen. Letzterer wird besonders mit Kümmernissen, Trauer und Depression verbunden.

Geschlechtsspezifische Unterschiede Schließlich ist als ein weiteres Phänomen interessant, dass geschlechtsspezifische Unterschiede bestehen: Frauen seien deutlich schmerzempfindlicher als Männer, könnten aber viel besser als diese mit Schmerzen umgehen. Man sieht Zusammenhänge mit der unterschiedlichen Verteilung von Östrogenen und Androgenen.

Schmerz als Anteil des Menschseins

Die Antwort der Anthroposophischen Medizin auf die Frage nach der Ursache und auch dem Sinn von Schmerz verweist auf das jeweilige Verhältnis von Leib, Seele und Geist. Viele der geschilderten Phänomene aus der naturwissenschaftlichen Schmerzforschung finden ihre Erklärung und erweisen sich als durchaus übereinstimmend mit den geisteswissenschaftlichen Forschungsergebnissen.

Als Erstes soll eine Aussage Steiners stehen, die er in einem Vortragszyklus zu „Offenbarungen des Karma" 1910 in Hamburg machte:

> *„Schmerz ist die Gabe guter Mächte für den Menschen, um sich gegenüber unguten Widersacherkräften zu schützen, die ihn in Wunschdenken, Illusionen oder Begierden locken und von der Wahrheitserkenntnis fernhalten wollen." [3]*

Schmerz ist insofern **gesteigertes Bewusstsein,** Anteile des Unbewussten werden in uns dem Wachbewusstsein zugänglich. Schmerz hat somit weckenden Charakter! Er bedeutet auch eine Intensivierung des Fühlens, was gut an dem mitempfundenen Schmerz eines anderen Menschen oder Tieres erlebt werden kann. Er ist auf leiblicher und seelischer Ebene jedoch immer Ausdruck gestörter Verhältnisse derselben.

Leiblicher Schmerz

Lähmung Zwischen den vier Gliedern des Leibes muss ein für jeden organischen Ort im Gesamtorganismus differentes „gesundes" Verhältnis bestehen. Dieses ist grundsätzlich rhythmisch-dynamischer und nicht statischer Natur. Wird es statisch, erleben wir Schmerz. Dieser ist Ausdruck eines tiefer wirkenden und anhaltenden Eindringens des Astralleibes, speziell der Empfindungsseele, in den Lebensbereich (Ätherleib). Drängt die Ich-Organisation mit und ergreift zusätzlich den physischen Leib, tritt **Lähmung** ein.

> *„In jeder schmerzbegleiteten Bewegung liegt der Anfang einer gelähmten." [3]*

Dass Schmerz in sich die Tendenz zur Lähmung trägt, ist beobachtbar.

Schmerz und Bewegung Körperlicher Schmerz ist also Ausdruck eines zu tief in ein Organ einwirkenden Seelischen, wir werden uns dieses Organs zu sehr bewusst oder empfindend. Dabei sind solche Organe zu unterscheiden, die eher wenig Beziehung zu einem Wachbewusstsein haben, die auch als **bewusstseinshemmend** bezeichnet werden können, wozu schwerpunktmäßig die großen parenchymatösen Organe gerechnet werden, und solchen, die auch im Gesunden nah am Wachbewusstsein liegen und somit **bewusstseinsfördernd** sind, wozu vor allem Organe gehören, die glatte Muskulatur haben, z. B. der ganze Magen-Darm-Trakt, Harn- und Gallenblase oder Gefäße. Auch in den systemischen Organen finden wir beide Arten, z. B. als Knochen (bewusstseinshemmend) und Muskulatur (bewusstseinsfördernd). Wir entdecken einen weiteren wichtigen Zusammenhang: Neben Schmerz und Bewusstsein den von Schmerz und Bewegung. Und ein weiteres Forschungsergebnis wird verständlich. Bei der Frau ist das Verhältnis von Seele und Leib grundsätzlich weniger eng als beim Mann, sodass schon ein geringeres Tiefertreten der Seele Schmerz erleben lässt, die Intensität der pathologischen Durchdringung aber geringer und daher auch besser erträglich ist.

Seelischer Schmerz

Entbehrungsschmerz Trat die Empfindungsseele im leibgebundenen Schmerz zu tief in die Leiblichkeit ein, machte uns diese zu bewusst, so hält beim seelischen (psychogenen) Schmerz der Leib die Seele zurück, sie kommt nicht an ihn heran. Die Seele entbehrt die Begegnung mit dem Leib. Deshalb kann der seelisch intendierte Schmerz auch als Entbehrungsschmerz bezeichnet werden. Auch hier müssen wir von lokalen Bedingungen ausgehen, wenngleich gerade diese Schmerzform auch ganzheitlich auftreten kann, besonders in ihren großen Formen von **Trauer** und **Verlust.** Ursache ist eine Veränderung im benachbarten Leibesglied, dem Lebens- oder Ätherleib. Entweder ist er geschwächt und unfähig, das Seelische in sich aufzunehmen und mit ihm zu korrespondieren; oder er ist „eigensinnig" geworden und will keine Korrespondenz zulassen. Eine besondere Form drückt sich im Phantomschmerz aus. Obwohl das Organ, z. B. eine Gliedmaße, physisch nicht mehr existiert, wird es von Schmerzen geplagt **erlebt.** Hier wird das Element der Entbehrung besonders deutlich, denn der seelische Anteil geht ja nicht in gleicher Weise verlustig wie der leibliche, z. B. durch Amputation. Auch der Postcholezystektomieschmerz ist hierfür ein Beispiel.

Hunger und Durst Wenn die Seele im Pathologischen den Leib entbehrt, muss sie ihn im Physiologischen begehren. Und so ist es auch. Hunger und Durst sind dafür typische Ausdrucksformen. Hunger drückt aus, dass der Leib die Seele begehrt, und hat nicht schon jeder erlebt, wie Hunger in Schmerz übergeht, wenn er nicht gestillt wird? „Essen und Trinken halten Leib und Seele zusammen", sagt auch das Sprichwort und bestätigt, was hier gemeint ist. Geht die Intention von der Seele aus, äußert sich das mehr in der Essenslust, die wir auch Appetit nennen. Viele Leibstörungen kennen wir heute, wo z. B. kein Hunger mehr erlebt wird oder wo der Hunger längst gestillt ist, nicht aber der Appetit und deshalb mehr gegessen wird, als der Körper braucht. Hier stoßen wir auf tiefe Ursachen der modernen Krankheiten, die **Essstörungen** genannt werden. Sie werden zu Recht als psychosomatisch angesehen.

Erkenntnisschmerz

Dieser ist kein krankhaftes Symptom. Er wird hier nur der Vollständigkeit halber angeführt, weil er ganz besonders verdeutlicht, dass Schmerz und Bewusstsein zusammengehören. Seit alters her wussten die Wissenden, dass eine wahre Erkenntnis nur über den Schmerz zu erringen ist. Für mich war immer Rodins „Der Denker" eine Plastik, die dieses zum Ausdruck bringt. In wie viele Gesichter älterer Menschen, die wir als weise erleben, haben Schmerzen tiefe Furchen gegraben. Wie sehr will uns auch der Schmerz des alternden Leibes lehren, rechtzeitig von ihm Abschied zu nehmen, um nicht im Sterben unfähig zu sein, ihn herzugeben oder loszulassen.

> **Merke**
> **Besonders intensiv ist der Schmerz in der Selbsterkenntnis, im Erkennen der eigenen Unvollkommenheit, der Schwächen, des Nichtgeleisteten. Und doch ist Selbsterkenntnis das Element wirklicher Ich-Erfahrung, auf die der moderne Mensch ausgerichtet ist!**

Erleben wir hier einen Zusammenhang, wie sehr falsch oder unrecht eingesetzte Schmerzmittel verhindern können, was Steiner als das wesentliche Ziel derzeitiger Menschenentwicklung bezeichnete: die Ausbildung des freien, auf sich und seine Urteile gestellten Menschen?

Wenn wir Schmerz als etwas Sinnhaftes, Bewusstseinssteigerndes verstehen, als eine „Gabe guter Götter", wird die Frage, wie wir therapeutisch auf Schmerz antworten sollen, sehr relevant. In jedem Fall muss durchschaut werden, wie im Verhältnis zu den gestörten Verhältnissen der Leibesglieder (zu tiefes Eindringen des Seelischen, sein Abgehaltensein) moderne Analgetika wirken. Vor allem ihr Verhältnis zum Bewusstsein muss befragt werden. Denn dieses, im Besonderen als wache, präsente Geistesgegenwart, ist entscheidende Voraussetzung für unsere zeitlich geforderte Entwicklung eines freien, auf sein eigenes, urteilendes Bewusstsein (Selbstbewusstsein) gestützten Menschen (Kap. 2.3).

4.3.2 Schmerztherapie

Weckruf des Schmerzes Zwei apodiktische Aussagen der eigenen ärztlichen Überzeugung seien vorangestellt: auch Schmerz will grundsätzlich geheilt sein, aber wir müssen dafür Sorge tragen, dass er seine Mission erfüllen kann. Das heißt für die zweite Aussage, dass Schmerz nicht verdrängt oder beseitigt werden darf, als schnitte man einfach etwas weg, sondern dass seine Ursache entdeckt, sein „Weckruf" verstanden werden muss, sodass er grundsätzlich kausal behandelt werden sollte. Das fordert zugleich, dass der Therapeut dem Schmerzpatienten durch Empathie so nahe kommt, dass er weiß, wie viel und lange dieser seinen Schmerz ertragen kann. Oder anders ausgedrückt: Schmerz sollte immer erträglich sein.

Steiner hat zu Beginn des Ersten Weltkriegs aufmerksam gemacht, dass in die Zukunft hinein durch Steigerung der **Mitleidensfähigkeit** jeder Mensch den Schmerz des Anderen zunehmend mehr als seinen eigenen erleben wird, dass auch darin eine Möglichkeit des Therapeutischen liegen wird, Schmerz abzunehmen oder auch in seinem Helferwillen bestärkt zu werden, die Schmerzen des Anderen zu lindern. Wer eine solche Voraussage für aus der Luft gegriffen erlebt, sollte einmal darüber nachdenken, dass es schon heute schmerzhafte Verletzungen gibt, die wir miterleben, auch wenn ein anderer sie erleidet, z. B. wenn er sich schneidet oder einen Finger quetscht.

Einsatz von Schmerzmitteln Kausale Schmerztherapie fordert als Ergebnis des hier Dargestellten, dass wir bei organisch-leiblich bedingten Schmerzursachen die zu tief in den Leib eingedrungene und dort haftende Seele „befreien" und wieder ein gesundes rhythmisches Wechselverhältnis beider herstellen. Wir sollten bei jedem seelisch bedingten („Entbehrungs-") Schmerz Bedingungen schaffen, dass für die betroffene Region im Organismus der Lebensleib wieder geneigt gemacht wird, die Seele aufzunehmen und mit ihr gesund zu korrespondieren, wir könnten auch kommunizieren sagen.

Die ganze beobachtende Fähigkeit muss darauf gerichtet sein, nicht zuzulassen, dass durch Schmerzmittel der Schmerz nur deshalb „verschwindet", weil er in eine Lähmung übergeht. Und das geschieht viel häufiger, als wahrgenommen wird. Denn Lähmung erfolgt ja nicht nur muskulär oder nerval, sodass sie ins Auge springt, sondern Lähmung betrifft hier vorzüglich das Bewusstsein, und im Besonderen das erkennende! Das Ich wird verhindert, am Leib Bewusstsein von sich oder der Welt zu bilden, es „erblindet" im bildhaften Sinne, ja bei chronischem Schmerzmittelgebrauch wird es für das durch den Schmerz zu vermittelnde Geschehen „dement". Deshalb greifen moderne, synthetische Schmerzmittel grundsätzlich die Schicht der Persönlichkeit an, d. h. dort, wo sich das Ich des Leibes zu seiner Wahrnehmung bedient. Das müssen wir wissen, um verantwortungsvoll mit Schmerzmitteln umzugehen.

Therapie des somatischen Schmerzes

Schmerzmittel und Persönlichkeitsveränderung Der Schlafmohn war schon die ideale Arznei für den leiblichen Schmerz, weil er die Seele aus dem Leibe „treibt" und dadurch einen Schlafzustand einleitet. Daher sein Name, denn im Schlaf trennen sich Leib und Seele in den Bereichen, die uns zum Erzeugen von Wachbewusstsein dienen, in anderen Regionen kann ihr Verhältnis sogar enger werden (Fintelmann 1999). Sein Nachteil ist, dass seine Wirkung undifferenziert den ganzen Organismus ergreift und nicht selektiv den Ort, aus dem der Schmerz stammt. Und ein weiterer Nachteil wurde die Isolierung seiner Alkaloide und ihre synthetische Nachbildung, weil nun das Ich keine ihm über die gemeinsame Evolution vertraute Natursubstanz zu überwinden hatte, sondern ihm ganz unbekannte Fremdstoffe. Gerade an modernen Morphinen ist stark erlebbar, wie sehr sie die Persönlichkeit attackieren, auch wenn das immer geleugnet wird. Das geschieht nur, weil auf die Persönlichkeit in der Medizin gar nicht mehr geachtet wird. Besonders in der Onkologie habe ich für die Kranken oder ihre Angehörigen tragische Persönlichkeitsveränderungen erlebt. Es ist für mich sehr wichtig gewesen, den Übergang von einem auf den Alkaloidgehalt standardisierten Gesamtextrakt von Schlafmohn (z. B. Pantopon) auf die synthetischen Monopräparate zu erleben, wie viel Verträglichkeit dabei z. B. verloren ging. Und noch problematischer erlebe ich die Opioide. Auch Basisanalgetika wie Metamizol, Paracetamol und ASS erweisen sich als nebenwirkungsbelastet, wenngleich Persönlichkeitsstörungen nicht unmittelbar beobachtbar sind.

! Merke

Hier sei einmal kurz meine Anschauung angesprochen, dass in jeder unerwünschten Arzneimittelwirkung (UAW) der Organismus zum Ausdruck bringt, das er diese Behandlung nicht will, weil sie für die zu bewältigende Aufgabe einfach nicht richtig oder nicht angemessen ist. Ist es so schwer, wieder darauf aufmerksam zu werden, dass im

menschlichen Organismus unglaublich viel Weisheit, d. h. Wissen, steckt, aus der alle seine Vorgänge physiologisch geordnet und geregelt werden, dass er zugleich auch instinktiv reagiert (z. B. allergische Sofortreaktionen)? Hat nicht die Immunologie längst bewiesen, dass ein „Selbst" alle Funktionen und Tätigkeiten im Organismus überwacht und steuert, welches die Anthroposophie „Ich" nennt, das geistige Prinzip Mensch?

Anthroposophische Schmerztherapie Welche typischen oder beispielhaften Therapieelemente wendet denn nun die Anthroposophische Medizin beim leibbedingten Schmerz an? Hier sollen Beispiele genannt werden, die das Typische veranschaulichen, differenzierte Darstellungen übersteigen das Anliegen dieser Einführung und sind in den Literaturhinweisen zu finden [1].

Von den künstlerischen Therapien ist es an erster Stelle die **Musiktherapie,** die angewendet wird. Sie kann unmittelbar die zu enge bzw. tiefgreifende Bindung der Seele an den Leib lösen. Ein zentrales Instrument ist dabei die Leier, die es in verschiedenen Tonlagen als Sopran-, Alt-, Tenor- und Bassleier gibt. Auch die altirische Chrotta wirkt schmerzlösend, wobei hier deutlich wird, dass durch die Elemente der Musik, wozu auch die verschiedenen Instrumente (Blas-, Streich-, Schlag-, Klang- usw.) gehören, die Spezifität der Therapie gebildet wird, die auch auf jeden Schmerzort oder jede Schmerzform gesondert einwirken muss (Kap. 14.11.2).

Auch die **Pflegetherapien** haben schmerztherapeutische Bedeutung. So kann der feuchtwarme Wickel bestimmte Substanzen an bestimmte Orte vermitteln, z. B. Arnikaessenz bei allen durch Traumen ausgelösten Schmerzen, Sauerklee (Oxalis) bei spastischen Leibschmerzen, eine Salbeneinreibung mit einer Kombination von Gold, Rose und Lavendel (Aurum comp. Salbe) bei Herzschmerzen. Und besonders die Rhythmischen Einreibungen und Massagen nach Wegman/Hauschka sind große Schmerztherapien, deren Effizienz mit den uns geläufigen Analgetika durchaus vergleichbar, deren Verträglichkeit aber um ein Vielfaches besser ist. In der Arzneitherapie mögen Kephalodoron bei Migräne, Aconitum comp. bei neuralgischen Schmerzen, Cactus grandiflorus oder wieder die Arnika bei pektanginösen Schmerzen beispielhaft sein (ausführliche Darstellungen bei den einzelnen Krankheitsbildern bzw. in Teil III).

Psychogener Schmerz

Was macht einen Lebensleib geneigt, die Seele wieder gerne in sich aufzunehmen, ihre Intentionen dem Stoffleib weiterzuleiten, sich selber von ihr anregen zu lassen? An der Fragestellung ist schon die Schwierigkeit erlebbar, eine differenzierte Antwort zu finden. Anregungen hierzu hat Steiner gegeben, aber die Ausarbeitung einer zufrieden stellenden Differenzialtherapie liegt bei uns. Potenzierte Goldpräparate sind wesentlich, wenn vor allem depressive Einflüsse zugrunde liegen (Kap. 14.4.4). Tierische Gifte werden verwendet, z. B. Apis mellifica, die Honigbiene, und ihr Gift Apsinium, oder auch die Ameise und ihre Ameisensäure (Formica bzw. Acidum formicicum), auch Schlangengifte, z. B. Lachesis. Formica kann z. B. sogar bei Schmerzen helfen, die Ausdruck von Knochenmetastasen sind, auch in Form von Bädern oder Aufschlägen. Ist so die Geneigtheit im Lebensbereich wieder hergestellt, muss der Seele dieses vermittelt werden, damit sie wieder eintauchen lernt. Auch einen lange verlorenen Hunger muss man erst wieder lernen! Hier steht an vorderster Stelle das **therapeutische Gespräch,** sei es professionell durch Seelsorger (Pastoralmedizin) oder Psychotherapeuten, sei es aus der unmittelbaren Mitmenschlichkeit von Pflegenden, Therapeuten und Ärzten. Und auch die Künste können wieder große Helfer sein, vor allem Therapeutisches Malen und Plastizieren und die Therapeutische Sprachgestaltung.

Fassen wir zusammen:

Schmerz ist primär Helfer, er ist Weckruf zur rechtzeitigen Wahrnehmung von Vorgängen, die ohne ihn im Verborgenen, Unerkannten blieben. Schmerz ist immer Steigerung von Bewusstsein, intensivierte Erkenntnismöglichkeit, auch intensiviertes Fühlen oder Empfinden. Schmerz darf möglichst nicht verdrängt werden. Ihn zu therapieren heißt, seine Mitteilung zu verstehen und darauf zu antworten. Viele Helfer existieren, spezialisierte Schmerztherapeuten und das Angebot moderner, synthetischer Analgetika ist hier nicht überflüssig, wird jedoch viel seltener gebraucht, als die jährlichen Umsatzzahlen erkennen lassen. Schmerz ist zugleich Anruf an unsere Fähigkeit, Empathie oder Mitleidensfähigkeit zu entwickeln und so besondere Nähe zu dem Leidenden zu bilden. Wenn wir dann noch als einen besonderen Gedanken die Aussage Steiners aufgreifen, dass durchlebter Schmerz Schönheit des Leibes und Weisheit der Seele in künftigen Leben bewirkt, werden wir ein neues Verhältnis zum Schmerz begründen können, anstelle ihn nur als pathologischen Prozess, als Feind des Menschen zu sehen.

Literatur

[1] Fintelmann V. Schmerz und Bewusstsein. Esslingen: Gesundheitspflege initiativ; 2003

[2] Fintelmann V. Schlaf und Schlafstörungen. Stuttgart: Mayer; 1999

[3] Steiner R. Die Offenbarungen des Karma. GA 120, Kap. 6/7. Dornach: Rudolf Steiner; 1992

[4] Steiner R. Geisteswissenschaftliche Menschenkunde. GA 107, Vortrag vom 27.10.1908. Dornach: Rudolf Steiner; 1988

[5] Steiner R. Schmerz und Lust. GA 130. Dornach: Rudolf Steiner; 1995

[6] Steiner R. Menschliches Seelenleben und Geistesstreben im Zusammenhange mit Welt- und Erdentwicklung. GA 212, Vortrag vom 27.5.1922. Dornach: Rudolf Steiner; 1998

[7] Steiner R, Wegman I. Grundlegendes für eine Erweiterung der Heilkunst nach geisteswissenschaftlichen Erkenntnissen. GA 27. Dornach: Rudolf Steiner; 1991

4.4 Schlaf und Schlafstörungen

Die moderne Schlafforschung hat viel Detailwissen vom Ablauf des Schlafs und seiner Rhythmen aufgeklärt. Und doch bleibt es ein Rätsel, warum der Mensch schläft. Immerhin etwa ein Drittel seines Lebens schläft der Mensch, und er weiß von diesem Teil seines Lebens nichts, weil er im tief Unbewussten verläuft. Wo ist das Bewusstsein des Tages, die Eigensteuerung des Lebens?

Einer auf die Naturwissenschaft oder auf das Mess-, Wäg- und Zählbare sich verlassenden Medizin wird Wesen und Bedeutung des menschlichen Schlafs immer verschlossen bleiben. Denn sie bezieht in ihre Wissenschaft die spirituelle Seite des Schlafs nicht ein. Durch die anthroposophische Geisteswissenschaft und ihr Verständnis des Menschen als Zusammenfügung von Leib, Seele und Geist kann Schlaf überhaupt erst verständlich werden. Alles, was eine moderne Schlafforschung zutage fördert, betrifft nur das, was während des Schlafs im Leib geschieht. Der Blick muss sich aber auch auf Seele und Geist richten, und das braucht eine andere Wissenschaftsmethode, eben Anthroposophie, die sich mit der den Leib erfassenden Anthropologie zu einem ganzheitlichen Verständnis der Fragestellung zusammenschließt.

Vereinfacht gesagt, verlassen Seele und Ich im Einschlafen den Leib, der in seiner vegetativen Funktion zurückbleibt. Im Aufwachen vereinigen sie sich wieder. Das gilt exakter ausgedrückt für alle Tätigkeiten von Seele und Ich, die dem Leibe gegenüber abbauend, zugleich formbildend tätig sind. Im aufbauenden, „unsichtbaren" Menschen (Kap. 16) sind Seele und vorrangig das Ich intensiver tätig. Das betrifft die Stoffwechselvorgänge z. B. in Regeneration, Wachstum oder Stoffaufbau. Die moderne Medizin blickt auf diese Situation in der unterschiedlichen Dominanz von Kortison (Tag) und Somatostatin (Nacht).

Was leiblich geschieht, ist einigermaßen erfassbar. Was aber geschieht mit Seele und Ich während des Schlafs?

Die Antworten Rudolf Steiners sind nicht durch unser Bewusstsein prüfbar. Ohne eigene unmittelbare Anschauung kann man sich nur darauf einlassen, wie man z. B. einmal Mathematik lernte, auf deren Gesetzmäßigkeiten und Lösungen schwieriger Gleichungen man ohne qualifizierte Lehrer nie hätte kommen können. Vieles kann jedoch in der Praxis des täglichen Lebens und auch in der medizinischen Anwendung allmählich verständlich werden und überzeugen.

Seele und Ich betreten eine Welt, aus der sie stammen, und in der sie vor Ergreifen eines Leibs (Konzeption, Geburt) gelebt haben. Ihre Präexistenz ist ein wichtiger Tatbestand der anthroposophischen Menschenkunde. Und diese Welt ist durchaus beschreibbar und erweist sich als gegliedert. Unmittelbar an die sichtbare Welt des Tages schließt sich eine elementare Welt an, aus der ständige Einflüsse auch am Tage stammen wie Wetter, Jahreszeiten, Rhythmen der Natur und alle

Lebensvorgänge vegetativer Art. Steiner nannte deren Kräfte „peripherisch". Seele und Ich erleben sich unmittelbar nach dem Einschlafen in der elementaren Welt wie ausgegossen, ins Weite gezogen, umkreisartig. Das primäre Erleben ist hier die Furcht, sich zu verlieren, denn am Tag lebten beide in der Enge des Leibs. Der Gang geht weiter in eine astrale Welt, in welcher die Kräfte der Planeten wirken und mit ihnen verbundene geistige Wesen, welche auch als dritte Hierarchie in der christlichen Lehre bezeichnet werden. Sie werden Engel, Erzengel und Urkräfte (Archai) genannt. Sie sind in ihrer Entwicklung weiter als die Menschen und insofern Lehrer für uns. Sie schauen mit uns auf den vergangenen Tag, auf das Erlebte und Erreichte, die Fehler, sie korrigieren, raten, verweisen auf das Angestrebte. Dadurch gewinnen wir jede Nacht eine neue, aktuelle Lebensorientierung, allerdings in einer tiefen Bewusstseinsschicht, die am Tag nicht unmittelbar zugänglich ist, und dennoch in uns lebt und wirkt. Man hat dieses Bewusstsein immer die „innere Stimme" genannt, und auch unser Gewissen hängt damit zusammen. Eine entscheidende Frage der Lebensführung ist, ob wir auf diese in uns existierenden „höheren" Instanzen eingehen, ob wir mit ihnen aktiv kommunizieren können bzw. wollen.

Wenn Seele und Ich auf den Schlaf in richtiger Weise vorbereitet waren, kann noch eine weitere, sich anschließende geistige Welt betreten werden, die in alter Nomenklatur auch Devachan genannt wird. Hier sind die Schöpferkräfte wirksam, noch einmal gegliedert in zwei mal drei Hierarchien, deren höchste, gottnächste Stufe die Seraphim sind. Die Kräfte der 2. Hierarchie wirken unmittelbar auf den Menschen, sie begleiten das Ich in seiner Tätigkeit, aus ihnen stammt Bewegung, Kraft, Urteilsvermögen bis in alle Organtätigkeiten hinein. Ihre höchste Stufe sind die Geister der Weisheit (Kyriotetes), in ihnen lebt alles Wissen der Schöpfung, ihre Gesetzmäßigkeiten, im Großen wie im Kleinsten. Welches Ich sieht sich denn in der Lage, alle feinst abgestimmten Funktionen seiner Organe (bewusst) zu überwachen, anzuregen, zu dämpfen, kurz gesagt zu steuern? Und kann hier mechanistisch lediglich ein Deus ex Machina gedacht werden, oder ist es nicht viel menschengerechter, von solchen Kräften zu wissen, die so etwas wie der göttliche Schöpfungsorganismus sind?

Schlaf ist von seiner spirituellen Seite gesehen also vor allem Orientierung, auch Belehrung, Hilfestellung für unser Ich und die es in seiner Beziehung zum Leib vermittelnden Seele. Und aus dem so aphoristisch Dargestellten kann deutlich werden, wie sehr hier auch Wurzeln von Schlafstörungen liegen, die durchaus mit Tagesereignissen und -erlebnissen zusammenhängen, aber eben so, wie darauf in den genannten Welten reagiert wird. Ehe dafür einige Beispiele dargestellt werden, soll ein Zitat Rudolf Steiners das konzentriert zusammenfassen, was hier angesprochen wurde:

> *„Vom Einschlafen bis zum Aufwachen geschieht außerordentlich viel mit dem Menschen. Von dem, was der Geist durch den Menschen zu tun hat im irdischen Dasein, geschieht sogar das Allermeiste während des Schlafzustandes … Während des Schlafzustandes geschieht in der menschlichen Entwicklung all das, was höhere geistige Wesen mit der Menschenseele vornehmen, um den Menschen in seiner Gesamtentwicklung innerhalb des irdischen Daseins voranzubringen." [5]*

Beispiele von Schlafstörungen und ihrer Therapie Schlafstörungen haben vielfältigste Ursachen, äußere wie innere. Und es gibt auch eine große Vielfalt von Störungen des Schlafs, im Allgemeinen differenziert in Dys- und Parasomnien. Hier soll ja nur beispielhaft auf die seelisch-geistigen Verursachungen von Schlafstörungen und ebenso auf deren Therapie hingewiesen werden. Auf die ergänzende ausführliche Literatur wird am Schluss dieses Kapitels (Literatur (S. 116)) verwiesen.

4.4.1 Schlafhygiene

Vor aller Therapie von Schlafstörungen durch Arzneimittel, Pflege- und Kunsttherapien steht zuvorderst eine wirkliche Schlafhygiene. Sie entspricht dem Anteil einer Diätetik an jeder Therapie (Kap. 14.1.1), sie ist der aktive Eigenanteil des Menschen, der an Schlafstörungen leidet. Sie ist zugleich der Ort einer Prävention von Schlafstörungen, eigentlich Anteil eines gesunden Tagesablaufs.

Hier nur wenige Beispiele, da auf das Thema in diesem Buch ja nur aufmerksam gemacht werden soll:

Vor jedem Schlafengehen gebe man sich Zeit für Ruhe, einen Augenblick innerer Einkehr, der Kontemplation. Hat man ferngesehen, macht man anschließend einen kleinen Spaziergang, eine künstlerische Übung, liest einen anspruchsvollen Text. Gleiches gilt, wenn man lange am Computer gearbeitet, im Netz gesurft hat und Ähnliches. Man esse seine letzte Mahlzeit möglichst 3–4 Stunden vor dem Schlafengehen, ideal zwischen 18 und 19 Uhr. Das Schlafzimmer sollte eine kühle Raumtemperatur haben, gut gelüftet sein, möglichst keine Topfpflanzen enthalten. Auch sorge man für eine gute Abdunklung in hellen Jahreszeiten. Das Schlafzimmer sollte der ruhigste Ort in der Wohnung oder im Haus sein, die Stromzufuhr zum Nachttisch deutlich entfernt durch einen Unterbrecher vom Kopf ferngehalten werden. Und so könnte fortgefahren werden, zu schildern, auf was alles geachtet werden sollte. Doch wird hier alles nur grundsätzlich angesprochen, Ausführlichkeit findet sich in der angeführten Fachliteratur.

4.4.2 Einschlafstörungen

Einschlafstörungen haben einen großen gemeinsamen geistig-seelischen Nenner: Mangel an Vertrauen. Wir sind eine Gesellschaft der Versicherungen. Ich könnte spöttisch fragen, wie beispielsweise Goethe ohne Lebensversicherung überhaupt leben konnte. Statt Vertrauen existiert heute Angst oder zumindestens Ängstlichkeit, besonders vor allem, was unbekannt ist. Und die Welt des Schlafes ist eine große Unbekannte. Muss es wundern, dass ein so hoher Anteil der Menschen Schlafstörungen hat? Denn weder hat der überwiegende Teil der Menschen einen realen Bezug zu einer seelischen oder geistigen Welt, noch sucht er Unterstützung durch Gebet oder Meditation, um den Weg in diese Bereiche vorzubereiten und sich z. B. einem höheren Willen anzuvertrauen, wie es im urchristlichen Gebet des Vaterunsers angesprochen wird. Insofern ist ein Mangel an gelebter oder praktizierter Spiritualität eine weitere häufige Ursache von Einschlafstörungen in unserer Zeit, wenn von dem seelisch-geistigen Anteil gesprochen wird. Angst bedeutet immer auch, an etwas zu haften, nicht loslassen zu können. Medizinisch formuliert: es mangelt an der Kraft der Ausatmung. Von ihr sagt Goethe in seinem Gedicht vom Atmen, dass sie erfrischt und einen aus den Engen und Zwängen („Bedrängungen") entlässt, d. h. auch befreit. Und das leistet als Natursubstanz Calcium carbonicum, welches Steiner uns als einen „Motor der Ausatmung" beschreibt. Verwendet wird Conchae (Austernschale), ein vom Tier „animalisiertes" Mineral (Kap. 14.8.3). Anima ist auch die Seele, und hier mag der besondere Aspekt der einschlaffördernden Wirkung von Conchae liegen, sein direkter Bezug zur menschlichen Seele. Wir haben es grundsätzlich als D 10 in einer Verreibung abends vor dem Schlafengehen verordnet und dabei beste Erfahrungen gemacht.

Wenn das Einschlafen nicht gelingt, weil unser Ich an das Tagesbewusstsein gefesselt ist, wir trotz starker körperlicher Müdigkeit in den Gedanken immer wacher werden, es im Versuch einzuschlafen ein immer stärker automatenhaftes Denken wird und wir dadurch immer wacher werden, dann hat sich Phosphorus in höherer Potenzierung D 30, z. B. 20 Tropfen rechtzeitig vor dem Schlafengehen, sehr bewährt. Phosphor leitet Seele und Ich aus dem Leib, wenn beide aus eigener Kraft nicht genügend loslassen können (Kap. 14.8.4).

4.4.3 Durchschlafstörungen

Sie können darauf beruhen, dass zwar der Übergang im Einschlafen in die erwähnte elementare Welt erfolgt, Seele und Ich aber dort festgehalten werden und den weiteren Gang in die astrale Welt zu den geistigen Lehrern nicht schaffen. Dies entspricht dem REM-Schlaf, also einer nicht ausreichenden Tiefe des Schlafs. Ursachen hierfür können entweder das Festhalten an Inhalten des Tageslebens, im Besonderen nicht verarbeiteter („verdauter") Inhalte, oder gestörte Organtätigkeiten sein, durch die ein Trennen von Seele und Ich nicht möglich wird.

Auch wenn das helle Tagesbewusstsein nicht intensiv genug war, das klare Bewusstsein den Tag über weitgehend gedämpft (z. B. durch viel Arbeit an Computern oder auch Computerspielen), kann eine Folge die Durchschlafstörung sein. Hier muss viel intensiver als bei Einschlafstörungen eine aktive Vorbereitung des betroffenen Menschen erfolgen, ehe auch ein Arzneimittel oder äußere Anwendungen helfen. Steiner nannte eine Übungsmöglichkeit die abendliche Rückschau, mit welcher rückwärts gerichtet der Tagesablauf vom Abend bis zum Morgen mit hoher Konzentration und Detailgenauigkeit in inneren Bildern erinnert wird. Man kann darin eine Art Nachverdauung sehen, eine seelisch-geistige Verarbeitung dessen, was einen am Tag beschäftigt hat, wovon man im Schlaf den angesprochenen Geistern der dritten Hierarchie berichten will. Unterstützt kann dies werden durch Hepatodoron (S. 276), ein sog. Typenmittel, das an anderer Stelle ausführlicher dargestellt wird. Auch die phytotherapeutische Kombination von Baldrianwurzel und Hopfenzapfen (z. B. Selon) leistet hier Gutes.

Solche Beispiele und die grundsätzlichen Aspekte des Schlafs aus Sicht von Seele und Ich können als Anregung dienen, neu über das Thema von Schlafstörungen und deren Ursachen nachzudenken und andere Wege zu ihrer Lösung zu suchen, als etwas durch synthetische Hypnotika zu erzwingen, wo die Nachteile ja längst auf der Hand liegen, bedenkt man nur die längst bewiesenen Veränderungen der physiologischen Schlafrhythmen oder eben Gewöhnung und Abhängigkeit.

Ergänzt werden die Arzneien durch äußere Anwendungen wie warme Fußbäder am Abend mit z. B. Lavendelessenz oder auch Ausatmungsübungen mit Hilfe der Künstlerischen Therapien. Auf eine detaillierte Darstellung wird hier verzichtet, sie findet sich in der angeführten Literatur.

Literatur

[1] Fintelmann V. Schlaf und Schlafstörungen. Frankfurt: Mayer/info3; 1999

[2] Fintelmann V. Wege zu einem gesunden Schlaf. Der Merkurstab 2017; 70 (1). Im Druck.

[3] Raschen K. Der Schlaf. Stuttgart: Urachhaus; 1987

[4] Steiner R. Die Geheimwissenschaft im Unriß. GA 13, Kapitel Schlaf und Tod. Dornach: Rudolf Steiner; 2013

[5] Steiner R. Das Geheimnis der Trinität. GA 214, Vortrag vom 30.8.1921. Dornach: Rudolf Steiner; 1999

Teil 2
Spezieller Teil

5 Vorbemerkungen

Ziel des Buches Ehe in diesem speziellen Teil des Buches einzelne Krankheitsbilder oder Krankheitsgruppen dargestellt werden sollen, müssen einige unverzichtbare Voraussetzungen benannt werden, damit beim Leser keine falschen Eindrücke des hier Möglichen und Gewollten entstehen.

Es wurde schon darauf hingewiesen, dass es die Absicht dieses Buches ist, den Leser in eine durch Anthroposophie ergänzte Medizin **einzuführen** und ihm damit weitere Anregungen zu seinem Studium zu vermitteln. Es darf dieses Buch nicht als ein Lehrbuch einer anthroposophischen Medizin missverstanden werden. Es enthält gerade durch diesen Aspekt eine aus der Sache gegebene Beschränkung, die auch ohne Einschränkung für die Möglichkeiten des Autors selber gilt. In den Darstellungen werden viele Details fehlen, manches ist nur Andeutung, was in der Fülle sich metamorphosierender Einzelheiten dargestellt werden müsste. Überall sind offene Fragen, öffnet sich ein weites Feld der Forschung, steht die anthroposophisch ergänzte Medizin an ihrem Anfang. So kann also das hier Dargestellte nie den Anspruch auf Vollständigkeit erfüllen, ja es besteht durchaus die Möglichkeit, dass manche Zuordnung einzelner Krankheitsbilder noch nicht richtig erfolgte und durch die weitere Forschung und Entwicklung korrigiert werden müsste.

Spiritualisierung der Naturwissenschaft Ein solcher Fortgang medizinisch-wissenschaftlicher Entwicklung ist jedoch keineswegs ungewöhnlich, sondern aller Wissenschaft immanent, im Besonderen auch der Schulmedizin, die sich zurzeit als „evidenzbasiert“ charakterisiert. Wie viele Paradigmenwandel haben die letzten 50 Jahre gebracht, wie kurz ist vielfach die Halbwertzeit von Einzelerkenntnissen.

Wenn hier noch einmal das Hauptanliegen, das in diesem Buche vertreten wird, angesprochen werden darf, so ist es die Spiritualisierung der Naturwissenschaft. Für eine wirklich den Menschen umfassende Medizin muss Naturwissenschaft sich von der Geisteswissenschaft befruchten lassen und darin auch im eigenen Wissenschaftsgebiet Wandlungen durchlaufen. Dass damit auch Forschung und neue Erkenntnis verbunden sind, dürfte für jeden einsehbar sein.

Ein Nestor der Psychosomatischen Medizin, Thure von Uexküll, hat in einem Vortrag im Hamburger Ärzteverein dieses Anliegen kurz und überdeutlich angesprochen:

> *„Die Medizin hat im 20. Jahrhundert den Geist aus sich ausgetrieben. Es wird höchste Zeit, dass sie ihn wieder hereinbittet.“*

Individuelles Krankheitsgeschehen Und eine weitere Voraussetzung muss hier ausgesprochen werden. Gerade die anthroposophische Ergänzung der Medizin wird dazu führen, jede Krankheit als den Ausdruck einer ganz **individuellen** oder **einmaligen Situation** zu begreifen. Die Krankheit kann nicht unabhängig von dem Erkrankten gesehen werden. Jede individuelle Krankheit bildet eine Einheit in sich, was sich auch bis in den einzelnen objektivierbaren Verlauf nachweisen lässt.

> **Merke**
> **Es ist gerade das Dilemma statistischer Verfahren, dass sie den individuellen Verlauf nivellieren müssen, um einen wahrscheinlichen Mittelwert aller erfassten Krankheitsverläufe zu errechnen. So wird die Wirklichkeit der einzelnen Krankheit zu einer abstrakten Formel, die sich aus den Mittelwerten oder als Durchschnittsergebnis vieler solcher einzelner Krankheiten durch Anwendung statistischer Verfahren ergibt.**

Wenn man über 30 Jahre in der Hepatologie tätig war, hat man gegenüber statistischen Behauptungen längst die unerschütterliche Erfahrung gemacht, dass es keine zwei mathematisch identisch verlaufende Erkrankungen, z. B. bei der akuten Hepatitis oder auch bei den chronisch-aktiven Hepatitiden, gibt. Immer wieder kann man selbst bei großer Erfahrung überrascht sein, wie unterschiedlich der einzelne Krankheitsverlauf ist, wie unterschiedlich auch Befinden und Befunde sind und wie wenig im Einzelnen der exakte Verlauf voraussagbar ist. Es kann als ein besonderer Mangel unserer Medizin empfunden werden, dass eine wirkliche Kenntnis von Spontanverläufen der Krankheiten kaum existiert.

Heilkunst Und trotz des gerade Dargestellten, der **Besonderheit** jedes einzelnen Krankheitsverlaufs, kann man an der Wirklichkeit nicht vorbei, dass es typische Krankheiten wie die akute Hepatitis oder den Herzinfarkt oder den Diabetes mellitus gibt!

Merke

Es muss also das Anliegen der Medizin sein, das Typische einer Krankheit, den Krankheitstypus als das Einheitliche herauszuarbeiten und dieses Einheitliche dann in jedem Einzelnen, d. h., im durch das Individuum metamorphosierten Krankheitsverlauf, aufzufinden.

Das ist eine der wesentlichen Aufgaben für den naturwissenschaftlich geschulten, wahrnehmenden Arzt, der bei dieser Aufgabenstellung eben nicht nur als Wissenschaftler, sondern auch als Künstler gefordert ist. Hier gestaltet sich Medizin zu einer Heilkunst. Eine solche wird zwar noch in vielen modernen Darstellungen und Ansprüchen so formuliert, ohne dass ernsthaft der Versuch unternommen würde, einmal darzustellen, wie denn im Rahmen einer so eng gezogenen naturwissenschaftlichen Disziplin das Künstlerische überhaupt noch Einlass finden könnte.

Typische Krankheitskriterien Es werden in den folgenden Kapiteln also die typischen Kriterien von Krankheiten aus dem Blickwinkel einer anthroposophisch ergänzten Medizin dargestellt, wobei der Leser immer im Bewusstsein haben muss, dass dieses Typische oder Einheitliche sich in der Wirklichkeit der Krankheit seiner Patienten in vielfältiger Weise ausgestalten kann. Wollte man darauf den Blick lenken, so müsste man einzelne, wirklich erlebte Krankheitsgeschichten darstellen, wie dies in vielen früheren Publikationen als sog. Kasuistiken üblich war. Doch würde es den Rahmen eines solchen einführenden Buches völlig sprengen, wollte man das Typische auch noch im Speziellen verdeutlichen. Diese notwendige Metamorphose wird also beim Leser selber liegen müssen.

Rationelle Therapie Die jetzt charakterisierte Diskrepanz zwischen dem Typischen oder Einheitlichen und dem Speziellen gilt nun in besonderem Maße für die Therapie. Im Sinne einer anthroposophisch ergänzten Medizin muss diese im höchsten Maß individuell sein! Eine anthroposophisch ergänzte Medizin strebt immer das Ideal der kausalen, d. h. der die Ursache wirklich erfassenden und diese heilenden Therapie an. Diesen hohen Anspruch nannte Rudolf Steiner die „rationelle Therapie“. Mit Ratio bezeichnete er das Durchschauen der eigentlichen Krankheitsgestalt und ihrer Ursachen und das dazugehörige Aufsuchen eines entsprechenden Naturprozesses, der dann durch pharmazeutische Prozesse zu einem entsprechenden Heilmittel gestaltet werden könnte. Pathologie und Therapie müssen also aus der gleichen Erkenntnis fließen. Eine solche rationelle Therapie muss für den einzelnen Kranken immer besonders sein, also eine durch und durch individuelle Therapie. Gerade hier zeigt sich eine enorme Diskrepanz zu heutigen Vorstellungen, da in weiten Gebieten unserer therapeutischen Anschauungen das **Therapieschema geradezu idealisiert** wird. Ein besonders krasses Feld für dieses Thema ist die Onkologie, in der der einzelne Patient gegenüber einem Therapieschema völlig an Bedeutung verliert, das sich im Wesentlichen auf Funktionen wie Körpergewicht, Körperoberfläche, spezielle Tumoreigenschaften usw. stützt.

Gegenüberstellen individueller und schematisierender Therapie Man muss diese Diskrepanz erkennen und sie zunächst einmal aushalten, ohne sie gleich zu bewerten. Erst in dem wirklichen Gegenüberstellen beider Möglichkeiten, der schematisierenden und der individuellen Therapie, wird der Arzt zu der Erkenntnis kommen, was im Einzelfall das Bessere ist. Entscheidet er sich einseitig für die eine oder andere Möglichkeit, so entstehen Konfrontationen, die immer trennen und Verbindendes zerstören. Die individuelle Therapie kann ebenfalls nicht dargestellt werden, da sie nur am realen Patienten entwickelt werden kann. Hierbei handelt es sich um ein zweites Gebiet, in welchem der zukünftige Arzt künstlerische Fähigkeiten ausbilden muss, da ohne sie eine individuelle Therapie gar nicht möglich ist. Dargestellt werden können in diesem Buch nur typische Heilmittel oder

Therapiekonzepte, die mehr allgemeine Geltung haben und für den Einzelfall individualisiert werden müssen. Auch hierfür gilt die Bemerkung, dass dieses Buch kein Lehrbuch ist und insofern auch die dargestellte Therapie aphoristisch bleibt. Wo es möglich erscheint, wird eine typische Therapie beim einzelnen Krankheitsbild charakterisiert werden. Einige grundsätzliche therapeutische Möglichkeiten und Arzneimittel werden im Teil III etwas ausführlicher dargestellt, worauf in den vorangehenden Kapiteln spezieller Krankheitsbilder jeweils hingewiesen wird.

Krankheiten unserer Zeit Schließlich muss die Aufmerksamkeit des Lesers auf ein Phänomen gelenkt werden, das sich schon in der Darstellung der vier Haupttypen von Krankheiten im Kap. „Allgemeine Krankheitslehre" (Kap. 4) andeutete. Die eigentlichen Krankheiten unserer Zeit sind die Sklerose- und die Geschwulstkrankheiten. Beide kann man auch als ein Überhandnehmen leiblicher Bedingungen des Menschen charakterisieren oder – um einen etwas ungewöhnlichen Ausdruck zu benutzen: In ihnen drückt sich eine zu starke **Verleiblichung des Menschen** aus. Die Harmonie von Leib, Seele und Geist wird durch ein Überhandnehmen leiblicher Bedingungen gestört. In den Entzündungs- und den allergischen Krankheiten drücken sich dagegen Veränderungen aus, die den Menschen viel stärker zum Seelischen und vor allem zum Geistigen drängen. Besonders die Entzündungskrankheiten stellen eine Tendenz zu einer starken Vergeistigung des Menschen dar, worauf auch in dem entsprechenden Kapitel (Kap. 4.2.4) kurz hingewiesen wurde. Nun gehört zu den Grundaussagen Rudolf Steiners, dass das Geistige an sich stets gesund ist. Krankheiten können im Menschen also nur im seelischen oder leiblichen Gebiet auftreten. Aus diesem Grunde ist aus der Sicht Steiners der Begriff der Geisteskrankheiten unkorrekt, da sich nach seiner Anschauung in ihnen kein kranker Geist offenbart, sondern der gesunde Geist sich durch die kranke Seele oder die kranken Organe nicht offenbaren kann. Da die ewige Wirklichkeit des Menschen in seinem Geiste (Ich) liegt, ist jede Tendenz zur Vergeistigung der Richtung nach Gesundung, mit Blick auf die allergischen oder Entzündungskrankheiten sogar als „Übergesundheit" zu charakterisieren.

Merke

Der Mensch ist jedoch ein Wesen der Mitte, also der Gleichgewichtszustände von Gegensätzen oder Polaritäten. Insofern ist Gesundheit der ständige Gleichgewichtszustand zwischen Krankheit und Übergesundheit.

Entzündung und Allergie als therapeutische Möglichkeiten Diese Unterscheidung mag spitzfindig anmuten. Sie hat aber eine wichtige therapeutische Bedeutung. In vielen Fällen werden wir entdecken können, dass Entzündung und Allergie therapeutische Möglichkeiten bei der Behandlung von Sklerose- oder Geschwulstkrankheiten bieten. Und wir werden bei vielen Erkrankungen, die wir der Entzündung oder der Allergie zuordnen müssen, entdecken können, dass die primäre Ursache eigentlich sklerosierender oder geschwulstbildender Natur ist, der außerordentlich kräftige Selbstheilungsprozess aber die gesamte Krankheitsausgestaltung in Richtung einer Entzündung oder allergischer Phänomene treibt. Jedem Leser kann an dieser Stelle spontan aufgehen, dass dann die Bekämpfung von Entzündung oder allergischer Symptomatik nicht die eigentliche Krankheit, sondern den **Selbstheilungsprozess** trifft und diesen be- oder verhindert. Es dürfte auch wichtig sein, darauf aufmerksam zu machen, dass gerade viele Entzündungskrankheiten in sich die Möglichkeit zur **Spontanheilung** tragen, was wir von Sklerosekrankheiten so gut wie gar nicht kennen und auch bei Geschwulstkrankheiten nur im Ausnahmefall erleben.

Der Arzt als Künstler Auch für diese Betrachtung wird der Arzt noch einmal als Künstler gefordert. Damit ist gemeint, dass er in sich eine Beweglichkeit ausbilden muss, die Erscheinung der Krankheit und ihrer Symptome nicht in vorgefertigte Schemata einzuordnen, sondern sich ihnen so **unbefangen** gegenüberzustellen, dass sie sich ihm als **reine Wahrnehmungen** offenbaren können (Kap. 2) und er damit zu wahren Urteilen kommt. Kunst kann gerade nicht schematisch betrieben werden, wohingegen Naturwissenschaft methodisch immer dazu tendieren muss.

Krebs als fünfte Krankheit Wenn von vier Krankheitsgrundtypen ausgegangen wird, fehlt scheinbar die Zuordnung der heute so häufigen Krebskrankheit. Es wurde schon im Kapitel zu den Jahrhundertkrankheiten angesprochen, dass der Krebs mehr ist als die Geschwulstbildung, dass diese nur eine letzte Ausgestaltung der eigentlichen Krankheit ist. In der Tat sehe ich die Krebskrankheit anders als alle von den vier Grundtypen ableitbare Krankheiten. Es ist eine fünfte Krankheit, die sich ja auch wieder in viele Einzelkrankheiten differenziert. Denn wer würde die enormen Differenzierungen von Adenokarzinomen, Sarkomen oder Hämoblastosen nicht sehen; oder die völlig eigenständigen Entitäten verschiedener Organmanifestationen vom Typus der Krankheit „Krebs"? Ich sehe Krebs auch nicht als Verlagerung von physiologischen Fähigkeiten, sondern als einen von außerhalb des Menschseins erfolgenden Angriff auf die eigentliche Existenz. Das wird in dem Spezialkapitel zur Krebskrankheit ausführlich dargestellt und begründet (Kap. 12).

Unbefangenheit des Lesers Als Letztes sei noch der Leser selber angesprochen. Es wird von ihm viel guter Wille erwartet, das in diesem Buch Dargestellte so unbefangen aufzunehmen, dass er die vielen Diskrepanzen und Spannungen zu seiner bisherigen Anschauung erst einmal aushält. Es wird ihm in diesen Darstellungen ja kein fertiges Gebäude vorgestellt, sondern er wird ständig zum Mitschaffen an dieser Konzeption aufgerufen. Es wird für ihn notwendig sein, immer wieder zu den Kapiteln des allgemeinen Teils zurückzukehren und das dort Dargestellte neu in sich zu beleben. Dies gilt insbesondere für die Darstellungen der allgemeinen Menschenkunde und der allgemeinen Krankheitslehre. Gelingt ihm diese Unbefangenheit und innere Beweglichkeit, dann ist zu hoffen, dass er auch aus den folgenden Kapiteln viele praktische Anregungen und neue Ausblicke auf sein Tätigkeitsfeld beim Patienten gewinnt.

Ergänzende Bemerkungen zu den im Folgenden genannten Arzneimitteln

Aus wirtschaftlichen Zwängen finden sich zahlreiche in diesem Buch erwähnte Arzneimittel nicht mehr in dem offiziellen Arzneimittelverzeichnis des Herstellers Weleda AG. Sie können jedoch als Einzelbestellung und Sonderanfertigung durch die Apotheke an der Weleda, Möhlerstraße 1, D-73 525 Schwäbisch Gmünd, kontakt@apotheke-weleda.de bezogen werden. Im Buch sind sie durch ein Sternchen (*) gekennzeichnet. Bei homöopathisch-potenzierten Präparaten empfehlen sich die Mittel der DHU, die eine sehr große Auswahl von Potenzen und Darreichungsformen anbietet. Bei der Wala haben sich keine einschneidenden Veränderungen ergeben.

6 Sklerosekrankheiten

6.1 Koronare Herzkrankheit

Das Herz ist keine Pumpe Es soll kein Zufall sein, dass die Darstellung der speziellen Krankheitsbilder zum Verständnis einer durch Anthroposophie ergänzten Medizin mit einer Krankheit des Herzens, der koronaren Herzkrankheit, beginnt. In seinem ersten Kurs für Ärzte hat Rudolf Steiner 1920 eine Betrachtung des Herzorgans ebenfalls ganz an den Anfang gestellt. Seine wesentliche Aussage lautete dahingehend, dass eine wirkliche Spiritualisierung der Medizin so lange unmöglich bleibe, so lange das Herz als Pumpe erlebt werde. Die Vorstellung, dass das Herz wie eine Pumpe arbeite oder gar eine Pumpe sei, kann also eine Spiritualisierung der naturwissenschaftlichen Medizin **verhindern.** So hätte dieses ganze Kapitel auch eine andere Überschrift tragen können: „Das Herz ist keine Pumpe."

Mechanische Betrachtungsebene Nun wird man vielleicht einwenden, dass in modernen physiologischen Vorstellungen der reine Pumpenaspekt bereits nicht mehr anzutreffen sei, doch hat man die mechanische Betrachtungsebene für das Herz bisher nicht verlassen. Man findet in modernen naturwissenschaftlichen Physiologielehrbüchern Kapitelüberschriften wie „Zur Mechanik des Herzens", „Zur Mechanik des Gefäßsystems" und besonders auffällige Probleme hat die naturwissenschaftliche Medizin mit der **Rhythmik des Herzens** oder der **Zirkulation,** worauf schon in einem früheren Kapitel verwiesen wurde (Kap. 3.2.3). Sehr eindrucksvoll ist auch die Tatsache, dass sich die Idee vom Herzen als Pumpe im allgemeinen Sprachgebrauch der Menschen angesiedelt hat. Täglich wird der Arzt von seinem Patienten hören können, dass mit der Pumpe etwas nicht in Ordnung sei, womit dann das Herz gemeint ist. Pumpe ist also nicht nur eine allegorische Bezeichnung, wir denken das Herz auch als eine solche! Und unter dieser Vorstellung haben sich auch ganz konsequent Entwicklungen ergeben, die beispielsweise zur Schrittmacherimplantation, zum künstlichen Klappenersatz oder gar zum Kunstherz führten.

Blutbewegung Wenn nun gesagt wird, dass das Herz keine Pumpe sei, was ist es dann? Die für den weiteren Fortgang ausschlaggebende Bemerkung Rudolf Steiners ist, dass das Herz als Organ nur ganz selten Ursache, im Wesentlichen aber immer Folge sei. Wenn man das hier Gemeinte etwas laienhafter ausdrücken will, so könnte man auch sagen, das Herz schlägt nicht, es wird geschlagen. Einer solchen radikal wirkenden Aussage liegt die Beobachtung zugrunde, dass die eigentliche **Bewegung vom Blute** ausgeht. Dieses Phänomen ist in der embryologischen Entwicklung gut zu beobachten. Aber auch im späteren Leben einer geschlossenen Zirkulation (Blutkreislauf) finden sich viele Fakten, die sich mühelos in eine solche Anschauung einordnen lassen. Die ganze ungeklärte Frage, wie denn eigentlich die Zirkulation den völligen Druckabfall im Kapillargebiet überwindet, konnte man auch nur hypothetisch dadurch beantworten, dass man von der Pumpfunktion peripherer Gefäße sprach, die bisher gedachte Herztätigkeit also bis in die Peripherie ausgebreitet denkt. Man wird zum tieferen Verständnis einfach den Gedanken fassen müssen, dass das, was Bewegung auch im stofflichen Bereich ist, unter der Herrschaft von **Lebensleib** und **Seelenleib** steht. Dabei geht die eigentliche Blutbewegung ganz von Letzterem aus und erweist dabei ihren Zusammenhang mit der **Atmung,** mit der sie sich auch im Gasaustausch unmittelbar berührt.

Herz als Stauorgan Das Herz ist also nicht der Motor der Blutbewegung, sondern als eine Art Mittelpunktsorgan in die Blutzirkulation so eingeordnet, dass seine eigentliche Aufgabe die **Stauung des Blutes** ist. Von diesem Aspekt aus gesehen ist das Herz ein Stauorgan. Es unterbricht die ewige Blutbewegung für den Augenblick, den wir als Diastole charakterisieren. Dass auf der Seite des linken Herzens dann ein starker Muskel über die Systole das Blut wieder in Bewegung bringt, hier also durchaus Aktion zu beobachten ist, darf trotzdem nicht dazu führen, sich wieder auf den mechanischen Standpunkt einer Pumpfunktion zu begeben. Die erneute Beschleunigung des Blutes (Systole) wird durch das Eingreifen der Seelentätigkeit bewirkt, wie sie in dem entsprechenden Kapitel (Kap. 3.2.3) dargestellt wurde und sich insbesondere in der **Einatmung** einen physiologischen Ausdruck verschafft.

Einatmung Dabei darf noch einmal darauf verwiesen werden, dass Einatmung umfassender gemeint ist als das, was heute üblicherweise darunter verstanden und mit der Funktion der Lunge identifiziert wird. Einatmung beschreibt begriffsmäßig grundsätzlich das tiefere Eintauchen der menschlichen Seele in den ihr zugeordneten Leib, Ausatmung entsprechend ihr stärkeres Herauslösen aus demselben. Goethe hat diese Funktionen in seinem Gedicht „Im Atemholen sind zweierlei Gnaden" künstlerisch-exakt beschrieben.

Herz als Sinnesorgan Am Herzen schafft der Augenblick, in dem der Blutstrom ruht, die Voraussetzung für eine weitere Funktion dieses Organs, die als Sinnesfunktion charakterisiert werden muss. Neben dem Stauorgan ist das Herz also auch Sinnesorgan. Natürlich ist auch dieses wieder eine ungeheuer provokative Aussage für unser modernes wissenschaftliches Verständnis, da wir die Sinnesfunktion stark reduziert an wenige Organe wie Auge und Ohr oder Tastsinn der Haut gebunden denken.

Merke
Jedes Sinnesorgan dient funktionell der Wahrnehmung und eine zukunftsgerichtete Medizin wird begreifen müssen, dass die komplizierte Wirklichkeit des menschlichen Organismus in seiner unendlichen Vielgestalt überhaupt nur dadurch funktioniert, dass an allen Orten Wahrnehmungsfunktionen bewusster, träumender oder unbewusster Art vollzogen werden.

Das, was heute als **Regelkreis** bezeichnet wird, ist ohne eine solche Wahrnehmungsfunktion völlig unverständlich. Oder es müsste eben doch den schon im Mittelalter so sehnlich gesuchten Vorgang einer wirklichen Selbststeuerung im Sinne des Perpetuum mobile geben. Gerade aber als moderner Wissenschaftler weiß man, dass es ein solches Perpetuum mobile nicht gibt und nie geben wird. Regulationen bedürfen immer einer übergeordneten Steuerung und diese kann nur steuern, wenn sie auch die Funktionen der Regulationskreise **wahrnimmt.** Nun hat Rudolf Steiner die Sinnesfunktion des Herzens dahin gehend beschrieben, dass sie der Ort der Wahrnehmung des großen Regulationskreises von allen Stoffwechseltätigkeiten einerseits und allen Nerven-Sinnes-Tätigkeiten andererseits ist.

Arterien Das Herz breitet sich für diese Aufgabe in den gesamten Organismus aus, und zwar durch die Arterien. Diese müssen als Anteil des Herzorgans verstanden werden, wie Tentakel oder auch Wahrnehmungsorte, die ich bildhaft auch einmal **„Fühlfäden"** genannt habe.

Tätigkeitsfeld des Herzens Das Herz hat hier also die zentrale Aufgabe, die Gegensätze der polaren Tätigkeitsfelder mit ihren Schwerpunkten im oberen und unteren Menschen ständig wahrzunehmen, vor allem wenn Ungleichgewichte und damit Krankheitstendenzen entstehen. Man darf diesen Gedanken wohl dahingehend ausdehnen, dass hier auch ein Tätigkeitsfeld des Herzens im aktiven Sinne liegt, insofern es nicht nur Ort der **Wahrnehmung,** sondern auch des **Ausgleichs** ist. Das Herz dient im menschlichen Organismus also ganz der Gesundheit, wie sie als labiler Zustand, als etwas ständig Werdendes, in dem entsprechenden Kapitel dargestellt wurde (Kap. 3.5).

Merke
Insofern ist das Herz selber auch primär ein sehr gesundes Organ, das sich in seiner schier unendlichen Tätigkeit Ausdruck verschafft. Ist am Herzen alles Folge, kann in ihm ein zentral dienendes Organ gesehen werden, muss klar werden, dass alle Sklerosevorgänge an diesem Organ einschließlich seiner arteriellen Ausbreitung im Organismus Folge von Vorgängen sind, die auf das Herz einwirken, nicht jedoch von ihm ausgehen. Und noch eine Tatsache verweist auf die besondere Gesundheit dieses Organs: es ist so gut wie resistent gegenüber einer Karzinombildung.

An dieser Stelle kann der etwas nachdenkliche Zeitgenosse nur über die Ignoranz staunen, die das Herz mit einem Motor vergleicht und dabei feststellt, dass es im Verhältnis zum Leistungsgewicht eine außerordentliche Fehlkonstruktion sei und andererseits die Erfahrung macht, dass ein menschliches Herz im Allgemeinen unendlich viel mehr leistet und eine viel längere Leistungsdauer hat, als wir es bisher von irgend einer Maschine oder irgend einem Motor kennen. Dass unser Herz in der modernen Zeit trotzdem ein besonderes Erfolgsorgan für die Sklerosekrankheit ist, soll im Weiteren deutlich werden.

Puls-Atem-Quotient Zunächst müssen wir noch einmal zusammenfassen, um einen Schritt weitergehen zu können. Das Herz ist also nicht Pumpe, sondern in das sich bewegende Blut eingeordnetes Stauorgan. In dem Augenblick der Ruhe erfolgt die Wahrnehmung dessen, was sich als Tätigkeitsmerkmale von der Nerven-Sinnes-Funktion und der Stoffwechselfunktion dem Blut eingeschrieben hat. Das Verhältnis beider Tätigkeitsfelder drückt sich im Übrigen in dem gut bekannten Puls-Atem-Quotienten aus, der im idealen Sinne 4: 1 (vier Pulsschläge auf einen Atemzug) beträgt. Sinkt dieser Quotient unter vier, dominiert der Einfluss der Nerven-Sinnes-Tätigkeiten, die sich dann auch in der Bradykardie Ausdruck verschaffen. Bei einem deutlichen Anstieg des Quotienten über vier dominiert das Stoffwechselgebiet, wofür supraventrikuläre, tachykarde Störungen am Herzen charakteristisch sind.

Herz als Seelenorgan Ein weiterer Aspekt tritt noch zu der Stau- und Sinnesfunktion des Herzens: Das Herz als Seelenorgan. Wenn die Medizin eines Tages tatsächlich eine wirkliche Psychosomatik ausbilden will, wird sie dies ohne Hilfe der anthroposophischen Menschenkunde kaum verwirklichen können. Durch die Darstellung der Allgemeinen Menschenkunde konnte deutlich werden, dass jedes Organ zusammengesetzt ist aus der vierfachen Gliederung von Stoffleib, Lebensleib, Seelenleib und Ich-Organisation. So finden wir auch für jedes Organ einen speziellen Eintrittsort der menschlichen Seele und seines individuellen Ich.

> **Merke**
> **Für die Zukunft gilt es, eine „Psychologie der Organe" auszuarbeiten, die auch unser Verständnis für alle Krankheiten im Felde der bisher sog. Geisteskrankheiten in völlig neuer Weise verständlich machen wird (Kap. 3.4).**

Für diesen noch so zukünftigen Aspekt der Medizin möge ein erster Versuch unternommen werden, die besondere Seite des Herzens zu beschreiben, durch die sich in ihm die Seele Ausdruck verschafft oder offenbart. Es kann dies natürlich nur als Versuch gemeint sein, da eine unmittelbare Anschauung des differenzierten Eingreifens der Seele in leibliche Organbildungen sich jeglicher sinnlicher Anschaulichkeit entzieht.

Herz als soziales Wahrnehmungsorgan Seelisch vermittelt das Herz die Wahrnehmung des anderen Menschen, womit selbstverständlich nicht dessen äußere Erscheinung gemeint ist, sondern sein Wesen, seine Individualität. Man kann das Herz insofern auch als das soziale Wahrnehmungsorgan des Menschen bezeichnen. In unserer Sprache weisen Worte wie herzlich, herzlos, hartherzig und ähnliche auf diesen Tatbestand hin. Ganz direkt wird dieses auch von dem Dichter Saint-Exupéry beschrieben. Als eine der zentralen Aussagen seines Buches *Der kleine Prinz* verrät der gezähmte Fuchs dem kleinen Prinzen sein Geheimnis:

> *„Man sieht nur mit dem Herzen gut. Das Wesentliche ist für die Augen unsichtbar."*

Auch hier ist nicht das Sehen mit unseren Augen gemeint, sondern eben die tiefere Schicht eines Wahrnehmens des anderen Menschen.

Vielleicht wird der Leser solche Ausführungen zunächst als reine Spekulation bezeichnen und sie möglicherweise damit für sich auch als erledigt ansehen. Und ganz sicher kann man im wissenschaftlichen Sinne eine solche Aussage nicht anders als hypothetisch bezeichnen. Sie an der Wirklichkeit zu überprüfen, wird sich aber ganz sicher lohnen. Sieht man diese Aussage noch im Zusammenhang mit der von Steiner mitgeteilten Gesetzmäßigkeit, dass die Mehrzahl organischer Erkrankungen ihren Ursprung (S. 88) **im seelischen Men-**

schen haben, kann der Zeitcharakter gerade der sklerotischen Herzkrankheiten unserer Zeit in einer ganz neuen Weise verständlich werden.

Herzsklerose Kommen wir nun zu der eigentlichen Darstellung der sklerotischen Herzkrankheit, die heute auch unter dem Oberbegriff der koronaren Herzkrankheit geläufig ist. Zu ihr rechnen wir die verschiedenen Formen der Angina pectoris und den Herzinfarkt. Im Sinne der hier dargestellten Medizin könnte man auch von einer Herzsklerose sprechen. Wir kennen gerade für diese Krankheit heute eine Fülle sog. Risikofaktoren, die verhältnismäßig unbewertet nebeneinander stehen. Ihre Summe beschreibt jeweils eine mehr oder minder größere Gefährdung, an einer koronaren Herzkrankheit zu erkranken. Vielleicht darf erinnert werden, dass Schäfer gerade am Beispiel der Risikofaktoren der koronaren Herzkrankheit von der Notwendigkeit einer hierarchischen Ordnung (S. 85) derselben sprach, um die jeweilige besondere Bedeutung des einzelnen Faktors für die Erkrankung herauszuarbeiten. Nun dürfen diese Fakten der koronaren Herzkrankheit beim Leser als gut bekannt vorausgesetzt werden und es soll deshalb direkt der Blick auf die ursächlichen Faktoren gelenkt werden, die aus der Sicht einer anthroposophisch menschenkundlichen Betrachtung wesentlich sind.

Ablagerung unverdauter Sinneseindrücke An erster Stelle muss die heutige moderne **Überflutung mit Sinneseindrücken** genannt werden. Es wurde schon bei der Allergie dargestellt (Kap. 4.2.3), dass auch jede Sinneswahrnehmung zunächst eine Fremdheit darstellt, die vom Organismus so weit überwunden werden muss, dass er sie sich dann zu eigen machen kann und sie dadurch für ihn verträglich wird. Wir hatten für diesen Vorgang den übergeordneten, allgemeiner als üblich verstandenen Begriff der **Verdauung** gewählt.

Merke
In ganz einfacher Weise ausgedrückt: Jeder Sinneseindruck muss verdaut werden, wenn er nicht im Menschen durch seine Fremdnatur kränkend wirken soll.

Jeder Sinneseindruck prägt sich bis in das Leibliche hinein, zunächst in den Bereich des Empfindungsleibes. Von dort kann ihn die Seele als Vorstellung in das Bewusstsein heben oder er wird durch Ablagerung im Lebensleib zum Gedächtnis. Es ist ein weiteres Forschungsresultat von Rudolf Steiner, dass das menschliche Gedächtnis an den Lebensleib gebunden ist. Jedes Erlebnis, jeder Eindruck wird dem Lebensleib eingeprägt und kann von unserem Bewusstsein (Ich) als Erinnerung reproduziert werden. Gedächtnisstörungen sind somit immer ein Hinweis auf Störungen im Lebensleib. Bewahren Sinneseindrücke aber ihre Fremdnatur, weil sie von der menschlichen Organisation nicht ausreichend überwunden oder verdaut wurden, gehen sie als Ablagerungen im Leiblichen **bis in den Stoffleib,** wo sie dann Veränderungen im Sinne der Sklerose bewirken. Ein besonderer Ausdruck hierfür ist die Arteriosklerose, die auch Grundlage der koronaren Herzkrankheit ist.

Übersteigerte Nerven-Sinnes-Tätigkeit, verkümmerte Stoffwechseltätigkeit Pathophysiologisch führt dieser Vorgang durch die Überlastung des Nerven-Sinnes-Systems zunächst zu einer Hypertrophie der Nerven-Sinnes-Tätigkeiten, was sich ebenfalls bis in die organische Bildung der Überformung aller dem Nerven-Sinnes-System dienenden organischen Strukturen niederschlägt. Diese Materialisierung des gesunden Leibes am Beispiel der Arterie dürfte für jeden unmittelbar wahrnehmbar sein, der einmal die verheerenden Deformierungen einer fortgeschrittenen Arteriosklerose, z. B. der Aorta, bei pathologisch-anatomischen Demonstrationen gesehen hat. Wir haben ebenfalls früher dargestellt, dass eine Hypertrophie (S. 96) **der Nerven-Sinnes-Tätigkeiten** im eigenen Funktionsfeld zu einer allmählichen **Hypotrophie der Stoffwechseltätigkeit** führt, wobei diese vorübergehend gesteigert wird (hypertrophiert), um dann in immer größere Verkümmerung zu geraten. Von dieser Seite werden zunächst die Phänomene

- der Hyperlipoproteinämie,
- der Adipositas und
- der Hyperurikämie

verständlich, die dann im Zuge der nachlassenden Stoffwechseltätigkeit zu Ablagerungen, vor allem in der Gefäßwand, führen. Zur Stoffwechseltätigkeit gehört insbesondere auch die **Ausscheidungsfähigkeit** solcher Stoffe, die vom Organismus nicht mehr benötigt werden. Ist diese Fähigkeit geschwächt, kann der Organismus sich nur dadurch helfen, dass er die überflüssigen Stoffe in sich selber ablagert.

Durchseelte Bewegung Diese Hypotrophie der Stoffwechseltätigkeit wird noch verstärkt durch den heute so häufigen Mangel an Bewegung. Am Anfang dieses Kapitels wurde dargestellt, dass die menschliche Seele die Bewegung des Blutes bewirkt, wobei dieser Vorgang durch den Empfindungsleib vermittelt wird. Von daher mag verständlich sein, dass der Mangel an Bewegung weniger die primär körperliche, gar mechanische Bewegung z. B. des Joggings meint, sondern eine durchseelte Bewegung, wie sie sich in jeder sinnvollen Tätigkeit, die gar mit Begeisterung verbunden ist, äußert. Will man die Seele als Ursache der Blutbewegung eindeutiger charakterisieren, so muss dieser seelische Anteil als menschlicher **Wille** bezeichnet werden.

Willensimpuls Dieser Wille ist – allerdings tief unbewusst – unmittelbar in jeder Stoffwechseltätigkeit wirksam und deshalb menschlicher Erkenntnis ohne Weiteres gar nicht zugänglich. Was wir heute üblichermaßen als Wille bezeichnen, charakterisierte Rudolf Steiner lediglich als **Vorstellung des Willens.** Jeder Muskelbewegung liegt ein primärer Willensimpuls zugrunde, der sich heute auch bereits physiologisch dadurch fassen lässt, dass jeder Muskelbewegung eine Wärmebildung vorausgeht. Der Wille wirkt im menschlichen Organismus vermittels der Wärme und erweist sich insofern als dem Ich (Ich-Organisation) zugeordnet. Heute zeichnet sich die zivilisierte Menschheit, in der die koronare Herzkrankheit am häufigsten auftritt, ganz speziell durch passive Bewegung aus, sei es im Benutzen des Autos, der Eisenbahn oder des Flugzeugs. Welcher Mensch geht heute noch zu Fuß zu seinem Arbeitsplatz, welches Kind zu seiner Schule? Und gerade diese Nuancierung ist wichtig: Auch der Arbeits- oder Schulweg ist sinnvolle Bewegung, weil er ein Ziel hat, das im Menschen selber liegt. Das kann durch Jogging nicht ersetzt werden, bei dem das Ziel als Ideologie den Menschen eingeprägt wird und deshalb oft auch zu ganz auffälligem Fanatismus und eher zur Verkrampfung der Jogger führt. Man beobachte nur einmal aufmerksam die Gesichter der heute in allen Städten und Gegenden der Welt laufenden Jogger! Wie anders doch z. B. beim heute mehr und mehr dominierenden Nordic Walking.

Antisozialität Der Mangel an durchseelter, innerlich durchwärmter Bewegung und das Überhandnehmen des Bewegtwerdens (passive Bewegung) zusammen mit der Überflutung von Sinneseindrücken führt also zur Arteriosklerose, zur Verhärtung und Einengung der Organe, die der Blutzirkulation dienen und in deren Zentrum das menschliche Herz liegt. Die besondere Betroffenheit des Herzens zeigt dann einen weiteren Zusammenhang mit unserer ganzen Unfähigkeit, **wirkliche Sozialität** auszubilden. Noch nie ist die Asozialität oder Antisozialität in der Menschheit so ausgeprägt gewesen wie in unserer Zeit. In einem früheren Kapitel wurde der Zusammenhang mit der spezifischen Zeitaufgabe der Menschheit, der Ausbildung der Bewusstseinsseele (S. 59), aufgezeigt. Ihre primäre Tendenz ist die Ausbildung des **Egoismus,** des ganz auf sich Bezogenseins, und damit die zunehmende Blindheit für den anderen Menschen und seine Bedürfnisse. Diese Tatsache erklärt, warum heute weltweit die koronare Herzkrankheit mit dem Herzinfarkt zu den häufigsten Krankheiten und der häufigsten Todesursache geworden sind.

Elastizitätsverlust der Gefäßwand Kommen wir noch einmal kurz zu der Arteriosklerose zurück. Als funktionelle Vorstufe derselben, die wir als Vordringen der pathologischen Prozesse bis in den Stoffleib charakterisiert hatten, finden wir den Gefäßspasmus oder den zunehmenden Elastizitätsverlust der Gefäßwand, der auch als Gefäßversteifung bezeichnet werden kann. Hier prägt sich die Krankheit noch mehr in der Schicht des Empfindungsleibes bzw. des Lebensleibes aus. Die spastische Form der Angina pectoris ist auch der naturwissenschaftlichen Medizin gut bekannt und wird als Prinzmetal-Angina bezeichnet, wobei ihr Nachweis außerordentlich schwierig ist und mehr eine klinische Diagnose bleibt. Das ist nach den in diesem Buch ausgeführten Darstellungen auch nicht weiter verwunderlich.

Hypertonus Der Elastizitätsverlust der Gefäßwand, insoweit er sich als Versteifung Ausdruck verschafft, betrifft bereits mehr die Schicht des Lebensleibes in der Arterie. Beides lässt uns einen Zusammenhang mit einem der wesentlichsten Risikofaktoren der koronaren Herzkrankheit erkennen, dem arteriellen Hypertonus. Der durch Spasmus oder Versteifung größer werdende Widerstand, der sich der Bewegung des Blutes entgegensetzt, wird durch höhere Kraftanstrengung zunächst ausgeglichen, was sich objektiv als Druckerhöhung messen lässt. Dabei finden wir wieder einen Anschluss an eine der großen Ursachen der koronaren Herzkrankheit, der Überflutung mit Sinneseindrücken. Jeder Sinneseindruck ist mit dem Einatmungsvorgang gekoppelt, d. h. mit einem tieferen Eintreten der Seele in die leiblichen Vorgänge. Die vom Stoffwechsel ausgehende Ausatmungstätigkeit ist zu gering, wobei gerade an dieser Darstellung deutlich werden kann, dass nicht die Lungenatmung gemeint ist, sondern die geschilderte Ausscheidungstätigkeit. Ausatmung ist, so banal es klingt, immer Ausscheidung, aber im viel allgemeineren Sinne als lediglich die Ausscheidung von Kohlensäure. Will unsere Medizin der Ursache der essenziellen Hypertonie auf die Spur kommen, wird sie ihren Zusammenhang mit einer **übermäßigen Einatmungstätigkeit** und dem **Mangel an Ausatmungsfähigkeit** studieren müssen, wobei sie zwangsläufig auf eine konkrete Betrachtung seelischer Vorgänge in Verbindung mit dem menschlichen Leib verwiesen werden wird.

! Merke

Im Herzinfarkt verschafft sich dieser ganze geschilderte Ursachenkomplex einen dramatischen Ausdruck, er wird dem Menschen bewusst! Der Herzinfarkt ist wie ein verzweifelter Versuch der Befreiung von dieser zunehmenden Umklammerung durch die Sklerose in einem organischen Gebiet, das zu den „menschlichsten“ des Menschen zu rechnen ist.

Die heutige Vorstellung von der raschen Mobilisierung und Rehabilitation nach einem Herzinfarkt ist im Grundsatz und Ansatz ganz richtig, doch müsste eine solche Wiederherstellungs- oder Rehabilitationsphase viel mehr die wirklichen Ursachen der koronaren Herzkrankheit berücksichtigen und in therapeutische Aktion umsetzen.

Fassen wir zusammen:

Das Herz ist durch eine mechanistische Auffassung nicht zu verstehen. Es ist nicht Pumpe, sondern Stauorgan der andauernden, dynamischen Blutbewegung, die ihren Antrieb durch die Seele hat. Es ist Wahrnehmungsorgan aller polaren Tätigkeiten im Organismus und führt diese zum ständigen, gesundenden Ausgleich. Es ist auch soziales Wahrnehmungsorgan der Mitmenschlichkeit, organischer Ort aller Empathie („Nächstenliebe“). Die Überfrachtung unverdauter Sinneseindrücke, der Mangel an beseelter Eigenbewegung und das Sich-Verhärten gegen die Bedürfnisse der Mitmenschen, aber auch gegenüber der Natur und Kreatur, führt zur Herzverhärtung, die sich in der Koronaren Herzkrankheit Ausdruck verschafft. Deren Risikofaktoren sind Folge des Geschehens, nicht ihre Ursache.

6.1.1 Therapeutische Hinweise

! Merke

Kausale oder rationelle Therapie der koronaren Herzkrankheit oder des Herzinfarkts muss es sein, die übermäßige Nerven-Sinnes-Tätigkeit als Folge der Sinnesüberflutungen abzubauen und die eigentliche Stoffwechseltätigkeit, insbesondere die der Verdauung und der Ausscheidung, anzuregen.

Künstlerische Therapie Der Kranke wird lernen müssen, wieder innere durchwärmte oder **durchseelte Bewegung** zu vollziehen und das Maß der Sinneseindrücke so zu beherrschen, dass sie verdaut werden können. Diese scheinbar abstrakt klingenden Feststellungen können inhaltlich erfüllt werden. Für das erste steht in einer anthroposophisch ergänzten Medizin die künstlerische Therapie. Vor allem sei hier die **Heileurythmie** genannt, eine besondere Ausgestaltung der Eurythmie, die Rudolf Steiner als eine moderne Bewegungskunst anregte. Er selber bezeichnete sie geradezu als eine therapeutische Gabe für die ganze moderne Menschheit. Das könnte uns am Beispiel der koronaren Herzkrankheit besonders deutlich werden. Ohne die Heileurhythmie spezifisch darzustellen, sei ganz allgemein der Hinweis erlaubt, wie stark jede Kunst geradezu ein ideales Element für innerliche Bewegungen des Menschen ist, wobei dieses am allerstärksten in der Musik erlebbar wird. So ist auch die **Musiktherapie** eine weitere Form künstlerisch-therapeutischer Bemühungen. Auch können Malen und Plastizieren therapeutisch eingesetzt werden (Kap. 14.11).

Abendliche Rückschau Für den zweiten oben angesprochenen therapeutischen Schritt gibt es einen Hinweis von Steiner, der allerdings von ihm nicht in den hier genannten Zusammenhang gestellt wurde. Er hat dem modernen Menschen zur Pflege seines Seelenlebens eine abendliche Rückschau empfohlen. Mit größter Genauigkeit wird der Ablauf des Tages bewusst rückwärts gerichtet vom Abend bis zum Aufwachen am Morgen zurückverfolgt, wobei das Tun wichtig ist, nicht das Ergebnis; d. h., es wird nicht immer gelingen, wirklich den ganzen Tag zurück zu erinnern. Wer eine solche Übung regelmäßig durchführt, kennt die **reinigende Kraft,** die einmal mehr als verdauende Tätigkeit gekennzeichnet werden kann. Nun wird eine solche therapeutische Übung selbstverständlich das akute Eingreifen durch das Medikament nicht völlig ersetzen sollen. Aber es kann doch anschaubar werden, dass hier durch das tiefere Verständnis von Krankheitsursachen auch Wege aufgezeigt werden, die den einzelnen Menschen in die Lage versetzen, aus eigener Aktivität und Kreativität an seiner Heilung mitzuwirken. Und gerade dieses aktive Moment, dieses Beteiligtsein des Erkrankten an seiner Heilung, ist sicher einer der ganz wesentlichen Impulse, die durch die Anthroposophie in die Medizin einfließen könnten.

Typische Arzneimittel

Typisches Arzneimittel zur Behandlung der koronaren Herzkrankheit und des Herzinfarkts ist **Aurum/ Cardiodoron comp.***, eine Kombination aus Aurum metallicum praeparatum D 10 mit Cardiodoron, Arnika und Formica.

Bei akuten Beschwerden wird 1–2 × täglich subkutan an den Oberarmen injiziert, im Sinne einer längerfristigen Erhaltungstherapie 2–3 × wöchentlich 1 Ampulle subkutan. Cardiodoron (S. 273), dessen therapeutische Ratio ausführlich im Teil III beschrieben wird, ist im umfassenden Sinne ein Kreislaufmittel, weil es in sich die Möglichkeit zur Harmonisierung der Blutzirkulation trägt und insofern Ausgleich schaffen kann zwischen den pathophysiologischen Abweichungen von Hypotonie **und** Hypertonie, Bradykardie **und** Tachykardie sowie den geschilderten spastisch-funktionellen Veränderungen des Gefäßsystems.

> **!** **Merke**
> **Cardiodoron kann als Basismittel aller sich im Kreislaufsystem äußernden Krankheiten bezeichnet werden, wobei seine Anwendung überwiegend peroral als Tropfen oder Tabletten erfolgt, bei akuter Indikation auch als subkutane oder intravenöse Injektion.**

Angina pectoris Anfallsartige Beschwerden der Angina pectoris können effektiv mit **Arnika-Urtinktur** behandelt werden. Man verordnet 50 Tropfen in einem halben Glas Wasser, und lässt dieses langsam schluckweise trinken. Tritt innerhalb von 15–30 Minuten keine Beschwerdebesserung ein, kann die Verordnung wiederholt werden.

In der Phytotherapie wird die innere Einnahme von Arnikaextraktpräparaten nicht mehr empfohlen, da in seltenen Fällen schwere allergische (anaphylaktische) Reaktionen auftraten. Bei Arnikazubereitungen der anthroposophischen Arzneimittelhersteller habe ich selbst solche bei vieltausendfachen Verordnungen und auch in hoher Dosierung nie erlebt. Ob die besonders sorgfältige Heilpflanzenwahl und pharmazeutische Zubereitung dafür verantwortlich ist, muss offen bleiben. Dennoch soll der notwendige Warnhinweis auf allergische Reaktionen auch hier nicht fehlen, wobei besonders darauf geachtet werden sollte, ob bereits vorausgegangene Allergien gegen andere Korbblütler bekannt sind. Eine Alternative ist Cactus grandiflorus D 1, das in gleicher Weise oder auch in Einzeldosen von 10 Tropfen alle halbe Stunde verordnet werden kann.

Merke

Auch das Auflegen von feuchtwarmen Arnikakompressen über der Herzgegend wird immer wieder als hilfreich erlebt, ebenso eine Einreibung oder ein aufgelegter Salbenlappen mit dem Fertigarzneimittel Aurum/Lavandula comp. Creme (Weleda). Die Organeinreibungen setzen Fachkenntnis und Können voraus und sollten möglichst nur von solchen Menschen durchgeführt werden, die speziell dafür ausgebildet worden sind.

Weitere grundsätzliche Heilmittel

Als ein weiteres grundsätzliches Heilmittel zur Behandlung der sklerotischen Herzerkrankungen muss **Crataegus,** der Weißdorn, genannt werden. Seine Anwendung entstammt der traditionellen Phytotherapie, ist aber auch durch zahlreiche, evidenzbasierte Untersuchungen gut belegt. Man sollte Crataeguspräparate nicht mit Digitalisglykosiden vergleichen, deren positiv inotrope Wirkung vom Weißdorn nicht erreicht wird. Die Besonderheit von Crataegus ist in dem Zusammenspiel mehrerer Wirkungen zu sehen, aus dem die therapeutische Wirksamkeit verständlich wird.

Merke

Es geht nicht um die einseitige Verstärkung der Kontraktilität des Herzmuskels, sondern um das Einfügen eines lebendigen, pflanzlichen Prinzips in den Lebenskräftebereich von Blutzirkulation und Herz, diese belebend und den Verhärtungstendenzen entgegenwirkend.

Dabei ist klar, dass eine fortgeschrittene, bis in den Stoffleib hinein manifeste Sklerose durch kein Arzneimittel wieder aufgehoben werden kann. Doch wird es den Arzt, der beispielsweise Crataegus bei sklerotischen Herzleiden einsetzt, immer neu begeistern und überzeugen, wie stark sein Patient eine Befindensbesserung erlebt, wie deutlich aber auch die **Befreiung** der zu tief in das Leibliche eingreifenden **seelisch-geistigen Vorgänge** an ihm erlebbar wird.

Es existieren für Crataegus eine Fülle experimenteller Beweise seiner kardialen Wirksamkeit, wobei sich im Extraktpräparat

- myokardstärkende,
- koronardilatierende,
- mild antihypertensive und
- antiarrhythmische Wirkungen

kombinieren. Wir finden im Gegensatz zu synthetischen Monostoffpräparaten also weniger eine isolierte oder selektive Wirkung als vielmehr eine **umfassende Wirksamkeit.** Das macht gerade Crataegus auch für das sog. **Altersherz** zu einem Mittel erster Wahl. Dass heute auf Leitsubstanzen oder mögliche Wirkstoffe wie beispielsweise Prozyanidine standardisierte Fertigarzneimittel einer Teezubereitung vorgezogen werden, ist selbstverständlich. Heute werden hochdosierte Extraktpräparate eingesetzt, die Tagesdosis beträgt 450–900 mg. Bei ausgeprägter Herzinsuffizienz werden auch Tagesdosen von 1800 mg angewandt, die zu signifikanter Besserung führen. Die Verträglichkeit auch bei Langzeitanwendung ist ausgezeichnet.

Schließlich sei als ein weiteres für die Behandlung der koronaren Herzkrankheiten typisches Arzneimittel nach der Ratio einer anthroposophisch ergänzten Therapie auf Scleron (S. 281) verwiesen, das ebenfalls ausführlich in Teil III dargestellt wird. Scleron wirkt ganz generell arteriosklerotischen Veränderungen entgegen, wobei eine zeitbegrenzte, im Allgemeinen rhythmische Verordnung bevorzugt wird, beispielsweise 3 × 2 Tabletten für eine Woche, dann eine Woche Pause, dieses im ständigen Wechsel für maximal 3 Monate.

Typische therapeutische Verordnung

Eine typische therapeutische Verordnung nach der Ratio einer anthroposophisch ergänzten Medizin kann also wie folgt aussehen:

- täglich 1–2 × je 1 Ampulle Aurum/Cardiodoron comp. subkutan
- nach 2–4 Wochen abgelöst durch 3 × 20 Tropfen oder 3 × 1 Tablette Cardiodoron
- 450–900 mg Crataegusextrakt als Langzeittherapie
- 3 × 2 Tabletten Scleron, jeweils eine Woche, im Wechsel mit einer Woche Pause, maximal für drei Monate

Bei pektanginösen Beschwerden

- 50 Tropfen Arnika-Urtinktur
- oder 50 Tropfen Cactus grandiflorus D 1 in ein Glas Wasser geben und schluckweise trinken.

Immer wird die medikamentöse Therapie ergänzt durch therapeutisch-künstlerische Arbeit, bevorzugt durch **Heileurythmie.** Auch werden je nach individueller Besonderheit diätetische Maßnahmen mit einbezogen. Dass grundsätzlich für jeden Kranken eine ihm gemäße individuelle Therapie erarbeitet werden muss, die aber nur im konkreten Einzelfall darstellbar wäre, wurde bereits einleitend gesagt.

6.2 Rheumatische Erkrankungen

Rheumatoide Arthritis Der modernen Medizin erschien der so allgemeine Begriff des Rheumatismus oder rheumatischer Erkrankungen zu unspezifisch. Doch haben gerade die letzten Entwicklungen gezeigt, dass ein solcher einheitlicher Begriff für die Vielzahl der speziellen Krankheiten möglich ist, wenn man ihren Ort im Speziellen des Binde- und Stützgewebes sieht und insofern im wissenschaftlichen Sinne von Kollagenosen spricht. Hier soll vor allem die früher primär chronische Polyarthritis genannte rheumatoide Arthritis (PcP) dargestellt werden. Sie gilt ganz speziell als Erkrankung mit Immunphänomenen, sodass sie auch als Autoaggressionskrankheit bezeichnet wird. Nach der anthroposophisch ergänzten Anschauung gehört sie aber primär in das Feld der Sklerose- und Ablagerungskrankheiten. Dabei ist sie in der Symptomatik oft von einer Polyarthrose kaum abzugrenzen, und doch haben beide deutlich voneinander zu unterscheidende Ausprägungen. Allergische und entzündliche Phänomene sind wohl bei dieser Krankheit Ausdruck „verzweifelter" Selbstheilungstendenzen, die aber ohne therapeutische Unterstützung offensichtlich nicht ausreichen, um wirklich zu einer Spontanheilung zu führen.

Merke

Es kann geradezu eine Definition chronischer Krankheiten sein, dass ihnen die Fähigkeit zur Selbstheilung mangelt.

Gelenke Die bekannten Symptome, Phänomene und auch Befunde der rheumatoiden Arthritis werden im Weiteren vorausgesetzt und deshalb nicht detailliert beschrieben. Wesentlich ist, dass die Diagnose vor allem und fast am sichersten durch die klinische Symptomatik gestellt wird. Der typische Röntgenbefund zeigt bereits eine späte Ausprägung der Krankheit, auch der Rheumafaktor ist kein zuverlässiger Befund. Ort der Krankheitssymptomatik sind die Gelenke, insbesondere die Knorpel-Bindegewebe-Substanz.

Die Gelenke werden heute ganz unter mechanischen Gesichtspunkten betrachtet und gelten im Allgemeinen als unvollkommene Scharniere, Kugelgelenke oder Ähnliches (Kap. 1.2). Dass sie eigentlich wirkliche Kunstwerke sind und sich bei der Betrachtung z. B. einer glatten, gesunden Gelenkfläche auch wirklich ästhetische Empfindungen ausbilden können, muss erst wieder gelernt werden. Auch der Knochenaufbau eines Femurkopfes oder -halses, vor allem der Längsschnitt, der die Knochenstrukturen offenbart, sollte uns immer wieder zum Staunen bringen.

Gelenk und Nerv Das Wesentliche an den Gelenken ist aber nicht ihre mechanische, der Bewegung der Gliedmaßen dienende Funktion, sondern der **synapsenartige Sprung** im Aufbau des menschlichen Skeletts. Der Vergleich mit der Synapse peripherer Nerven wird ganz bewusst gewählt, da beiden die gleiche grundsätzliche Funktion zugrunde liegt. Gerade beim Nerv könnte man sich immer wieder fragen, warum denn dieser Virchowsche Telegraphendraht nicht aus einem Stück besteht, sondern ein so komplizierter Vorgang wie die synaptische Unterbrechung gewählt wird, an der nur chemische Übertragungsvorgänge den eigentlichen Nervenprozess weiterleiten. Die Anthroposophie kann uns aufmerksam machen, dass solche Unterbrechungen immer **Orte von Sinneswahrnehmungen** sind. Ein Prozess kommt für einen Augenblick zur Ruhe, um anschließend sofort wieder in Bewegung übergeleitet zu werden. Dieser Moment der Ruhe ist aber Voraussetzung für jede Sinneswahrnehmung. So werden wir auch die Gelenke unseres Skeletts als solche Wahrnehmungsorte oder – im übergeordneten Sinne – als Sinnesorgane kennen lernen müssen.

Gelenk und Eigenbewegungssinn Die Anthroposophie kennt eine ganz eigene Sinneslehre, die insgesamt zwölf Sinnesorgane und damit Sinnestätigkeiten beschreibt und damit über die heute bekannte Einteilung unserer Sinnesorgane hinausgeht. Ein solcher Sinn wurde bereits beim Herzen angesprochen, bei den Gelenken treffen wir auf einen weiteren Sinn. (Mit Sinn sei hier bezeichnet, was Sinnestätigkeit und ihre Offenbarung durch ein Sinnesorgan verbindet.) Nach unserer Anschauung ist der von Steiner so bezeichnete Eigenbewegungssinn (S. 72) der Organisation unserer Gelenke zugeordnet. Der Eigenbewegungssinn ist ein auf den eigenen Leib gerichteter Sinn, der den Menschen seine **Bewegungen im Verhältnis zur Welt** wahrnehmen lässt, der aber auch die **Bewegung der Stoffe,** wie sie sich im Stoffwechsel vollzieht, wahrnimmt. Insofern darf vermutet werden, dass das zentrale Organ dieser Sinnestätigkeit an anderer Stelle zu denken ist. Gerade die Anregungen Steiners zu einer neuen Sinneslehre bedürfen noch einer langen Forschungsarbeit, um die Funktionen der Sinne und insbesondere ihre Zuordnung zur leiblichen Gliederung und organischen Gestaltung exakter zu beschreiben.

Nahrungsbedingte Stoffaufnahme Als Krankheitsursache der rheumatoiden Arthritis erweist sich ein Zusammenhang mit der nahrungsbedingten Stoffaufnahme, ihrer Verteilung, Ein- oder Ausscheidung, also im ganz allgemeinen Sinne der **Stoffwechseltätigkeit.** Zentrale Bedeutung hat dabei das **Eiweiß.** Die menschliche Eiweißbildung wird durch äußere Eiweißaufnahme angeregt. Eine gesunde Voraussetzung dafür ist, dass das natürliche Eiweiß nicht unmittelbar in den menschlichen Organismus übergehen darf, sondern durch die Verdauung bis zu einer mineralischen Stufe abgebaut wird. Erst dann kann ein dem menschlichen Organismus verträgliches Eiweiß neu gebildet, aufgebaut werden. Dieser Eiweißmetabolismus, der die Grundlage zur **Bildung eines individuellen Leibes** ist, wird von der Ich-Organisation beherrscht. Sie ist beim Kranken mit rheumatoider Arthritis zu schwach, sodass die Tätigkeiten des Seelenleibes dominieren. Sie sind einseitig auf Abbau- und Ausscheidungsvorgänge eingerichtet und verdrängen die Tätigkeit des Lebensleibes im Bereich der Gelenke. Dadurch wird schließlich ein Vorherrschen stofflich-physischer Vorgänge (Mineralisierung) bewirkt.

> **Merke**
> **Die Störung geht also von der Ich-Organisation aus, die Krankheitssymptomatik wird vor allem von Phänomenen des Seelenleibes (Immunitätsträger (S. 53)) beherrscht, wirkt aber in die anderen Leibesgliederungen Lebensleib und Stoffleib hinein.**

Steiner hat die Ätiologie der rheumatoiden Arthritis in einen einzigen Satz gefasst:

„Der durch das Ich nicht vollzogene Stoffwechsel offenbart sich im Rheumatismus."

Dabei muss bedacht werden, dass dieser Satz 1924 geschrieben wurde und damals Rheumatismus noch ein umfassender Begriff aller Ablagerungskrankheiten einschließlich der Arthrosen und der Gicht war. Es wurde eingangs darauf hingewiesen, dass diese mehr zusammenfassende Einheitlichkeit rheumatischer Erkrankungen in dem übergreifenden Begriff der Kollagenosen wieder aufgegriffen wird. Es soll hier hypothetisch ausgesprochen werden, dass rheumatoide Arthritis, Polyarthrose und auch die Gicht nur spezielle Metamorphosen des eben beschriebenen grundsätzlichen Vorgangs sind, wobei beispielsweise die rheumatoide Arthritis sich noch mehr zwischen **Seelen- und Lebensleib** abspielt, die Polyarthrose dagegen zwischen **Lebens- und Stoffleib.** Die exaktere Differenzierung wird aber noch weitere Forschungsarbeit erfordern.

Ernährung, Verdauung und Ich-Organisation Versucht man, noch einen weiteren Schritt hinter die bisher geschilderten Ursachen zu kommen, stößt man auf eine Reihe von Störungen, die die rheumatischen Erkrankungen hervorrufen. An erster Stelle ist die **Ernährung** zu nennen. Besonders die Bevorzugung **mineralischer** oder **unlebendiger Nahrung** bedeutet auf lange Sicht eine entsprechende Schwächung der Ich-Tätigkeit gegenüber den Stoffwechselvorgängen, da die zunächst vorhandene Kraft der Ich-Organisation gegenüber solchen Nahrungsmitteln praktisch nie vollständig eingesetzt werden muss und sie damit verkümmert. Zum Teil vagabundiert sie auch an anderen Orten und schafft dort Voraussetzungen für andere, nichtrheumatische Krankheiten. Doch bleibe unser Blick auf die rheumatischen Veränderungen gelenkt. Ernährung setzt Verdauung voraus, Verdauung wiederum ist eine aktive Leistung des menschlichen Organismus, in die alle Schichten seiner leiblichen Gliederung einbezogen sind. Führend tätig ist die **Ich-Organisation,** die sich in der Verdauung **willenhaft** äußert und in ihr die eigene Kraft so übt, wie ein Leistungssportler durch Kraftübungen seine Muskulatur ausbildet.

Merke
Je mehr wirkliche Verdauungstätigkeit geleistet wird, um so kräftiger ist die Ich-Organisation. Das setzt aber eine Nahrung voraus, an deren Überwindung das Ich auch seine ganze Kraft entfalten kann.

Am stärksten geschieht das gegenüber allem, was von der **Pflanze** stammt. Dagegen werden tierische Substanzen und mineralische Stoffe wesentlich leichter verdaut, letztere haben Verdauung oft gar nicht nötig. So ist es für die Ich-Organisation ein entscheidender Unterschied, ob der Mensch seine Zuckersubstanzen durch Verdauung von Polysacchariden wie der Stärke ableitet oder ob Traubenzucker praktisch ohne weitere Verdauungsanstrengung direkt vom Organismus übernommen werden kann. Natürlich kann hier der ganze Komplex der Ernährung, Verdauung und des Stoffaufbaus im menschlichen Organismus nicht im Detail dargestellt werden, da eine solche Darstellung das Anliegen dieses Buches wiederum vollkommen sprengen würde. Der Leser soll nur aufmerksam gemacht werden, dass sich auch gerade für ein solches Feld wie die Ernährung ganz neue Anregungen und Betrachtungsebenen ergeben, wenn man auf sie die anthroposophische Menschen- und Weltkunde anwendet und die heute übliche quantitative Betrachtung um eine qualitative ergänzt.

Künstliche Ernährung Vielleicht darf unter diesem Gesichtspunkt noch kurz auf die heute praktizierte parenterale oder auch künstliche Ernährung hingewiesen werden, auch auf die sog. Astronautenkost bzw. Elementardiät. Ist durch bestimmte Krankheiten das menschliche Ich oder die leibzugewandte Ich-Organisation so in Anspruch genommen oder geschwächt, dass sie die Verdauungstätigkeit vorübergehend nicht in vollem Umfange leisten kann, ist das unmittelbare Zuführen von Baustoffelementen ganz sicher eine sinnvolle Hilfe und kann die eigentliche Ernährung und die damit verbundene Verdauungstätigkeit ersetzen. Doch muss deutlich werden, dass Kraft im eigentlichen Sinne durch diese künstliche Ernährung nicht gewonnen werden kann, weil Kraft immer Ausdruck der Ich-Tätigkeit in Verbindung mit dem Seelenleib ist und diese durch eine Ernährung mit Baustoffelementen nicht erzeugt wird. Im Gegenteil würde die Ich-Tätigkeit bei längerer Anwendung eher weiter geschwächt, vergleichbar dem längeren Trainingsmangel, der sich dann in Leistungsminderung ausdrückt.

Übermäßige Nerven-Sinnes-Tätigkeit In Verbindung mit dieser Ernährungstätigkeit kann noch ein weiteres Phänomen entdeckt werden, das mit der jeder Ernährung und Verdauung zugrunde liegenden **Wahrnehmungstätigkeit** zusammenhängt. Von den verschiedensten Organen ist Wahrnehmung auf den Verdauungsvorgang gerichtet, insbesondere natürlich von allen Bereichen des oberen Verdauungstraktes, aber auch der eigentlichen Verdauungsorgane wie Bauchspeicheldrüse und Leber. Diese Wahrnehmungstätigkeit, die eine Funktion des **Nerven-Sinnes-Systems** ist, wird im Bereich der charakterisierten Verdauungsorganisation nicht ausreichend in Anspruch genommen.

Merke
Dabei stoßen wir wieder auf eine Gesetzmäßigkeit: Im Organismus vorhandene Kräfte, die nicht an der richtigen Stelle beansprucht werden, äußern sich an anderer Stelle krankmachend.

Ein solcher Zusammenhang liegt bei rheumatischen Erkrankungen vor. Die in der Verdauungsorganisation nicht genügend beanspruchte Sinnestätigkeit tritt im Übermaß im Bereich der Gelenke auf und wirkt dort, ihrer grundsätzlichen Tendenz entsprechend, abbauend oder zerstörend. Bei rheumatischen Erkrankungen haben wir es also mit einer übermäßigen, abbauenden Nerven-Sinnes-Tätigkeit im Bereich der Gelenke zu tun, was im verallgemeinerten Sinne Sklerosekrankheit bedeutet.

Aktive Bewegung Schließlich tritt noch ein weiterer ursächlicher Symptomenkomplex in unser Blickfeld. Es handelt sich um den **Mangel an Bewegung** bzw. die **Mechanisierung der Bewegung.** Auf ein ähnliches Phänomen stießen wir schon bei der Darstellung der koronaren Herzkrankheit, doch war dort mehr die innere Bewegung, vor allem die durchseelte Bewegung, bis zur eigentlichen Stoffwechseltätigkeit, gemeint. Hier wird jetzt der Blick mehr auf die äußeren, durch die Gliedmaßen und das Skelett im Zusammenhang mit dem Binde- und Stützgewebe vermittelten Bewegungen gelenkt. Auf den Mangel an solcher nach außen gerichteter aktiver Bewegung wurde bereits verwiesen, die Mechanisierung solcher Bewegungen muss hier noch speziell betont werden. Sei es in der technischen Arbeitswelt, sei es beim Sport, sei es in der Bedienung eines Autos, immer verbindet sich die Bewegung mit Mechanik und wird dadurch selbst mechanisch. Diese Entwicklung hat sich dann auch in ganz andere Bereiche fortgesetzt, sodass auch die eigentlich nicht mechanische Bewegung des Tanzes in den modernen Tänzen wie Rock and Roll oder ganz extrem im Breakdance idealisiert wurde. Hinzu kommt, dass diese Form mechanisierter Bewegungen besonders vom jugendlichen Menschen ausgeübt wird, der von seiner leiblichen Bildungstendenz die eigentliche Sinnesorganisation im Zusammenhang mit dem Empfindungsleib und der Beseelung desselben gerade erst in individueller Weise ausbildet. So können solche mechanisierten Bewegungen in dieser leiblichen Bildungstendenz Deformierungen erzeugen, die sich dann später in rheumatischen Erkrankungen manifestieren.

Wärmeorganisation Mit dieser Mechanisierung der Bewegungen hängt auch die grundsätzliche Störung des Wärmeorganismus zusammen, die ganz allgemein als eine Zeitkrankheit bezeichnet werden kann. Wir haben schon früher von dieser Wärmeorganisation (S. 53) im Menschen gesprochen, durch die sich gerade das spezifisch Menschliche, sein Ich, in die leibliche Wirklichkeit hinein äußert. Unsere heutige Zeit attackiert diesen Wärmeorganismus in unglaublicher Art, wobei eine Ursache darin gesehen werden muss, dass durch die moderne Medizin überhaupt kein Begriff einer solchen selbstständigen, Gesundheit erzeugenden Wärmeorganisation bekannt ist. Ohne jetzt zu weit von dem eigentlichen Thema der rheumatischen Krankheit wegführen zu wollen, und es insofern mit dem Hinweis auf diese Ursache der Schädigung im Wärmeorganismus genug sein zu lassen, sollen doch einige wenige zivilisatorische Faktoren für die Schädigung des Wärmeorganismus genannt werden.

Als Erstes sind z. B. unsere heute so weit verbreiteten Genussgifte wie der Tabak- oder der Alkoholkonsum zu nennen. Nachweislich wird die Körpertemperatur durch das Rauchen einer **Zigarette** um wenigstens 0,5 °C gesenkt. Auch wissen wir alle, dass der **Alkohol** ein ausgesprochener Energieräuber ist, was nichts anderes bedeutet, als dass er die innere Wärmebildung des Organismus für seinen Metabolismus verbraucht. Andere Attacken kommen durch die missverstandene Bekämpfung aller fieberhaften Erkrankungen durch **Antipyretika.** Auch die meisten **Analgetika** haben eine die Temperatur senkende Potenz. Schließlich sei auf die moderne Form der **Kleidung** hingewiesen, die sich mehr durch Weglassen als durch Angezogensein auszeichnet. Diese wenigen Beispiele mögen genügen; jeder Leser wird diese Skala um viele weitere Faktoren ergänzen können. Zwar hat die menschliche Wärmeorganisation eine schier unglaubliche Kraft und kann immer wieder auf lange Zeit solche Attacken abweisen oder die dadurch bewirkten Schwächungen ausgleichen. Doch irgendwann entsteht ein dann nicht mehr auszugleichendes Defizit, das sich in sklerotischen Erkrankungen Ausdruck verschafft, im Speziellen auch in den rheumatischen Erkrankungen. Wieder einmal werden wir auf den Faktor Zeit im Zusammenhang mit der Entstehung von Krankheiten verwiesen. Die heute in Erscheinung tretende Krankheit hat zeitlich gesehen ihre Wurzeln meistens weit zurückliegend und die in der Physiologie praktizierte Theorie der Gleichzeitigkeit von Ursache und Wirkung muss für eine wirkliche Krankheitserkenntnis unbedingt überwunden werden (Schäfer).

Fassen wir zusammen:

Die rheumatischen Erkrankungen, im Speziellen die rheumatoide Arthritis (PcP), erweisen sich als eine Störung der Funktion und Organisation des Eigenbewegungssinns, für den ein organischer Ort die Oberfläche der Gelenke ist. Diese Störung geschieht durch verlagerte abbauende Tätigkeiten, die als wahrnehmende Sinnestätigkeiten im Bereich der Verdauungsorganisation nicht genügend eingesetzt werden. Mineralisch-unlebendige Nahrung, Mechanisierung der Bewegung und schädigende Einflüsse für den Wärmeorganismus sind wichtige ätiologische Faktoren für die Entstehung rheumatischer Erkrankungen. Dabei ist die Selbstheilungstendenz stärker bei den Erkrankungen, die eine deutliche entzündliche Komponente erkennen lassen (rheumatoide Arthritis), während bei den rein degenerativen Krankheiten (Polyarthose) eine Selbstheilungstendenz praktisch nicht existiert.

6.2.1 Therapeutische Hinweise

Für eine Therapie der rheumatischen Erkrankungen nach der anthroposophisch ergänzten Methode können wir drei wichtige Aufgaben formulieren, die zugleich als kausal bezeichnet werden können.

- Als Erstes muss der **Wärmeorganismus,** durch den das Ich in die Stoffwechselvorgänge eingreift und seine Kraft willenhaft übt, angeregt, neu aufgebaut und stabilisiert werden.
- Als zweites müssen **Sinnestätigkeiten** im Gebiet der **Verdauungsorganisation** angeregt werden, um die abbauende Tätigkeit der Ich-Organisation von dem falschen Ort „Gelenkknorpel" wegzulenken.
- Schließlich muss drittens die **Zerstörung der Knorpelgewebe** der Gelenkoberflächen aufgehalten und der Gelenkknorpel neu aufgebaut und regeneriert werden.

Alle drei Schritte setzen voraus, dass die körpereigene Regeneration noch möglich ist, die rheumatische Erkrankung sich also noch nicht in ihrem Endstadium befindet.

Typische Arzneimittel

Anregung des Wärmeorganismus Für die erste Aufgabe können drei therapeutischmedikamentöse Prinzipien genannt werden, die sich in einer anthroposophisch ergänzten Medizin für die Behandlung der rheumatischen Erkrankungen bewährt haben:

Phosphor, Mistelinjektionen und **pflanzliche ätherische Öle:** Letztere werden vor allem in äußerer Anwendung verordnet, entweder als Öldispersionsbäder beispielsweise mit Johanniskraut-, Rosmarin-, oder Lavendelöl; oder auch als lokale Einreibungen besonders der schmerzenden Gelenke. Sie können alternativ auch als Teemischungen Anwendung finden.

Phosphor: Es wird je nach Konstitution in potenzierter Form innerlich verordnet, im Allgemeinen 1 × täglich 5–10 Tropfen Phosphor D 8 bis D 15. Nur bei sehr jungen Menschen setzen wir auch Phosphor D 5, morgens 5 Tropfen, ein. Dabei ist auf unangenehme Herzsensationen, vor allem Tachykardien, als unerwünschte Wirkung zu achten. Treten solche auf, muss nach einer Pause eine deutlich höhere Potenz gewählt werden. Sehr wirkungsvoll ist auch die äußere Einreibung von 0,1 % **Phosphoröl** (z. B. Weleda, Wala), wiederum über den schmerzenden Gelenken oder über der Wirbelsäule. Die Phosphoröleinreibung sollte nicht häufiger als 1–2 × wöchentlich erfolgen und setzt wieder den damit erfahrenen Therapeuten voraus.

Mistelinjektionen: Tendiert die rheumatische Erkrankung stark zu **degenerativen Veränderungen**, kann durch lokale Injektionen von konzentrierten Mistelpräparaten eine entzündliche Aktivität provoziert werden. Diese **vorübergehend recht schmerzhafte** „Arthritis" führt regelhaft zu immer wieder erstaunlichen Funktionsverbesserungen des betroffenen Gelenks und nachfolgend deutlicher Abnahme der vorher empfundenen Schmerzen. Wir verwenden bevorzugt Birkenmistel (*Viscum Betulae*) oder Weidenmistel (*Viscum Salicis*). Zunächst wird eine Ampulle D 3 intrakutan um das betroffene Gelenk injiziert. Bei guter Verträglichkeit und nicht zu starker entzündlicher Reaktion erfolgen die weiteren Injektionen mit einer 1 %igen Präparation, die dann meistens zu heftigeren lokalen Reaktionen führt. Die dabei auftretenden, kurzfristig recht starken Schmerzen können mit **lokalen Arnika-Kompres-**

sen gelindert werden, ohne den therapeutischen Effekt zu mindern.

Anregung der Sinnestätigkeit im Bereich der Verdauungsorganisation Die verstärkte Sinnestätigkeit im Bereich der Verdauungsorganisation wird vor allem durch Bittermittel erzielt. Hierzu zählen

- Enzian (*Gentiana*),
- Nelkenwurz (*Geum urbanum*),
- Wermut (*Absinth*) oder
- Wegwarte (*Cichorium*),

die sich einerseits in ihrer Bitterqualität unterscheiden, aber auch verschiedene Wirkorte im Organismus ansprechen. (Eine ausführliche Darstellung findet sich im Teil III.) Wir verwenden bevorzugt eine Kombination von Wermut mit Lärchenharz (Absinth D 1/Resina Laricis D 3 aa), 3 × 8 Tropfen regelmäßig vor den Mahlzeiten.

Diät und Flüssigkeitszufuhr: Die Wirkung der Bittermittel kann durch eine der Konstitution des Kranken entsprechende Diät verstärkt werden, die ebenfalls das Ziel in sich trägt, die Tätigkeit der Ich-Organisation im Bereich der Verdauung zu engagieren. Vorzugsweise wird es sich um eine **laktovegetabile Vollwertkost** handeln. Rohkost sollte dagegen eher in kleinen Portionen verordnet werden, da der Rheumakranke mit der Verdauung von Rohkost leicht überfordert werden kann. Fleisch muss nicht grundsätzlich verboten werden, sollte aber auf wenige Tage in der Woche beschränkt werden.

> **! Merke**
> **Eine Hauptregel bei jeder rheumatischen Erkrankung muss darin gesehen werden, den Erkrankten aufzufordern, reichlich Flüssigkeit zu sich zu nehmen.**

Bei fast jedem Rheumatiker fällt auf, dass er zu den Menschen zählt, die ungewöhnlich selten Durst erleben und deren tägliche Trinkmenge deshalb zu gering ist. Man wird oft geradezu trainieren müssen, damit ein Rheumatiker täglich 2 Liter Flüssigkeit zu sich nimmt. Er wird zunächst eine solche Trinkmenge als belastend empfinden. Als besonders günstig können Mineralwässer, Schachtelhalm- und Birkenblättertee empfohlen werden – oder auch eine Teemischung nach folgender Rezeptur (M.f.spec.):

- Erica calunae herb. 50,0
- Spiraeae flor. 30,0
- Rosmarini flor. 20,0

Regeneration des Knorpelgewebes Als dritte wesentliche Ausgabe wurde die Förderung der Regeneration des Knorpelgewebes der Gelenkoberflächen genannt. Hauptmittel ist hier **Zinn (Stannum),** dessen therapeutische Ratio im Teil III dargestellt ist (s. Metalltherapie). Es wird entweder in äußerer Anwendung als Salbe, beispielsweise **Unguentum Stannum metallicum** 0,4 %, verwendet, indem es wechselnd auf betroffene Gelenke 1 × täglich, vorzugsweise abends, aufgetragen wird. Wir verordnen es aber auch als Injektionen, z. B. **Stannum met. praep.** D 8 subkutan in Gelenknähe. Dies gilt besonders für die großen Gelenke.

Als mehr symptomatische Arzneimittel zur Behandlung rheumatischer Erkrankungen haben sich die Kombinationsarzneimittel **Rheumodoron 102 A** und aus der Phytotherapie **Phytodolor** gut bewährt. **Rheumodoron** enthält die Heilpflanzen Eisenhut (*Aconitum*), Arnika, Birkenblätter und Alraune (*Mandragora*) und wird von uns zur Langzeitanwendung auch im präventiven Sinne empfohlen, beispielsweise 3 × 12–20 Tropfen täglich. **Phytodolor** setzen wir insbesondere wegen seiner analgetischen Wirkung ein. Es hat sich in vergleichenden Studien der analgetischen Wirkung nichtsteroidaler Antirheumatika als gleichwertig erwiesen. Hier liegt die Mindestdosis bei täglich 3 × 20 Tropfen, die im Einzelfall bis 4 × 40 Tropfen täglich gesteigert werden kann. Die Verträglichkeit ist überwiegend sehr gut.

Physiotherapie und Kunsttherapie Unverzichtbar für die Rheumatherapie sind Physiotherapie und Kunsttherapie. Für erstere wurden als besondere, aus der anthroposophischen Forschung entwickelte Form die **Öldispersionsbäder** mit pflanzlichen ätherischen Ölen und auch deren Einreibung bereits erwähnt. Es gibt vielfache Ergänzungen, von denen hier nur die lokale Wärmetherapie mit Heublumen, Heilerde, Fango oder Turbatherm, Kneipp-Güsse und Kohlensäurebäder genannt sein sollen. Welche Kunst als Therapie indiziert ist, wird jeweils individuell entschieden.

Eine zentrale Rolle spielt dabei die **Heileurythmie** als Bewegungstherapie.

Individuelle Therapie Die Therapie rheumatischer Erkrankungen ist in der **individuellen Situation** so differenziert möglich, dass die hier dargestellten Prinzipien bestenfalls als typische Therapien bezeichnet werden können, ohne dass sich daraus bereits eine allgemein gültige Regel ableiten ließe. Die therapeutische Fantasie und Kreativität des behandelnden Arztes wird in hohem Maße aufgerufen, insbesondere da die rheumatischen Erkrankungen von der **entzündlichen Seite** einerseits und der **degenerativen Seite** andererseits eine breite Skala sehr unterschiedlicher Ausgestaltungen zeigen. Sie sind aber ein besonders geeignetes Feld, die ergänzenden Möglichkeiten einer Therapie nach der Ratio der anthroposophisch ergänzten Methode kennen zu lernen.

Eigenaktivität des Erkrankten Zum Abschluss sei einmal mehr darauf hingewiesen, wie bedeutsam das Aufrufen der eigenen Aktivität des Erkrankten ist. Immer wieder können wir feststellen, dass Rheumatiker ihrer Krankheit wenig Widerstand entgegensetzen und eine hohe Leidensfähigkeit zeigen. Diese **Passivität** des Ertragens ist aber gerade ein Symptom der Krankheit selber. In ihrer Überwindung liegt der eigene, selbstständige Schritt des Erkrankten zu seiner Heilung. Der Arzt ist deshalb nicht nur Diagnostiker und Therapeut, sondern auch **Erzieher** des Menschen. Dabei darf letzteres nicht als Bevormundung missverstanden werden. Der Arzt ist hier Helfer, vielleicht vergleichbar dem Trainer eines Sportlers. Er muss anregen, anfeuern, Techniken erklären, auch einmal ein Übermaß bremsen. Immer aber wird er die Freiheit seines Patienten im höchsten Maße respektieren. Dass Medizin **Freiheitswissenschaft** ist, wurde als tiefe Überzeugung einer anthroposophisch ergänzten Medizin dargestellt (Kap. 2.3).

Typische therapeutische Verordnung

Die typische therapeutische Verordnung kann wie folgt zusammengefasst werden:

- Wechselnde Injektionen intra- oder subkutan in Gelenknähe 2–3 × wöchentlich von z. B.
  - Abnobaviscum Betulae 0,02–2 mg und
  - Stannum met. praep. D 8
- Innerlich
  - Phosphor D 8 (D 15, bei jüngeren Patienten D 5) morgens 5–10 Tropfen
  - Rheumodoron 102 A 3 × 12–20 Tropfen
  - Absinth D 1/Resina Laricis D 3 aa 3 × 8 Tropfen
  - verschiedene Teemischungen
- Äußerlich
  - Öldispersionsbäder (Hypericum, Rosmarin, Lavendel)
  - Phosphoröl 0,1 % (alternativ zur inneren Verordnung)
  - Wärme (Heublumen, Heilerde, Fango)
- Künstlerische Therapien, speziell Heileurythmie

6.3 Primäre Osteoporosen

Subjektive Bedeutung der Osteoporose Eigentlich sollte man denken, dass im Verhältnis zu den großen Zivilisationskrankheiten unserer Zeit wie koronare Herzkrankheit, Karzinomkrankheit oder AIDS die Osteoporose eine harmlose und die Gemüter wenig bewegende Erkrankung sei. Ganz das Gegenteil ist der Fall. Immer wieder tritt einem in der Sprechstunde die große Besorgnis vor allem von Frauen entgegen, an Osteoporose zu leiden und nicht rechtzeitig Gegenmittel zu ergreifen. Warum wird dieses Krankheitsbild als so unheimlich erlebt? Sind es die damit verbundenen Schmerzen, die Verminderung der Körpergröße durch Wirbelkörpereinbrüche und die daraus folgenden Deformationen der Gestalt? Stecken wirtschaftliche Interessen dahinter, dass diese Erkrankung so in den Vordergrund gerückt wird?

Die primären Osteoporosen sind ein weiteres gutes Beispiel dafür, wie die sehr gute, naturwissenschaftlich fundierte Detailkenntnis der pathophysiologischen Fakten ihre Ergänzung durch die mehr von innen gerichtete Anschauung einer anthroposophischen Menschenkunde erfahren kann. Einige dieser, im Grundsätzlichen sicher bekannten naturwissenschaftlichen Fakten seien vorangestellt, um die Korrespondenz mit den Resultaten einer spirituell-menschenkundlichen Forschung aufzuzeigen.

Epidemiologie, Klinik und Diagnostik Grundsätzlich ist die Osteoporose als eine **Atrophie der Knochenmatrix** zu bezeichnen, deren Folge eine ungenügende Einlagerung von Kalziumionen und damit der Verlust der knöchernen Elastizität ist. Die Knochen werden brüchig und es kommt zu dem typischen Symptom der Spontanfraktur. Beim Erwachsenen werden zwei Formen primärer Osteoporose unterschieden:

- die postmenopausale oder präsenile und
- die senile.

Erstere betrifft Erwachsene zwischen dem 50. und 70. Lebensjahr. Etwa 13 Millionen Menschen aus dem Bereich der alten Bundesländer sind nach Hochrechnungen davon betroffen, 20 % aller Frauen dieser Altersgruppe, nur 3 % der Männer. Bei der senilen Osteoporose, die jenseits des 70. Lebensjahres auftritt, sollen ca. 7 Millionen Menschen der alten Bundesländer betroffen sein, 59 % aller Frauen, 21 % der Männer. In der morphologischen Knochenveränderung finden sich keine wesentlichen Unterschiede zwischen beiden Formen der primären Osteoporose, wohl aber in der Häufigkeit der sog. **Spontanfrakturen.** Sind bei der präsenilen Osteoporose vor allem Radius und die Wirbelkörper betroffen, treten Frakturen bei der senilen Osteoporose besonders häufig an Femur, Humerus und im Beckenbereich auf. Warum diese signifikanten Unterschiede existieren, ist nicht bekannt. Die Hauptsymptomatik bildet neben den Spontanfrakturen der **Schmerz,** der ganz offensichtlich auch unabhängig von Frakturen, häufig aber doch im Zusammenhang mit röntgenologisch noch nicht nachweisbaren Frakturen auftritt. Die Diagnose, die idealerweise durch Knochenbiopsie gestellt wird, wird heute am sichersten durch eine spezielle radiologische Knochendichtemessung, die computertomographisch gestützte Osteodensitometrie gestellt. Die Diagnose einer Osteoporose aufgrund einfacher Röntgenuntersuchungen ist bestenfalls in den Spätstadien dieser Erkrankung möglich.

Knochenaufbau und -abbau Nun kann ja gerade bei dem Blick auf das Skelettsystem unsere Aufmerksamkeit auf ein Phänomen lebendiger Organismen gelenkt werden, welches einer rein mechanistisch-physikalischen Betrachtung völlig entgegenzustehen scheint. Gemeint ist die **Fähigkeit ständiger Regeneration.** So existieren in jedem Knochen Zellsysteme, die alterndes Gewebe abbauen (Osteoklasten), und solche, die an dieser Stelle neues Knochengewebe aufbauen (Osteoblasten). Bei der Osteoporose besteht ein Missverhältnis von abbauender und aufbauender Tätigkeit, es bildet sich eine negative Bilanz zu Ungunsten des Knochenaufbaus. Als Fazit eines Übersichtsartikels zur primären Osteoporose schreibt der Autor:

> *„Das breit dargestellte Krankheitsbild der primären Osteoporose ist im Grunde weit davon entfernt, geklärt zu sein."*

Diese Aussage aus berufenem Munde muss erstaunen, besteht doch gerade bei diesem Krankheitsbild eine eindrucksvolle Detailkenntnis!

Osteoporose im Zusammenhang mit Ein- und Ausatmung Ein tieferes Verständnis der Vorgänge bei der primären Osteoporose und den Unterschieden der präsenilen und senilen Formen kann nun dadurch gewonnen werden, dass die menschenkundlichen Anschauungen der Anthroposophie in dem ganzheitlichen Zusammenwirken leiblicher, seelischer und geistig-individueller Vollzüge im Menschen mit eingebracht werden. Der umfassende Gesichtspunkt der **Atmung** als Ausdruck des Eintauchens und Sichwiederlösens von Seele und Geist gegenüber dem Leib gilt auch für das Skelett. Hinzu kommt, dass die seelisch-geistige Durchdringung des Leibes diesen bis in seine stoffliche Struktur individualisiert. So erstaunlich eine solche Aussage auch immer wieder empfunden werden mag, so ist es dennoch Tatsache, dass auch bis in die chemische und morphologische Struktur hinein jeder Mensch seinen eigenen Knochen hat. Dabei werden

- alle Abbauprozesse über Einatmungsvorgänge,
- alle Aufbauprozesse über Ausatmungsvorgänge

gesteuert. Im ersteren Falle dominiert das **Seelische über den Leib,** im zweiten das **Leben** dieses Leibes **über die bewusstseinsbildenden Seelentätigkeiten.** Von diesem Gesichtspunkt aus kann man sagen, dass die Osteoklastentätigkeit unter der Steuerung aller seelischen Vorgänge (Astralleib) steht, die Osteoblasten in Abhängigkeit von den Gesetzmäßigkeiten aller Lebensvorgänge im Leibe (Ätherleib) gesehen werden müssen. Der Rhythmus von Einatmung und Ausatmung bezeichnet das ständige Miteinander abbauend-bewusstseinsbildender und aufbauend-bewusstseinslöschender Vorgänge im menschlichen Organismus (▶ **Abb. 6.1**).

Dominanz von Abbau- oder Aufbauvorgängen Schaut man nun im Sinne der naturwissenschaftlichen Forschungsergebnisse auf die beiden unterschiedlichen Formen der primären Osteoporose, so findet man bei der postmenopausalen oder präsenilen Form, dass die **Abbauvorgänge zu stark** tätig sind und gegenüber den an sich normalen Aufbauvorgängen überwiegen. Es entsteht ein Ungleichgewicht mit Dominanz des Abbaus. Das fordert therapeutisch die Konsequenz, die zu starke Abbauseite oder zu starke Osteoklastentätigkeit zu hemmen, was nach heutigem Wissen sowohl die Östrogene als auch Kalzitonin bewirken.

Dagegen ist bei der senilen Osteoporose der **Knochenaufbau zu schwach,** während die Abbauvorgänge durchaus als normal bezeichnet werden können. Hier müsste also therapeutisch die Osteoblastentätigkeit angeregt werden, was in der etablierten Therapie durch Fluoride geschieht.

Eingriff des Seelischen ins Skelettsystem Warum kommt es nun bei der postmenopausalen oder präsenilen Osteoporose zu einer zu starken Tätigkeit der Osteoklasten im Sinne des vermehrten, den Aufbau überwiegenden Abbaus? Es wurde dargestellt, dass die Osteoklastentätigkeit, wie grundsätzlich alle Abbauvorgänge, vom Seelischen aus gesteuert werden. Bei dieser Form der Osteoporose greift also das Seelische zu tief in das Skelettsystem ein, verbindet sich zu stark mit dieser organischen Bildung, die die Erdfestigkeit des Menschen, seine aufrechte Gestalt, garantiert.

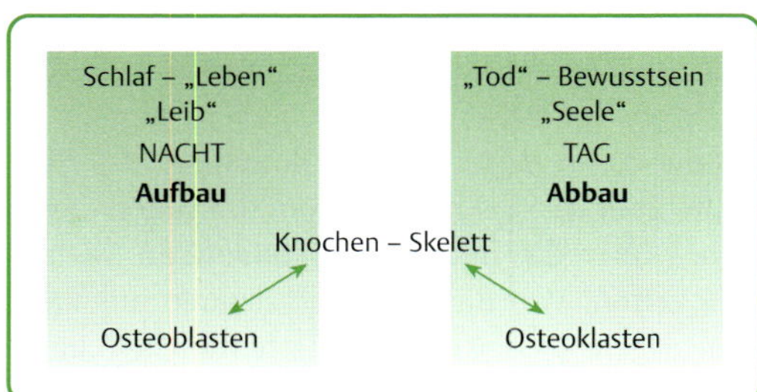

▶ **Abb. 6.1** Aufbau- und Abbauvorgänge im Knochen.

Eintritt ins Alter Es wurde im allgemeinen Teil schon auf die Besonderheit hingewiesen, dass aus einer anthroposophischen Sicht der Mensch biografisch um das 40. bis 42. Lebensjahr in den Bereich seines Alters (S. 61) eintritt. Dabei wurde Alter als der biografische Abschnitt bezeichnet, der zur besonderen Ausbildung individueller geistiger Fähigkeit dient, als deren Kulmination dann „Weisheit" genannt wurde. Es wurde auch darauf hingewiesen, dass sich zu diesem Zeitabschnitt Seele und individueller Geist (Ich) wieder verstärkt von den leiblichen Vorgängen befreien, sich davon unabhängig machen und mehr und mehr in ihren eigenen Seinsgebieten wirksam werden. Geschieht dieses nicht in ausreichendem Maße – was als ein typisches Zeitphänomen bezeichnet werden kann –, binden sich Seele und Geist auch weiterhin zu stark an die leiblichen Geschehnisse. Dann degenerieren sie mit diesen, was die verschiedenen Formen der „Altersgebresten", der Alterskrankheiten bis hin zu den Demenzen bewirkt.

! Merke
Postmenopausale oder präsenile Osteoporose bedeutet also, dass der Mensch sich vom Seelischen aus zu stark mit seinem Leib verbindet, speziell im Bereich des Skeletts und natürlich in Relation zu dem jeweiligen biologischen Alter.

Menopause Hier muss nun auf die besondere Situation des weiblichen Organismus hingewiesen werden, in welchem bis zur Menopause Seele und Geist sich in einem lockereren Verhältnis zum Leibe befinden als beim Mann. Die Menopause mit all ihrer Symptomatik und auch Problematik bedeutet: Dieser weibliche Organismus wird nun in Annäherung zum männlichen Organismus in kurzer Zeit **„irdischer".** Das wird auch durch das bekannte Phänomen bestätigt, dass der weibliche Organismus bis zur Menopause gegenüber der Arteriosklerose relativ geschützt ist und diese wesentlich geringer ausbildet als gleichaltrige Männer, während sich nach der Menopause die Ausprägung arteriosklerotischer Veränderungen zwischen Mann und Frau rasch angleichen. Insofern muss es nicht überraschen, wenn die postmenopausale oder präsenile Osteoporose typischerweise ab dem 40. Lebensjahr manifest wird, mit besonderer Ausprägung zwischen dem 50. und 70. Lebensjahr.

Senile Osteoporose als altersphysiologische Veränderung Im Gegensatz dazu kann und wird die senile Osteoporose des hohen Alters jenseits des 70. Lebensjahres eigentlich als altersphysiologische Veränderung bezeichnet, wobei die Abgrenzung zur pathologischen Ausgestaltung das jeweilige Ausmaß der Knochenveränderungen ist. Die regenerativen Kräfte lassen in diesem Lebensabschnitt in allerdings ganz individueller Unterschiedlichkeit nach. Auch die Knochenheilung nach traumatischer Fraktur ist in diesem hohen Alter gegenüber dem Kind oder jungen Erwachsenen deutlich verlangsamt. Hier kommt es therapeutisch also darauf an, die aufbauende Tätigkeit der Osteoblasten zu unterstützten, sie anzuregen. Auch hier sind wieder natürliche Grenzen gesetzt, was sich aus dem vorher Gesagten ergibt. So erweisen sich die beiden Formen primärer Osteoporose als in Ätiologie und Pathophysiologie durchaus unterschiedlich – und das muss therapeutische Konsequenzen haben.

6.3.1 Therapeutische Hinweise

Etablierte Therapie der Osteoporose Es wurde schon erwähnt, dass auch in der etablierten Therapie der Osteoporose unterschiedliche therapeutische Möglichkeiten existieren. Als wichtigste Basistherapie werden Krankengymnastik und **Physiotherapie** bezeichnet, außerdem eine ausreichende **Schmerztherapie,** um die Beweglichkeit zu erhalten. Diätetische Maßnahmen sind umstritten. Medikamentös werden **Östrogene** und **Kalzitonin** (beide hemmen die Osteoklastentätigkeit), immer häufiger auch Biphosphonate und ergänzend Kalziumpräparate mit Vitamin D3 sowie **Fluoride,** vor allem als Natriumfluorid, zur Anregung der Osteoblastentätigkeit eingesetzt. Bei Letzteren ist die Ausbildung eines sog. Fluorknochens als unerwünschte Wirkung zu beachten, da eine solche Veränderung irreversibel ist und die Elastizität des Knochens weiter beeinträchtigt. Anscheinend sind diese unerwünschten Wirkungen dosisunabhängig. Bei den Östrogenen werden die möglichen Nebenwirkungen sehr unterschiedlich gewichtet, insbesondere werden die Häufung thrombembolischer Komplikationen, eine Zunahme von Brustkrebs und in seltenen Fällen bestimmte morphologische Leberveränderungen (fokal noduläre Hyperplasie) diskutiert. Die Effizienz des gesamten therapeutischen Konzepts wird von den Vertretern dieser Therapie als eher unzureichend bezeichnet.

Grundsätzliche anthroposophische Therapie Aus der Darstellung einer anthroposophisch ergänzten Sicht wurde deutlich, dass bei der präsenilen Osteoporose die therapeutische Forderung lauten muss, ein zu tiefes Eingreifen der Seele in das menschliche Skelett zu verhindern bzw. die zu stark eingreifenden seelischen Tätigkeiten aus diesem Bereich wieder zu lösen und damit die Abbauvorgänge zu schwächen. Bei der senilen Osteoporose dagegen müssen wir den eigentlichen Knochenaufbau, die Osteoblastentätigkeit, stärken.

Für die präsenile, postmenopausale Osteoporose kann – selbst wenn diese Bemerkung nun als viel zu allgemein und im engeren medizinischen Sinne nicht mehr wissenschaftlich empfunden wird – als grundsätzliche Therapie ausgesprochen werden, Seele und Geist dazu zu entwickeln, **Weltinteresse** und **Altruismus** auszubilden. In Kindheit und Jugend, bedingt auch noch im mittleren Erwachsenenalter, ist die starke Identifikation mit sich selbst und damit auch mit seinem Leibe (z. B. im Sport) völlig normal und richtig, der damit verbundene Egoismus als Voraussetzung für die Ausbildung von Selbstbewusstsein notwendig.

> **Merke**
> **Jenseits des 40. Lebensjahres sollte der moderne Mensch immer mehr die Fähigkeit ausbilden, von sich selber abzusehen und auf die Nöte, Bedürfnisse, ja auch Besonderheiten der Welt außerhalb seiner Selbst zu schauen.**

Illusion Weltinteresse Eigenartigerweise existiert ein Zeitphänomen, welches solches Interesse an der Welt und ihren Geschehnissen geradezu suggeriert, obwohl der betrachtende Mensch überhaupt nicht an die Wirklichkeit der Geschehnisse heranrührt. Gemeint ist das Fernsehen, das uns heute die Geschehnisse der ganzen Welt in Farbe und Bewegung in die Häuser trägt und dabei die Illusion erzeugt, als sei man bei den mitgeteilten Ereignissen dabei. In Wirklichkeit werden aber die Menschen mehr und mehr gelähmt. Sie nehmen die wirklich lebendigen Geschehnisse um sich herum oft gar nicht oder nur ungenau wahr, seien es der abendliche Sternenhimmel, die Welt der Bäume, die zur natürlichen Umgebung gehörenden Pflanzen und Tiere usw.

Bewegung und Ernährung Ein zweites generelles therapeutisches Prinzip ist auch bei der Osteoporose – ähnlich wie bei den rheumatischen Erkrankungen – die täglich praktizierte durchwärmte, begeisterte und damit seelisch intendierte innere wie äußere Bewegung. Eine aus der Anthroposophie entstandene Bewegungstherapie ist die **Eurythmie,** die besonders deshalb als eine geeignete Behandlungsform genannt werden kann, weil in ihren Bewegungen Seele und Leib harmonisch miteinander kommunizieren. Aber jede andere Kunstform kann therapeutisch angewandt werden und bringt Seele und Leib in gegenseitige Bewegung. Das geschieht vor allem auch durch unsere **Ernährung.** Das alte Sprichwort „Essen und Trinken hält Seele und Leib zusammen" bezeichnet eine tiefere Wahrheit, auf die in diesem Buch mehrfach hingeschaut wurde. Alle Art von Ernährung, die das Seelische stark an das Leibliche bindet, wozu beispielsweise die einseitige Betonung der Fleischnahrung gerechnet werden könnte, fördert die Ausbildung der Osteoporose, alle Nahrungsformen, die Ausscheidungs-, und damit Ausatmungsvorgänge fördern, wirken ihr entgegen. Als Beispiel kann die Vollwert- oder Rohkost genannt werden.

Typische Arzneimittel

Präsenile Osteoporose Medikamentös setzen wir vor allem **Calcium carbonicum** oder **Conchae, Phosphor** und **Blei** ein. Für alle drei Heilsubstanzen finden sich im Teil III ausführlichere, ihre Wirksamkeit begründende Darstellungen.

Conchae (Austernschale) geben wir in niedriger Potenz D4–D6, 2–3 × täglich 1 Mokkalöffel (entspricht etwa ½ Teelöffel) (Trituratio). **Blei** kann entweder

- als Plumbum mellitum D20 2 × wöchentlich subkutan injiziert oder
- als Scleron (Plumbum mellitum D12) täglich 2 × 2 Tabletten verordnet werden.

Nach zwei Monaten wird Scleron abgesetzt, stattdessen geben wir für einen Monat 3 × 8 Tropfen Formica D6, welches die Ausscheidungsvorgänge anregt. Dann kann Scleron wieder aufgegriffen werden, auch weiter im rhythmischen Wechsel mit Formica.

Phosphor wird entweder als morgendliche Gabe von 5–8 Tropfen Phosphor D8 gegeben oder über der gesamten Wirbelsäule 2–3 × wöchentlich als Phosphoröl 0,1 % eingerieben.

Merke

Die etablierten Präparate sind keineswegs überflüssig. Je nach Ausprägung des Krankheitsbildes können sie übergangsweise eingesetzt werden. Übrigens kann nach unseren eigenen Erfahrungen die Verordnung synthetischer Östrogene oft sehr gut durch pflanzliche Phytosterole ersetzt werden, z. B. durch Traubensilberkerzenwurzelstock (*Cimicifuga*). Wir bevorzugen das Fertigarzneimittel Remifemin-Tropfen 3 × 20 Tropfen über längere Zeit.

Typische Therapie der präsenilen Osteoporose

- 2 × wöchentlich subkutan an den Oberarmen oder-schenkeln injiziert: Plumbum mellitum D20
- alternativ: 2 × 2 Tabletten Scleron für 2 Monate, anschließend 3 × 8 Tropfen Formica D6 für einen Monat (usw.)
- innerlich
  - morgens 8 Tropfen Phosphor D8
  - mittags und abends je 1 Mokkalöffel Conchae D3 oder D6
  - 3 × 20 Tropfen Remifemin (bei Frauen)
- äußerlich alternativ zur inneren Phosphorgabe Einreibungen über der Wirbelsäule mit 0,1 % Phosphoröl, 2–3 × wöchentlich
- diätetisch: bevorzugt laktovegetabile Kost, kleinere Mengen Rohkost, auf ausreichende Trinkmenge (2 Liter pro Tag) achten, vor allem Mineralwasser, Teemischungen
- Heileurythmie und/oder andere künstlerische Therapien

In dieser therapeutischen Gesamtkonzeption liegt eine nach unseren langjährigen Erfahrungen großartige Möglichkeit, auch im präventiven Sinne der Osteoporose zu begegnen.

Senile Osteoporose Für die senile Osteoporose hat sich ein ähnliches Grundmuster der Aktivitäten bewährt, wie wir es bereits für die präsenile Form geschildert haben. Die Aufbaukräfte im Knochen müssen angeregt werden, was medikamentös durch die **Fertigpräparate Aufbaukalk 1 und 2** und durch Injektionen mit **Ferrum sidereum D 10/Pankreas D 6 aa** geschieht.

Aufbaukalk 1 enthält Calciumfluorphosphat (Apatit) D 5 sowie Kürbisblüten (Cucurbita Flos) D 2 und wird morgens eingenommen.

Aufbaukalk 2 enthält Conchae 5 % und Eichenrinde D 3 (Quercus Cortex) und wird abends eingenommen.

Ferrum sidereum D 10/Pankreas D 6 wird 2–3 × wöchentlich im mittleren Oberbauch subkutan injiziert.

Typische Therapie der senilen Osteoporose

- innerlich
  - morgens 1 Mokkalöffel Aufbaukalk 1
  - abends 1 Mokkalöffel Aufbaukalk 2
- 2–3 × wöchentlich im mittleren Oberbauch subkutan injiziert je 1 Ampulle Ferrum sidereum D 10/Pankreas D 6

6.4 Diabetes mellitus

Ätiologie Auch der Diabetes mellitus gehört im Sinne einer anthroposophischen Anschauung ganz eindeutig zu den Sklerosekrankheiten. Diese Zuordnung wird auch der naturwissenschaftlich-medizinischen Denkart nicht so schwer fallen, ist doch die **generalisierte Arteriosklerose** die hauptsächliche Komplikation dieser Stoffwechselkrankheit. Auch beim Diabetes mellitus tut sich unsere moderne Medizin schwer mit einer klaren Vorstellung zur Ätiologie, was sich wiederum in der nur symptomatischen Therapie niederschlägt. Natürlich gibt es eine ganze Fülle von Theorien, die die Ursachen der Zuckerkrankheit diskutieren. Vor allem werden genetische Präformation und beim jugendlichen Diabetes Autoimmunmechanismen, beim Altersdiabetes die Adipositas als auslösende Faktoren genannt.

Ich-Tätigkeit, Seelen- und Lebensleib Für die ergänzende Betrachtung des Diabetes mellitus durch die anthroposophische Forschung ist die Aussage Steiners entscheidend, dass der Zucker (Glukose) die Substanz im menschlichen Organismus ist, die die aufbauende Ich-Tätigkeit über das Blut in die leiblichen, organischen Strukturen vermittelt. Man könnte auch sagen:

Merke
Der Zucker trägt die aufbauende Ich-Tätigkeit vom Blut aus durch den Körper.

Überall, wo stoffliche Aufbauprozesse im leiblichen Organismus verlaufen, ist Glukose der Mittler solcher Tätigkeiten. Der naturwissenschaftlichen Forschung ist der Zucker als einer der entscheidenden Energielieferanten bekannt, was physikalisch-chemisch bezeichnet der gleiche Vorgang ist, der jetzt hier von Seiten der Ich-Tätigkeit aus geschildert wird. Voraussetzung für die aufbauende Tätigkeit ist es, dass das **Ich** diese unter Anteilnahme von **Seelen-** und **Lebensleib** vollzieht. In der eigentlichen Stoffbildung, die dann in die Differenzierung der verschiedenen Gewebe- oder Organbildungen geht, sind unter der Führung des Ichs diese drei Leibesglieder gemeinsam tätig, wobei vom Seelenleib besonders Bewegung, Einscheidung und Ausscheidung bestimmt werden. Der Seelenleib hat die grundsätzliche Fähigkeit, die Stoffe im Organismus auf ihre Qualität, auf Nutzen oder Schädlichkeit hin wahrzunehmen. Er bestimmt, ob sie eingeordnet oder eliminiert werden. Diese Fähigkeit soll als **Sonderung** bezeichnet werden. Vom Lebensleib wird die lebendige Wandelbarkeit der Stoffe in ihrer Differenzierung bestimmt. Es ist immer wieder erstaunlich, aus welchen einfachen Grundsubstanzen der lebendige Organismus die Vielfalt seiner Stoffe bildet. Diese **Bildefähigkeit** von Grundstoffen vermittelt der Lebensleib aus seiner Gesetzmäßigkeit.

Schwäche der aufbauenden Ich-Tätigkeit Beim Diabetes mellitus wird die Ich-Organisation gehindert, die Zuckersubstanz zu ergreifen und sie als Mittler zur Stoffbildung zu nutzen. Das zeigt sich in allen Bereichen des Stoffwechsels als metabolische Störungen, die beim Diabetes mellitus, speziell beim jugendlichen oder insulinpflichtigen Diabetes, auch den Eiweiß- und Fettmetabolismus betreffen. Der Zuckerkranke befindet sich ständig in einer **katabolen Situation,** d. h. Abbaukräfte überwiegen Aufbaukräfte, es entsteht ein Defizit im Stoffaufbau. Für dieses ist aber nicht der Zuckerverlust über den Harn, die Glukosurie, verantwortlich, sondern die eben charakterisierte zentrale Schwäche der aufbauenden Ich-Tätigkeit.

Merke
Die Glukosurie kommt dadurch zustande, dass der nicht genutzte Zucker von der sondernden Tätigkeit des Seelenleibes als überflüssig erkannt und ausgeschieden wird. Insofern kann das Ausmaß der Glukosurie auch immer ein deutlicher Hinweis für die Kraft oder Schwäche der Ich-Tätigkeit sein!

Übermäßige Stärke der abbauenden Ich-Tätigkeit Nun müssen wir wieder auf das polare Geschehen schauen. Ist die aufbauende Seite der Ich-Tätigkeit zu schwach, muss ihre abbauende Tätigkeit als zu stark vermutet werden. Das ist beim jugendlichen Diabetiker auch der Fall. Von dieser abbauenden Seite aus wird die **Arteriosklerose** bewirkt. Wir finden sie aber auch in der meist auffälligen **Intellektualität** solcher Patienten mit Neigung zur **Abstraktion,** der häufig zu findenden **Pedanterie** und andererseits einer großen **Willensschwäche,** wobei wir die Willensseite der Ich-Tätigkeit mit der vom Stoffwechsel her aufbauenden Seite verbunden wissen.

Individuell-biografische Entstehung Als Ursache dieser Schwäche der Ich-Tätigkeit hat Steiner solche Vorgänge genannt, die das Ich aus seiner Tätigkeit am Körper herausreißen. Dazu gehören

- sich wiederholende Aufregungen (Schreck, Schock, Trauma),
- intellektuelle Überanstrengungen, aber auch
- Ernährungsfehler und
- erbliche Belastungen, die die normale Eingliederung des Ichs in den Gesamtorganismus verhindern.

Nun wird man gerade beim jugendlichen Diabetes darauf gelenkt, dass solche Einflüsse in ihrer zeitlichen Verschiebung gegenüber dem Krankheitsbeginn oft sogar vor die eigentliche Geburt reichen, also zumindest als embryonale Einflüsse gedacht werden müssen. Im tieferen Erfassen der durch die Anthroposophie geschilderten geistigen Gesetzmäßigkeiten wird man aber wohl die individuellen Ursachen beim Diabetiker in jene **vorgeburtliche Phase** legen müssen, die noch vor der Konzeption liegt. Im Zugang auf eine Verkörperung macht die individuelle Geist-Seele bereits einen langen Erlebnisweg durch, der sie in dieser Zeit auch zu Begegnungen mit den Menschen führt, denen sie im Erdenleben verbunden sein wird, insbesondere mit den Eltern. Auch liegt vor jeder solchen sich inkarnierenden Geist-Seele ein **Lebensplan,** der die Ziele und Wege der diesmaligen Verkörperung in großen Zügen beinhaltet. Da können in dieser vorgeburtlichen Lebensphase Schockerlebnisse durchaus möglich sein und den Keim für eine Disposition oder spätere Erkrankung an einem Diabetes mellitus legen. Insofern hat jeder Zuckerkranke seine eigene, individuellbiografische Entstehungsgeschichte.

Doppelnatur des Ichs Kehren wir von diesem gedanklich schwierigen Feld wieder zu der manifesten Erkrankung zurück, die lange Latenzzeiten im Sinne von Prädiabetes und latentem Diabetes durchlaufen kann. Gerade bei dieser Krankheit wird deutlich, dass der Ausbruch nicht ihr wirklicher Beginn ist, sondern eine spezielle Form der Manifestation.

- Die abbauende Ich-Tätigkeit ist also zu stark, Skleroseprozesse prägen sich in den leiblichen Organismus, wobei der Hauptangriffsort die Arterien sind.
- Die aufbauende Ich-Tätigkeit dagegen ist zu schwach, hier dominiert der Seelenleib, was sich in der Glukosurie einen besonderen Ausdruck verschafft.

Nun werden wir durch diese Darstellung auf einen schwierigen Aspekt der anthroposophischen Menschenkunde aufmerksam, der hier auch nur in Andeutung geschildert werden kann. Gemeint ist die **Doppelnatur des menschlichen Ichs,** die sich physiologisch oder pathophysiologisch in der abbauenden und aufbauenden Tätigkeit ausdrückt.

Persönlichkeit und Individualität Das einheitliche Ich bildet sich in dem Leben zwischen Geburt und Tod zwei Wege in die seelischleibliche Organisation, die das Ich auch in sehr unterschiedlicher Weise zum Erleben bringt. Die der Nerven-Sinnes-Organisation zugewandte Seite, die hier auch überwiegend als Ich-Organisation bezeichnet wurde, steht im Zusammenhang mit dem hellwachen Bewusstsein, das sich in seiner höchsten Form im Denken offenbart. Es schafft sich seinen Ausdruck in der **äußerlichen Erscheinung** des einzelnen Menschen, seiner Gestalt. Es ist sozusagen der sichtbare Mensch, den wir auch als **Tagmenschen** bezeichnen könnten. Wollen wir noch einen anderen Ausdruck dafür finden, so spricht sich durch ihn die **Persönlichkeit** aus, das eigentlich **Zeitliche** am Menschen.

Der andere Weg unseres Ichs geht durch Seelenleib und Lebensleib unmittelbar in die leibliche Seite der Stoffwechselvorgänge, verschafft sich Ausdruck in allen **Willensvorgängen** oder auch im handelnden, moralischen Menschen. Hier treffen wir auch auf das tief in uns verborgene Gewissen. Diese Seite ist zunächst nicht sichtbar, tief unbewusst und kann insofern auch als der **Nachtmensch** bezeichnet werden (Kap. 16.2). Diese Seite unseres Ichs kommuniziert auch heute noch ständig mit den geistigen Wirklichkeiten der Welt und ist nicht in die Abschattung oder Abstraktion sinnlicher Phänomene eingetreten. Hier offenbart sich das **Ewige** des Menschen, seine **Individualität.**

> **Merke**
> **Zu einer umfassenden anthroposophischen Menschenkunde wird es immer gehören, diese beiden Seiten der Ich-Tätigkeit im inkarnierten Menschen wahrzunehmen und die sich darin aussprechende Polarität in den Phänomenen von Gesundheit und Krankheit wieder zu finden.**

Das bedeutet aber bereits einen großen Schritt in Richtung einer Verinnerlichung, die durch den am Ende dieses Buches darzustellenden Schulungsweg des Arztes vollzogen werden kann.

Besonderheiten des Altersdiabetes Gilt alles bisher Dargestellte insbesondere für den jugendlichen Diabetiker, so finden wir beim Altersdiabetes doch andere Voraussetzungen. Gemeinsam ist beiden Formen des Diabetes mellitus die Schwäche der Ich-Tätigkeit auf der Aufbauseite, insbesondere in ihrer Beziehung zur Zuckersubstanz. Beim Altersdiabetiker ist diese Ich-Schwächung aber nicht primär vorhanden, sondern erst **im Leben erworben.** Ein primär gesund oder stark veranlagtes Ich wird im weiteren Leben nicht ausreichend tätig, es neigt zu Bequemlichkeit oder Untätigkeit. Das geschieht z. B. in Bezug auf die Ernährung. Der Altersdiabetiker isst meistens übermäßig viel, lässt aber keine entsprechende, kräftige Verdauungstätigkeit folgen. Das fast obligatorische Übergewicht ist ein Ausdruck dieser sog. **Bequemlichkeit des Ichs,** wobei beim Altersdiabetes die katabole Seite bei weitem nicht so ausgeprägt ist. Auch sind die Ausscheidungsvorgänge, insbesondere die Glukosurie, wesentlich geringer als beim jugendlichen Diabetiker.

> **Merke**
> **Trägheit ist geradezu Ausdruck solcher Patienten! Das hängt damit zusammen, dass bei ihnen in die Bequemlichkeit oder Trägheit auch der Seelenleib einbezogen wird. Seine sondernde Tätigkeit liegt brach, weshalb die Ausscheidungsvorgänge eher zurücktreten, die Ablagerungen im Leibe aber zunehmen.**

Auch hier finden wir Zusammenhänge mit anderen metabolischen Störungen, wie beispielsweise der Hyperlipoproteinämie und der Hyperurikämie. Doch tendiert alles zur Fülle, zur Ablagerung.

Diabetes und Geschmackssinn Eine wesentliche Ursache für diesen gekennzeichneten Symptomenkomplex ist eine ungenügende oder falsche Beanspruchung des Geschmackssinns. Jeder Mensch kann bei sich selber ermessen, wie stark der Geschmackssinn mit der **Verdauungstätigkeit** gekoppelt ist. In ihm vollzieht sich die Auseinandersetzung mit den Naturstoffen, die als Nahrung dienen und die vom Menschen auf ihre Nützlichkeit oder Unbrauchbarkeit hin beurteilt werden. Das eben ist die qualitative Seite der Ernährung!

Nun wird bei solchen Diabetikern, die zum Altersdiabetes zu rechnen sind, der Geschmackssinn entweder gar nicht genügend in Anspruch genommen, was sich z. B. im sehr **hastigen Essen** ausdrückt. Oder er wird ganz oberflächlich benutzt, was dann in Richtung des **Feinschmeckertums** tendiert. Im gesunden Sinne schmeckt der ganze Organismus, auch wenn eine solche Aussage vielleicht erstaunlich klingt. Es wurde schon früher darauf hingewiesen, dass zumindest die Organe der Verdauung im weiteren Sinne an einem solchen Wahrnehmungs-, hier Schmeckvorgang, beteiligt sind. Wird aber nun praktisch nur im Munde geschmeckt, verkümmern entsprechende Tätigkeiten in den tiefer gelegenen Verdauungsorganen und führen dann zur unterschiedslosen Behandlung aller Nahrungsstoffe, die im Überfluss in den Organismus eintreten und nicht mehr ausgeschieden werden können. Hier liegt ein ganz wesentlicher Unterschied gegenüber dem jugendlichen Diabetes vor.

Altersdiabetes und Glukosurie Sicher wird es auch anderen längst aufgefallen sein, dass die Glukosurie beim Altersdiabetes selbst bei sehr hohen Blutzuckerwerten unverhältnismäßig geringer ist als beim insulinpflichtigen, jugendlichen Diabetes. Dieses Phänomen, das in Lehrbüchern eigentlich keine Erklärung findet, erfährt durch die unterschiedliche Beteiligung des Seelenleibes seine einleuchtende Begründung.

Fassen wir zusammen:

Beim Diabetes mellitus erweist sich die aufbauende, vom Willen getragene Ich-Tätigkeit als zu schwach, den Zucker (Glukose) für die Stoffbildung der Organe und Gewebe (Muskulatur) richtig zu nutzen. Der ungenutzte Zucker wird deshalb von dem Seelen- oder Astralleib ausgeschieden (Glukosurie). Dadurch gerät der Organismus in eine andauernde, latente Katabolie, die sich im gesamten Metabolismus bemerkbar macht. Das Ungleichgewicht zwischen auf- und abbauender Ich-Tätigkeit bewirkt durch zu starken Abbau die Arteriosklerose, welche als schwerwiegende Komplikation beim Diabetes mellitus gesehen wird.

6.4.1 Therapeutische Hinweise

Getrennte therapeutische Konzepte Die Therapie beider Formen des Diabetes mellitus muss differenziert werden. Beim jugendlichen Diabetiker wird das primär geschwächte **Ich unterstützt,** angeregt und die überwiegende Tätigkeit des Seelenleibes zurückgedrängt. Frühkindliche oder noch frühere Schocks und Kümmernisse müssen aufgearbeitet werden. Beim sog. Altersdiabetiker dagegen muss die Therapie ganz darauf gerichtet sein, die eigene Aktivität zur Stärkung des an sich nicht schwachen Ichs zu lenken, das heißt die **Willenskräfte zu aktivieren.** Deshalb werden die therapeutischen Konzepte getrennt dargestellt.

Jugendlicher Diabetes Für den jugendlichen Diabetiker ist eine **Heilung praktisch nicht mehr vorstellbar,** wenn der Diabetes mellitus manifest geworden ist. Leider entdecken wir mit unseren heutigen Methoden den jugendlichen Diabetes eigentlich immer erst, wenn er sich durch eine ausgeprägte Hyperglykämie und die charakteristische Symptomatik von Polyurie und Polydipsie bemerkbar macht. Es wird zu den Aufgaben einer zukünftigen Medizin gehören, diagnostische Möglichkeiten oder Fähigkeiten zu entwickeln, diese Krankheit bereits in ihren Vorstadien zu diagnostizieren. Dann wird vielleicht auch der Typ-I-Diabetes heilbar werden. Gerade die aus einer anthroposophisch ergänzten Medizin stammenden therapeutischen Konzeptionen werden sich erst in ihrer ganzen Möglichkeit erweisen können, wenn bereits Frühstadien der diabetischen Disposition behandelt werden. Im Moment erscheint ein solches Vorgehen noch unvorstellbar. Doch muss es Wirklichkeit werden, wenn wir über die symptomatisch-erhaltende Insulinsubstitution beim jugendlichen Diabetiker hinauskommen wollen.

Altersdiabetes (Typ-II-Diabetes) Sind es beim Typ-I-Diabetes vor allem frühe, auch embryonale und vorgeburtliche Schocks und Traumata sowie eine genetische Präformation, die die Ätiologie bestimmen, ist es beim Typ-II-Diabetes die Willensträgheit, die ätiologisch hervorsticht. Insofern werden unterschiedliche Konzepte der Therapie beider Diabetesformen benötigt.

Typische Arzneimittel beim jugendlichen Diabetes (Typ-I-Diabetes)

Hauptmittel beim jugendlichen Diabetiker ist der **Phosphor,** der schon bei den rheumatischen Erkrankungen erwähnt wurde und im Teil III dargestellt ist. Phosphor gehört zu den Natursubstanzen, mit deren Hilfe das Ich sich als Wille ergreift und in den Stoffwechselprozessen aufbauend tätig wird.

In der richtigen Applikationsform und Dosierung verstärkt Phosphor also die **Inkarnationsbestrebungen** des menschlichen Ichs. Bei den meist kindlichen und jugendlichen Patienten kann im Gegensatz zum Erwachsenen Phosphor relativ niedrig potenziert verordnet werden, beispielsweise morgens 5 Tropfen D 5, ohne dass es zu den bereits charakterisierten Nebenwirkungen beispielsweise von Herzsensationen kommt. Es können auch wieder Phosphoröleinreibungen im Bereich des linken Oberbauches oder in entsprechender Höhe am Rücken erfolgen; schließlich werden „phosphorige" Wirkungen auch erreicht durch **ätherische Öl-Bäder,** beispielsweise mit Johanniskraut. Rudolf Steiner regte an, beim jugendlichen Diabetiker Vollbäder mit ätherischem Öl von Rosmarin durchzuführen.

Bittermittel Da aus der grundsätzlichen Darstellung hervorging, dass die Ich-Tätigkeit im Verdauungsbereich unzureichend ist, sollten Bittermittel verordnet werden.

Hier kann besonders **Gentiana 5 %** oder auch ein frisch zubereiteter Enziantee, je nach Konstitution, empfohlen werden. Diese Therapie ergänzt die heutige Behandlung mit Diät und Insulinsubstitution, auf die praktisch nie verzichtet werden kann. Doch konnten wir häufig mit erstaunlich geringen Insulinmengen auskommen, wenn wir die beschriebene Therapie zusätzlich durchführten.

Künstlerische Therapie Zu den therapeutisch unverzichtbaren Prinzipien der Behandlung des jugendlichen Diabetikers gehört auch das Hinführen zu einer künstlerischen und spirituellen Beschäftigung.

> **Merke**
> **Diese Patienten haben eine starke Neigung zur Abstraktion und einseitigen Intellektualität, von deren Einseitigkeiten wir sie allmählich frei machen sollten. Wir sollten sie zugleich hinführen, die seelischen und geistigen Inhalte unserer Welt gleichermaßen wahrzunehmen.**

Helfer kann wiederum die künstlerische Therapie sein. Es gilt aber auch die ganz allgemeine Auseinandersetzung oder Beschäftigung mit der Kunst, besonders natürlich in aktiver Betätigung, anzuregen. Schließlich muss gerade beim jugendlichen Diabetiker und seiner besonderen Situation auch auf das **religiöse Lebensfeld** hingeblickt werden. Natürlich wird hier gegenüber jedem Patienten Freiheit walten. Doch sollten wir eine solche nicht dahingehend missverstehen, als ob wir nicht berechtigt wären, die Aufmerksamkeit unserer Patienten auf solche aus der eigenen Aktivität zu ergreifenden therapeutischen Möglichkeit zu lenken.

Typische Arzneimittel beim Altersdiabetes (Typ-II-Diabetes)

Anstelle des Phosphors tritt zur Behandlung des Altersdiabetes eine Giftpflanze, die **Tollkirsche** (Belladonna).

Die Tollkirsche regt die Nerven-Sinnes-Tätigkeit im Menschen stark an, aktiviert die Ich-Organisation, indem diese die Giftigkeit der Tollkirsche überwinden muss. Wir verordnen täglich morgens und mittags je 5 Tropfen Belladonna D 4–D 6 über längere Zeit.

Außerdem erhalten die Patienten zur Aufarbeitung der sklerotischen Prozesse in ihrem Leibe **Scleron,** jeweils 1 Woche 3 × 2 Tabletten, in der zweiten Woche abgelöst durch 3 × 8 Tropfen **Formica D 6,** dann im weiteren Wechsel je 1 Woche Scleron und Formica. Nach 3 Monaten sollte diese Therapie für mindestens die gleiche Zeit ausgesetzt werden.

Bittermittel In Übereinstimmung mit der Therapie des jugendlichen Diabetikers wird die Ich-Tätigkeit in der Verdauungsorganisation durch Bittermittel, insbesondere **Gentiana** oder auch **Absinth** in der Kombination mit **Resina Laricis** angeregt (Absinth D 1/Resina Laricis D 3, 3 × 8 Tropfen).

Willensschulung und Diät Beim Altersdiabetiker wird an allererster Stelle der Therapie die Willensschulung stehen, die ihn aus seiner Trägheit und Bequemlichkeit herausreißt und ihn wieder zu einem **tätigen Menschen** macht. In völliger Übereinstimmung mit diesen Gesichtspunkten steht die heutige naturwissenschaftlich-medizinische Erfahrung, dass von allen therapeutischen Prinzipien die Diät beim Altersdiabetiker am wichtigsten ist. Eine wirklich ernst genommene und durchgeführte Diät bedeutet immer Willenstraining, meistens auch **Verzicht.** Hier wird der handelnde und auch der moralische Mensch unmittelbar angesprochen. Während Diät beim jugendlichen Diabetiker eigentlich nur bedeutet, dass er nicht überflüssig mit Zucker belastet wird, weil er ihn doch nicht in die eigene Tätigkeit aufnehmen kann, bedeutet beim Altersdiabetiker die Diät also wirklich Therapie. Dabei ist selbstverständlich das Ziel die Gewichtsnormalisierung der meist übergewichtigen Patienten. Gerade das Anregen kreativer Tätigkeiten, wiederum durch Kunst, auch in ihrer therapeutischen Ausgestaltung und hier besonders als Bewegungstherapie der **Heileurythmie,** sind Voraussetzungen, um den weiteren Erfolg durch Medikamente abzurunden. Nie darf sich der Altersdiabetiker von der Überzeugung leiten lassen, als ob Medikamente sein Problem alleine lösen könnten. Sie können lediglich unterstützenden Anteil nehmen.

Heilung Der Altersdiabetes ist auch nach seiner Manifestation im Gegensatz zum jugendlichen Diabetes durchaus als **heilbar** zu bezeichnen, da eine diesem ähnliche Zerstörung des insulinproduzierenden Inselzellgewebes im Pankreas nicht vorliegt. Diese Möglichkeit wird ganz von der Aktivität und Einstellung des Patienten selbst bestimmt.

Ergänzende typische Therapie des Diabetes mellitus

Typ-I-Diabetes

- morgens 5 Tropfen Phosphor D 5
- 3 × 8 Tropfen Gentiana 5 %
- Öldispersionsbäder mit Rosmarin- oder Hypericumöl
- künstlerische Therapien, Anregungen der Religiösität

Typ-II-Diabetes

- morgens und mittags je 5 Tropfen Belladonna D 4–D 6
- je 1 Woche 3 × 2 Tabletten Scleron im Wechsel mit 3 × 8 Tropfen Formica D 6 für 3 Monate, dann 3 Monate pausieren
- 3 × 8 Tropfen Absinth D 1/Resina Laricia D 3 aa
- Heileurythmie und andere künstlerische Therapien

6.5 Colitis ulcerosa und Enterocolitis Crohn

Schon beim Lesen des Inhaltsverzeichnisses mag die Frage aufgetreten sein, ob diese Krankheiten nicht versehentlich dem falschen Kapitel zugeordnet wurden, gehören sie doch scheinbar ganz eindeutig zu den entzündlichen Erkrankungen, wie es die Bezeichnungen Colitis oder Enterocolitis auch zum Ausdruck bringen. Es wird zu zeigen sein, wieso die Zuordnung zu den Sklerosekrankheiten richtig ist.

Ätiologie Die naturwissenschaftliche Medizin kann beide Erkrankungen ätiologisch nicht einordnen. Wie immer erfolgte eine intensive Suche nach möglichen Erregern. Während beim Morbus Crohn eine Virusinfektion als Ursache noch immer im Gespräch ist, ist die Erregertheorie bei der Colitis ulcerosa allerdings weitgehend aufgegeben worden. Zwei Hypothesen beherrschen heute die Diskussion:

- Eine psychosomatische Ursache, die vor allem für die Colitis ulcerosa lange in den Vordergrund gestellt wurde und heute wieder eher skeptisch beurteilt wird,
- und die Zuordnung zur Gruppe der Autoimmunkrankheiten, wobei bis heute spezifische Autoimmunphänomene für beide Krankheiten nicht nachzuweisen waren.

Aus der Sicht der anthroposophischen Menschenkunde erweisen sich die **Entzündungsvorgänge als reaktiv,** d. h., das Primäre ist ein zu starkes Eingreifen abbauender (zerstörender) Kräfte der seelisch-geistigen Tätigkeiten (Seelenleib und Ich-Organisation) in Dünn- und Dickdarm, beim Morbus Crohn seltener sogar im Magen und Ösophagus. Dabei gehen diese abbauenden Tätigkeiten vom Nerven-Sinnes-Pol aus.

Verlust an Lebendigkeit und Funktion Es muss wieder darauf aufmerksam gemacht werden, dass die Organe des Magen-Darm-Traktes den ganzen **Menschen widerspiegeln,** neben ihrer Stoffwechsel- und rhythmischen Funktion also auch Sinnes-Wahrnehmungs-Tätigkeiten ausführen, die sich vor allem mit der Stoffaufnahme, -verteilung, Ein- und Ausscheidung beschäftigen. Und beide Krankheiten gehen von dieser Nerven-Sinnes-Seite des Darmtraktes aus.

Die sinnlich wahrnehmbaren Fakten zeigen die Richtigkeit dieser Anschauung, denn Geschwür- und Fistelbildung, die groteske Umbildung der Schleimhaut zu Pseudopolypen und der damit verbundene Funktionsverlust sind Abbau- und Zerstörungsvorgänge, nicht aber erhöhte Lebens- oder Wachstumstendenz, wie sie primär entzündlichen Erkrankungen zugrunde liegen würden. Das Ende der Erkrankungen ist das „starre Rohr", wie der Röntgenbefund die Endstadien bezeichnet. Und in der Tat zeigt dieses Bild den ganzen Verlust an Lebendigkeit und Funktion des Darmes, ein „Abflussrohr" mechanischer Art ist entstanden, wo sonst im Gesunden ein unendlich fein abgestimmtes Organsystem bis in seine Bewegungsabläufe und Rhythmen das Lebendige erfahren lässt.

Im Vorfeld der Erkrankungen, in ihren Frühformen, überwiegt noch das funktionelle Bild der Sklerose, die **Neurasthenie,** aber im chronifizierenden Verlauf zeigen sich dann immer mehr die irreversiblen Verhärtungen bis in die Organsubstanz hinein.

Zeitraum des typischen Beginns Charakteristisch aus der Sicht der anthroposophischen Menschenkunde ist weiterhin der **typische** Beginn im dritten und vierten Lebensjahrsiebt. Hier ist wieder der Typusbegriff gemeint, der die ideelle Gestalt einer Krankheit beschreibt, die sich dann durch den einzelnen Menschen metamorphosiert und in ihre sinnliche Erscheinung tritt. So ist gegenüber der hier gemachten Aussage eines typischen Beginns im dritten und vierten Lebensjahrsiebt die Feststellung, dass beide Krankheiten auch bei wesentlich älteren Menschen auftreten können, kein Widerspruch, sondern lediglich der Hinweis auf eine besondere, individuelle Note der Erkrankung, einen spezifischen biografischen Bezug.

Überwindung der Erbstrukturen Wir haben gesehen, dass im dritten Jahrsiebt der individuelle Seelenleib mit dem bereits vorgebildeten und individualisierten Stoffleib und Lebensleib in eine enge Beziehung und Durchdringung tritt, wobei die individuelle Seite des Seelenleibes auf die von den Eltern aus Erbgesetzmäßigkeit vorgegebenen Seelenstrukturen (S. 50) stößt. Deshalb bringt diese Zeit, die wir auch als **Pubertät** bezeichnen, oft eine so heftige Auseinandersetzung mit der Welt der Eltern und Vorfahren, aber nicht als ein abstrakt psychologisches Phänomen, sondern als unmittelbar leibliche Begegnung. Sie bewirkt eine für die weitere gesunde individuelle Entwicklung notwendige Überwindung oder auch Verwandlung (Metamorphose) dieser Erbstrukturen. Beide Erkrankungen haben daher eine gemeinsame Wurzel und ideelle Gestalt und sie sollten deshalb auch als Einheit gesehen werden, wobei sie nach den hier vorgebrachten Erkenntnissen als „chronisch-sklerosierende Darmkrankheit" bezeichnet werden könnten. Ein Vergleich liegt nahe zum Rheumatismus und seinen Polen von Polyarthritis und Poyarthrose (Kap. 6.2).

Wirkungen des Seelenleibes Pathophysiologisch finden wir, dass die Wirkungen des Seelenleibes zu tief in die Vorgänge von Lebens- und Stoffleib einwirken und dort in Funktion und Gestalt der Darmorgane zerstörend werden. Die zugrunde liegende Ursache ist allerdings für die Colitis ulcerosa und die Enterocolitis Crohn verschieden und bestimmt deren unterschiedliche Abläufe und die phänomenologische Ausprägung beider Krankheitsbilder, die so etwas wie polare Metamorphosen der Einheit „chronisch-sklerosierende Darmkrankheit" sind. Dabei finden wir fließende Übergänge aus einer Mittellage in die eine oder andere Richtung, was auch durch die täglichen Erfahrungen sowohl der endoskopischen wie vor allem der histologischen Befunde bestätigt wird, die längst nicht immer eine sichere Zuordnung oder Abgrenzung erlauben. Der wesentliche Unterschied beider Krankheiten ist folgender:

- Bei der **Colitis ulcerosa** wird der Seelenleib nicht genügend von dem Ich gehalten und kann so tiefer in den Lebensleib einbrechen, als das für ein gesundes Sich-Verbinden in diesem Lebensabschnitt richtig wäre.
- Bei der **Enterocolitis Crohn** dagegen ist es der zu schwach ausgebildete Lebensleib, der dem Seelenleib nicht genügend Widerstand entgegensetzt und somit sein Durchbrechen bis in stoffliche, physische Vorgänge ermöglicht.

In diesem Falle zieht der Seelenleib die Ich-Organisation in diese bis in den Stoffleib eindringenden und dort zerstörenden Tätigkeiten mit hinein. Man kann nicht sagen, dass bei der Colitis ulcerosa das Ich primär zu schwach sei und deshalb den Seelenleib nicht genügend hält. Vielmehr geht seine Tendenz zu wenig auf die irdisch leiblichen Verhältnisse und neigt zu einem Verharren im Geistig-Kosmischen. Diese Grundhaltung entspricht physiologisch dem weiblichen Organismus, der lebenslang – zumindest aber während der Menstruations- und damit Fortpflanzungstätigkeit – dem Kosmischen stärker verbunden bleibt als der männliche Organismus, der viel stärker in die Erdenkräfte tendiert und damit irdischer Gesetzmäßigkeit unterliegt. Die männliche Tendenz entspricht der Crohn-Erkrankung, die also der „männliche Pol" der chronisch-sklerosierenden Darmkrankheit ist, die Colitis ulcerosa dagegen ist ihr „weiblicher Pol".

Männliches und weibliches Prinzp Nun muss an dieser Stelle eingefügt werden, dass nach der anthroposophischen Menschenkunde jeder Mensch das männliche **und** weibliche Prinzip in sich trägt, nur mit unterschiedlicher Dominanz und dadurch verschiedener äußerer Gestaltung. Die naturwissenschaftlichen Fakten bestätigen einmal mehr diese geisteswissenschaftliche Aussage, können wir doch in der embryologischen Entwicklung diese Differenzierung in männlich und weiblich aus einer mehr eingeschlechtlichen Anlage beobachten und finden wir weiterhin sowohl bei Mann wie Frau Androgene **und** Östrogene, eben nur quantitativ unterschiedlich.

Entzündung und Selbstheilung Und noch eine Polarisierung der chronisch-sklerosierenden Darmkrankheit wird deutlich:

- Bei der **Colitis ulcerosa** sind die Entzündungsvorgänge im Allgemeinen außerordentlich heftig, die Selbstheilungstendenz im Organismus damit sehr ausgeprägt.
- Dagegen sind die akuten Entzündungsphänomene beim **Morbus Crohn** eher selten, hier tendiert alles zur Sklerosierung, wir finden kaum Gegenwehr oder ein Bemühen um Selbstheilung.

> **Merke**
> **Wir können auch sagen: Beim Morbus Crohn wird die Krankheit vom Patienten „akzeptiert".**

So haben auch unsere eigenen Erfahrungen bisher gelehrt, dass die Heilungsaussichten beim Morbus Crohn noch wesentlich schlechter sind als bei der Colitis ulcerosa.

Menschenkundliche Ursachen Wo liegen nun die menschenkundlichen Ursachen (Ätiologie) der chronisch-sklerosierenden Darmkrankheit?

Entscheidend ist der Mangel an **Fähigkeit zur Begegnung.** Daraus ergibt sich eine starke Tendenz zur Ausrichtung auf sich selbst, der eigene Organismus wird zum Mittelpunkt aller Empfindung und die Folge kann psychologisch als **Egozentrik** erlebt werden. Dieses spielt sich in allen Leibesschichten ab, neben den seelischen auch in den lebendigen und stofflichen Vorgängen des Leibes, und wir entdecken als wichtige Ergänzung dieser Charakterisierung, dass es sich um eine **Verfrühung** handelt, d. h. etwas geschieht, was erst zu einem späteren Entwicklungszeitpunkt physiologisch auszubilden wäre.

> **Merke**
> **Bevor nämlich eine starke Selbstempfindung, die dann bis zum Selbstbewusstsein gesteigert wird, ausgebildet werden dürfte, müsste der Mensch die Fähigkeit zur Begegnung entwickelt haben, zur Begegnung sowohl mit der Welt als auch mit den anderen Menschen, aber auch mit sich selbst.**

Selbstbestimmte Begegnungsfähigkeit Dabei steht „Welt" hier auch für die Naturreiche und die Kräfte des Kosmos. Begegnung setzt voraus, dass ich mich mit dem zu Begegnenden verbinden und dann auch wieder von ihm distanzieren kann, also ein Atmungsvorgang, der bereits mehrfach charakterisiert wurde, besonders im Kapitel über die Allergie (Kap. 9). Der Seelenleib ist seiner Natur nach immer Begegnungsort leiblicher (**Empfindungsleib**) und seelischer (**Empfindungsseele**) Gesetzmäßigkeiten. Dabei geht die Aktion von der Seele aus, deren Grundeigenschaften **Sympathie** und **Antipathie** sich ihren Ausdruck verschaffen. Sympathie schafft immer Verbindung, Antipathie Distanz. Dieses alles lernt der Mensch gesunderweise im dritten und auch noch vierten Lebensjahrsiebt, weil er erst dann die Verbindung der individuellen Seele und des frei agierenden Ichs mit dem Leibe fertig ausbildet.

Insofern ist die hier gemeinte selbstbestimmte Begegnungsfähigkeit erst mit Erreichen des 28. Lebensjahrs physiologisch richtig ausgebildet. Wird sie zu früh ausgebildet und bleibt dann „unreif", sprechen wir von Verfrühung. Steiner spricht dann auch von **seelischer Determination,** die sich in Zwängen äußern kann.

Verdauung als Begegnung mit der Natur Ein Hauptort dieser Lerntätigkeit ist die Verdauung, in der die Begegnung mit der Natur in Form der mineralischen, pflanzlichen und tierischen Nahrung stattfindet. Gerade die Verdauungstätigkeit ist ein natürlich unbewusstes Übungsfeld für die Begegnungsfähigkeit mit der Natur und das Verpassen dieses Lernziels des Menschen kann Voraussetzung für die chronisch-sklerosierende Darmkrankheit sein. Diese bleibt oft zunächst noch latent, kann auch in ein funktionelles Krankheitsgeschehen übergehen, ehe es dann zur Ausbildung der eigentlichen Krankheit kommt. Hier sind alle Übergänge möglich und manche kurz dauernde, akute oder subakute Darmerkrankung ist vielleicht solch eine Frühform der sklerosierenden Darmkrankheit, die aber doch noch aus eigener Selbstheilungskraft überwunden wird. Als neurasthenische Ausbildung der chronisch-sklerosierenden Darmkrankheit mögen das Colon irritabile und die Colica mucosa gelten, bei denen es sich um sehr chronisch verlaufende, funktionelle Krankheitsbilder handelt.

Begegnungsfähigkeit ist natürlich auch in anderen Bereichen zu lernen als nur in der Verdauung, und so kann eine Krankheitsanlage durch Vorgänge, die fern von ihrer lokalen Entstehung ablaufen, ihrer Tendenz aber entgegenwirken, geheilt werden. Therapie kann gerade oft dadurch besonders wirksam sein, dass sie in den der Krankheit **polaren Tätigkeitsfeldern** des Organismus eingreift und von dort die Ordnung im Ganzen wieder herstellt.

Autoaggression Schließlich noch ein Wort zur Autoaggression. Wir werden in einem späteren Kapitel darüber Grundsätzliches aussagen (Kap. 10), doch soll schon hier erwähnt werden, dass gerade bei älteren Patienten Colitis ulcerosa und Enterocolitis Crohn diese selbstzerstörerischen Formen haben können. Die Ursache ist dann eine andere als beim jungen Menschen, bei dem diese selbstzerstörerische Tendenz auch erkennbar ist, und zwar besonders ausgeprägt beim Morbus Crohn. Will man dieses Geschehen mehr bildhaft ausdrücken, so kann man auch sagen: Statt die Nahrung aus der Natur zu verdauen, verdaut der Kranke seinen eigenen Darm.

Fassen wir zusammen:

Statt die Begegnungsfähigkeit mit der Welt, den Menschen und mit sich selbst auszubilden, verliert der Mensch sich ganz an seine leibliche Wirklichkeit. Pathophysiologisch bedeutet dies in einer Zeit, in der die Seele auch entwicklungsphysiologisch tiefer in die Leibesvorgänge eingreift, ein zu tiefes Eindringen und damit Zerstörung. Die so entstehende chronisch-sklerosierende Darmkrankheit polarisiert sich in einem mehr kosmischen (weiblichen) und einen mehr irdisch gerichteten (männlichen) Pol, wobei Ersterer starke, Letzterer geringe oder kaum vorhandene Selbstheilungskräfte erkennen lässt.

6.5.1 Therapeutische Hinweise

Etablierte Therapie Die etablierte Therapie der naturwissenschaftlichorientierten Medizin unserer Zeit ist von einer eigenartig resignativen Stimmung durchzogen. Gelten doch beide Krankheitsbilder als unheilbar, sodass als therapeutisches Ziel bestenfalls formuliert werden kann, den chronisch progredienten Verlauf aufzuhalten, die Häufigkeit der entzündlichen und zerstörenden Schübe zu vermindern und insbesondere die gefürchteten Komplikationen zu begrenzen. Die dabei praktizierte entzündungshemmende oder immunsuppressive Therapie mit Glukokortikosteroiden und/ oder Azathioprin erscheint aus der Sicht einer anthroposophisch ergänzten Medizin problematisch, da sie speziell bei der Colitis ulcerosa den in der **Entzündung zu erlebenden Selbstheilungsversuch** unterdrückt, die eigentliche Krankheitstendenz aber, das zu tiefe Eindringen von Seele und Geist in den Leib, eher verstärkt. Ähnliches gilt auch für die modernen Salicylatderivate.

Verzicht auf immunsuppressive und entzündungshemmende Arzneimittel Naturwissenschaftlich wird konstatiert, dass die genannte Therapie keinerlei Heilung intendiert, aber akute Entzündungsschübe rascher abklingen lässt und eventuell die Häufigkeit neuer Schübe verringert, insofern also prognostisch positiv bewertet werden kann. Der dramatische Verlauf eines Schubs der chronisch-sklerosierenden Darmkrankheit muss auch häufig durch den möglichst kurzzeitigen Einsatz von beispielsweise Glukokortikoiden unterbrochen werden, damit überhaupt das Feld bereitet wird für die nun zu beschreibende Langzeittherapie nach Gesichtspunkten einer anthroposophisch ergänzten Medizin. Doch muss es ein zukünftiges Ziel sein, bei erster Symptomatik der Erkrankung wenn irgend möglich auf immunsuppressive oder entzündungshemmende Arzneimittel zu verzichten, weil sie die eigentliche Krankheitstendenz eher verstärken und zugleich die Wirksamkeit der nun skizzierten Therapie behindern oder erschweren können. Wesentlich für die zukünftige Forschung wird es sein, die sklerosierende Darmkrankheit bereits in ihren Frühstadien zu erkennen und dann auch zu behandeln, um diese heute als unheilbar geltende Krankheit zur möglichen Heilung zu führen.

Förderung der Begegnungsfähigkeit Die Ratio einer Therapie nach Gesichtspunkten der anthroposophisch ergänzten Medizin wird die Aufgabe stellen, den Erkrankten in seiner gestörten inneren wie äußeren Begegnungsfähigkeit zu heilen. Damit ist bei der Therapie der chronischsklerosierenden Darmkrankheit der Arzt immer auch als Erzieher oder Geleiter gefordert, was die Konzeption einer sich ganzheitlich verstehenden psychosomatischen Medizin einschließt. Jede Begegnung setzt **Grenzbildung** voraus, das rechte Verhältnis von Sich-Verbinden und Sich-wiederum-Distanzieren.

Typische Arzneimittel

Colitis ulcerosa Die Natursubstanz, die nach den geisteswissenschaftlichen Forschungsergebnissen Rudolf Steiners dem menschlichen Ich bei dieser **grenzbildenden Tätigkeit** nach innen wie nach außen zu Hilfe kommt, ist die **Kieselsäure,** der **Quarz,** dessen therapeutische Wirksamkeit wieder in Teil III ausführlich dargestellt ist. Quarz kann als das Grundmittel zur Behandlung der Colitis ulcerosa bezeichnet werden. Wir verordnen ihn in niedriger bis mittlerer Potenz (D 6–D 12), innerlich 3 × 1 Mokkalöffel als Trituration oder auch als Injektion bei deutlich reduzierten Eigenkräften des Erkrankten. Ein besonders wirksames, konstituierendes Mittel ist auch Equisetum Silicea cultum D 3 (auch als Rh).

Weiterhin werden **Bittermittel,** vor allem **Absinth** und **Gentiana** verordnet und als ein wichtiges Basismittel für die **Langzeittherapie Digestodoron,** ein Kombinationsarzneimittel und Typenmittel aus verschiedenen Farnen und Weiden (s. Teil III): 3 × 15–20 Tropfen bzw. 3 × 2 Tabletten über viele Monate.

Ein **weiteres Grundmittel** zur Behandlung der Colitis ulcerosa ist das Metall **Quecksilber** (Mercurius), gerne in seiner gediegenen natürlichen Vorkommensart (Mercurius vivus naturalis, z. B. D 6 und D 12). Wir bevorzugen tägliche Klysmen, wobei 2 Ampullen in ca. 20 ml abgekühlten Kamillentee gegeben und als Bleibeklistier appliziert werden.

In der akuten entzündlichen Phase wird **zyansaures Quecksilber** (Mercurius cyanatus D 4–D 6), 3–5 × täglich 5 Tropfen bzw. 1 Tablette, verordnet, was häufig eine erstaunlich rasche Wirkung auch auf die Besserung objektiver Entzündungsparameter hat.

Merke

Diese medikamentöse Therapie ist darauf ausgerichtet, die Selbstheilungskräfte, die sich in der entzündlichen Veränderung der Darmschleimhaut zeigen, als Gegengewicht gegenüber den sklerosierend degenerativen Zerstörungen zu unterstützen, sie aber auch zu lenken, auf das rechte Maß zu bringen und in der Überwindung der Krankheit schließlich überflüssig zu machen.

Enterocolitis Crohn Bei der Enterocolitis Crohn haben die entzündlichen Vorgänge nicht annähernd die Aktivität wie bei der Colitis ulcerosa, hier finden wir eher die viel zu geringe Selbstheilungstendenz und das Bild einer chronisch-destruierenden Entzündung als Schwelbrand. **Quarz** und **Digestodoron** sind auch hier Mittel der Wahl, doch tritt an die Stelle von Quecksilber der **Schwefel,** der in der Lage ist, die tief greifende Chronifizierung der Erkrankung in Richtung von Selbstheilungstätigkeit zu aktivieren. Man kann auch sagen, dass der Schwefel die gegenüber der Sklerosekrankheit polar wirkenden Entzündungstätigkeiten anregt und damit Heilung intendiert.

Bei kräftiger Konstitution verwenden wir **Hepar sulfuris** D 6–D 4, 3 × 3–8 Tropfen täglich. Diese Behandlung wird maximal 4–6 Wochen durchgeführt, und dann durch **Thuja Argento culta Rh D 3** abgelöst, 3 × 8 Tropfen über lange Zeit, wodurch die regenerativen Kräfte verstärkt werden.

Natürlich werden auch eher symptomatisch wirkende Arzneimittel bei beiden Formen der chronisch-sklerosierenden Darmkrankheit eingesetzt. Bei starken Blutbeimengungen geben wir beispielsweise **Blutwurz** (*Tormentilla*) **D 3,** 3–5 × täglich 12 Tropfen oder auch **Stibium metallicum praeparatum D 6** 10 ml langsam intravenös. Bei mehr subakuten oder chronischen Verläufen können indische **Flohsamen-** oder **Flohsamenschalen**-Präparate (z. B. Mucofalk, Metamucil) verordnet werden, bei stärkeren Spasmen und Blähungsbeschwerden **Ammi visnaga comp.,** Zäpfchen (eine Kombination aus Ammi visnaga, Kamillenwurzel, Tollkirschenkraut und Tabakblättern) (Wala). Sehr wirksam, auch in der Rezidivprophylaxe ist Myrrhinil intest (ein Phytopharmakon in der Kombination von Myrrhe, Kamille und Kaffeekohle).

Künstlerische Therapie Unverzichtbar für die Behandlung chronisch-sklerosierender Darmkrankheiten ist die künstlerische Therapie, wobei sich unsere eigenen Erfahrungen besonders auf **Heileurythmie,** therapeutische Sprachgestaltung und **Musiktherapie** stützen. Es ist sicher einsehbar oder auch einfühlbar (!), dass die Kunst ein besonderes Übungsfeld der Begegnungsfähigkeit ist, besonders wenn sie eine intellektuelle Interpretation ausschließt.

Auch benötigt es alle Formen der empathischen Gesprächs- und Psychotherapie, um dem Erkrankten auf seinem Weg zur Heilung Stützung und Orientierung zu geben.

Ergänzende typische Therapie

- 3 × 1 Mokkalöffel Quarz D 6 (andere Potenzen möglich)
- 3 × 20 Tropfen bzw. 3 × 2 Tabletten Digestodoron

Bei Colitis ulcerosa:

- bei akutem Schub 3 × 5 Tropfen Mercurius cyanatus D 4–D 6
- täglich 2 Amp. Mercurius vivus nat. D 8 in 20 ml abgekühlten Kamillentee als Bleibeklysma zur Langzeitanwendung.

Bei Enterocolitis Crohn:

- 3 × 5 Tropfen bzw. Tabletten Hepar sulfuris D 4 (bis D 8) für 4–6 Wochen, danach
- 3 × 8 Tropfen Thuja Argento culta Rh D 3 zur Langzeitanwendung
- symptomatisch bei stärkeren Blutungen
  - täglich 10 ml Stibium met. praep. D 6 langsam i. v. oder
  - 3 × 8 Tropfen Tormentilla D 3

Künstlerische Therapien und Gesprächstherapie, biografische Arbeit!

6.6 Morbus Parkinson

Ätiologie, Epidemiologie und Symptomatik Die Parkinsonsche Krankheit berührt uns Ärzte oft besonders stark, weil das äußere Erscheinungsbild dieser Kranken zum Mitgefühl aufruft. Gekennzeichnet durch die Trias

- Tremor,
- Rigidität und
- Akinesie

kommt es zu einem ganz typischen äußeren Erscheinungsbild, welches die Diagnose relativ leicht stellen lässt. Die Ursachen dieser Erkrankung werden heute in einem **Dopaminmangel** gesehen. Warum ein solcher auftritt, ist aber überwiegend unbekannt. So werden mindestens 75 % aller Parkinson-Erkrankungen als **idiopathisch** bezeichnet. Das typische Alter für den Beginn der Erkrankung liegt zwischen 50 und 60 Jahren, kann davon aber abweichen. Die Krankheit ist häufig, man rechnet mit 1–4 Erkrankungen pro 1000 Menschen in zivilisatorischen Ländern, in den USA beispielsweise mit jährlich 40 000 Neuerkrankungen. Die Intelligenz der Patienten ist typischerweise nicht gestört, sie erleben sich oft als tragische Zuschauer ihrer leiblichen Erkrankung. In den letzten Jahren werden allerdings immer häufiger auch **demenzartige Bilder** bei Parkinson beobachtet („Parkinson-Plus"), die Häufigkeit wird mit etwa 10 % angegeben. Typisch ist auch die vegetative Symptomatik mit Salbengesicht, Speichelfluss und erhöhter Schweißbildung, seltener klagen die Patienten über Halbseitenschmerz.

Willenstätigkeiten des Menschen Kann man sich diesem bereits 1817 beschriebenen Krankheitsbild nun aus anthroposophischer Sicht so nähern, dass ein umfassenderes Verständnis ausgebildet wird und sich therapeutische Konsequenzen ergeben?

Wenn auch eine gesicherte Erkenntnis der Erkrankung aus der Sicht einer anthroposophisch ergänzten Medizin noch nicht existiert, sollen einige Aspekte aus der eigenen Anschauung zu ihrem erweiterten Verständnis dargestellt werden. Die Störung betrifft vor allem das **vegetative Nervensystem,** zu dem auch bestimmte Zentren im Mittelhirn, die Substantia nigra, zu rechnen ist. Diese zählt zum extrapyramidal-motorischen System und hat ihre eigentümliche Färbung durch den starken Melaningehalt. Das vegetative Nervensystem, das im gesunden Zustand im **Unbewussten** agiert, kann als Steuerungssystem aller Stoffwechselvorgänge bezeichnet werden. Es vermittelt die nach den Forschungsergebnissen Steiners tief im Unbewussten verlaufenden **Willenstätigkeiten des Menschen** und lenkt diese in die vielfältigen inneren wie äußeren Bewegungen einschließlich der Motorik der Gliedmaßen. Was sich gesundermaßen im Fließend-Lebendigen vollzieht, gerät beim Morbus Parkinson in Stockung und bekommt automatenhafte Züge. Das wird besonders in der sehr typischen Art des Tremors anschaubar, die gemeinhin auch als Pillendrehen bezeichnet wird, wobei recht exakte Rhythmen von 3–8 Bewegungen pro Sekunde gemessen werden.

Eisen und Zinn Die Aktivität der Bewegungen, ihre seelische Stoßkraft, das heißt willenshafte Natur, steht unter der Führung der Eisenkräfte im Menschen, sodass grundsätzlich hypothetisch gesagt werden kann, dass diese beim Parkinson-Kranken gestört sind. Das gilt insbesondere für ihr Verhältnis zu der Geschmeidigkeit in den Bewegungen, die wiederum durch Zinn vermittelt wird. So kann als eine grundlegende pathophysiologische Aussage festgehalten werden, dass beim Morbus Parkinson das richtige Verhältnis von **zinn- und eisenvermittelter Bewegung** gestört ist. Das Organ, in welchem sich diese Kräfte konzentrieren, ist die **Leber** (Stannum) und die von ihr vermittelte **Gallebildung** (Ferrum). Die Leber kann wiederum als Organ bezeichnet werden, in welchem sich der menschliche Wille konzentriert. Die eigenartige motorische wie seelische Lähmung des Leberkranken findet hier eine Erklärung. Offensichtlich ist die Stoßkraft, die Intention der Bewegungen durch zu schwache Eisenkräfte im Organismus gestört, wodurch Zinnkräfte dominieren, die zur Erstarrung in der reinen Form tendieren (Kap. 14.4).

Eigenbewegungssinn Und noch ein anderes Störfeld kann uns bewusst werden. Schon bei den rheumatischen Erkrankungen stießen wir auf Störungen im Eigenbewegungssinn, wobei diese beim Parkinson weniger im Verhältnis der menschlichen Bewegungen in der Welt als in der Wahrnehmung dieser Bewegungen **in Bezug auf sich selbst** zu sehen sind. Die innere Beweglichkeit eines Menschen kann sowohl leiblich wie seelisch gemeint sein, steht aber ganz sicher in diesem psychosomatischen Wechselspiel. Die Ätiologie der Parkinson-Krankheit sehen wir – in aller Behutsamkeit – dort, wo eine **zu geringe innere Be-**

weglichkeit, im Extremen auch Pedanterie oder Zwanghaftigkeit, bereits das Leben durchziehen.

Mechanistisch geprägtes Weltbild Ganz besonders müssen hier auch die Mechanisierung der Gedankenwelt, ihre Automatismen und Zwanghaftigkeiten erwähnt werden. So mag die Frage nach einem sehr mechanistisch geprägten Weltbild solcher Patienten berechtigt sein. Epidemiologisch wäre es interessant, herauszufinden, ob in dieser Hinsicht besonders betroffene Berufsgruppen häufiger erkranken als beispielsweise künstlerisch-kreative Menschen, obwohl einschränkend auch wieder gesagt werden muss, dass in einem mechanistisch geprägten Beruf auch ganz kreativ-künstlerische Menschen leben können. Alles Grundsätzliche wird eben durch das Individuelle metamorphosiert.

Seelische Automatismen Greifen wir noch einmal die pathophysiologischen Vorgänge auf, so liegt das primär krankhafte Geschehen im **Lebensleib,** der tendenziell „erstarrt". Seine von der Flüssigkeit geprägte Substanzialität schwingt ja immer polarisch zwischen Sol- und Gel-Zustand hin und her, wiederum in Abhängigkeit von den Atmungsvorgängen, wobei tieferes Eingreifen des Seelischen in den Lebensleib **Erstarrung,** Sich-daraus-Lösen **Befreiung** bedeutet. Seelische Automatismen dominieren, weil die Ich-Organisation offensichtlich zu gering in das Seelische, dieses beherrschend, eingreift. Aus dieser durchaus unvollständigen, auch hypothetischen Darstellung ergeben sich dennoch einige, in der Praxis bewährte therapeutische Möglichkeiten.

Beziehung zu den Zukunftskräften Ehe zu diesen übergeleitet wird, soll aber noch ein Gedanke geäußert werden, der auf eine tiefere Wirklichkeit des Menschseins deutet, wie sie sich spiritueller Erfahrung ergeben kann. Mit seinem **Denken** ist der Mensch an die **Vergangenheitskräfte** gebunden, mit seinem **Willen** greift er ständig in die Zukunft hinein, aber es wirken auch **Zukunftskräfte** ständig in ihn hinein. Die zeitliche Realität von Zukunft, die Existenz eines Morgens und die Tatsache, dass solche Zukunftskräfte in die Gegenwart hineinwirken können, ist ein der Anthroposophie entstammender Gedanke, mit dem sich zu beschäftigen lohnenswert erscheint.

Gerät nun der Parkinson-Kranke in diese Erstarrung, diesen Stau seiner Willenstätigkeiten, die sich in den großzügigen, geschmeidigen Bewegungen innerlich wie äußerlich nicht mehr ausleben können, staut er auch sein Verhältnis zu den Zukunftskräften. Durch Rudolf Steiner wissen wir, dass solche **nicht ausgelebten Willensimpulse** von den Menschen in das nachtodliche Leben hereingetragen werden und dort kräftige Keime für zukünftige Handlungen in folgenden Erdenleben bilden können.

Merke

Man kann also auch den Gedanken in sich bewegen, dass der Parkinson-Kranke Handlungen zurückhält, um sie mit umso größerer Kraft in der Zukunft ausleben zu können. Dieses mag ein Trost sein, wenn wir dem so schmerzvollen Krankheitsbild begegnen.

6.6.1 Therapeutische Hinweise

Etablierte Therapie Die therapeutischen Möglichkeiten einer durch Anthroposophie ergänzten Medizin beim Morbus Parkinson werden selten die zum Teil stark und effektiv wirkenden Medikamente der etablierten Medizin ersetzen können. Das gilt besonders für die Behandlung des Tremors. Wir bevorzugen in den früheren Stadien der Erkrankung die Verordnung von Amantidin-Präparaten, da sie aus unserer Erfahrung geringere Nebenwirkungen verursachen. Die Hauptstoffgruppe L-Dopa ist uneingeschränkt effektiv, die leibliche Symptomatik kann deutlich gebessert werden. Bei subtilerer Beobachtung zeigen sich aber oft die Symptome der Zwanghaftigkeit und die Automatismen im Seelischen verstärkt, worüber manche unserer Patienten unmittelbar klagten. Gelegentlich macht dieses dann wieder den zusätzlichen Einsatz von Antidepressiva notwendig.

Typische Arzneimittel

Die aus der Konzeption einer anthroposophisch ergänzten Medizin entwickelte medikamentöse Therapie hat verschiedene Einsatzebenen. Zum einen muss die **Eisentätigkeit** gegenüber der dominierenden Zinntätigkeit verstärkt werden, was durch innere Gabe von **Chelidonium Ferro cultum**

Rh D 3, 3 × 8 Tropfen, oder **Ferrum sidereum D 6–D 10,** 3 × 1 Mokkalöffel geschieht.

Im Wechsel damit kann auch eine äußere Einreibung mit einer Salbe aus Ferrum metallicum D 5 über der Leberregion 2 × wöchentlich erfolgen.

Scharfstoffe wie **Curcuma** oder **Galgant** regen die Gallensekretion an. Andererseits kann die zu stark in das Leibliche wirkende Zinntätigkeit durch hoch potenziertes, in spezieller pharmazeutischer Zubereitung mit Honig präpariertes **Stannum (Stannum mellitum)** gelöst und mehr aus der stofflichen Seite in eine prozessuale gebracht werden. Man injiziert 2–3 × wöchentlich Stannum mellitum D 20 subkutan im rechten Oberbauch.

Eine zweite Ebene betrifft das **zu schwache Eingreifen der Ich-Organisation** und das dadurch bewirkte Dominieren seelisch-leiblicher Funktionen. Hier bewähren sich grundsätzlich Gifte, da sie als Herausforderung für das Ich auftreten, sie zu überwinden. Das gilt für mineralische wie pflanzliche und tierische Gifte. Beim Morbus Parkinson verwenden wir entweder den **Stechapfel** (*Datura stramonium*) oder die **Tollkirsche** (*Belladonna*), jeweils in eher niedrigerer Potenz D 6 bis höchstens D 4, morgens und mittags je 5 Tropfen.

Besteht ein deutlich arteriosklerotischer Einschlag, kann auch wieder **Scleron** in der mehrfach erwähnten rhythmischen Dosierung verordnet werden.

Eine weitere große therapeutische Wirkung hat neben der Verordnung von Naturheilmitteln die **Heileurythmie.** Sie vermittelt, wie ausführlicher in Teil III dargestellt, die seelischen Bewegungsimpulse in den leiblichen Vollzug derselben. Es ist immer wieder bewegend, welche Hilfe der einzelne Patient gerade in der Heileurythmie erlebt.

Ergänzende typische Therapie

- 2 × wöchentlich subkutan im rechten Oberbauch injiziert 1 Amp. Stannum mellitum D 20
- innerlich
  - 3 × 8 Tropfen Chelidonium Ferro cultum Rh D 3
  - 3 × 5 Tropfen Datura stramonium D 6 oder D 4 (alternativ Belladonna D 4–D 6)
- äußerlich
  - 2 × wöchentlich „Organeinreibung Leber“ (rechter Oberbauch) mit Unguentum Ferrum met. D 5

6.7 Multiple Sklerose

Die Multiple Sklerose rechne ich zu den wirklich tragisch zu nennenden Krankheiten, vergleichbar dem Morbus Parkinson. Wie häufig wird durch diese Krankheit ein noch sehr junges Leben, eine erst sich ausgestaltende Biografie dramatisch verändert und wie angehalten. Wie erschütternd wird der Bewegungsmensch, mit dem wir in das Leben schreiten, behindert und immer weiter eingeschränkt. Multiple Sklerose ist eine Krankheit der **nördlichen Breitengrade,** der kühl-feuchten Klimazonen, in tropischen Regionen kommt sie kaum vor. Sie trifft Frauen doppelt so häufig wie Männer, hat ihre typische Manifestation zwischen dem **20. und 40. Lebensjahr,** der Zeit einer ganz eigenständigen Seelenentwicklung (S. 56), und sie ist keineswegs selten. Etwa **jeder tausendste** Bewohner zwischen dem 44. und 64. Breitengrad erkrankt an ihr. Sie verläuft chronisch-progredient, durchschnittlich über 25 Jahre seit der Erstdiagnosestellung, sie gilt als unheilbar, Spontanheilungen sind aber beschrieben worden. Ihre Ätiologie wird diskutiert, ist aber nicht gesichert, die Therapiemöglichkeiten sind begrenzt, im Vordergrund steht die Immunsuppression. Können wir durch die anthroposophische Medizin mehr Verständnis gewinnen?

6.7.1 Entzündungs- oder Sklerosekrankheit?

Entzündung als Reaktion Diese Krankheit hat zwei offizielle Namen, die sich widersprechen: Multiple Sklerose und Encephalomyelitis disseminata. Also Sklerose- und/ oder Entzündungskrankheit? Was von beiden ist das Primäre? Persönlich habe ich mich aus aller Anschauung vieler Patienten eindeutig entschieden, dass es sich um eine **Kältungs-** und damit **Sklerosekrankheit** handelt. Alle Entzündungsphänomene sehe ich als reaktiv, d. h. als **unzureichenden Heilungsversuch** gegenüber der primär verhärtenden Tendenz dieser Krankheit.

Bezug zur Emotion Ihr organischer Ort ist das **Zentralnervensystem.** Das ist in der anthroposophischen Menschenkunde der Träger unseres

Empfindungslebens. Steiner sprach von dem Astralleib als Verbindung von Leib und Seele und charakterisierte diesen als Zusammenfügung von Empfindungsleib (S. 50) und Empfindungsseele. Betroffen ist also die **unbewusste Welt der Empfindungen,** die nicht mit dem Gefühl verwechselt werden darf. Ein modernes Wort für sie ist die Emotion, worin auch ihr besonderer Bezug zur Bewegung, die seelisch gemeint ist, ausgesprochen wird. Steiner nannte besonders Triebe, Leidenschaften, Begierden und Instinkte, aber auch Lust und Unlust, Freude und Leid, Launen und Affekte. Ich habe diese farbige „psychosomatische" Welt auch als Stimmungen bezeichnet, ihre Ordnung als Ganzheit auch **Gestimmtheit.** Dass hier nicht zufällig ein musikalischer Begriff gewählt wurde, sei nur angemerkt.

6.7.2 Empfindungsleib und Empfindungsseele

Persönlich-individuelle Ausbildung der Empfindungsseele Die Stimmungen oder Emotionen stammen aus der **Empfindungsseele.** Ihr Element ist die Bewegung, die spontan, rasch und ausladend ist. Der Volksmund spricht von „himmelhoch jauchzend – zu Tode betrübt". In der Musik nennen wir das Dur und Moll. Die persönlich-individuelle Empfindungsseele bilden wir im vierten Jahrsiebt aus, der Zeit, in welcher die Multiple Sklerose am häufigsten in Erscheinung tritt. Bewegung setzt immer **Wärme** voraus, und so ist diese ein weiteres Element der Empfindungsseele. Sie ist der Impulsgeber unserer Wahrnehmungen, durch sie begegnen wir der Welt spontan und vorurteilsfrei, in ihr bildet sich das Interesse. Es ist vom Sprachgenius wieder hilfreich, dass er von der Neu**gier** spricht, wenn sich das Interesse der Welt zuwendet. Mit dem, was die Seele an der Welt erfährt, drängt sie in den Leib, konkret den **Empfindungsleib,** und prägt ihm das Erfahrene (Wahrgenommene) ein: Sie macht einen Eindruck. So entsteht unser Gedächtnis, das durch Erinnerung aus dem Vergessenen, Unbewussten wieder hervorgeholt werden kann.

Empfindungsfähigkeit Der Empfindungsleib ist von großer Plastizität. Er ist feinstofflich und für das bloße Auge unsichtbar, seine Substanzialität wird wie die in ihm wirksamen Hormone, Neurotransmitter oder Immunbotenstoffe in Spuren von 10^{-9} bis 10^{-15} z. B. Gramm als Einheit gemessen. Er besteht aus gasförmigen Elementen („Luftorganisation") und Licht. Und dieses Licht bildet der Organismus selbst als originäres Menschenlicht. Sein Bildungsorgan ist die **Niere.** Der eigentliche Wirkort von Empfindungsleib und ihm atmend begegnender Empfindungsseele ist jedoch das **Zentralnervensystem,** also Gehirn und Rückenmark. Dieses wird von Steiner als durch Abbautätigkeiten ständig zerfallend beschrieben und wird über die aufbauvermittelnden Markscheiden wieder „geheilt". An letzteren setzt die Krankheit Multiple Sklerose an, hier wird der Aufbau gestört, der Zerfall gefördert. Wie Löcher frisst die Krankheit in das zentrale Nervensystem (ZNS) hinein, Regeneration findet nicht mehr statt.

Vor diesem menschenkundlichen Hintergrund muss die Krankheitsursache in einer gestörten Empfindungsfähigkeit gesucht werden.

6.7.3 Ätiologie und Pathogenese

Intellekt und Empfindung Der Empfindungsseele übergeordnet ist die **Verstandesseele,** die Trägerin unseres Intellekts. Empfindung und Intellekt stehen in einem ständigen Wechselverhältnis und müssen durch unser Ich in einem gesunden Gleichmaß gehalten werden. Die Empfindung braucht Wärme, der Intellekt eher Kühle. Auch hier findet Austausch und Ausgleich statt. Eine enthusiastische Empfindung muss auch einmal abgekühlt, wieder ins Gleichgewicht gebracht werden. Der Intellekt darf nicht von Kälte ergriffen werden, er muss von der Empfindung durchwärmt werden.

Dominanz des Intellekts Wenn dieses Verhältnis grundlegend gestört ist, kann es zur Multiplen Sklerose kommen. Und es können zwei unterschiedliche Verhältnisse vorliegen:

- Der Intellekt ist dominant und durchdringt oder ergreift die Empfindung, lässt sie allmählich erstarren, oder
- die Empfindung ist primär gestört, sie ist geschwächt oder wird nicht zugelassen,

dann kommt es sekundär zu einer Dominanz des Intellekts, der für sich gar nicht übermächtig ist. Das Resultat ist das Gleiche:

> **Merke**
> **Kältung im Empfindungsleben durch die Kältung des Intellekts, dadurch Dominanz der abbauenden und somit überformenden Kräfte am Nervensystem, was sich dann als Degeneration und letztlich Sklerose auswirkt.**

Die Ursache für den überbordenden Intellekt liegt fast immer in **fehlerhafter Erziehung.** Vielleicht bringt das Kind schon eine starke Veranlagung zum Intellekt mit, der sich früh zu erkennen gibt und nun von dem Erwachsenen gelobt und gefördert wird, sodass weit vor dem 10. Lebensjahr diese kältenden und formenden Kräfte organisch werden, speziell im Zentralnervensystem, das ja auch das Organ für den Intellekt ist, und das schwerpunktmäßig in diesem frühen Lebensabschnitt ausgebildet wird, um später dem dann berechtigten Intellekt zur Verfügung zu stehen. Jetzt wird es viel zu früh dazu genutzt und überformt.

Verfrühungstendenzen der Entwicklung Solche Kinder sind altklug, sie haben früh ein erstaunliches Abstraktionsvermögen, können z. B. sehr gut mit Zahlen umgehen und früh rechnen. Sie haben einen direkten Sinn für die Schwächen anderer und machen sich das zunutze. Sie sind oft wenig schmerzempfindlich und zeigen kaum Gemüt. Sie haben es, aber kontrollieren es durch den Verstand und lassen nichts davon andere erkennen, sie sind außerordentlich „kontrolliert". Es sind eigentlich Verhaltensweisen des Erwachsenen, die das Kind zeigt, daher vielleicht auch der Begriff altklug. Es sind in jedem Falle Verfrühungstendenzen der Entwicklung, die ersten drei Jahrsiebte schieben sich ineinander, eine eigene Empfindungswelt kommt gar nicht zur Ausbildung. Steiner bezeichnete diese Tendenz als **seelische Determination** und brachte sie in Zusammenhang mit der Entwicklung von Zwängen. So werden wir solche auch früh bei Menschen entdecken, die zur Multiplen Sklerose disponiert sind.

Geschwächtes Empfindungsleben Die wahrscheinlich wesentlich häufigere Störung ist das primär geschwächte Empfindungsleben selbst. Fast immer sind tief greifende **Verletzungen der Empfindung** die Ursache. Das kann schon in der Schwangerschaft über die Mutter erfolgen, die in ihren Empfindungen verletzt wird, denn das Kind ist in dieser Zeit auf das Engste seelisch mit der Mutter verbunden, ihre Erlebnisse sind zugleich die des Kindes. Das kann in früher Kindheit durch Zurückweisungen, tief wirkende Ungerechtigkeiten, Verlust einer geliebten Bezugsperson ausgelöst werden, durch eine grundsätzliche Umgebung, die **Emotionen nicht erlaubt oder sie explosiv lebt,** z. B. durch Cholerik und Wutausbrüche. Das können auch Misshandlungen sein bis zum Extrem des Missbrauchs, der ja nicht ausschließlich sexueller Art sein muss.

Schwerpunktmäßig werden die Ursachen vor dem zehnten Lebensjahr liegen. Es besteht natürlich auch die Möglichkeit, dass die Kränkungen der Empfindung erst später erfolgen, besonders die Pubertät ist hier eine ganz sensible Zeit. Dabei muss deutlich ausgesprochen werden, dass solche Bedingungen zu einer Multiplen Sklerose führen **können,** nicht aber müssen. Es gibt so viele Möglichkeiten eines Ausgleichs oder einer Gegenregulation, die schon die Disposition dieser Krankheit „heilen" können. Es gibt aber auch viele Einflüsse, die sie dann doch auf den Weg zur manifesten Krankheit bringen. Hier sei noch einmal auf die Pädagogik verwiesen, wenn z. B. einseitig der Intellekt gefördert wird, Fantasie und Kreativität gar nicht angesprochen werden, wenn der Lehrer eine autoritäre Lehrstruktur mit Strafsystemen vertritt, weil er nicht natürliche Autorität, d. h. Vorbild, ist.

Karmische Ursache Zwei besondere Bedingungen möchte ich noch als eine Ursache nennen, an Multipler Sklerose zu erkranken. Sie ergeben sich aus dem innersten Umgang mit der Anthroposophie und dürfen nicht dogmatisch genommen werden. Manchem mögen sie Anregung sein, den konkreten Patienten noch intensiver zu verstehen und ihn auf seinem Wege begleiten zu können.

Das erste ist die karmische Ursache dieser Krankheit. Das bedeutet, dass sich ein Mensch aus Bedingungen seiner vorausgegangenen Existenz und damit auch früheren Erdenleben diese Krankheit sucht, um an ihr Wesentliches für die eigene Entwicklung zu lernen.

Merke
Krankheit als Karma heißt keineswegs immer Ausgleich für frühere Unfähigkeiten oder Einseitigkeiten, die zum Ausgleich geführt werden sollen: Es kann auch ganz bewusst Krankheit als ein Widerstand, als eine Herausforderung gesucht werden, um daran Kräfte zu gewinnen, die nur so zu erreichen sind. Solche Menschen wird man erahnend darin erkennen können, dass sie ungewöhnlich souverän mit ihrer Krankheit umgehen.

Tieferes inneres Bewusstsein Das zweite ist etwas, was ich primär an Krebskranken erkannte. Heute werden wir immer öfter Menschen entdecken, die an unseren Zeitphänomenen krank werden. Eine Zeit, die **Coolness** statt Empfindsamkeit predigt, die mit unfassbarer Brutalität **Gewinnstreben** in der Wirtschaft praktiziert, ohne auch nur einen Anflug von Empfindung zuzulassen, die in der Wissenschaft aus **reinem Intellekt** Tatsachen schafft, die sich als tief unmoralisch erweisen, ist in ihren Wurzeln unmenschlich. Sie kränkt den menschlich normal Empfindenden und kann ihn im realen Sinne auch krank machen, wobei die Übertragungswege natürlich unbewusst verlaufen. Manchmal nimmt ein Mensch, wiederum über das tiefere innere Bewusstsein, in der Krankheit auch das Kreuz der Menschheit auf sich und sucht die kranke Gesellschaft über das eigene Durchleben der Krankheit zu heilen.

6.7.4 Symptomatik

Präventive Behandlung Aus den menschenkundlichen Bedingungen, die hier geschildert werden, finden sich wesentliche Ergänzungen der Symptomatik, durch welche die neurologischen Symptome und Befunde vervollständigt werden und die bereits **Hinweise zur Früherkennung** werden können. Denn wenn uns auch meistens noch ganz sichere Hinweise fehlen, quasi beweisend eine Disposition z. B. der Multiplen Sklerose zu diagnostizieren, so sollte der Therapeut in uns doch lieber zehnmal präventiv behandeln, auch wenn es vielleicht nie zur Krankheit gekommen wäre, als einmal die Symptomatik missachtet zu haben und dann die **Manifestation der Krankheit** feststellen zu müssen.

Psychosomatische Symptome Die psychosomatische Symptomatik wurde ja schon angesprochen:

- altkluge Kinder,
- Tendenz zur Abstraktion im Denken,
- Kritiksucht,
- eine deutliche Ich-Bezogenheit, welche die Schwächen anderer für sich ausnutzt, kontrollierte Emotionalität,
- scheinbare Schmerzunempfindlichkeit,
- das Kind wirkt gleichgültig, sucht sich unsichtbar zu machen und zeigt zwanghafte Züge.

Körperliche Symptome Im Leiblichen sind die **Kältungszeichen** auffällig: fast immer sehr kalte Peripherie, Hände, Füße, Ohren, Nase; dabei das erschreckende Phänomen, dass der Mensch es selber gar nicht mehr wahrnimmt oder daran leidet. Auch ist die Haut am Rücken in Höhe der Nieren häufig auffällig kalt, obwohl Partien darüber und darunter gut durchwärmt sind. In der Vorgeschichte sind **hochfieberhafte Erkrankungen eher selten,** diese Menschen schwitzen kaum, aber frieren leicht. Auch können sich schon leichte, als funktionell bezeichnete

- Dysästhesien,
- Gleichgewichtsschwierigkeiten oder auch
- Ungeschicklichkeiten

zeigen, z. B. manuell, oder ruhig auf einem Bein zu stehen usw. Wenn dann auch noch der intuitiv geschulte, diagnostische Blick im Inneren Warnsignale gibt, sollte der Arzt sich nicht scheuen, eine präventiv orientierte Therapie zu beginnen, die im Grunde genommen der Therapie der manifesten Erkrankung entspricht, wenn auch vielleicht weniger intensiv und vor allem für eine viel begrenztere Dauer.

6.7.5 Therapeutische Hinweise

Heilungswiderstände Für die Multiple Sklerose bietet die Anthroposophische Medizin durch ihr ergänzendes Verständnis der Ursachen und durch das therapeutische Konzept der fünf Stufen (Kap. 14.1) eine Therapieoption, durch welche die konventionellen Therapieresultate wesentlich verbessert werden können. Die eigene Erfahrung hat gezeigt, dass diese Krankheit keinesfalls unheilbar ist. Der Weg zur Heilung ist durchaus schwierig und oft auch steinig und dennoch möglich. Zwei Widerständen begegnen wir:

- Dem Erkrankten selbst, der diese Krankheit durchaus für sich instrumentalisieren kann, z. B. indem er es genießt, „bedient" zu werden, eine Art Prinzessinnen-/Prinzendasein führen möchte, Zuwendung erheischt, sodass wir wie in den Evangelien fragen müssen: „Willst du (eigentlich) geheilt werden?"
- Und wir begegnen einem Krankheitswesen, das – hat es sich erst einmal wohnlich in dem Organismus zurecht gemacht – diesen Platz nicht wieder räumen will.

Phänomene der Besessenheit Es ist eine noch sehr zukünftige Aufgabe der hier vertretenen Medizin, die spirituelle Dimension jeder Krankheit zu erkennen und mit den in ihnen sich manifestierenden Krankheitswesen umgehen zu lernen. Was an vielfältigen Dämonenaustreibungen in den Heilungsgeschichten der Evangelien dargestellt wird, geht auch uns heute an, daran sollten wir lernen. In der modernen Psychiatrie werden Phänomene der Besessenheit wieder ernst genommen, z. B. im Phänomen des Besetztseins eines Menschen durch Verstorbene, die durch den lebendigen, ihnen nicht gehörenden Leib Anschluss an das Leben der Erde finden wollen [2]. Dabei werden die unterschiedlichen Techniken entwickelt werden, den Krankheitswesen einen neuen Sinn zu geben, sie nicht nur zu vertreiben. Saint-Exupéry hat eine Richtung gezeigt. Wenn der Fuchs in „Der kleine Prinz" gezähmt werden möchte, erklärt er das dem kleinen Prinzen mit einem „Sich-vertraut-Machen". Ich denke an das christliche **„Erlösen"**, das für mich verwandeln, ein Anderes werden, bedeutet. Und hier ist die stärkste Medizin die Menschenliebe, die dann auch für das Krankheitswesen gilt. Steiner hat darauf hingewiesen, dass es Krankheiten gibt, die nur durch die Liebe, die dann **Agape** sein muss, geheilt werden können.

Therapeutisches Gespräch Deshalb steht bei der Multiplen Sklerose an vorderster Stelle das therapeutische Gespräch, das zugleich unmittelbare Verbindung mit der ersten Stufe aufnimmt, der Diätetik. Die neu zu bildende **Übereinstimmung von Intellekt und Empfindung** ist eine Erziehungsfrage, im Wesentlichen von außen angestoßene Selbsterziehung. Der Intellekt muss von Wärme durchdrungen werden, d. h. vom Gemüt, er darf die Schwingen der Fantasie kennen lernen. Die Empfindungswelt muss geheilt werden, was bei den oft tiefen, „harten" Narben viel Liebe und Geduld erfordert, oft auch zunächst Versöhnung mit denen, durch die die Kränkungen kamen. Hier zeigt auch unsere Auffassung der Multiplen Sklerose einen Aspekt der **Autoimmunkrankheit** (Kap. 10), wie er durch die Schulmedizin ätiologisch diskutiert wird.

> **Merke**
> **Ich kann nicht anders denken, als dass der Kranke für diese Schicht des Krankseins in ihm Religion, ein religiöses Leben entdecken muss, ganz unabhängig von Konfessionen, aber im Begegnen der alles verstehenden Liebe.**

Deshalb hat bei uns auch das seelsorgerische Gespräch durch Pfarrer oder Priester einen schwer verzichtbaren Anteil der Therapie. Doch muss hier im höchsten Maße Freiheit herrschen.

Diätetik In der Diätetik geht es in erster Linie um die **Gesundung der Wärmeorganisation.** Das betrifft leiblich eine wärmende Kleidung, wärmende Bäder, heiße Tees, die das Schwitzen anregen (Lindenblüten, Holunderblüten); das bedeutet in der Ernährung eine vorwiegend laktovegetabile Vollwertkost, von den Getreiden viel Dinkel, der die feurigste der Kornarten ist, betonte Wurzelkost wegen deren Beziehung zur Kopf- oder auch Nerven-Sinnes-Organisation; das heißt auch Anregung der Nierentätigkeit durch reichliches Trinken.

Kontemplation, Wille, Tat Im Seelischen sollte gelernt werden, **sich begeistern** zu können, Menschen aufzusuchen, die kränker sind und mehr leiden als man selbst, die Empfindungswelt zu schulen, am unmittelbarsten auch an der Natur, indem man Himmelsphänomene studiert (Sonnenauf- und -untergang, Sternenhimmel, Wolkenbildungen) oder sich einen Baum sucht und ihn in seinen Wandlungen im Jahreslauf begleitet, ihn sich zum Freund macht und vieles andere mehr. Und auch Gleichmaß in den Empfindungen zu erüben, nicht immer nur extrem oder einseitig, sondern im Für und Wider zu entdecken, was das Eigentliche ist. Da kann das Gebet oder die Meditation oder auch eine Entspannungsübung von großer Hilfe sein. Das Zauberwort heißt einfach **Kontemplation,** ganz zur Ruhe finden, bei sich einkehren und immer mehr zu entdecken, wer man ist und was man will und das dann eines Tages auch beginnen zu tun.

Typische Arzneimittel

Basistherapeutika **Drei Heilprinzipien** seien vorgestellt, die so etwas wie die typischen oder Basistherapeutika der Multiplen Sklerose sind, ohne dass dadurch die mögliche Vielfalt auch nur annähernd erschöpft wäre. Die wärmende Komponente überwiegend potenzierter Mistelpräparate ist oft wie ein Eisbrecher in der verhärtet-kältenden Situation dieser Krankheit. An erster Stelle sollen aus unserer Praxis hier die **Iscucinpräparate** genannt werden, die auch eine große Variation von Wirtsbäumen bieten (Kap. 14.10.4). Die Lindenmistel, Iscucin Tiliae, ist vielleicht etwas herauszuheben. Es wird 2 wöchentlich über längere Zeit subkutan injiziert, bis sich der Mensch wieder leiblich und seelisch warm erlebt und auch die Körpertemperatur physiologisch zirkadian schwingt. Das zweite sind die **Silikate** oder allgemeiner der Kiesel, der ebenfalls eine starke Ich-Beziehung hat und diese zur Nerven-Sinnes-Organisation leiten kann. Die natürlichen Eisen- (Nontronit) und Zinnsilikate (Arandisit) seien beispielhaft genannt. Die besondere Welt der Edelsteine benötigt wohl noch eine forschenden Entwicklung. Das dritte ist der schon erwähnte **Phosphor.**

Arnika und Bittermittel Die Arnika und schließlich Bittermittel, die Ich und Astralleib in der Verdauung engagieren und von zu stark abbauender Tätigkeit am Nerven („im oberen Menschen") weglocken, ergänzen die Basisstruktur der medikamentösen Therapie.

Pflegetherapien Unverzichtbar sind auch die Pflegetherapien, besonders die **Rhythmischen Einreibungen.** Die vermittelnde Substanz ist für uns besonders der **Phosphor,** der das Ich intensiv mit seinen Aufbaukräften an den Leib heranführen kann. Die Wirbelsäuleneinreibung mit Phosphoröl 0,1 % ist von großer Wichtigkeit, 1–2 × pro Woche von geübter Hand ausgeführt. Auch eine Organeinreibung der Milz mit **Bleisalbe** oder der Nieren mit **Kupfersalbe** kann ich empfehlen. Phosphorwirkungen vermitteln die pflanzlichen ätherischen Öle, mit denen Ganzkörpereinreibungen oder auch Teilanwendungen durchgeführt werden. An vorderster Stelle steht hier das **Johanniskrautöl.** Es können auch Öldispensionsbäder nach Junge (Kap. 14.6) verordnet werden. Und eine besondere Beziehung zum Empfindungsleib hat **Arnica montana,** im Besonderen als Wurzelextrakt. Sie kann vielfältig als Injektion, Dilution oder auch in öliger Zubereitung Anwendung finden. Damit finden wir schon den Übergang zum Medikament.

Künstlerische Therapie Fehlt noch die Künstlerische Therapie. Auch sie ist wegen ihrer Beziehung zu Kreativität und Fühlen unverzichtbar. Alle Möglichkeiten (Kap. 14.11) sind bei der Multiplen Sklerose richtig, die Wahl sollte nach der Besonderheit der Individualität des Kranken, seiner Symptomatik und anderen Besonderheiten und natürlich auch nach der Verfügbarkeit getroffen werden. Vielleicht darf die Heileurythmie ein wenig herausgehoben werden.

Ergänzende typische Therapie

3 Grundmittel:

- potenzierte **Mistel** (*Viscum album*): z. B. Iscucin Tiliae St. A, 2 × wöchentlich s. c., allmähliche Steigerung über Stärken B, C bis max. D – Ziel ist die gründliche Durchwärmung von Leib und Seele
- **Phosphorus:** z. B. Phosphoröl 0,1 %, Einreibung 1–2 × wöchentlich über die Wirbelsäule), Öldispersionsbäder z. B. mit Johanniskrautöl
- **Kieselsalze** (Silikate): z. B. Nontronit (nat. Eisensilikat) oder Arandasit (nat. Zinnsilikate) oder Barylisit (nat. Bleisilikat), 2 × wöchentlich s. c. (in höheren Potenzen, z. B. D 15–30) injizieren, evtl. als Mischspritze mit der Mistel

Weitere Arznei- und Heilmittel:

- bei beginnenden Lähmungssymptomen Skorodit (nat. Eisenarsenat) D 30: 3 × wöchentlich oder täglich s. c. injizieren
- Arnica montana Radix D 20: als s. c. Injektion oder D 6–D 3 3 × 8 Tropfen/Globuli täglich
- Bittermittel: z. B. 3 × 8 Tropfen Absinth D 1/ Resina Laricis D 3 aa, vor den Mahlzeiten
- rhythmische Ganzkörpereinreibungen oder Organeinreibungen
- künstlerische Therapien, vor allem therapeutische Sprachgestaltung, Heileurythmie
- therapeutisches Gespräch, Pastoralmedizin
- leibliche und seelische Diätetik, Wärmung von Leib und Seele, Begeisterung üben, Selbsterkenntnis

Literatur

[1] Fintelmann V. Multiple Sklerose. Einzelschicksal oder Zeitenschicksal. Bad Liebenzell: gesundheit aktiv anthroposophische Heilkunst; 2002

[2] Fiore E. The unquiet Dead. A Psychologist treats spirit possession. New York: Ballantine Books; 1988

[3] Steiner R. Das Zusammenwirken von Ärzten und Seelsorgern. Pastoral-Medizinischer Kurs. GA 318. Dornach: Rudolf Steiner; 1994

6.8 Chronische Harnwegsinfekte

Epidemiologie und Ätiologie Chronische Harnwegsinfekte, in stärkerer Ausprägung auch als **Pyelonephritis,** sind heute sehr weit verbreitet. Frauen sind deutlich häufiger betroffen als Männer. Natürlich existiert für die Verursachung dieser Erkrankungen die **Erregertheorie,** da sich insbesondere typische Darmbakterien wie Escherichia coli, Enterokokken, Pyocyaneus im steril entnommenen Harn nachweisen lassen. Das Krankheitsbild ist durch Chronizität und hartnäckige Rezidivneigung geprägt. Bei Symptomlosigkeit wird eine Behandlung mit Chemotherapeutika oder Antibiotika häufig nicht mehr empfohlen, lediglich bei fieberhaften Verläufen und solchen mit deutlicher subjektiver Symptomatik werden die genannten Medikamente eingesetzt. Spätfolge können pyelonephritische Schrumpfnieren sein.

Kältungskrankheit Aus der Sicht einer anthroposophisch ergänzten Medizin handelt es sich nicht primär um Entzündungs-, sondern Sklerosekrankheiten. Genauer gesagt, handelt es sich um eine Kältungskrankheit. Wir kennen diesen Begriff im Bereich der Erkältungskrankheiten, müssen ihn aber für alle **den Wärmeorganismus angreifenden** oder schädigenden Ursachen als übergeordneten Begriff verwenden lernen.

Als eine wesentliche Ursache der Häufung von chronischen Harnwegsinfekten muss die Tatsache bezeichnet werden, dass die moderne Bekleidung nicht dafür sorgt, dass Füße, Beine und der Unterleib ausreichend durchwärmt und immer warm gehalten werden. Untersucht man Patienten mit solchen Harnwegsinfekten, findet man häufig eine **auffällige Kältezone im Bereich beider Nierenlager,** fast immer kalte Füße, die von den Patienten gar nicht mehr als solche empfunden werden, und schließlich einen auffälligen Mangel an befreiender Schweißbildung oder fieberhaften Zuständen.

Erweiterte Auffassung der Nierenfunktion Die Tendenz zur Verhärtung (Sklerose) zeigt sich extrem im Endstadium einer Schrumpfniere. Aber schon vorher lassen sich degenerative Veränderungen z. B. am Nierenbecken röntgenologisch nachweisen. Die damit verbundene Einschränkung der Nierenfunktion ist sehr einfach und sehr zuverlässig an der endogenen **Kreatininclearance** abzulesen. Diese ist nach unseren Erfahrungen häufig bereits deutlich eingeschränkt, wenn das Plasmakreatinin noch Normalwerte zeigt. Ein weiteres Problem als Ursache der chronischen Harnwegsinfekte muss in dem heute sehr häufigen Konsum eisgekühlter Getränke gesehen werden, auch natürlich in dem schon einmal erwähnten „Wärmeräuber" Alkohol und in dem ebenso häufigen, den Wärmeorganismus ständig attackierenden Nikotinabusus. Denkt man an die erweiterte Auffassung der Nierenfunktion (S. 102) für den gesamten Organismus, wie sie in diesem Buche dargestellt wurde, wobei die Niere ja nicht nur Ausscheidungsorgan, sondern auch ständiger Ort des **Nachschubs neuer Lebenskräfte** ist und zugleich **innerer Lichtbildner,** dann wird man verstehen können, dass die chronischen Harnwegsinfekte für die Gesamtbefindlichkeit des Organismus vielleicht doch einen höheren Stellenwert haben, als wir ihnen derzeit zugestehen.

6.8.1 Therapeutische Hinweise

Hier muss vor allem präventiv gedacht werden. Das gilt insbesondere für die Wahl richtiger, wärmender Bekleidung, das Vermeiden aller den Wärmeorganismus attackierenden zivilisatorischen Einflüsse und eine stets reichliche Trinkmenge.

Typische Arzneimittel

Besteht bereits die **Tendenz** chronischer Harnwegsinfekte, behandeln wir mit Injektionen von **Renes-Cuprum** (Wala), 3 × wöchentlich abwechselnd über das rechte oder linke Nierenlager, später abgelöst von Einreibungen dieser Region mit einer Salbe aus **Cuprum metallicum 0,4 %,** außerdem Fußbäder vormittags mit **Rosmarinöl** oder am Abend mit **Lavendel.**

Peroral geben wir ein spezielles Präparat aus Schachtelhalm und Schwefel **Equisetum cum Sulfure tostum,** beginnend mit D 12, 3 × 8 Tropfen, allmählich gesteigert bis D 6.

Sehr hilfreich sind auch **Equisetum-Ingwer-Wickel** über die Nieren oder warme **Eukalyptusölauflagen** über der Blase.

Aus der Phytotherapie stammt die Kombination von Kapuzinerkressekraut und Meerrettichwurzel (Angocin Antiinfekt), für die viele moderne Studien nachweisen konnten – und damit die jahrzehntealte ärztliche Erfahrung bestätigten – dass besonders bei akuten oder subakuten Stadien eine wirkungsvolle, den Antibiotika äquivalente Therapie möglich ist. Hauptwirkprinzip sollen die Senföle (Isothiocyanate) sein. Das Wirkprinzip sehe ich in einer unmittelbaren Stimulation der Organwärme der Nieren.

Wichtig sind wiederum die **künstlerischen Therapien,** insbesondere die Heileurythmie.

Ergänzende typische Therapie

- 3 × wöchentlich Injektion von Cuprum-Ren D 6 über das rechte oder linke Nierenlager
- später Einreibung dieser Region mit Cuprum metallicum praeparatum 0,4 %
- Fußbäder mit Rosmarin oder abends mit Lavendel
- innerlich: Equisetum cum Sulfure tostum D 12 3 × 8 Tropfen, gesteigert zur D 6
- äußerlich: Equisetum-Ingwer-Wickel über die Nieren oder warme Eukalyptusölauflagen über der Blase

6.9 Lungenemphysem und chronische Bronchitis

Gestörte Ernährungsfähigkeit und Lungenerkrankung Kurz sei auch noch das Lungenemphysem und die mit ihm so häufig verknüpfte chronische Bronchitis skizziert. Beide sind häufige Erscheinungsbilder unserer zivilisatorischen Welt. Das Lungenemphysem ist eine typische Sklerosekrankheit der Lunge, die einer großen Zahl der funktionell wichtigen Alveolen und vor allem deren Elastizität verlustig geht. Die Oberfläche wird eingeschränkt, das Atmungsorgan erstarrt. In der Lungenfunktionsdiagnostik sind beide Phänomene, **Verlust an Oberfläche** und an **Elastizität,** gut nachweisbar. Die Lunge (S. 95) wurde als das eigentliche **Erdorgan** bezeichnet, sie wird in der Ausbildung des Emphysems noch „erdiger". Dass dabei wiederum das Rauchen eine zentrale pathogenetische Rolle spielt, muss nicht mehr verwundern. Bemerkenswert ist die so häufig bei fortgeschrittenerem Emphysem auftretende **pulmonale Kachexie,** für die es bisher keine befriedigende wissenschaftliche Erklärung gibt. Kennt man allerdings den Zusammenhang der Ernährung als Ausdruck leibzugewandter, damit auch erdengerichteter Ich-Tätigkeit und sieht wiederum die Lunge als ein wesentliches Organ, in welchem sich das Ich im Leibe irdisch verankert, ist ein solcher Zusammenhang gestörter Ernährungsfähigkeit bei chronischer Lungenerkrankung nicht mehr so verwunderlich.

Bronchitis als Selbstheilungsversuch In den entzündlichen Vorgängen der Bronchitis kann ein Selbstheilungsversuch gesehen werden, ist doch die Entzündungsfähigkeit die **direkte Polarität** zur Sklerose. Echte entzündliche Schübe mit hohem Fieber können auch zu einer deutlichen Verbesserung der Lungenfunktion führen, wenn die Schädigung des Organs noch nicht zu weit fortgeschritten ist. Im Allgemeinen treten die bronchitischen Veränderungen allerdings in primär chronischer Form auf, was bedeutet, dass in ihnen keinerlei Selbstheilungspotenz mehr existiert. Entsprechend geht auch der **degenerative Umbau** der so außerordentlich fein gestalteten Bronchialschleimhaut **irreversibel** vor sich. In den Spätstadien wird die Krankheit symptomatisch beherrscht von der Atemnot und der damit verbundenen Angst, wobei immer wieder erstaunen kann, dass selbst in solchen Stadien noch weiter geraucht wird!

6.9.1 Therapeutische Hinweise

Typische Arzneimittel Als ein besonders wichtiges Heilmittel erweist sich die Kombination von **Carbo Betulae D 8/Crataegus D 2 aa,** die wir zu Beginn täglich, später dann 2–3 × wöchentlich subkutan in den Oberarm injizieren.

- **Kohle** als eigentlicher Erdenprozess hat eine starke Verbindung zum Erdorgan Lunge.
- Die **Birke** erweist sich in der Natur als ein dem Kosmischen gegenüber sehr offener, die Leichte betonender Baum, dessen Blätter wirksam zur Behandlung rheumatischer Erkrankungen eingesetzt werden können. Die Rinde wirkt nach Forschungsergebnissen Steiners als antisklerotisches Prinzip.
- Weißdorn (S. 129) wurde in seiner belebenden Seite für Herz und Kreislauf bereits bei der koronaren Herzkrankheit erwähnt.

Weiterhin injizieren wir **Nontronit D 15,** ein natürliches Eisensilikat, das besonders im Zusammenhang mit chronischer Bronchitis schleimlösend wirkt.

Als weiteres grundsätzliches Mittel kann **Graphites D 15** gesehen werden, täglich 2 × 8 Tropfen.

Von einer homöopathischen Ärztin erhielten wir einmal den Hinweis, **Kirschlorbeer** (*Laurocerasus*) **D 3** zur Vorbeugung eines Lungenemphysems anzuwenden. Wir haben dies seither regelmäßig verordnet, speziell auch beim Asthma bronchiale, und haben dabei erstaunlich gute Erfahrungen machen können.

Ergänzende typische Therapie

- tägliche subkutane Injektionen an den Oberarmen von 1 Amp. Carbo Betulae D 8/Crataegus D 2 aa, beginnend 2 × täglich, dann 1 × täglich, zur Erhaltungstherapie 2–3 × wöchentlich
- 2–3 × wöchentlich subkutane, evtl. zu Beginn intravenöse Injektionen von 1 Amp. Nontronit D 15
- innerlich 2 × 8 Tropfen Graphites D 15
- zur Emphysemvorbeugung: 3 × 8 Tropfen Laurocerasus D 3–D 6 über längere Zeit

6.10 Demenz

Epidemiologie, Ätiologie, Symptomatik Demenz fasst alle Erkrankungsarten zusammen, die durch Hirnleistungsstörungen charakterisiert sind. Absolut **dominant** ist heute die Alzheimer-Demenz, die ca. 70 % aller Demenzformen ausmacht. Etwa 8 % sind vaskuläre Formen, z. B. das Multiinfarktsyndrom, 9 % Mischformen und etwa 4 % die Demenz bei Morbus Parkinson. Die Morbiditätshäufigkeit wird als zunehmend beschrieben, in Deutschland sollen deutlich mehr als 1 Million Menschen an Alzheimer erkrankt sein, ca. 100 000 erkranken jedes Jahr neu.

Hauptsymptom ist der **schleichende Persönlichkeitsverlust,** Frühsymptome sind Gedächtnisverlust, kognitive Störungen, Orientierungsverlust, nicht selten auch depressive Verstimmungen.

Als wichtiger pathogenetischer Faktor wird ein **Neurotransmittermangel** diskutiert, im Besonderen Acetylcholin. Daraus wurde eine symptomatische Therapie mit Cholinesterasehemmern entwickelt, die aber insgesamt als unbefriedigend und nebenwirkungsreich beschrieben wird. Die eigentliche Ursache ist unbekannt, genetische, metabolische und virale Ursachen werden diskutiert.

6.10.1 Der Spiegel wird stumpf

Spiegelung der Bewusstseinsinhalte Die anthroposophische Menschenkunde sieht im Zentralnervensystem, besonders dem Gehirn, die Organisation, an der unser Ich seine Bewusstseinsinhalte spiegelt und sie so zur Vorstellung bringt. Nicht das Gehirn denkt, sondern **das Ich erlebt sich denkend** mit Hilfe des Gehirns. Steiner hat hierzu den Begriff der Spiegelung eingeführt, der bildhaft verstanden werden muss, dann aber sehr real ist. Jeder Denkvorgang löst Stoffwechselvorgänge im Gehirn aus, die sowohl hormon-feinstofflicher (Neurotransmitter) als auch stofflicher Art sind. Steiner spricht populär einmal von feinem „Gehirnsand", der sich beim Denken bildet, und in einer Gegenbewegung sofort wieder aufgelöst werden muss. Dabei kann es sich um den Kiesel handeln, der eine ganz wesentliche Aufgabe für die Ich-Tätigkeit übernimmt (Kap. 14.8.2), im Gehirn aber nicht grobstofflich erscheint, sondern prozessual wirkt.

In der Sklerosekrankheit des Gehirns, der Demenz, tendiert dieses zur Verhärtung, es „versandet". Findet sich hier ein Zusammenhang mit der eigenartigen kristallinen Fibrillenbildung, die Alois Alzheimer als so besonders charakteristisch für diese nach ihm benannte Krankheit ansah? In jedem Falle bedeutet die Organverhärtung, der Verlust an Elastizität und die feinstoffliche Ablagerung, dass der Spiegel für das wahrnehmende Ich zunehmend stumpf erscheint und seine Funktion somit nicht mehr erfüllt.

6.10.2 Früherkennung tut not

Vorstellungs- und Denkzwänge Auch die Schulmedizin fordert, die Alzheimer-Demenz so früh wie möglich zu diagnostizieren, weil dann therapeutisch noch effektiver geholfen werden kann. Das zeigen z. B. auch Studien mit einem Ginkgospezialextrakt (Tebonin). In der Anthroposophischen Medizin wird auf jede Krankheit so geblickt, dass sie immer **drei Stadien (S. 93)** durchläuft. In der Disposition zeigen sich früh Zwänge, vor allem Vorstellungs- oder Denkzwänge. Der Mensch fixiert sich auf sein Vorstellen, er bildet Vorurteile, er wird unfrei gegenüber neuem Denken oder Gedanken anderer. Daraus bilden sich **Skepsis** und **Negativismus** allem schöpferischen oder fantasievollen Denken gegenüber. Der Mensch wird „engstirnig".

Neurasthenische Veränderung des Gehirns In der weiteren Entwicklung folgt das Latenzstadium, die neurasthenische Veränderung des Gehirns. Deren Hauptanteil ist das Vertrocknen, denn sie tritt im Lebensbereich (Ätherleib) auf, der auch Flüssigkeitsorganisation ist. Hier kann der erste Schritt erfolgen, dass die „Versandung" nicht mehr ausreichend durch Auflösen behoben wird und erste, noch nicht messbare feinste Kristallbildungen und -ablagerungen erfolgen. Das **Denken wird trocken,** ihm fehlt alle Bewegung, ihm fehlt Fantasie, auch das Interesse für Neues. Es verläuft immer wieder in seinen alten und gewohnten Bahnen. Und es ist **humorlos** (man achte auf die Übereinstimmung mit humoralen Störungen!). In diesem Stadium fallen erste Symptome von **Gedächtnisstörungen** auf, von **Orientierungslosigkeit,** Skepsis wird zur **Resignation,** die sich als depressive Symptomatik zeigt. Hier ist es höchste Zeit, therapeutisch aktiv gegenzusteuern. Verläuft die Krankheit weiter und wird manifest, erscheint sie kaum noch heilbar. So jedenfalls muss sie vom heutigen Kenntnisstand beurteilt werden. Nun werden auch atrophische Vorgänge immer offenkundiger, das Organ schrumpft.

6.10.3 Ist Alzheimer-Demenz eine Zeitkrankheit?

Tätigsein Fragen wir nach der Ursache (Ätiologie) der Alzheimer-Krankheit, so möchte ich mich von einer Grundtatsache leiten lassen, die aller Gesundheit von Organen zugrunde liegt: sie müssen, ja **wollen,** tätig sein.

> **Merke**
> **Tätigkeit ist immer Ausdruck von Leben, Lebenskräfte gewinnen wir durch Tätigsein.**

Jeder Muskel schrumpft, wenn er nicht bewegt wird, eine Niere hypertrophiert, wenn die andere entfernt werden musste. Es ist eine bösartige Verdrehung der Tatsachen, wenn Menschen suggeriert wird, dass Nichtstun die schönste Art von Beschäftigung ist. „Lieber krankfeiern, als gesund arbeiten“, konnte man auf einem Spruchband anlässlich eines deutschen Gesundheitstages in Hamburg lesen. Und für viele Menschen hat ihre Freizeit, die oft gar nicht aktiv genutzt wird, einen höheren Stellenwert als ihre Arbeit.

Training von Denken und Gedächtnis Auf das Gehirn bezogen heißt untätig sein, nicht zu denken. Und es wird wohl selten eine Zeit wie unsere gegeben haben, wo so wenig und so ungern gedacht wurde. Man kann das an dem Mangel wirklicher Philosophen ebenso bestätigt finden wie an dem überwiegend seichten Lesestoff, z. B. von Zeitungen und Zeitschriften, oder auch an dem zunehmenden Konsum im Internet. Man kann durchaus von geistigem Fastfood sprechen. Vor allem wird immer weniger produktiv gedacht, überwiegend werden vorgefertigte Gedanken konsumiert und ganz schlecht steht es um alle Fantasie. Gerade sie ist aber auch für die Ausbildung unseres Gedächtnisses wesentlich, wie durch die Gedächtnisforschung festgestellt wurde. Auch wird Denken und Gedächtnis immer weniger trainiert, auch nicht in der Kindheit: Kopfrechnen, Gedichte lernen und aufsagen, freie Erzählungen waren in der Schule doch wichtige Trainingsbereiche, die vergleichbar der Bewegung für den Muskel wichtig für das Gehirn waren.

Unterforderung des Gehirns Ich könnte stundenlang Phänomene unserer Zeit auflisten, die diese Thematik fortsetzen und untermauern: die Welt der Computer, Internetsurfen, die Medien, vor allem das Fernsehen, Multiple Choice; es sei einfach die Hypothese aufgestellt, dass die wesentliche Ursache für die Alzheimer-Demenz darin liegt, dass unser Gehirn viel zu wenig angestrengt wird. Und wir werden darauf zu achten haben, dass diese Unterforderung nicht bereits in Kindheit und Jugend beginnt. Werden wir nicht nur immer mehr Alzheimer-Kranke erleben, sondern wird die Krankheit auch in immer früherem Alter beginnen?

Oft wird eingewendet, dass gerade auch große Denker an Alzheimer-Demenz erkranken. Dazu muss auf die Vielfalt *gesunden* Denkens hingewiesen werden, um das besser verstehen zu können. Einseitiges Denken, z. B. in Form stark abstrahierender, von aller Wirklichkeit unabhängiger Gedanken sind meines Erachtens ebenso wenig förderlich als Training für das Gehirn wie Jogging für die muskuläre Bewegung.

6.10.4 Prävention und Therapie

Bildung des Gehirns und Religion Die entscheidende Gegensteuerung der geschilderten Entwicklung muss meines Erachtens bereits in Kindheit und Jugend beginnen, ist also eine Aufgabe der Pädagogik. Steiner machte aufmerksam, dass die **Bildung des Gehirns** vor allem in den ersten zehn Lebensjahren erfolgt, sich weiter bis zum Ende des dritten Jahrsiebts fortsetzt und dass „Weltenkräfte“ bei dieser Bildung mitwirken. Daraus lassen sich zwei Schlüsse ziehen: Weltenkräfte sind bei Steiner immer **reale geistige Wesen,** hier wohl in erster Linie solche der Hierarchien. Das heißt aber, dass das Kind einem religiösen Leben begegnen muss, zunächst durch die Eltern und eventuell Paten, dann durch die Lehrer und immer mehr muss es selber an diesem Leben aktiv Anteil nehmen. Ein tief nachdenkenswerter Satz Steiners heißt:

> *„Wer in der Kindheit nicht beten lernt, kann im Alter nicht segnen.“*

Im besten Sinne muss das Kind Kultus erleben, denn „im Kultus offenbart sich Geistiges auf sinnliche Art“ [2].

Behutsame Beanspruchung des Gehirns Der zweite Schluss ergibt, dass das Gehirn in den ersten zehn Lebensjahren noch ganz behutsam beansprucht werden soll, z. B. noch nicht durch den reinen, abstrahierenden Intellekt. Alles Denken sollte fantasievoll und künstlerisch vermittelt werden, wie es beispielsweise in der Waldorfpädagogik geschieht. Wie kann man als Eltern staunen, wenn das Kind der 2. Klasse ein langes englisches Gedicht aufsagt, ohne Englisch zu verstehen, nur über Laut und Klang erfasst und nachgesprochen. Wie bildhaft kann das Erlernen der Buchstaben- oder Zahlenwelt erfolgen, wie wichtig ist in diesem Alter die Bewegung, die als Spiel das Lernen begleitet.

Prävention im Erwachsenenalter Im Erwachsenenalter heißt Prävention, sich **aktiv mit dem**

Denken zu befassen. Am förderlichsten ist hier Kreativität, das Erfinden kleiner Geschichten, das Führen eines Tagebuchs, das schriftliche Reproduzieren kurzer, zuvor gelesener Texte, das Wiederholen, was ein anderer gesprochen hat. Auch sind kleine Übungselemente hilfreich: sich einem einzelnen Gedankeninhalt ganz zu überlassen, nur ihn ohne Abweichungen und logisch-konsequent zu denken, z. B. die Entstehung eines Streichholzes oder wie aus einem Samen die Pflanze wird. Es ist auch sinnvoll, einmal gar nicht zu denken, das Denken dem Atem vergleichbar anzuhalten, die entstehende Leere und dann Stille zu erfahren. Steiner empfiehlt am Beginn aller Übungswege bis zur Meditation wohl nicht zufällig an erster Stelle die **Gedankenkontrolle:** Nur das im Denken zuzulassen, was **ich** denken will, den einen Gedanken folgerichtig aus dem anderen hervorgehen zu lassen. Rückwärtsdenken ist eine weitere Möglichkeit. Und dann das Denken übertragen in Sprache! Wie selten treffen wir heute Menschen, die frei sprechen können, ohne Stocken, ohne Füllsel, vor allem ohne technische Hilfe durch Folien oder Powerpoint. Ohne Publikum kleine Ansprachen halten, den gleichen Inhalt viele Tage nacheinander wiederholen, die Veränderungen wahrnehmen. Und an vorderster Stelle

- das Interesse wach zu halten,
- immer Neuem aufgeschlossen zu sein,
- das Unmögliche für möglich zu erachten,
- nie aufzuhören zu lernen und
- immer freier von Vorurteilen zu werden.

Therapeutische Hinweise

Allgemeine Therapie In der Therapie wird alles aufgegriffen, was für die Prävention beispielhaft angeführt wurde und es wird nun intensiviert und therapeutisch geführt. Hier sind die **Künstlerischen Therapien** in der Anthroposophischen Medizin vorrangig, an erster Stelle wohl die therapeutische Sprachgestaltung und die Heileurythmie. Es muss früh damit begonnen mit viel Geduld lange geübt werden. In der **Nahrung** wird die Wurzelkost betont, die die Kopfkräfte unmittelbar stärkt. Fleisch sollte drastisch reduziert werden, weil es die Ablagerungen fördert, im Besonderen auch die Arteriosklerose. Eine vorübergehend streng laktovegetabile Kost mit Rohkostanteilen ist durchaus sinnvoll, darf aber nicht zum Zwang werden. Und es soll reichlich Flüssigkeit aufgenommen werden.

Medikamentöse Therapie Das Hauptmittel als Medikament ist Scleron (S. 281). Wir haben mit seiner rhythmisch wiederholenden Verordnung auch noch in fortgeschritteneren Phasen der Krankheit erstaunliche Verbesserungen erlebt (s. Kasten).

Zu Beginn der Behandlung setzen wir **Arnica Radix** ein, einige Wochen als subkutane Injektion D 20, 3 × wöchentlich, anschließend dann innerlich als D 6, z. B. 3 × 8 Tropfen.

Da die **Denkkräfte** aus dem Lebensbereich kommen und deren Zentralorgan die **Leber** ist, kann ihre Funktion zusätzlich angeregt werden, z. B. durch morgens 10 Tropfen **Cichorium Radix Plumbo cultum Rh D 3** und abends vor dem Schlafengehen 3 Tabletten **Hepatodoron,** die gut zerlutscht werden sollten, bis zum Auftreten eines süßen Geschmacks.

Ergänzung der Grundtherapie Morgendliche Fußbäder mit Rosmarin ergänzen diese Grundtherapie, die durchaus individuell metamorphosiert wird, je auch nach Alter, Konstitution und Symptomatik des konkreten Patienten. Auf moderne Phytopharmaka aus Ginkgoblätterextrakten wurde schon kurz aufmerksam gemacht. Dieser urweltliche Baum ist geheimnisvoll, er repräsentiert eine Art Weltgedächtnis. Sind hier die Wurzeln seiner therapeutischen Wirksamkeit zu suchen? Auf jeden Fall existiert eine überzeugende Datenlage zahlreicher moderner Studien, auch in präventiver Hinsicht, die angeraten sein lassen, z. B. Tebonin 120/240 mg täglich als Basistherapie einer Behandlung der Demenzen zu sehen.

Ergänzende typische Therapie

- 3 Monate ohne Pause: 3 × 2–3 Tabletten Scleron
- anschließend über 1–2 Monate: 3 × 8 Tropfen Formica D 6
- fortsetzen mit Scleron im Wechsel mit Formica jeweils 1 Monat
- ergänzend zu Beginn der Therapie über 4 Wochen: 3 × wöchentlich s. c. 1 Amp. Arnica Radix D 20
- und anschließend über 1–2 Monate: 3 × 8 Tropfen Arnica Radix D 6

Anregung der Leber:

- morgens 10 Tropfen nüchtern: Cichorium Plumbo cult. Rh D 3
- abends vor dem Schlafengehen: 3 Tabletten Hepatodoron, gut zerlutscht
- Ergänzung der Grundtherapie durch morgendliche Fußbäder mit Rosmarin: 1–2 × pro Woche
- Künstlerische Therapien, vor allem therapeutische Sprachgestaltung und Heileurythmie
- Denk- und Gedächtnistraining

Literatur

[1] Steiner R. Das Zusammenwirken von Ärzten und Seelsorgern. Pastoral-Medizinischer Kurs. GA 318. Dornach: Rudolf Steiner; 1994

[2] Steiner R. Anthroposophische Menschenerkenntnis und Medizin. GA 319: Vortrag 28.8.1924. Dornach: Rudolf Steiner Verlag; 1994

7 Geschwulstkrankheiten

Gutartig und bösartig Wenn heute von Geschwulst oder Tumor gesprochen wird, wird fast immer an das Karzinom oder andere bösartige Geschwülste gedacht. In der hier gewählten Darstellung der vier sog. Krankheitstypen ist die Geschwulstbildung **primär gutartig** zu denken, im Physiologischen entspricht ihr die differenzierende Gewebs- und Parenchymbildung (Kap. 4.2.2). Die Begriffsbildungen „gutartig" und „bösartig" sind relativ, sie entsprechen auch nicht einer streng wissenschaftlichen Grundhaltung der modernen Medizin. Die Begriffe sind in ihrem Ursprung eher psychologisch gebildet und widersprechen der rein mechanistischen Auffassung vom Leib. Oder würde man solche Ausdrücke beispielsweise auf eine Maschine oder einen Automaten anwenden? Die Relativität zeigt sich im Vergleich einer lebensbedrohlich bedrängenden Meningiombildung, die nur durch einen großen neurochirurgischen Eingriff behoben werden kann, und dem lokal begrenzten Prostatakarzinom des alten Menschen, welches nie für den Gesamtorganismus relevant und vielleicht lediglich als Ergebnis einer Obduktion entdeckt wird.

Differenzierung und Entdifferenzierung Die charakteristischere Unterscheidung liegt wohl darin, ob die jeweilige Differenzierung des Ausgangsgewebes von der Geschwulst beibehalten wird oder ob das Geschwulstgewebe sich gegenüber seinem Ursprungsort entdifferenziert. Hier soll nun ein kurzer Blick auf die sog. gutartigen oder differenzierten Geschwulstbildungen und ihre Therapie geworfen werden, während die eigentliche Karzinomkrankheit eine eigene, von den vier Krankheitstypen unabhängige Darstellung findet, da sie nach Überzeugung des Autors ein ganz eigenständiges Krankheitsbild ist. Immer mehr wird sich auch in der naturwissenschaftlich orientierten Onkologie die Überzeugung durchsetzen, dass die Geschwulst- oder Tumorbildung nur ein Aspekt der umfassenderen Ganzheit Krebskrankheit ist.

Tendenz zur gutartigen Geschwulstbildung Die Tendenz zur gutartigen Geschwulstbildung speziell bei dem älter werdenden Menschen lässt sich besonders gut an der Haut ablesen, wo zahlreiche unterschiedlich kleinste bis größere solcher Geschwülste als „Leberflecken", „Alterswarzen" oder auch echte Fibrome oder Lipome auftreten. Hier bilden sie eigentlich kein gesundheitliches Problem, eher ein ästhetisches. Problematischer sind da schon Hämangiome wegen ihrer Blutungsneigung. Krankheitsrelevanz bekommen solche gutartigen, potenziell von jedem Gewebe ausgehenden Geschwülste erst in ihrer **Ausgestaltung im Inneren des Organismus,** insbesondere wenn sie wichtige Funktionen wie beispielsweise den Gallenfluss blockieren oder durch Verdrängung andere Organe schädigen. Problematisch wird das besonders, wenn solche Geschwülste in topographisch engen Räumen wie Retroperitoneum, Mediastinum oder dem Schädel auftreten. Dagegen können sich beispielsweise in der freien Bauchhöhle selbst sehr große Kystome des Eierstocks ausbilden, ohne dass die Befindlichkeit des Patienten dadurch maßgeblich beeinträchtigt wird oder andere Organe in ihrer Funktion oder Ausdehnung bedroht werden.

Generalisierende gutartige Geschwulstbildungen Eine Besonderheit bilden schließlich generalisierende gutartige Geschwulstbildungen, die dann durch **Bedrängung** und **Infiltration** lebensbedrohliche Situationen hervorrufen können, wofür der Morbus Recklinghausen ein gutes Beispiel ist. Wir selbst beobachteten einmal den schließlich tödlichen Verlauf eines den gesamten Bauchraum infiltrierend und verdrängend durchsetzenden Phäochromozytoms, das keine Metastasen im Sinne des Phäochromoblastoms bildete, auch keine Mehrproduktion an entsprechenden Hormonen. Trotz mehrfacher Operationen war der deletäre Verlauf nicht aufzuhalten.

Wucherung Die Haupttendenz der Geschwulstbildung ist die Wucherung, als deren Ursache der Lebensleib bezeichnet wurde. Er repräsentiert unmittelbare Verwandtschaft des Menschen mit dem Pflanzenreich (S.48), in welchem besonders im Frühjahr, aber auch in der Fruchtbildung des Herbstes diese „geschwulstbildende", üppig wuchernde Vegetationskraft immer neu anschaubar wird. Der Lebensleib emanzipiert sich zusammen mit dem Stoffleib gegenüber dem für jeden Ort richtigen Anteil der begrenzenden, formgebenden und erhaltenden Kräfte von Seelen- und Ich-Leib. Dass deren Wirkungen, im Gegensatz beispielsweise zum Karzinom, noch partiell oder als Nachwirkung erhalten sind, zeigt sich darin, dass die differenzierten Geschwülste im Allgemeinen eine abgeschlossene Form bilden. Rudolf Steiner bezeichnete die Geschwulstbildung auch einmal als Revolution der lebendigen Zellen gegen den Gesamtorganismus. Wir müssen davon ausgehen, dass jeder Zelle eine **Tendenz zum Eigenleben** innewohnt, die durch die **integrierende Kraft der Ich-Organisation** ständig überwunden und in den Dienst des Organismus gestellt wird. Unter Ausschluss einer solchen integrierenden Kraft des seelisch-geistigen Menschen konnte Virchow dem Irrtum unterliegen, dass jede Zelle für sich genommen im menschlichen Organismus eine eigene Existenz darstelle. Sie tut das nur in der Pathologie.

Spezialform Adenom Als Spezialform gutartiger Geschwülste kann noch das vom endokrinen Gewebe ausgehende Adenom bezeichnet werden. Beim toxischen Adenom der Schilddrüse beispielsweise grenzt sich dieses vom übrigen Organgewebe ab, **entwickelt Eigendasein** und produziert ohne Abstimmung mit den Notwendigkeiten des Gesamtorganismus ein Übermaß an Hormonen, was dann zu dem typischen Krankheitsbild führt. Hier hat die Emanzipation des Lebensleibes unter Einschluss des Stoffleibes auch partiell einen Anteil des Seelenleibes einbezogen, wobei dieser Teil von dem übrigen Seelenleib wie abgeschnürt gedacht werden muss. Hier gerät **Seelisches unter die Dominanz der Lebenskräfte.** Eine solche Bildung finden wir vergleichsweise in der Natur bei Giftpflanzen. Diese ziehen in der Giftbildung auch Seelisches aus dem Kosmos in ihre Pflanzenorganisation hinein, wie es einem gesunden Pflanzendasein eben nicht entspricht. Es mag einmal mehr vom Sprachgebrauch her eigentümlich berühren, dass vom toxischen, also „giftigen" Adenom gesprochen wird.

Stärkung des Seelisch-Geistigen Als grundsätzliche Ursache oder Ätiologie differenzierter Geschwulstbildungen muss die zu geringe lokale Einwirkung seelisch-geistiger Gestaltungen und Formkräfte gegenüber Lebensleib und Stoffleib genannt werden. Dieses geschieht physiologisch beim älter werdenden Menschen, sodass die differenzierte Geschwulstbildung auch einen **altersphysiologischen Aspekt** hat. In einem solchen Falle wird sich eine Geschwulst als nicht wesentlich störend gegenüber dem Gesamtorganismus bemerkbar machen. Bei echter krankhafter Ausgestaltung wird es sich dagegen immer um das charakterisierte Phänomen eines zu geringen Eingreifens des Seelisch-Geistigen am Ort (Gewebe, Organ), handeln. Jede Therapie, die nicht Operation bedeutet, wird also die Aufgabe zu lösen haben, das Eingreifen des Seelisch-Geistigen am Ort zu verstärken bzw. zu normalisieren.

7.1 Therapeutische Hinweise

Geschwulstbildende Tendenz und Operation Die Behandlung differenzierter Geschwülste besteht in erster Linie in der **operativen Entfernung** derselben. Eine der größten Errungenschaften der modernen, naturwissenschaftlich orientierten Medizin ist die Entwicklung der Chirurgie. Gerade auch in ihrer gering invasiven Form durch endoskopische Verfahren hat sie sich in der Therapie differenzierter Geschwülste einen primären Stellenwert erobert. So liegt eigentlich eine Ergänzung solcher Möglichkeiten durch eine Therapie nach der Ratio einer anthroposophisch ergänzten Medizin vor allem in der Prävention oder Frühbehandlung und in einem postoperativen Verhindern des Rezidivs. Jeder wird nachvollziehen können, dass die **geschwulstbildende Tendenz** im Organismus durch den operativen Eingriff nicht mit entfernt wurde. Ein bereits fast obturierendes Gallenwegsadenom, ein vielleicht kindskopfgroßes Ovarialkystom und insbesondere auch die intrakraniellen Tumoren wird man wiederum nicht mehr durch eine rein konservative Therapie beherrschen können.

Prävention und Frühbehandlung In der Prävention oder auch Frühbehandlung benigner Geschwülste sind unsere Erfahrungen noch zu gering, um eindeutige und über lange Zeit abgesicherte Empfehlungen aussprechen zu können. Zum einen mangelt es an ausreichend geschulter Beobachtungsgabe für dispositionelle Faktoren beim einzelnen Patienten, zum anderen müssten größere, überregionale Kollektive gefunden werden, deren Langzeittherapie epidemiologisch bewertet werden könnte. Nur so ließe sich gegenüber einer durchschnittlichen Erwartung des Auftretens bestimmter benigner Geschwülste in der Gesamtpopulation eine deutliche Verminderung oder gar vollständige Verhinderung durch eine präventive Therapie dokumentieren. Zurzeit beschränken sich unsere präventiven Therapien auf einzelne Patienten, bei denen wir von der Richtigkeit eines solchen Vorgehens überzeugt sind, ohne aber je den wissenschaftlichen Beweis antreten zu können, erfolgreich gehandelt zu haben.

Konservative therapeutische Konzepte Eher kontrollierbar sind konservative therapeutische Konzepte schon bei der Frühbehandlung benigner Tumoren, sei es als Struma, Prostataadenom, benigne Blasengeschwülste oder auch Myome des Uterus.

! Merke

Kann man über viele Jahre einen Stillstand des Wachstums oder gar eine Rückbildung solcher Geschwülste dokumentieren, so darf das therapeutische Ziel als erreicht bezeichnet werden.

Natürlich wird gerade in solchen Fällen ein möglicher therapieunabhängiger Spontanverlauf eingewandt, doch interessiert den behandelnden Arzt ja primär der therapeutische Erfolg und erst an zweiter Stelle tritt die Frage auf, wodurch ein solcher erzielt wurde. Dass im Organismus ein unermessliches Potenzial von Selbstheilungs- und Selbststeuerungskräften existiert, gehört zur Grundanschauung der hier vorgetragenen ganzheitlichmedizinischen Konzeption.

7.1.1 Typische Arzneimittel

Die Ratio einer Therapie benigner Geschwülste wurde schon genannt: Am Ort der Geschwulstbildung müssen die aus dem **Seelisch-Geistigen** stammenden Ordnungs-, Differenzierungs- und Gestaltungskräfte so gelenkt werden, dass sie den **emanzipierten Anteil** von Lebens- und Stoffleib wieder in die Gesamtorganisation **re-integrieren.** Eine solche Aufgabe ist leichter formuliert als in die Praxis umgesetzt. Als eine Substanz, welche in sich die Fähigkeit trägt, Seele und Geist stärker an den Leib heranzuführen, wurde schon mehrfach der **Phosphor** erwähnt. Ist er aber ein richtiges therapeutisches Prinzip zur Behandlung benigner Geschwülste? Nach den eigenen Erfahrungen und den in der Literatur niedergelegten Erfahrungen anderer Ärzte muss diese Frage eher verneint werden.

Es ist schon eher die Frage nach dem **Quarz** zu stellen, als dessen Grundnatur geschildert wurde, dass er das Ich des Menschen bei seiner **grenzbildenden Tätigkeit** im Leibe unterstützt. In der mehr konstitutionellen Therapie wird Quarz innerlich D 6–D 15, 3 × 8 Tropfen täglich, über längere Zeit gegeben.

Seine Wirkung kann noch in Verbindung der sehr kieselhaltigen Pflanze **Schachtelhalm** (*Equisetum*) in einer speziellen pharmazeutischen Zubereitung als **Equisetum Silicea cultum Rh D 3,** ebenfalls 3 × 8 Tropfen täglich über längere Zeit, intensiviert werden.

Bei äußerlich oder endoskopisch gut erreichbaren inneren benignen Geschwülsten kann Quarz auch als D 10 subkutan oder submukös injiziert werden.

Bei benignen Geschwülsten im Magen-Darm-Trakt sollten Bittermittel verordnet werden, in den oberen Abschnitten oral, z. B. **Absinth D 1/Resina Laricis D 3 aa** 3 × 8 Tropfen, wiederum über längere Zeit, bei Sitz im Dickdarm auch als **Wermuteinlauf,** wobei ein solcher dann möglichst längere Zeit gehalten werden soll.

Merke
Grundsätzlich sollten alle im Magen und Darm nachgewiesenen Geschwülste histologisch auf ihre Dignität hin geklärt werden und Adenome sollten immer endoskopisch oder operativ entfernt werden. Danach wird die hier skizzierte Therapie eingesetzt werden können, um Rezidiven vorzubeugen. Aber es mag auch Situationen geben, wo die Geschwulst nicht entfernt werden kann. Dann wird der konservativen Therapie als Ziel gesetzt, die weitere Ausdehnung zu begrenzen und im Idealfall jedes weitere Wachstum zu verhindern.

Struma, Prostataadenom und Uterusmyom

Eine Besonderheit stellen sicher die Struma, das sog. Prostataadenom und die Uterusmyome dar.

Struma: Zur Behandlung der Struma hat sich das homöopathische Präparat **Luffa D 3** 3 × 1 Tablette oder 3 × 5–8 Tropfen über längere Zeit bewährt und aus der anthroposophisch ergänzten Medizin die Anwendung von **Thyreodoron-Salbe,** in der Schöllkrautblüten (*Chelidonium*), Herbstzeitlosenknollen (*Colchicum*) und Spongia, ein Meerschwamm, miteinander kombiniert sind. Einmal täglich wird für 30–60 Minuten ein dünn ausgestrichener Salbenlappen auf die Struma aufgelegt, wobei nach einem Monat diese Behandlung auf 3 × wöchentliche Anwendung reduziert werden kann. Oft kann damit die Strumektomie vermieden werden.

Prostataadenom: Das sog. Prostataadenom ist in Wirklichkeit die Wucherung des periurethralen Gewebes des entwicklungsgeschichtlich bisexuell angelegten Harnröhrenabschnittes. Das Prostatagewebe wird von der eigentlichen Wucherung verdrängt und wie schalenförmig um sie herumgelegt. Histologisch handelt es sich vorwiegend um drüsige Wucherungen, also eine Adenomatose, es kommen aber auch Fibromatosen oder Myomatosen oder gemischte Formen wie Adenomyomatosen usw. vor. Das bewirkt eine **Schwierigkeit bei der konservativen Therapie,** da eine histologische Klärung ja erst durch die Elektrosektion erfolgen könnte. Der von manchen Urologen empfohlenen Frühresektion kann aus der eigenen Erfahrung nicht das Wort geredet werden. Viel zu häufig erreichen Männer mit oft stark vergrößerter Prostata ohne jede klinische Funktions- oder Befindlichkeitsstörung ein hohes Lebensalter. Da bei der Elektroresektion eine folgende **Inkontinenz** nie mit Sicherheit ausgeschlossen werden kann, sollte diese nach unserer Meinung erst dann erfolgen, wenn deutliche **Funktionseinschränkungen** oder eine subjektive Symptomatik solches Vorgehen notwendig machen.

Die aus der Phytotherapie empfohlenen Arzneipflanzen wie **Sägepalmenfrüchte** (*Sabal serrulata*), **Kürbiskerne** (*Cucurbitae semen*), **Brennnesselwurzel** (*Urtica radix*) haben alle **keine direkte Wirkung** auf die Wucherung des periurethralen Gewebes, sondern beheben die subjektive Symptomatik als Folge kongestiver Veränderungen. Ihre Anwendung, auch als Langzeit- oder Daueranwendung, ist sicher sinnvoll und zu empfehlen, darf aber nicht als geschwulsthemmender Effekt bezeichnet werden.

In der anthroposophischen Medizin wird vor allem die **Berberitze** (*Berberis*) verwendet, gerne in Kombination mit der **Brennnessel.**

Empfohlen werden kann das Fertigpräparat **Berberis planta tota/Urtica urens,** 2 × wöchentlich injiziert oder oral 2–3 × 1 Tablette täglich. Die Dauer der Behandlung ist vom jeweiligen Verlauf abhängig.

Weiterhin kann die Dammregion mit einer **Silber-Salbe (Ungt. Argentum met. praep. 0,4 %)** 3 × wöchentlich abends vor dem Schlafengehen eingerieben werden.

Uterusmyom: Als eine weibliche Parallele zum Prostataadenom kann das Uterusmyom angesehen werden. Sein zeitlich typisches Auftreten ist die **Menopause,** wenngleich heute auch häufig schon viel früher Bildungen beobachtbar sind. Das verweist aber nur auf die Thematik, dass Alterungsprozesse im Organismus als Folge vielfältiger Zivilisationseinflüsse in immer frühere biografische Zeiten verlagert werden. Die Notwendigkeit einer Operation von Uterusmyomen wird man vor allem von funktionellen und symptomatischen Kriterien abhängig machen. Einer grundsätzlichen Empfehlung, bei jeder Frau, die älter als 40 Jahre ist und bei der Myome nachgewiesen sind, die Hysterektomie durchzuführen, können wir nicht zustimmen; zu häufig werden postoperativ massive, speziell seelische Probleme erlebbar.

Konservativ kann das gleiche Präparat wie bei dem Prostataadenom empfohlen werden.

Berberis/Urtica urens als Injektion oder oral als Tabletten und auch die **Argentum-Salben-Einreibung.** Diese wird oberhalb der Symphyse aufgetragen oder auch als nächtlicher Salbenlappen verordnet.

Mistel Der ein wenig mit Therapiekonzepten der anthroposophisch ergänzten Medizin vertraute Leser wird möglicherweise längst fragen, wieso denn die Misteltherapie bisher nicht als grundsätzliches Prinzip zur Behandlung benigner Geschwülste erwähnt wurde. In der Tat wird vielfach auch bei solchen Geschwülsten, beispielsweise den banalen, aber oft doch sehr belästigenden Warzen, die Injektion von Mistelpräparaten empfohlen, die primär zur Karzinomtherapie hergestellt wurden. Gerade hier liegt das Problem. Steiner benannte die Mistel in einer speziellen pharmazeutischen Zubereitung als **das** Krebsheilmittel der Zukunft. Diese uneingeschränkte Aussage lässt eine solche Therapie nicht einfach auf andere Indikationsstellungen übertragen. Andererseits ist eine therapeutische Möglichkeit der Mistel gerade darin zu sehen, **Lebensleib** und **Seelenleib** wieder in eine **gesunde Verbindung** zu bringen, deren Dissoziation bzw. falsches Verhältnis der Geschwulstbildung zugrunde liegt. Nach unserer Auffassung kann die Mistel durchaus auch für die Behandlung benigner Geschwülste benutzt werden, sollte aber dann nicht als präpariertes spezielles Krebsheilmittel Anwendung finden, sondern eher in ihrer potenzierten nativen Form, z. B. als **Viscum Mali** oder **Viscum Pini D 6,** je nach Sitz und Art der Geschwulst auch in höheren Potenzierungsstufen D 10, D 20 oder D 30. Besonders wichtig für diese Behandlung ist es, dass das Mistelpräparat in die Nähe der Geschwulst injiziert wird. Das ist bei allen äußerlich erreichbaren Geschwülsten leicht durchzuführen, bei der inneren Geschwulstbildung wird man entsprechende Hautsegmente oder Regionen der Haut in möglicher Nähe der Geschwulstbildung wählen. Die Injektionshäufigkeit sollte 3 × wöchentlich nicht übersteigen, auch sollten immer wieder Pausen eingefügt werden.

Immer deutlicher konnte gezeigt werden, dass benigne Hauttumoren vor einer Resektion auch durch äußere Mistelanwendungen behandelbar sind. Das gilt bis zu Frühstadien eines Basalioms. Die meist kleinen Geschwülste werden mit Kiefernmistel (*Viscum Pini*) 2–3 × täglich betupft. Man lässt den Inhalt der Ampulle in eine Spritze aufziehen und wendet diese dann tropfenweise an. Die positiven Ergebnisse sind erstaunlich.

Sieht der Arzt aber in der benignen Geschwulstbildung, z. B. einem Adenom, bereits deutliche Hinweise einer Präkanzerose, kann er auch eines der speziellen Mistelpräparate zur Behandlung einsetzen. Voraussetzung sollte immer sein, dass anhand der über mindestens acht Tage 3–4 × täglich gemessenen Basaltemperatur eine eindeutige Störung im Wärmeorganismus nachgewiesen ist. Über die unterschiedliche Wirkungsweise der verschiedenen Mistelpräparate erfolgt eine ausführliche, differenzierende Darstellung in Teil III (Kap. 14.10).

7.2 Fragen einer Prävention

Präventive Lebensweise Aus der Konzeption einer ganzheitlichen Sicht auf den Menschen als **in der Zeit ausgebreitetes Wesen,** dessen reale Existenz sich im Leibe von der Geburt bis zum Tode erstreckt, sich also biografisch auslebt, muss natürlich die Frage entstehen, inwieweit durch die selbstverantwortliche Lebensweise und Lebensführung der altersbedingten Tendenz zur benignen Geschwulstbildung präventiv begegnet werden kann. Gibt es **Verhaltensweisen**, durch die wir unseren Organismus fähig machen, Geschwulstbildung auch im Alter nicht oder nur gering auftreten zu lassen? Gibt es andererseits bei deutlicher Tendenz zu solcher Geschwulstbildung **präventive Maßnahmen,** um einer solchen Disposition zu begegnen?

Verknüpfung mit dem ersten Lebensdrittel Sicher sind dies ungewohnte Fragestellungen, da sie in dieser Weise in der modernen Medizin eigentlich nicht aufgeworfen werden. Aus der über Jahrzehnte gepflegten Hybris, für jedes Leiden ein wirkungsvolles Arzneimittel zu haben, oder es in naher Zukunft zu entdecken, ist der vorbeugende Teil einer humanen Medizin völlig ignoriert worden. Erst in den letzten Jahren wurde er durch den ständig steigenden Kostendruck im Gesundheitswesen wieder entdeckt und gefordert. Nun wird man aus einer medizinischen Methode, die immer nur Bestandsaufnahme des Augenblicks ist und zeitliche Zusammenhänge von Krankheit und ihrer Entstehung höchstens in Form von Inkubationszeiten oder ähnlichem anwendet, kaum vernünftige Ideen entwickeln können, um effektiv präventive Gesichtspunkte einzubringen. Hier muss schon eine klare Vorstellung von den **Zusammenhängen biografischer Entwicklung** und **rhythmischer Spiegelung** derselben herangezogen werden, wie sie durch eine anthroposophische Menschenkunde existiert. Viele Bildungstendenzen des Alters, hier im speziellen Falle die benigne Geschwulstbildung, werden bereits im **ersten Lebensdrittel** des Menschen veranlagt. Diese für eine anthroposophische Menschenkunde selbstverständliche Verbindung aller Lebensabschnitte und ihr gegenseitiges Bedingen, die zusammengefasst und zur Gemeinsamkeit gebildet werden durch ein zeitlos über- und durchgreifendes Prinzip der Ganzheit Mensch oder seines Ichs, hat Rudolf Steiner einmal in den tiefgründigen, einfachen Satz zusammengefasst:

> *„Wer in der Kindheit nicht beten lernt, kann im Alter nicht segnen!“*

Nach außen in die Welt wirkende Bewegung Greift man aus vielfachen Möglichkeiten ein zusammenfassendes präventives Element heraus, das für ein Ausbleiben der benignen Geschwulstkrankheiten im Alter verantwortlich sein könnte, so lautet das Zauberwort **„Bewegung“.** Wobei hier im Besonderen im Gegensatz zu den Sklerosekrankheiten die vom Menschen nach außen in die Welt wirkende Bewegung gemeint ist, während bei Letzteren mehr das nach innen gerichtete Bewegungselement von Bedeutung ist.

> **Merke**
> **Der bewusst in der Welt handelnde Mensch, vom Willen intendiert, kann nur in der rechten Verbindung von Leib, Seele und Geist gebildet werden.**

Bewegung im zweiten Lebensjahrsiebt Insofern gibt es einen Lebensabschnitt, durch den die Disposition von benigner Geschwulstbildung im Alter (und hier sei noch einmal erinnert, dass dieses etwa von dem 40. Lebensjahr an gerechnet wird!) entscheidend beeinflusst werden kann. Gemeint ist das zweite Lebensjahrsiebt, in welchem sich der **individuelle Lebensleib** ausgestaltet. Dies ist ein physiologisch von starker Gesundheit geprägter Lebensabschnitt, in welchem die nach außen gewandte Bewegung des Kindes dominiert. Es war früher der Lebensabschnitt der **Bewegungsspiele,** des laufenden, hüpfenden, springenden, eigentlich nie zur Ruhe kommenden Kindes, ausgeübt in Bewegungsspielen wie Kästchen-Springen, Reifen-Schlagen, Den-Kreisel-Treiben oder Sackhüpfen und allen Arten von Ballspielen. Diese Form von Bewegungsspielen, in die auch das Element der Fantasie eingebettet war, ist heute in oft erschreckender Weise abgelöst durch **automatengesteuerte Bewegungen** wie Computerspiele oder Ähnliches. Das gilt auch für die Erstarrung durch oft stundenlanges Fernsehen. Man sieht, dass im späteren Lebensabschnitt auftretende Krankheiten wie die benignen Geschwülste dispositionell schon in viel früheren Zeiten, hier im zweiten Lebensjahrsiebt, veranlagt werden können. Diese zeitliche Verbundenheit im Leben, welches ja für den Menschen eine Einheit darstellt, ist in dem Zitat Steiners gemeint. Man kann fast erstaunt sein, dass bei den genannten die Bewegung und Fantasie lähmenden Zeittendenzen die Zunahme von benignen Geschwulstbildungen in immer früheren Lebensabschnitten nicht noch auffälliger ist. Aber vielleicht beobachten wir auch noch nicht exakt genug.

7.2.1 Typische Arzneimittel der Prävention

Hygienische Eurythmie Wie ein für alle von dieser Zivilisation betroffenen Menschen übergreifend gegebenes therapeutisches Element hat Rudolf Steiner zusammen mit seiner Frau Marie von Sivers-Steiner eine Bewegungskunst geschaffen, die als ein großes, „typisches“ Mittel der Prävention in dem hier gefragten Sinne genannt werden kann: die Eurythmie, die ein **künstlerisches, pädagogisches und therapeutisches Element** in sich trägt und in dieser dreifachen Art ausgestaltet wurde. Für die präventive Seite mag das therapeutische Element „Hygienische Eurythmie“ genannt werden, da die Heileurythmie im engeren Sinne dann Anwendung findet, wenn bereits Krankheit eingetreten ist. Die Besonderheit von Eurythmie, hygienischer Eurythmie und Heileurythmie wird in Teil III dargestellt und muss für das Verständnis dort aufgesucht werden. Hier kann nur die persönliche Überzeugung ausgesprochen werden, dass jeder einzelne Mensch, der unter den unvermeidbaren zivilisatorischen Einflüssen unserer Zeit Dispositionen zur benignen Geschwulstbildung in sich trägt, in der Eurythmie ein starkes Vorbeugungsmittel finden kann. Er sollte etwa ab der Lebensmitte regelmäßig bestimmte hygienisch-eurhythmische Übungen praktizieren, wobei eine ähnliche **Rhythmik und Regelmäßigkeit** anzustreben wäre, wie wir sie täglich vom Essen und Trinken kennen. Wenn auch die Eurythmie aus der Sicht dieser Darstellung ein zentrales therapeutisches Mittel darstellt, sind viele andere Bewegungsformen, durch die sich der Mensch der Welt verbindet, als solche prophylaktischen Elemente zu bezeichnen. Das kann ein Spaziergang sein, in welchem die Schönheiten der Natur mit offenen Sinnen aufgenommen werden, das kann Gartenarbeit sein, oder vielfältige andere Betätigungen, auch wieder in der Kunst.

Ernährung Ein anderes Element äußerer Bewegung, die zugleich eine Verbindung zwischen Mensch und Natur schafft, ist schließlich die Ernährung. Auch hier begegnet der Mensch in kräftigen, aktiven Bewegungen der **Natur in ihrer Substanzialität,** diese verdauend, d. h. zerstörend und aus ihren Elementen den eigenen Organismus bildend. In dem Kapitel über Diät (Teil III) finden sich für diese Frage grundsätzliche Ausführungen. An dieser Stelle soll nur darauf hingewiesen werden, dass in Abhängigkeit von der Art der Ernährung die Bewegungsvorgänge sehr aktiv oder auch mehr oder minder passiv sein können. Vollwertkost mit stärkeren Anteilen von Rohkost erfordert z. B. andere, größere Verdauungsbewegungen und damit -anstrengungen als moderne Fast Food, Eiweiß wieder andere als Zucker.

8 Depression und depressive Verstimmungen

Häufigeres Auftreten depressiver Verstimmungen Die endogene Depression, insbesondere im Wechselspiel mit manischen Episoden, gehört ganz sicher in die fachpsychiatrische Behandlung auch entsprechender, meist geschlossener Abteilungen. In das Blickfeld der Allgemeinärzte treten aber heute immer mehr die vielfältigen Formen **depressiver Verstimmungen.** Ihr rationales Durchschauen in Ätiologie und Pathogenese und sich daraus ergebende therapeutische Konzepte schaffen Aufgabenstellungen für einen ganzheitlich denkenden und handelnden Arzt, auch wenn er nicht Facharzt für Psychiatrie ist. In unserer medizinischen Abteilung eines Akut-Krankenhauses der Grund- und Regelversorgung mit dem Schwerpunkt einer anthroposophisch ergänzten Medizin kamen solche Patienten immer häufiger zur Aufnahme, oft schon mit langjährigen Verläufen und vielfältigen frustranen Bemühungen, das Leiden zu stabilisieren, zu lindern, selten zu heilen. Aus diesem Grunde soll hier auch ein kurzes Kapitel über die eigenen Erfahrungen mit der Depression und depressiven Verstimmungen folgen, von denen ja übergeordnet bereits dargestellt wurde, welcher innere Zusammenhang mit der Geschwulstbildung (S. 99) in der leiblichen Ausgestaltung existiert.

Primär organische Ursache Depression bedeutet ein zu tiefes Eintreten und Gefangenwerden der Seele durch leibliche Organbildungen. Hier lernen wir aus der anthroposophischen Forschung die Gesetzmäßigkeit, dass in der Seele auftretende Krankheiten oder Krankheitstendenzen überwiegend primär organische Ursachen haben.

> **Merke**
> **Im konkreten Fall der Depression werden bestimmte Anteile der Seele, die als differenziert und organisiert gedacht werden muss, zu tief in leiblich-organische Strukturen gebunden.**

Andere Anteile der Seele können dadurch mit dem entsprechenden Organgebiet nicht ausreichend kommunizieren und wenden sich dann anderen Bereichen zu, sie „vagabundieren". Dieses gestörte Verhältnis von Leib und Seele in der jeweiligen organischen Durchdringung gilt für alle psychiatrischen Krankheitsbilder, wobei

- Verfestigung in das Organ oder
- Lockerung gegenüber dem Organ

unterschieden werden müssen. Bei der Depression und ihren verschiedenen Ausgestaltungen handelt es sich primär um **Verfestigung,** wobei die Leber als Hauptorgan, das Zentrum aller Lebensvorgänge, bezeichnet werden kann.

Leber und Willenstätigkeit In anderen Zusammenhängen wurde bereits darauf hingewiesen, dass die Leber (S. 97) auch das Organ ist, in dem eine besondere Konzentration der menschlichen Willenstätigkeit stattfindet, was sich speziell in der **Gallebildung und -sekretion** Ausdruck verschafft. Hier muss also die grundsätzliche Störung gesehen werden. Auch wenn heute noch keinerlei Beweise existieren, dass die Gallebildung und -sekretion, auch in der physiologisch notwendigen Zusammensetzung der Gallenflüssigkeit und ihrer verschiedenen Inhaltsstoffe, vor allem der Gallensäuren, gestört sind, so werden feinere Untersuchungsmethoden – wird eine solche Fragestellung überhaupt erst einmal ernst genommen – vielleicht eher als wir heute denken einen solchen gestörten Zusammenhang zu Tage fördern. Da sich die entscheidenden Störungen allerdings zwischen Seelen- und Lebensleib abspielen, werden messbare Veränderungen möglicherweise nur in sehr feiner Quantität existieren, was wiederum sehr empfindliche Messmethoden für ihren Nachweis notwendig macht. Zurzeit haben die hier gemachten Darstellungen aus der Sicht der beweisenden Wissenschaft hypothetischen Charakter und doch wird ihre Richtigkeit in der Praxis durch die daraus abgeleitete Therapie immer wieder bestätigt.

Leber und Gemütsbildung Die Leber kann auch als konzentrierter Ort menschlicher Gemütsbildung angesehen werden, wobei Gemüt auf Mut und dieser wiederum auf Initiative und Willenhaftigkeit hinweist.

Merke
Depression ist also unter anderem Fesselung von Willenskräften im Lebergebiet, Lähmung von Initiative und zugleich Dämpfung und Beschwernis des Gemüts.

Diese Pathophysiologie findet sich in der subjektiven Symptomatik des Depressiven in vielfältiger Weise wieder. Die traurige Verstimmtheit, das Gelähmtsein, die Antriebsarmut oder die Initiativlosigkeit, extrem im depressiven Stupor ausgebildet, die morgendliche Verstärkung dieser Symptomatik mit abendlicher Aufhellung, die **Schwermut** sollen stellvertretend für diesen Bezug genannt sein. Es geht hier ja nicht um eine ausführliche, alle Details umfassende Darstellung der Depression, sondern um das **Einfügen ergänzenden Verständnisses** zu den bekannten, aus der Beobachtung stammenden Fakten.

Dominanz von Organ oder Seele Die sehr differenzierte Art der Symptomatik wird einerseits bestimmt durch die jeweilige Dominanz von Organ oder Seele bei der zugrunde liegenden Störung. Dominiert in der zu engen Verbindung mehr der seelische Anteil, schwingt das Organ in der Rhythmik der Seele, treten eher **reaktive** oder **larvierte** Formen der Depression in Erscheinung, dominieren dagegen Rhythmik und Struktur des Organs den eingebundenen seelischen Anteil, finden wir die Bilder der **endogenen** oder **Erschöpfungsdepression.** Das ganze Phänomen könnte auch mit dem sicher unwissenschaftlichen, aber die Situation doch genau charakterisierenden Begriff einer **„Stauung"** beschrieben werden. So erleben sich diese Kranken auch als gestaut, an sich selbst verhaftet, gefesselt. Und die **Manie** kann wie eine gewaltige, befreiende Explosion aus dieser Situation erlebt werden, in der sich dann alle Phänomene in ihr Gegenteil verkehren. Ist der Depressive ganz an die Vergangenheit gefesselt, wendet sich der Manische ganz der Zukunft zu. Ist alles am Depressiven schwer, erlebt der Manische sich als leicht und wie über der Erde schwebend. Haben wir es im ersteren Falle mit der Gebundenheit, der Gefangenschaft oder Fesselung zu tun, wird die Manie bestimmt von Leichte, Lockerung, Übermut und vielfältigsten Zukunftsvisionen.

Einbezogenwerden anderer Organe Eine weitere Differenzierung geschieht durch das Einbezogenwerden anderer Organe in die Grundstörung. An dieser Stelle muss uns bewusst sein, dass der Organismus als Ganzes in seinen Teilen reagiert, wenn ein spezieller Ort erkrankt. Ob sich andere Organtätigkeiten dadurch verselbstständigen, ob sie „kummervoll" auf die Situation eines dem Kranken benachbarten Organs reagieren, als Beispiel sei das hepatorenale Syndrom genannt, oder ob ein weiteres oder weitere Organe in die Grundstörung mit einbezogen werden, immer wird dadurch das symptomatische Bild einer solchen Erkrankung gefärbt und differenziert. Alle zwanghaften Phänomene weisen auf eine **Lungenbeteiligung** hin, alle mehr wahnhaften Inhalte auf eine Beteiligung der **Nieren,** alle Angstphänomene speziell auf die Beteiligung des **Herzens.**

Das ist nun natürlich eine vereinfachende Darstellung, da in der täglichen Wirklichkeit die Dinge viel komplizierter sein können. In einer solchen Einführung – die in diesem Buch angestrebt wird – muss aber, mehr auf das Typische blickend, zu dem Kunstgriff der Vereinfachung gegriffen werden, ohne dadurch Grundsätzliches zu verfälschen.

Gedankliche Initiative, mangelnde Tat Werfen wir nun noch einen Blick auf die Frage nach der Ätiologie der heute so häufig gewordenen depressiven Erkrankungen. Man findet sie in einem alten Sprichwort vorformuliert: „Der Weg zur Hölle ist mit guten Vorsätzen gepflastert." Zu häufig ergreifen Menschen gedanklich eine Initiative, die aber nie handelnd ausgeführt wird. Dieser gedanklich bereits affizierte und zum Handeln bereite Wille wird also nicht in Tätigkeiten umgesetzt und **staut** sich. Menschen, die überhaupt keine Vorsätze fassen, und entsprechend auch keine Handlungen vollziehen, sind sicher entscheidend weniger gefährdet, eine Depression auszubilden, als der typische Zeitmensch, der eben voller guter Vorsätze ist, diese aber nie oder nur zu einem ganz geringen Teil ausführt.

Zusammenhang mit der vorgeburtlichen Existenz Dieses Stauen von nur gedanklich gefassten und nicht ausgeführten Initiativen im Leben bekommt noch eine weitere Dimension, wenn man ein Thema aufgreift, welches die Anthroposophie in unsere Zeit trägt: die Frage nach einer vorgeburtlichen Existenz des Menschen. Hier muss sich jeder Leser ganz frei fühlen, ob er die nun folgenden Ausführungen als nachdenkenswerte Anregung und vielleicht auch praktische Bereicherung nehmen will oder ob er sie in den Bereich unbeweisbarer Spekulationen verbannt.

Merke
Jeder Mensch betritt als geistig-individuelles Wesen (Ich) die Erde durch die Geburt mit ganz bestimmten Intentionen, die vorgeburtlich in einem umfassenden Lebensplan vorgebildet wurden und an dem geistig-hierarchische Wesen mitgewirkt haben.

Wieweit nun der einzelne Mensch, der ja mit der Geburt in den Leib die Realität eines solchen Lebensplans, insbesondere seine detaillierten Inhalte vergisst, vergessen muss, sich aus dem inneren Menschen handelnd nach diesem Plan verhält oder über die lähmende Seite der Gedankenbildung den handelnden Menschen immer wieder staut und damit die eigentlichen Lebensziele verpasst, kann als eines der dramatischen Kapitel menschlichen Lebens bezeichnet werden. Bei jeder Depression wird der tiefer schauende Arzt auch die Frage stellen und nach der Antwort suchen müssen, inwieweit die eigentliche Willensstauung weniger aus unmittelbaren Versäumnissen und Initiativlosigkeit stammt oder vielmehr ein Verweis auf nicht wiedergefundene, nicht neu erkannte und dann auch nicht vollzogene Lebensziele ist.

8.1 Therapeutische Hinweise

Formulieren wir aus den hier skizzierten Anschauungen von Ätiologie und Pathogenese depressiver Erkrankungen eine rationelle Therapie, so wird diese vor allem organisch die gallebildende und -ausscheidende Seite der Lebertätigkeit anregen und andererseits das Miteinander bestimmter Organfunktionen wieder harmonisieren müssen, schließlich im übenden Sinne Initiative bis in den handelnden Menschen hinein tragen lassen und damit im höheren, heilenden Sinne an dem jeweils organischen Ort leibliche und seelische Tätigkeit wieder in ein gesundes Gleichgewicht bringen.

8.1.1 Typische Arzneimittel

Diese Forderung eines **Gleichgewichts** als rationelle Therapie depressiver Verstimmungen wird am stärksten durch das Metall **Gold (Aurum)** erfüllt. Dieses, dessen zentraler Wirkungsort **das menschliche Herz** ist, vermittelt einerseits die Gleichgewichte zwischen den polaren Wirkungen und Kräftefeldern der übrigen sechs sog. planetarischen Hauptmetalle, andererseits bewirkt es den je für ein Organ notwendigen Gleichgewichtszustand zwischen „oberem“ und „unterem“ Menschen, das heißt den speziell vom Nerven-Sinnes-System intendierten Form- und Gestaltungskräften und der von dem Stoffwechsel-Bewegungs-System primären, chaotisierten Stoffbildung. Erstere stehen unter der Dominanz des Seelenleibes, Letztere unter der des Lebensleibes. Das macht verständlich, warum Aurum gerade auch gegenüber depressiven Zuständen diese zentrale therapeutische Bedeutung hat (Kap. 14).

Merke
Wir verordnen Aurum metallicum praeparatum D 15, D 20 oder D 30 als subkutane Injektion im Bereich der Oberarme oder des rechten Oberbauchs, 2–3 × wöchentlich, vormittags. Interessant ist dabei die Beobachtung, dass niedrig potenzierte Goldpräparate (bis D 10) gelegentlich als unerwünschte Wirkung depressive Reaktionen auslösen können.

Sehr bewährt hat sich – insbesondere bei angstgeprägten Zuständen – die gleichzeitige Gabe von **Meteoreisen** (Ferrum sidereum D 20). Innerlich kann Gold bei Depressionen vor allem in zwei Formen gegeben werden:
- einmal als Hypericum Auro cultum Rh D 3,
- zum anderen als Primula Auro culta Rh D 3, jeweils 3 × 8 Tropfen täglich.

Beide Pflanzen, Johanniskraut (*Hypericum*) und das Himmelschlüsselchen (*Primula*) betonen die Wirkung vom Herzorgan aus, wobei Johanniskraut bereits für sich eine aus der Phytotherapie gut bekannte und dokumentierte antidepressive Wirkung hat. Sie kann wohl als ganz spezielle Sonnenpflanze, auch in ihrer starken Bildung ätherischen Öls, bezeichnet werden. In reiner Form verwenden wir Johanniskraut gerne in den modernen, hochkonzentrierten Extraktpräparaten der Phytotherapie, 600–900 mg täglich (z. B. Neuroplant und Laif).

Die erwünschte Wirkung tritt in vollem Umfang erst nach mehreren Wochen ein, so dass hier die gemeinsame therapeutische Geduld von Patient und Arzt gefordert ist.

Ein weiteres wichtiges Heilmittel ist **Magnesium,** das wir in einer speziellen pharmazeutischen Zubereitung als Hepar-Magnesium D 4/D 6 (Weleda) verwenden, zunächst auch wieder als Injektion. Diese kann zur Einleitung der Therapie zunächst für 2 Wochen täglich intravenös erfolgen, anschließend dann täglich oder 3 × wöchentlich subkutan im rechten Oberbauch.

Anregung der Lebertätigkeit Die gallebildende und -ausscheidende Lebertätigkeit regen wir durch **Chelidonium Ferro cultum Rh D 3,** 3 × 8 Tropfen vor den Mahlzeiten, an.

Die gleiche Wirkung erreichen wir auch mit der sog. „Organeinreibung“ der Leber mit einer Eisensalbe, **Ungt. Ferrum met. 0,4 %,** 2 × wöchentlich dienstags und freitags.

Dabei wird in spezieller Technik die Salbe im rechten Oberbauch über der Leber eingerieben, was entsprechende Schulung und Praxis voraussetzt. Ersatzweise kann ein dünn mit der Salbe bestrichener Leinenlappen 30–60 Minuten aufgelegt werden. Beides – Salbenlappen wie Organeinreibung – sollten bei der Depression am besten in den frühen Morgenstunden erfolgen. Man kann sie im Wochenrhythmus mit der inneren Gabe von **Chelidonium Ferro cultum Rh D 3** abwechseln.

Nichtmedikamentöse Therapie Hinzu tritt die künstlerische Therapie, wobei an erster Stelle die Musiktherapie und die therapeutische Sprachgestaltung genannt werden können. Aber auch Malen und Plastizieren und auch die Heileurythmie gehören zu unserem therapeutischen Grundkonzept der Behandlung einer Depression. Dass hier schließlich auch das Gespräch ein entscheidendes therapeutisches Element ist, muss wohl nicht besonders betont werden.

Diese Grundkonzeption einer Therapie muss nun individuell in vielfacher Weise ergänzt und differenziert werden, wobei jeweils die Symptomatik und weitere Organbezogenheit für den Einsatz anderer Heilmittel den Ausschlag gibt.

Ergänzende typische Therapie

- in den ersten 14 Tagen täglich intravenös Hepar-Magnesium D 4/D 6, anschließend 2–3 wöchentlich subkutan im rechten Oberbauch
- 3 × wöchentlich Aurum met. praep. D 20/D 30 und Ferrum siderum D 20 subkutan zwischen die Schulterblätter injiziert
- innerlich: 600–900 mg Johanniskrautextrakt täglich (z. B. Neuroplant, Laif) und
- außerdem Organeinreibung mit Eisensalbe bzw. innerlich Chelidonium Ferro cultum Rh im Wechsel

9 Allergische Krankheiten

9.1 Heuschnupfen (Rhinitis vasomotoria)

Heuschnupfen als exsudative allergische Erkrankung Die Allergie und die allergischen Krankheiten wurden schon im grundlegenden Kapitel der allgemeinen Krankheitslehre dargestellt (Kap. 4.2.3). Die Besonderheit der allergischen Erkrankungen, und das stellt sie an die Seite der Entzündungskrankheiten, ist das Phänomen, dass der physiologische Vorgang zur **Abwehr von Fremdstoffen** (Xenobiotika) oder auch **Allergenen** benutzt wird. Er ist damit wiederum Selbstheilungsprozess. Wenn auch minder ausgeprägt, gehören die allergischen Erkrankungen auch auf die Seite der sog. Übergesundheit, über die im Kapitel der Entzündungskrankheiten gesprochen wird (Kap. 4.2.4). Allergische Erkrankungen zeigen zwei Richtungen. Sie werden als **exsudativ** oder **sklerosierend** charakterisiert und hängen mit der mehr sympathischen oder antipathischen seelischen Tendenz im Organismus zusammen. Der Heuschnupfen steht nun eindeutig auf der exsudativen Seite der allergischen Erkrankungen, was durch seine Symptomatologie auch leicht belegbar ist.

Geruchssinn und Naturprozesse Die eigentliche Ursache des Heuschnupfens ist die Tatsache, dass der Mensch mit seinem Geruchssinn viel zu tief in die Naturprozesse eintaucht, in diesen wie gelähmt wird, oder anders ausgedrückt, selber diese Natur wird. Im Zusammenhang mit dem Heuschnupfen werden vor allem Pollen als Allergene nachgewiesen und diese Erkrankung deshalb manchmal auch Pollinosis genannt. Aus der Erstarrung oder Lähmung in einer Naturhaftigkeit, die für den Gesamtorganismus aber Fremdeinwirkung bedeutet, befreit sich der Organismus durch eine überschießende Stoffwechseltätigkeit, die in sich immer Bewegung trägt und gegenüber der verfestigenden Tendenz im Nerven-Sinnes-System Auflösung bewirkt. Die übertriebene Stoffwechseltätigkeit wird in das Nerven-Sinnes-Gebiet geschoben, in welchem sich der Schritt in die Krankheit im Geruchssinn vollzogen hat. Die **überschießende Stoffwechseltätigkeit** äußert sich vor allem in der ungeheuren Produktion wässrigen Schleims, den Nase, Augen und der gesamte obere Respirationstrakt durch ihre Schleimhäute absondern. Verquellung charakterisiert den Ausdruck eines Heuschnupfenpatienten. Auch hier weist der Sprachgenius wieder auf die Symptomatik. Denn bei einem solchen Schnupfen wird davon gesprochen, dass „die Nase zu laufen beginnt". Das an sich der Ruhe unterliegende Sinnesorgan wird von den Bewegung bewirkenden Stoffwechseltätigkeiten durchdrungen. Wesentlich in dieser eingeleiteten Selbstheilung ist nun der nächste Schritt. Mit ihm greift die **Ich-Organisation** ordnend in dieses Chaos ein und stellt eine **gesunde Harmonie** der Kräfte und damit das für diesen speziellen Ort des Organismus notwendige Gleichgewicht (Gesundheit) wieder her.

9.1.1 Therapeutische Hinweise

Selbstheilung und Cortison Unter diesen Voraussetzungen kann die Therapie eines Heuschnupfens nicht auf Cortison- oder Antihistaminikagaben beschränkt bleiben. Cortison kann sicher die überschießenden Stoffwechseltätigkeiten zurückdrängen, es wirkt ja antiphlogistisch und immunsuppressiv, doch birgt es immer die Gefahr einer Verhärtung oder Chronifizierung des eigentlichen Krankheitsvorganges, da die Selbstheilungskräfte unterdrückt werden. Cortison sollte bei allergischen Erkrankungen nur als **Notfalltherapie** genutzt werden und ist dann ganz sicher unverzichtbar.

Aus der anthroposophisch ergänzten Medizin ergibt sich eine Therapie dieser Erkrankung, die durch Jahrzehnte ihre Erfolge nachweisen konnte. Die prinzipiell für allergische Erkrankungen geltende typische Behandlung wird im Teil III dargestellt werden, insbesondere die Kieselsäure oder der Quarz (Kap. 14.8.2). Hier soll jetzt die mehr spezifische therapeutische Seite beim Heuschnupfen angeführt werden.

Typische Arzneimittel

Als **Spezifikum** kann das ebenfalls auf Anregung von Steiner entwickelte Präparat **Gencydo** gelten. Dieses Mittel wurde von Pharmazeuten entwickelt, nachdem Steiner darauf hingewiesen hatte, dass in der Behandlung des Heuschnupfens Früchte mit lederartigen Schalen Verwendung finden sollten. So besteht Gencydo aus **Citrus medica fructus** und **Cydonia fructus,** also der Zitrone und der Quitte. Ein vergleichbares Mittel ist **Citrus/Cydonia** der Firma Wala.

Zitrone: Jeder kennt die stark zusammenziehende Tendenz des Zitronensafts, die unmittelbar durch den Geschmack erfahren werden kann. Die wirkliche Lederartigkeit der Schale kann erst erlebt werden, wenn man die Frucht längere Zeit liegen lässt und sie dabei vertrocknet. Dann ist sie überhaupt nur noch durch ein sehr scharfes Messer zu durchtrennen und man findet in der Frucht selber (sicher überraschend) reinen Zitronensaft. Das bei der meist unreif geernteten Zitrone noch vorhandene Fruchtfleisch ist weitgehend aufgebraucht und der reine Saft zurückgeblieben. Diese Trennung des rein Flüssigen von der extrem harten Schale ist die besondere therapeutische Geste dieser Frucht. Dabei ist es auch bemerkenswert, dass Zitronensaft in sich doch noch so viel Festigkeit hat, dass er sich z. B. nur sehr schwer filtrieren lässt.

Quitte: Die Quitte dagegen fällt bei den Früchten der Rosengewächse durch ihre enorme Härte auf, sie ist im rohen Zustand überhaupt nicht zu genießen. Wird sie aber gekocht, gewinnt man einen zähflüssigen, mit Zucker versetzt schmackhaften Sirup, der sich dann zu Quittengelee oder auch zu Quittenbrot oder Quittenspeck verarbeiten lässt. Nun ist eine solche phänomenologische Beschreibung natürlich kein ausreichender Beweis, warum solche Früchte gerade beim Heuschnupfen wirken. Sie sollen auch nur Anregung sein, sich im Erfassen der Besonderheiten solcher Naturprozesse zu vertiefen und damit nach der Goetheschen Methode zu der in diesen Naturprozessen waltenden Idee vorzustoßen. In dieser Idee würde man das therapeutische Prinzip entdecken.

Gencydo: Gencydo hat sich in der praktischen Anwendung bewährt und damit „verifiziert“. Es ist wichtig, mit der Behandlung einen längeren Zeitraum vor der eigentlichen Heuschnupfenzeit zu beginnen, beispielsweise 3–4 Monate vorher. Im Allgemeinen wird Gencydo in den Stärken 0,1–5 % subkutan zwischen den Schulterblättern injiziert, wobei darauf aufmerksam gemacht werden muss, dass die Injektion meistens für kurze Zeit sehr schmerzhaft ist, weshalb diese Anwendung beim Kinde oft große Aversionen hervorruft. Es hat sich jedoch gezeigt, dass auch die Inhalation von Gencydo gut wirksam ist und dass diese schmerzlose Therapieart für Kinder vorzuziehen sein wird. Man wird im Allgemeinen nicht damit rechnen dürfen, bereits im ersten Jahr ein völliges Ausbleiben der Symptomatologie zu erleben. Je nach Schwere der Erkrankung wird man sogar eher mehrere Jahreszyklen hindurch behandeln müssen, doch erreicht man sehr rasch eine Linderung der Symptome und schließlich auch Heilung. Diese setzt allerdings mehr als nur eine medikamentöse Therapie mit Gencydo voraus.

Allgemeine therapeutische Hinweise

Der Heuschnupfenkranke ist ein Mensch, der mit seiner Sinneswahrnehmung viel zu tief in die Naturprozesse eintaucht. Es erscheint deshalb absolut notwendig, hier auch **selbsterzieherisch** an einer solchen Konstitution zu arbeiten, was insbesondere dann Erfolg versprechend ist, wenn es sich um einen noch jüngeren Menschen handelt. So sollte man Heuschnupfenkranke beispielsweise mit dem Bleistift Naturformen wie Blätter oder Blüten möglichst exakt, also naturgetreu, zeichnen lassen. Eine solche exakte Wiedergabe ist nur dann möglich, wenn sich der Mensch gegenüber der Wahrnehmung ausreichend distanziert. Jede Reproduktion eines Sinnesvorgangs, einer Wahrnehmung, setzt immer diese **Distanzierung** voraus. Und dem Heuschnupfenkranken mangelt es gerade an solcher. Auch kann die konstitutionelle Neigung, mit seiner Sinneswahrnehmung viel zu tief in die Naturvorgänge zu gehen, sehr gut durch eine **heileurythmische Therapie** rückgebildet werden. Und schließlich – so merkwürdig dies auch klingen mag – sollte man bei Heuschnupfenkranken darauf achten, ob sie besondere **Aversionen** oder **Antiappetite** gegenüber Speisen haben. Es wäre dann im Einzelfalle zu prüfen, ob es sinnvoll ist und gelingt, solche Antiappetite oder Aversionen zu überwinden. Auf diesem Prinzip basiert letzten Endes auch die Desensibilisierung, obwohl in ihr im Allgemeinen der Mensch viel zu passiv beteiligt ist, während es doch gerade auf seine aktive Tätigkeit bei der Heilung ankommt.

Ergänzende typische Therapie

- Citrus/Cydonia Wala bzw. Gencydo 0,1–5 %, s. c.-Injektionen zwischen die Schulterblätter in steigender Dosierung, 3–4 Monate vor der Heuschnupfenzeit oder
- Citrus/Cydonia Wala bzw. Gencydo 5 % zur Inhalation (besonders bei Kindern)
- Absinth D 1/Resina Laricis D 3 aa 3 × 8 Tropfen
- naturgetreues Zeichnen

9.2 Hypertonie und Hypotonie

Hyper- und Hypotonie als allergische Erkrankung Es mag mehr als verrückt klingen, die pathologischen Abweichungen des physiologischen Blutdrucks dem Kapitel der Allergiekrankheiten zuzuordnen. Und dennoch: ist es nicht auffällig, dass sowohl Hypertonie als auch Hypotonie im Wesentlichen als essenziell oder idiopathisch mit Blick auf ihre Ätiologie eingestuft werden, d. h. bei beiden überwiegend organische Veränderungen fehlen? Dass beide sich als schwierig zu behandeln erweisen, die konventionellen Therapien durchaus unbefriedigend sind?

Blutdruck und Niere Der Blutdruck ist keine für sich stehende Größe, er ist ein bestimmter Anteil dessen, was wir Blutkreislauf nennen. Dieser ist für die **richtige Blutverteilung** zuständig, jedes Organ oder Gewebesystem braucht für seine Tätigkeit unterschiedlich viel Blut, je nach Aktivität oder Ruhezustand. Dieses geordnete Verteilungssystem ist wieder eine Tatsache der Physiologie, über die sich staunen lässt, weil es bei aller Kompliziertheit und Differenzierung doch überwiegend tadellos funktioniert. Nach der anthroposophischen Auffassung des Organismus handelt es sich beim Blutkreislauf nicht um eine Herzfunktion, sondern um eine **Aufgabe der Nierenorganisation.** Wäre eine solche Aussage vor 50 Jahren noch als ketzerisch oder absurd bezeichnet worden, kann man sie seit Entdeckung des Angiotensin-Renin-Systems keineswegs mehr so beurteilen. Auch wesentliche Prinzipien moderner Antihypertonika greifen an der Niere an, man nehme als Beispiel die ACE-Hemmer. Die Nierenorganisation ist im übergeordneten Sinne das Hauptorgan der **physiologischen Fähigkeit zur Allergie** als Grundlage der ständigen Aufrechterhaltung der individuellen Integrität unseres Organismus. Und die beiden wesentlichen Kräfte, die dieser Funktion zugrunde liegen, heißen Sympathie (S. 103) und Antipathie. Als einen übergeordneten Begriff der Grundstörung für Hyper- und Hypotonie möchte ich **Kreislaufdysregulation** vorschlagen.

9.2.1 Duale Ordnung allergischer Regulation

Sympathie und Antipathie Alle Prozesse, die diesem durch die Allergie geregelten Integritätsbestreben dienen, welches vom Ich ausgeht, sind dual geordnet. Und aller Dualität z. B. von zellulärer und humoraler, natürlicher und spezifischer Abwehr oder eben Hypertonie und Hypotonie, exsudativen und sklerotisierenden Exanthemen liegen die Grundkräfte von Sympathie und Antipathie zugrunde. Sie finden auch in Verdauung (Phagozytose) und Abwehr (Antikörperbildung) einen sprechenden Ausdruck. Seelisch können wir von Nähe und Distanz sprechen. Goethe spricht hier von polaren Kräften und Geschehnissen oder von Polarität. Diese bedeutet eine sich bedingende Gegensätzlichkeit, welche im Gesunden immer durch ein drittes Element im Gleichgewicht gehalten wird. Für Sympathie und Antipathie ist es das **Interesse,** das im Wörtlichen des „Dazwischenseins" schon ausdrückt, wie Seele und Ich immer zwischen beiden Polen stehen und mal in die eine Richtung, mal in die andere wirken, immer aber in gesunder Balance. Interesse als Fähigkeit müssen wir so verstehen, dass es ganz frei von Urteilen ist, einfach die Phänomene als Tatsachen auf sich wirken lässt und das Bewirkte dann erst dem Denken zur Beurteilung übergibt. Dem Interesse ist zunächst alles gleich, keins mehr oder weniger als das andere. Hier liegt wirkliche Objektivität und so ist das Interesse auch der Ausgangsort jeder Wissenschaft, die sich daran messen lassen muss, ob sie objektiv, d. h. vorurteilslos, in ihren ersten Erkenntnisschritten ist.

Systole und Diastole Polare Grundfunktionen, die für das Verständnis von Hypertonie und Hypotonie wesentlich sind, sehe ich in Ein- und Ausatmung und in An- und Entspannung. Letztere sind physiologisch als Systole und Diastole definiert und gelten für das ganze arterielle System. Es wird zugleich deutlich, dass es sich dabei keineswegs nur um körperliche Phänomene handelt, sondern ebenso sehr um seelische. Wir sind mitten im Feld realen Zusammenwirkens von Leib und Seele, der wahren Psychosomatik.

9.2.2 Arterielle Hypertonie

Ätiologie Sie ist heute in der westlich orientierten, technik- und intellektgeprägten Gesellschaft fast epidemisch. Man spricht auch von einer Volkskrankheit. In über 90% wird sie als idiopathisch, d. h. ohne erkennbare organische Ursache bezeichnet, nur selten sind Krankheiten endokriner Organe wie z. B. ein Morbus Cushing oder eine Hyperthyreose, Herzklappenvitien oder eine Nierenarterienstenose die Ursache. Durch die Blutdruckmessung ist der Hypertonus einfach nachzuweisen, am aussagefähigsten durch Aufzeichnung über 24 Stunden, um auch den Tag- und Nachtrhythmus mitbeurteilen zu können. Führt man dabei ein Protokoll, kann man sehen, wie sehr gerade psychische Einflüsse z. T. extreme Blutdruckspitzen bedingen. Im Seelischen müssen wir daher auch die wesentliche Ursache (Ätiologie) suchen. Diese erweist sich als tief greifende **Ausatmungsstörung,** die nun nicht als Phänomen der Lungenatmung wie beim Asthma bronchiale gemeint ist. Ausatmung meint hier die übergreifende Fähigkeit der Entspannung.

Tonus Der Tonus ist eine für jeden Ort im Organismus für die Organfunktionen entscheidende Grundlage. Das wird viel zu wenig bedacht. Und er ist immer **rhythmisch** geordnet. Aller Tonus ist immer dynamisch, nur in pathologischen Veränderungen kann er **statisch** werden. Deshalb An- und Abspannung, Systole und Diastole, die sich in den Arterien als Pulswelle fortsetzen; aber auch Ein- und Ausscheidung, Aktivität und Ruhe. Da die Nierenorganisation hierfür verantwortlich ist, könnte ich beim arteriellen Hypertonus auch von einem **„Nieren-Asthma“** sprechen, was selbstverständlich bildhaft, imaginativ gemeint ist. Der Astralleib verhaftet sich zu intensiv an die Nierenorganisation, drängt an sie heran, lässt nicht mehr los. Wie anschaubar wird das am Augenhintergrund durch das Bild der Kupfer- oder Silberdrahtarterien. Wie unmittelbar ist das auch seelisch beobachtbar, wo der Druck wirklich anschaubar sein kann, von dem ein Aspekt auch Stress genannt wird.

Drängen des Astralleibes Warum drängt der Astralleib so vehement in das Leibliche? Weil er von dem Ich als geistigem Pol nicht richtig gehalten wird, weil das Ich nicht das spirituell-kontemplative Gegengewicht bildet. Im Astralleib urständet alle Dynamik, damit alle Bewegung, aller Antrieb, letztlich auch aller Druck. Wie notwendig dieser ist, kennt sicher jeder vielfältig aus dem Leben. Wie oft muss etwas in uns Druck werden, damit wir wirklich handeln! Der Astralleib ist der Ursprung vom Tonus als einer den gesamten Organismus durchwirkenden Kraft.

Geiz und Ehrgeiz Was sind nun seelisch-geistige Ursachen, durch welche der Druck dauernd und übermächtig wird, sodass er sich verselbstständigt und nicht mehr im Dienst des Ganzen steht?

Einige Eigenschaften seien genannt, die hierher gehören, die aber noch längst nicht vollständig sind. Da ist vor allem der Hang zum Perfektionismus, Penibilität, auch Strebertum, Karrieredenken, man könnte zusammenfassend einfach auch **Ehrgeiz** sagen. Ist es nicht auffällig, dass hier der Geiz angesprochen wird, der nichts geben kann, der nur für sich rafft, ohne es zu nutzen, ohne Genuss! Dabei ist ein „gesunder“ Ehrgeiz ja richtig, so wie auch der Tonus, nur darf er nicht selbstisch (eigennützig) werden, eben Geiz.

Skepsis Ein weiteres ist ein Gedankenleben, das möglichst nur in eingefahrenen Bahnen verläuft, das keine Fantasie erlaubt, keine kühnen Visionen. Es ist von Skepsis geprägt, die der so Denkende allerdings Realismus nennt, da ihm immer vor Augen steht, was alles schief gehen könnte, und viel im Leben ja auch schief geht. Ein gesellschaftliches

Abbild hierfür ist das moderne Nachrichtenwesen, das vor allem vom Negativem, Schlechten geprägt ist, „good news are no news"!

Störung des Gedankensinns Deshalb entsteht die Frage, ob im Tieferen der Gedankensinn (S. 75) gestört ist, **starr-sinnig** wurde? Mit ihm erfassen wir, was hinter aller Begrifflichkeit liegt, hinter aller Sprache, das „Unaussprechliche". Er ermöglicht uns auch, das allem Menschlichen Gemeinsame wahrzunehmen, das Verbindende. Steiner nennt es das „Allgemeinmenschliche". Ist somit der Hypertonus nicht auch im Zusammenhang einer Entwicklung zu sehen, wo das **Ego** sich immer mehr zum Maß aller Dinge macht, wo alle so sein sollen, wie ich es bin, wo die „Ich-AG" gepriesen wird? Und wo Leistung das Kriterium ist, an dem Menschsein gemessen wird? Das Tierkreisbild für den Gedankensinn ist der Stier. Ist es für den Hypertoniker nicht auch ein Bild, immer mit dem Kopf durch die Wand zu wollen? Beim Morbus Cushing ist die Ausbildung eines Stiernackens geradezu diagnoseweisende Symptomatik!

Therapeutische Hinweise

Kontemplation und Humor Aus dem Dargestellten gibt es ein kausal wirksames therapeutisches Element für den Hypertoniker: die Kontemplation. Er muss Entspannung lernen, wirkliches Loslassen, die Dinge ihren Lauf nehmen lassen, „dolce far niente". Er muss ausatmen lernen. Deshalb ist Humor und das damit verbundene Lachen für ihn wesentlich, aber nicht modernes Lachen als Schadenfreude ist hier gemeint, sondern der Ausdruck von Heiterkeit. Kennen Sie einen heiteren Hypertoniker? Eher fällt uns doch Verbissenheit ein. Das ist natürlich viel leichter gesagt als getan. Aber mit der ersten Stufe jedes Therapiekonzepts, der Diätetik, sind wir schon im Zentrum der Therapie des arteriellen Hypertonus.

Antihypertonika Es existiert heute eine eindrucksvolle Fülle von synthetischen Antihypertonika, deren Effizienz unbestreitbar ist. Aber sind sie auch therapeutisch wirksam? Außer den nicht unerheblichen unerwünschten Wirkungen und dem Phänomen der Gewöhnung ist es trotz der Propagierung von Arzneimittelkombinationen das Hauptproblem, dass langfristig nur etwa 40 % auf diese Therapiestrategien ansprechen, 60 % gelten als Non-Responder. Das hat sogar die Idee aufkommen lassen, die Menschen genetisch so zu manipulieren, dass sie besser auf Antihypertonika ansprechen! Aber die Crux liegt nicht bei den Medikamenten, sondern in der Tatsache, dass sie die Ursache der „Überspannung", die primär im Seelisch-Leiblichen liegt, nicht erfassen. Sie sind symptomatisch effizient, nicht aber kausal.

Künstlerische Therapie So sind auch in einer anthroposophisch ergänzten Medizin Arzneimittel nicht an vorderster Stelle der Therapie zu nennen. Hauptmittel sind die Künstlerischen Therapien, das mit ihnen verbundene künstlerisch-kreative Tun. Man kann nur mit einem gesunden Tonus künstlerisch schaffen, weder mit Über- noch mit Unterspanntsein. An erster Stelle steht für uns erfahrungsgemäß die **Musiktherapie.** Es ist einfach faszinierend zu erleben, wie sehr bestimmte Elemente in ihr unmittelbar entspannen, zur Ruhe bringen. Ein Beispiel sei mit der altirischen Chrotta, einer Vorgängerin des Cellos, erwähnt. Der Patient setzt seine bloßen Füße auf den Instrumentenkörper, der auf dem Boden liegt. Die Therapeutin streicht vorwiegend tiefe Töne an. Innerhalb von 10–15 Minuten geht der Blutdruck messbar herunter, wirklich gleich effizient wie z. B. durch Nifedipin-Tropfen perlingual. Natürlich hält der Effekt nicht lange an, aber über ein immer wiederholtes Üben entwickelt er sich immer mehr zur Normalität. Auch **Heileurythmie** und im Besonderen **therapeutische Sprachgestaltung** sind weitere von uns oft angewendete Therapien, deren Wirkung wir als kausal erleben.

Rhythmische Massage Ein besonderes Kapitel der Anthroposophischen Medizin sind die Pflegetherapien (Kap. 14.1.3). Es ist nicht Aufgabe des Arztes, sie in diesem Buch detailliert zu beschreiben. Dafür existiert eine eigene Literatur (S. 265). Doch wird sie bei der Darstellung der Therapie einzelner Krankheitsbilder immer wieder erwähnt werden, vor allem in Form der **Rhythmischen Einreibungen**, speziell der Organe, oder eben als Rhythmische Massage, wie sie ganz besonders zur Behandlung von Tonusstörungen geeignet ist, insofern also auch beim Hypertonus.

Medikamentöse Therapie Medikamentös ist **Calcium carbonicum,** besonders in seiner natürlichen animalischen Form der Austernschale (Conchae), ein weiteres Hauptmittel. Steiner bezeichnet den kohlensauren Kalk geradezu als „Motor zur Ausatmung". Wir verordnen **Conchae D 10,** evtl. bei nervöser Gereiztheit auch in Kombination mit **Bryophyllum.** Als intravenöse Injektion kann diese Kombination auch einmal Akutmittel sein. Ein weiterer Hinweis Steiners betrifft **Aschenpräparate (Cinis),** die ebenfalls die Ausatmung fördern. Cinis Equiseti sei hier genannt. Und auch die Mistel des Weißdorns, **Viscum Crataegi,** hat sich uns bewährt, vorwiegend in mittleren Potenzen D 10–D 15 injiziert.

Ein aus der **Phytotherapie** stammendes Mittel wird oft zusätzlich als ein Basismittel verordnet: **Olivysat,** ein Extrakt aus Olivenblättern.

Diätetik Unerlässlich ist die eingangs erwähnte Diätetik. Im **Gespräch** muss erarbeitet werden, was das Leben lebenswert macht, dass materielles Besitztum alleine nicht glücklich macht, dass auch Pausen schöpferisch sein können. **Entspannungstechniken** müssen miteinander besprochen werden, leiblich und seelisch. Jeden Tag sollte es 2–3 kurze Zeiten von 5–10 Minuten geben, während denen der Hypertoniker ganz **zur Ruhe** kommt, kleine gedankliche Inhalte betrachtet, ohne sich von außen ablenken oder bedrängen zu lassen (Terminkalender, Handy!), vielleicht ein Naturerlebnis, das möglichst real bildhaft innerlich mit geschlossenen Augen reproduziert wird, oder ein Gedankeninhalt eines Dichters oder Weisen, dem nachzusinnen sich lohnt. Und damit sollen treues wiederholendes Üben und Geduld verbunden werden. Das therapeutische Ziel heißt: Erlangen von **„Gelassenheit** ein großes Ziel, das nicht leicht zu erringen ist, und bei dem wohl auch das Faustmotiv gilt, sich immer strebend zu bemühen, auch wenn das Ziel nicht ganz erreichbar ist.

Synthetika Durchaus können **übergangsweise** synthetische Antihypertonika eingesetzt werden, wenn der Hypertonus schon manifest ist und nachts keine Absenkung mehr erfolgt, möglichst jedoch keine Betablocker, weil diese die notwendige seelische Arbeit und Befreiung zwanghaft behindern. Aber ich bin oft genug bei von vornherein guter Mitarbeit des Patienten auch ganz ohne Synthetika ausgekommen. Allerdings muss immer bewusst sein, dass es ein therapeutisch mühsamer und zeitfordernder Weg ist, der **Geduld und Zuversicht** notwendig macht. Genau das sind aber nicht die Stärken des Hypertonikers, weshalb es umso mehr Stärke des Arztes und der Therapeuten sein muss.

Ergänzende typische Therapie

An vorderster Stelle und unverzichtbar: Entspannung üben – Kontemplation!
Künstlerische Therapien: Musiktherapie, Heileurythmie, therapeutische Sprachgestaltung

- Conchae D 10 oder Bryophyllum D 5/Conchae D 7, 3 × täglich 1 Mokkalöffel bzw. s. c. Injektion 2–3 × wöchentlich
- im Akutstadium 10 ml Bryophyllum D 5/Conchae D 7 10 ml langsam i. v.
- Cinis Equiseti D 6, 3 × 1 Mokkalöffel täglich
- Iscucin Crataegi St. A oder Abnobaviscum Crataegi D 10 2 × wöchentlich s. c. injizieren
- Olivysat, 3 × 3 Tabletten täglich als langfristiges Basismittel

9.2.3 Konstitutionelle Hypotonie

Hypotonie und Sympathie Wird der Hypertonus aus der Antipathie gespeist, stammt die Hypotonie aus der **Sympathie.** Antipathie kann zur Aggression werden, Sympathie zur **Ergebenheit.** Die idiopathische Hypotonie, die also nicht Ausdruck einer Nebennierenrindenunterfunktion wie beim Morbus Addison oder dem Sheehan-Syndrom infolge mangelnder Stimulation durch die Hypophyse ist, oder akut eines Myokardinfarkts, soll hier konstitutionell genannt werden, um die besondere Konstitution des Organismus hervorzuheben. Sie verbindet sich oft mit der **weiblichen Konstitution,** mit einer **Bindegewebeschwäche,** mit **seelischer Adynamie** oder mit **leiblichen Unpässlichkeiten.** Einer meiner ersten internistischen Lehrer benutzte das Bild einer Tee- oder Kaffeekanne, die schon früh einen Sprung bekommt, aber nie wirklich kaputtgeht und oft lebenslang hält. Ich selber habe oft den Ausspruch gehört „Ohne meine Tasse Kaffee am Morgen bin ich nicht Mensch."

Mars- und Venuskräfte In Polarität zum Hypertonus ist die **Einatmung** gestört, die Ausdruck des Inkarnationswillens von Seele und Ich ist, um das eigene himmlische („geistige") Wesen mit den Bedingungen der Erde und damit dem Leib ganz neu zu verbinden. Der Hypotoniker möchte nicht so tief in die Stoffeswelt und deren Schwere und Dunkelheit, er möchte mehr „himmlisch" bleiben, wie er es als Kind war. Früher sprach man auch von „Chlorose" oder Bleichsucht der jungen Frauen, was nicht Anämie oder Blutarmut im Sinne von Eisenmangel meinte, sondern die hier angesprochene Konstitution. Und doch hat **Eisen** im umfassenderen Sinne einen wichtigen Anteil: Es führt die Seele dicht an den Leib heran, verleiht ihr Antrieb und Dynamik, ist Inkarnationshilfe. Als Ausdruck von Marskräften stehen diesen die Venuskräfte gegenüber, die sich im **Kupfer** irdischen Ausdruck verschaffen. Sie sind bei der Hypotonie zu stark, was sich auch in der Betonung des venösen gegenüber dem arteriellen System zeigt: durchscheinende Venen der Haut, Varikosisneigung und statische Ödeme, kurz Orthostase. Hypotoniker sind oft gemütvoll, großzügig, sie schenken gerne und sehen von sich ganz ab, sie lieben die Fantasie, tendieren zur Chaotik und Angepasstheit, sie opfern sich gerne und lieben es, sich unverzichtbar zu machen. Der Leser sehe hierin Tendenzen, keine Karikatur, aber er wird doch manche seiner Patientinnen wieder erkennen.

Störung des Lebenssinns Allem zugrunde liegt eine **überbordende Lebenstätigkeit,** weshalb Hypotoniker auch überdurchschnittlich gesund sein können, wenngleich auch fast immer leidend oder zumindestens unpässlich. Der Lebensleib wird von dem ihn **tonisierenden Astralleib** nicht richtig ergriffen, er breitet sich aus, wie es seinem Wesen entspricht, hat aber keine Fassung. Die Ursache hierfür mag in einer Störung des Lebenssinns (S. 72) liegen, der nun nicht starr-, sondern **schwach-sinnig** ist. Dabei nehme man das Wort ganz exakt ohne Beigeschmack: der Sinn ist schwach geworden. Er vermittelt uns physiologisch das **Wohlbefinden,** die Behaglichkeit. Ihm liegt das harmonische Zusammenwirken aller Organe zugrunde und deren Disharmonie mag wohl auch zur Überforderung und Schwäche des Lebenssinns führen. So können wir im Gegensatz zur Hypertonie, wo wir die organische Ebene der Nierenorganisation angesprochen haben, hier weniger ein einzelnes Organ ansprechen als eine Vielzahl von Organen, aus denen die Störung der Harmonie stammt. Insofern ist die kausale Diagnostik ebenso wie die Therapie bei der Hypotonie auch deutlich schwieriger als beim Hypertonus. Das gilt in vollem Umfange auch für die Schulmedizin. Es wird sich der diagnostische Blick vor allem auf die vier großen Organe Lungen, Leber, Nieren und Herz und ihr Zusammenwirken richten. In jedem kann die primäre Störung liegen, die wir als **Negierung des Erdenmenschen** beschrieben haben.

Therapeutische Hinweise

Pflegetherapien und Künstlerische Therapien An vorderster Stelle stehen die Pflegetherapien und die Künstlerischen Therapien. Bei letzteren sind alle gleichwertig und sinnvoll, keine kann herausgehoben werden. Auch die konventionelle Therapie betont die Wichtigkeit der Physiotherapie, für die der Pfarrer Kneipp große Anregungen z. B. der Wassertherapie in Form von wechselnden Güssen gab. Die Physiotherapie kann in der anthroposophisch ergänzten Medizin als ein Teil der Pflegetherapien gesehen werden, was nicht die Autonomie der physiotherapeutischen Berufe infrage stellen soll, sondern nur das übergeordnete Wesen der Pflege herausstreicht (Kap. 14.1.3). Ihr heilendes Element ist die Berührung oder Behandlung. Sie machen uns den Leib bewusst, wobei die anderen leiborientierten Sinne neben dem Lebenssinn mit angesprochen werden, vor allem der Tastsinn (S. 72). Deshalb sind alle Arten der Rhythmischen Einreibungen und Massagen wirklich kausale Therapien, weil durch sie der Lebenssinn unmittelbar angesprochen wird.

Medikamentöse Therapie Medikamentös ist ein Hauptmittel **Levico.**

Es stammt aus einer norditalienischen Quelle, auf die Steiner aufmerksam machte, die viel **Eisen, Kupfer** und **Arsen** enthält. Eisen und Kupfer hatten wir schon angesprochen. Arsen (Kap. 14.8.1) bezeichnete Steiner als **„Energisator",** es spricht unmittelbar die Dynamik und Bewegung des Astralleibes an und könnte auch als solches verordnet werden. Doch ist der Zusammenhang mit

Eisen und Kupfer für die Aufgabe bei der hypotonen Konstitution noch kompletter. Das Inkarnationsbestreben fördert der **Phosphor** (Kap. 14.8.4), der als morgendliche Gabe D 8–D 5 verordnet wird, auch als ätherisches Öl, z. B. **Rosmarin,** sowohl innerlich als in Form von Öldispersionsbädern.

Ein Konstitutionsmittel ist schließlich Cardiodoron (S. 273) bzw. **Primula comp.**, das als ein Regulans charakterisiert werden kann, welches den Tonus in ein schwingendes Gleichgewicht bringt.

Diätetik Natürlich dürfen auch die Fragen einer Diätetik nicht zu kurz kommen. Wie verlocke ich einen Menschen, mehr als bisher den Erdenmenschen zu akzeptieren? Dieser ist ja vor allem der Handelnde, der seine Erfüllung im Tun findet. Deshalb liegt hier der Ansatzpunkt: **Körperlich-sportliche Betätigung** wird immer dazu führen, dass sich der Hypotoniker wohler fühlt. Er muss es nur tun! Steiner machte Vorschläge zu **Willensübungen** in seinem Vortrag „Nervosität und Ichheit", die auch bei dieser Indikation genutzt werden können. Im Seelischen sind es vor allem **Konzentrationsübungen,** außerdem Spannung bewusst aufzubauen, z. B. durch Erfindung spannender Geschichten.

Ergänzende typische Therapie

- Pflegetherapien einschließlich Physiotherapie: rhythmische Einreibungen und Massagen, Öldispersionsbäder (z. B. mit Rosmarin), Kneipp-Anwendungen
- alle Formen der Künstlerischen Therapie
- Levico D 1–D 3, 3 × 10–15 Tropfen/-comp. Globuli täglich
- evtl. im Wechsel mit Veratrum album D 4–D 3, 3 × 8 Tropfen/Globuli täglich (Veratrum gilt als das pflanzliche Arsen)
- morgens 5–8 Tropfen Phosphorus D 8–D 5
- Cardiodoron/Primula comp. als Konstitutionsmittel, z. B. 2 × 15–20 Tropfen bzw. 2 × 2 Tabletten bzw. 2 × 10–12 Globuli
- Konzentrations- und Willensübungen

Literatur

[1] Steiner R. Nervosität und Ichheit. In: GA 143, Vortrag vom 11.1.1912. Dornach: Rudolf Steiner, 1994

9.3 Migräne

Uninteressante Krankheit? Sicherlich ist die Migräne aus der Sicht der heutigen Medizin eher eine uninteressante oder zumindest unwichtige Krankheit, ist sie einerseits doch nicht lebensbedrohlich und andererseits für die auf Objektivierung bedachte Medizin nicht recht fassbar oder messbar. Hinzu kommt schließlich, dass es auch nur eine mehr unbefriedigende, höchstens symptomatisch wirkende Therapie gibt. Zu seiner Zeit bemerkte Steiner, dass auch damals schon die Migräne von Ärzten als eine „quantité negligeable" eher verdrängt wurde. Man hat sie wohl oft auch als Krankheit der feineren Damen oder „Fräuleins" angesehen und nie ganz ernst genommen. Und doch kann es keinen Zweifel geben, dass die Migräne eine für den Patienten außerordentlich unangenehme Krankheit ist, die sich in höchstem Maße in sein subjektives Befinden einprägt. Viele Menschen sind durch diese Erkrankung für Tage aus allen Lebensfunktionen herausgeworfen. Für Steiner war trotz der ablehnenden oder abwertenden Haltung der Ärzte diese Erkrankung interessant genug, um ihre Ursache zu charakterisieren und ein eigenständiges Heilmittel dafür zu entwickeln. Auch deshalb soll sie hier abgehandelt werden, aber auch aus einem weiteren Gesichtspunkt.

Nach innen gerichtete allergische Krankheit Es muss für den Leser doch wie eine Provokation erscheinen, ausgerechnet die Migräne als allergische Krankheit eingeordnet zu sehen. Und manches spräche dafür, ihre Darstellung besser unterlassen zu haben, wäre sie eben nicht gerade ein so gutes Beispiel des wesentlich weiter gemeinten Aspekts für Allergie und die allergischen Erkrankungen, der schon im grundlegenden Kapitel dargestellt wurde (Kap. 4.2.3). Und doch gibt es auch in der modernen medizinischen Literatur Hinweise auf einen Zusammenhang von Migräne und Allergie [1]. Ein wesentlicher Gesichtspunkt für die Allergie und die allergischen Krankheiten ist, dass durch die Besonderheit ihres primären Auftretens im Seelenleib (Empfindungsleib und Empfindungsseele) zwei Richtungen eingeschlagen werden, die von Sympathie und Antipathie bestimmt sind und sich mehr nach außen oder nach innen wenden. Eine ganz nach außen gerichtete allergische Krankheit wurde im Heuschnupfen charakterisiert. Die Migräne nun ist ein sehr typisches Beispiel für eine sich nach innen zum Organismus richtende allergische Krankheit. Nach außen bedeutet hier auch in Richtung der Naturprozesse, nach innen dagegen mehr in Richtung innerer organischer Vorgänge.

Gesteigerter Verdauungsprozess im Gehirn Steiner schilderte als pathophysiologischen Vorgang der Migräne einen gesteigerten Verdauungsprozess im Gehirn. Dieses ist ein Zentralorgan des Nerven-Sinnes-Systems, hat aber selbstverständlich für seine eigenen Ernährungsvorgänge Stoffwechsel und damit auch Verdauung nötig. Als weitere studienwerte Bemerkung ergänzte Steiner, dass die sog. graue Substanz im Gehirn überwiegend dieser Stoffwechseltätigkeit dient, während die mehr nach innen gelegene weiße Substanz die den eigentlichen geistigen Vorgängen der Ich-Organisation zur Verfügung stehende Seite des Gehirns ist. In der weißen Hirnsubstanz ist bei der Migräne die **Ich-Organisation zu schwach** tätig, löst sich heraus. Dadurch übernimmt der ihr sonst untergeordnete Seelen- oder Astralleib die Herrschaft und dominiert. Er steht damit aber seinen Aufgaben gegenüber Lebens- und Stoffleib nicht mehr genügend zur Verfügung, so dass diese – und sie sind spezieller Ort der Stoffwechseltätigkeiten – ihre eigenen Gesetzmäßigkeiten überwuchern lassen können. Das eigentliche Aktionsfeld bei der Migräne liegt aber im **Seelenleib** selbst, der sich aus Empfindungsleib und Empfindungsseele zusammensetzt. Wir haben geschildert, dass dieser Seelenleib von einem Luftorganismus durchsetzt ist und gar nicht bis in stofflich fassbare Verdichtungen hineingeht. Natürlich finden sich Spuren und Abdrücke der Geschehnisse im Seelenleib auch in den tieferen Leibesgliedern wie Lebensleib und Stoffleib, doch dürfen diese sekundären Phänomene nicht als das primäre Geschehen missverstanden werden. Gerade diese primäre Situation im Seelenleib erklärt auch, warum die Symptomatologie der Migräne so wenig fassbare objektive Befunde liefert.

Ekel Im Aufgreifen der grundsätzlichen Darstellungen über Allergie und allergische Krankheiten ist die übersteigerte und sich gegen den eigenen Organismus wendende Antipathie von uns als **Ekel** oder **Aversion** bezeichnet worden. Ihn können wir durch bestimmte Symptome der Migräne entdecken, denn Übelkeit oder auch Lichtscheu gehören zur klassischen Symptomatologie dieser Erkrankung. Auch haben wir dargestellt, dass in der funktionellen Ebene der Krampf oder Spasmus auftritt und wir treffen damit auf die heutigen Vorstellungen des vasomotorischen Kopfschmerzes. Bei diesem wird überwiegend davon ausgegangen, dass es sich um **Gefäßspasmen** im Gehirn handelt. Nur wenige Vertreter diskutieren auch Gefäßerweiterungen mit entsprechenden Stasen der Blutbewegung. Aus unserer Anschauung darf man sicher der Theorie vom Gefäßspasmus den Vorzug geben.

Störung des Geschmackssinns Nach unserer Auffassung hat das Krankheitsgeschehen der Migräne im Tieferen wieder mit Störungen des **Geschmackssinns** zu tun, wobei dieser nun aber in seiner tief unbewussten Schicht betroffen ist, von der wir keine Vorstellung in unser Bewusstsein bekommen. Dieser quasi organisch gewordene **Ekel** richtet sich einerseits auf Naturvorgänge, auch in der Nahrung, andererseits aber auch auf sich selbst. Mit Steiner könnte man sagen, dass dieser Ekel innerlich organisch „habituell" geworden ist. Dieser Begriff wurde von ihm für Hunger und Durst als Ursache bestimmter chronischer Erkrankungen gewählt, um unsere Aufmerksamkeit auf die Gewöhnung zu lenken. Habituell bedeutet nichts anderes, als dass ein Vorgang wie von alleine, ohne Anteilnahme unseres Bewusstseins, abläuft. Es wird etwas mit uns getan, anstatt dass wir es selber bewusst tun.

In der Polarität von Migräne und Heuschnupfen als mehr sklerosierender (spastischer) oder exsudativer (atonischer) Ausprägung einer allergischen Krankheit mag auch auf die zugrunde liegenden Sinnesstörungen von Geschmackssinn und **Geruchssinn** aufmerksam gemacht werden. Beide können als polar angesehen werden, da im ersten der Stoff ganz von innen heraus erfasst wird (vor dem Schmecken muss der Stoff aufgelöst werden), im zweiten ganz von außen, von seiner Oberfläche her. Und doch sind, wie jeder weiß, Geschmackssinn und Geruchssinn oder Schmecken und Riechen eng verknüpft und gerade bei der Nahrungsaufnahme oft gar nicht voneinander zu trennen.

Zusammenhang mit Immunphänomenen Und noch ein weiterer Zusammenhang kann im Rückgriff auf vorausgegangene Darstellungen in unser Bewusstsein treten. Es werden insgesamt drei Krankheiten geschildert, bei denen immer eine grundsätzliche Störung im Zusammenhang mit dem Geschmackssinn besteht. Gemeint sind

- Diabetes mellitus,
- akute Hepatitis und
- Migräne.

Sucht man die Differenzierungen der Betroffenheit des Geschmackssinns, so sieht man beim Diabetes die besondere Ausprägung im Stoffleib, bei der Hepatitis im Lebensleib und bei der Migräne jetzt im Seelenleib. Auffälligerweise kann bei allen drei Krankheiten auf den Zusammenhang mit Immunphänomenen hingewiesen werden. Ohne zu dieser Frage bereits weitere Erkenntnisse beisteuern zu können, deutet sich doch eine interessante Forschungsfrage an, inwieweit in dieser Gruppierung von drei Krankheiten spezielle Metamorphosen einer Einheit zu finden sind, die von uns im Geschmackssinn gefunden wurde.

Anregungen zu gemeinsamer Forschung Wieder kann an dieser Stelle eingefügt werden, dass die Darstellungen nicht den Anspruch irgendeines Fertigen, Endgültigen beanspruchen können, sondern dass sie mehr Anregungen zu künftiger gemeinsamer Forschung sein sollten. Dabei muss immer bewusst bleiben, dass die Blickrichtung einer naturwissenschaftlich anthropologischen Forschung anders ist als die einer geisteswissenschaftlich anthroposophischen. Bei Letzterer handelt es sich immer um Aspekte einer Ganzheit, und gerade auf diese Tatsache hat Rudolf Steiner immer und immer wieder aufmerksam gemacht. Viele unnötige Streitigkeiten, ja bis zum Fanatismus und dogmatischen Verhärtungen gehende Auseinandersetzungen in den Wissenschaften, auch in der Medizin, kommen nur dadurch zustande, dass dieser so einfache Gesichtspunkt, dass eine Ganzheit aus verschiedenen Blickrichtungen auch verschiedene Aspekte gestattet, immer wieder übersehen wird. Schaue man doch einmal von der schweizerischen und von der italienischen Seite auf das so berühmte Matterhorn. Wie groß sind die Unterschiede dieses Berges von diesen zwei Seiten! Und ist nun die italienische oder die schweizerische Seite des Matterhorns die einzig wahre?

Merke

Wir sollten lernen, in der Wissenschaft die einzelnen Aspekte, die natürlich in ihren Wegen des Entstehens nachprüfbar sein müssen, nebeneinander zu stellen und in ihnen Ganzheiten zu suchen, die erst im tieferen Sinne Wahrheiten sind. Aus dieser Überzeugung ist das Anliegen dieses Buches auch als Ergänzung der Medizin bezeichnet worden.

9.3.1 Therapeutische Hinweise

Typische Arzneimittel

Solche oben dargestellte Ergänzung ist auch immer wieder Hilfe zu einer wirksamen, möglichst rationellen Therapie. Für die Migräne wurde auf Anregung Steiners in dem damaligen internationalen pharmazeutischen Laboratorium von Arlesheim, der späteren Weleda AG, das **Biodoron** entwickelt, das in Deutschland **Kephalodoron** heißt. Es ist eine **Zusammensetzung von Kieselsäure, Eisen und Schwefel** in spezieller pharmazeutischer Verarbeitung. Quarz oder Kieselsäure dient dem wieder kräftigeren Eingreifen der **Ich-Organisation** im Bereiche der Nerven-Sinnes-Tätigkeit, der Schwefel führt zu einer starken Anregung von **Stoffwechselfunktionen** im eigentlichen Stoffwechselgebiet, was eine Minderung der in das Nerven-Sinnes-Gebiet vagabundierenden Stoffwechseltätigkeiten bedingt. Eisen bildet den **rhythmischen Ausgleich** zwischen diesen beiden polaren Anregungen, deren therapeutische Beeinflussung nicht zu neuen Einseitigkeiten führen darf.

Interessanterweise haben wir ein Mittel vor uns, in welchem die drei verwandten Substanzen eine direkte Beziehung jeweils zu den drei Gliederungen der leiblich-funktionellen Organisation, Nerven-Sinnes-System, Rhythmisches System und

Stoffwechsel-Bewegung-System, zeigen. Vielleicht wird von daher auch verständlich, dass Rudolf Steiner diesem Mittel noch eine weit über die Migränetherapie hinausgehende Bedeutung beilegte. Wir werden auf dieses Mittel in Teil III noch einmal zurückkommen. Ein weiterer Aspekt zu Kephalodoron (S. 279) stammt aus der eigenen Beobachtung. Im Kapitel zur Metalltherapie wird die besondere Beziehung von Eisen (S. 279) zum **Leber-Galle-System** aufgezeigt werden. Wir selbst konnten mehrfach beobachten, dass bei Patienten mit jahrzehntelang bestehender Migräne diese schlagartig verschwand, nachdem ein Gallensteinleiden diagnostiziert wurde und die operative Entfernung der Gallensteine durchgeführt worden war. Hat die tiefe Geschmacksfunktion, die wir der Leber zuordneten, etwas mit der Entstehung der Migräne zu tun, liegt hier eine besondere Korrespondenz von Leber und Gehirn vor?

Wir beginnen die orale Therapie mit **Kephalodoron** (Biodoron) 0,1 %, 3 × 1 oder morgens 2 und abends 2 Tabletten täglich über längere Zeit, alternativ wird in den ersten 2–3 Wochen Ferrum Quarz D 12 1 x täglich 1 Ampulle intravenös injiziert. Kündigt sich ein typischer Migräneanfall an, nimmt der Patient alle 30 Minuten 2 Tabletten Kephalodoron 5 % mit etwas Wasser und trinkt 1–2 Tassen **Wermuttee.** Damit kann der Anfall häufig kupiert werden, was auch mit der intravenösen Injektion von 1–2 Ampullen Kephalodoron D 12 gelingen kann.

Merke
Sehr rasch können auch Senfmehlfußbäder den Anfall durchbrechen.

Bittermittel Eine weitere wesentliche medikamentöse Therapie der Migräne ist die Verordnung von Bittermitteln. Bei diesen wird man sehr individuell vorgehen müssen und im Allgemeinen eher mit zarter Hand dosieren, da die meisten Migränepatienten eine starke Bitterwirkung zunächst nicht vertragen und deshalb eine solche Medikation rasch ablehnen. Mittel erster Wahl sollte **Cichorium D 1,** 3 × 8 Tropfen vor den Mahlzeiten in etwas Wasser genommen, sein, später dann abgelöst durch **Gentiana lutea 5 %,** 3 × 8 Tropfen.

Schwefel Schließlich gehört die Migräne zu den allergischen Erkrankungen, bei denen eine Selbstheilungstendenz außerordentlich gering ist. Und de facto ist die Migräne auch eine unter Umständen das ganze Leben oder große Lebensstrecken begleitende Erkrankung. Deshalb muss man manchmal zu Beginn der Behandlung eine reine **Schwefeltherapie** vorschalten, um überhaupt erst den Organismus für eine spezifischere Therapie mit Bittermitteln oder Kephalodoron aufzuschließen. Auch hier wird man meistens eher vorsichtig beginnen müssen, z. B. mit Sulfur D 15 und allmählicher Rückläufigkeit der Potenzen bis vielleicht D 8. Als eine spezielle Schwefelzubereitung muss hier noch **Equisetum cum Sulfure tostum** erwähnt werden, eine pharmazeutische Mischung von Schachtelhalm und geröstetem Schwefel, in welcher die Schwefelwirkung noch verstärkt worden ist. Die Wahl der Potenzierung gilt wie bei den reinen Schwefelpräparaten. Auch können bei einigen Patienten Schwefelbäder mit **Kalium sulfuratum** sehr hilfreich sein.

Allgemeine therapeutische Hinweise Generell gilt therapeutisch, Migränekranke **Sympathie** zu lehren. Das ist selbstverständlich nicht psychologisch gemeint, sondern ganz praktisch. Haben wir für den Heuschnupfen als Übung das naturgetreue Schwarzweiß-Zeichnen empfohlen, kann für den Migränepatienten ein polarer Effekt durch das Malen mit Wasserfarben erzielt werden. Dabei muss allerdings darauf geachtet werden, dass hier wirklich die Beschäftigung mit der Farbe oder den Farben ganz im Mittelpunkt stehen muss und das Bildmotiv völlig zurücktreten kann. Schließlich muss auch oder gerade bei den Migränekranken sehr sorgfältig darauf geachtet werden, wo ihre **Aversionen** und **Antiappetite** liegen. Wieder muss die Aktivität des Patienten herausgefordert werden, um durch andauerndes Üben polare Reaktionen aufzurufen.

Ergänzende typische Therapie
- Kephalodoron 0,1 %, 3 × 1 Tablette
- Cichorium D 1, 3 × 8 Tropfen
- evtl. später Gentiana lutea 5 %, 3 × 8 Tropfen
- künstlerische Therapie
- im Anfall:
  - 1–2 Amp. Ferrum Quarz D 12 i. v. **oder** 2 Tabletten Kephalodoron 5 % alle 30 Minuten
  - 1–2 Tassen Wermuttee oder 1 Senfmehlfußbad

Literatur

[1] Aberer W, Kränke B. Allergie und Migräne. Allergo J. 1998;7:36–38

9.4 Asthma bronchiale

Schwierigkeit der Heilung Das Bronchialasthma gehört sicher zu den schwierigsten Krankheiten, die dem Arzt überhaupt begegnen können. Steiner nannte es eine **„raffinierte Krankheit"**. Nach unseren langen Erfahrungen ist das Asthma bronchiale in der überwiegenden Zahl der Patienten unheilbar, obwohl doch inzwischen eine Fülle von sehr wirkungsvollen Medikamenten existiert, von denen allerdings keines für sich in Anspruch nehmen kann, diese Krankheit zu heilen. Dabei wird es auch wenige andere Krankheiten geben, die uns so viel Anteilnahme und Mitleid mit dem Erkrankten abverlangen wie gerade das Asthma bronchiale. Man müsste einmal selber diese existentielle Bedrohung durch die Atemnot erlebt haben, um auch nur ganz entfernt ermessen zu können, was solche Menschen durchleiden müssen.

Alle Lebensalter Vor zwanzig Jahren galt Asthma bronchiale als typische Krankheit des jugendlichen Menschen, ihr Ausbruch im dritten Lebensjahrsiebt konnte als typisch bezeichnet werden. Inzwischen durchzieht diese Erkrankung alle Lebensalter. Vor allem in der letzten Zeit ist für uns die Tatsache immer auffallender geworden, dass selbst im hohen Alter noch eine erstmalige Manifestation dieser Krankheit möglich ist.

Asthma und Bewusstsein Nun sind die heute zur Verfügung stehenden wirkungsvollen Medikamente, vor allem die Beta-Sympathikomimetika, z. T. noch gar nicht so alt. So konnte ich selbst noch die Zeit erleben, in der die Sedierung, ja so etwas wie ein Dauerschlaf über mehrere Wochen, eine gängige Therapie des Bronchialasthmas war. Und dabei konnte ein ganz wichtiges Phänomen immer wieder beobachtet werden. Wurde ein asthmatischer Patient z. B. mit Luminal sediert und begann zu schlafen, so beruhigte sich seine Atmung sehr rasch und war im **Schlaf** dann völlig normal. Wurde dieser Patient geweckt, so veränderte sich im Aufwachen seine Atmung und zeigte bald wieder alle Charakteristika der Spastik, die dieses Krankheitsbild prägt. Dieses Phänomen konnte man auch beim **wachen Patienten** beobachten, indem sich die Atemnot einfach dadurch steigerte, dass sich der Patient beobachtet fühlte oder auch die Aufmerksamkeit auf sich lenken wollte.

> **Merke**
> **Asthma bronchiale hat also etwas mit Bewusstsein zu tun, mit dem wachen Menschen.**

Und immer wieder kann man erleben, wie der Kranke mit dem Instrument seiner Krankheit spielt. Sicher liegt hierin auch ein Akzent, diese Erkrankung als raffiniert bezeichnen zu können.

Verbindung von Seele und Leib Aus der Sicht der anthroposophischen Menschenkunde verlassen im Schlaf Seele und Geist (Ich) den Leib, den sie im Aufwachen wieder ergreifen (Kap. 4.4). Und aus der oben charakterisierten und sicher mindestens den älteren Ärzten gut bekannten Phänomenologie können wir lernen, dass das Asthma bronchiale etwas mit der Verbindung von Seele und Leib zu tun hat. Nicht umsonst wird diese Erkrankung auch in den Mittelpunkt einer psychosomatischen Medizin gestellt. Zu auffällig sind die psychischen Symptome an solchen Patienten, der Zusammenhang einer Krankheitsverschlechterung durch psychische Einflüsse und die Möglichkeiten einer Verbesserung durch Sedierung.

Ausscheidungsstörung Konkret können wir sagen, dass beim Asthma bronchiale der Seelenleib der **Ausatmung,** die vom Lebensleib ihren Ausgang nimmt, einen Widerstand entgegensetzt, sodass sich die Ausatmung wie in den Seelenleib verhakt, stockt. Asthma ist also eine Ausatmungs- und damit Ausscheidungsstörung. Die Krankheit hat keine äußere Ursache, der Widerstand liegt in dem Erkrankten, in seinem Seelenleib selbst. Auch dieser Aspekt macht das Asthma zu einer raffinierten Krankheit. Es kann auch die Frage entstehen, inwieweit in einer tieferen Schicht seines Bewusstseins der Kranke sein Asthma eigentlich ganz gerne benutzt, um über diese Krankheit sein ganzes Umfeld zu dirigieren. Als Ursachen für die pathophysiologische Konstellation nannte Steiner (außerhalb rein karmischer Ursachen) vor allem **embryonale Schocks** der Mutter und in jedem Falle immer weit zurückliegende Ursachen.

Neugier und Ekel Bei den allergischen Krankheiten nimmt nach unserer Auffassung das Asthma bronchiale eine Art **Mittelstellung** zwischen den rein exsudativen und den mehr sklerotisch-spastischen Ausprägungen ein. Wir finden sowohl Phänomene der „Neugier" als auch des „Ekels". Dieser prägt sich insbesondere in der spastischen Seite aus, die exsudative Seite in der so häufigen **Verschleimung.** Aus der heutigen naturwissenschaftlichen Betrachtungsweise sind es besonders Umwelt- und Nahrungsmittelallergene, die im Zusammenhang mit Testungen bei Asthmakranken gefunden werden. Wir haben aber schon mehrfach darauf hingewiesen, dass solche Befunde diagnostischen und nicht ätiologischen Charakter haben. Sehr auffällig ist auch die häufige Kombination mit allergischen Hautkrankheiten, besonders häufig mit der atopischen Dermatitis (Neurodermitis), aber auch mit exsudativen Ekzemen. Dabei ist besonders interessant das Wechselspiel zwischen Krankheitsausprägung auf der Haut und in den Bronchien. Auch hier können wir ein Außen-Innen-Geschehen erleben.

Interesse Vielleicht darf an dieser Stelle als Ergänzung zu dem einführenden Kapitel über Allergie und allergische Krankheiten die Normalität dieser Mittelstellung zwischen Sympathie und Antipathie noch angesprochen werden. Es ist das menschliche **Interesse,** was auch wörtlich „Dazwischensein" heißt. Die gesunde Seelenfunktion vermittelt dem Menschen die Anteilnahme an allem, was außen und innen geschieht, aber immer so, dass er sich weder an das eine noch an das andere verliert. Als gleichsam **göttlicher Beobachter,** wie Goethe es einmal nannte, steht der Mensch in dieser Mittellage allen Dingen der Welt und sich selbst als Betrachter gegenüber. Diese Mittellage verzerrt sich völlig beim Asthmakranken. Ihn zeichnet eine ausgesprochen **therapeutische Resistenz** aus. Man hat immer wieder den Eindruck, dass er ganz von seiner Krankheit beherrscht wird, wie von ihr **„besessen"** ist.

9.4.1 Therapeutische Hinweise

Therapie im frühesten Stadium Therapeutische Erfolge wird man am ehesten bei jungen Menschen haben, insbesondere wenn die Krankheit gerade erst in Erscheinung getreten ist. Fast aussichtslos dagegen scheinen unsere spezifischen, aus der anthroposophisch ergänzten Medizin stammenden Möglichkeiten, wenn die Patienten erst einmal längere Zeit Beta-Sympathikomimetika und/oder Cortisonpräparate genommen haben. Hier kommt eine wichtige seelische Seite dieser Patienten zur Erscheinung, die sich in der raschen Abhängigkeit von solchen Mitteln, in der **Gewöhnung,** ja **Sucht,** ausdrückt. Das Asthma bronchiale ist eine Krankheit, bei der wir lernen müssen, sie bereits in ihren allerfrühesten Stadien zu diagnostizieren und therapeutisch ernst zu nehmen. Dann werden sich wohl auch Heilungen erzielen lassen. Bei dieser Krankheit scheint es unerlässlich, dass der Kranke seine Gesundheit wirklich **wollen** muss, an seiner Gesundung aktiv mitwirken will. Diese Forderung ist für jeden heutigen Menschen außerordentlich schwierig, da er eine ihn ganz zur Passivität auffordernde Medizin kennt. Und wie schwierig erst beim Asthmatiker, der die spontan erlösende Wirkung der Inhalationssprays kennt!

An dieser Stelle sei einmal ein Beispiel einer therapeutischen Anregung von Steiner wörtlich wiedergegeben, da es die ganze Schwierigkeit der aktiven Beteiligung des Patienten deutlich macht.

> *„Gibt man dann dem Kranken die Anweisung, in langer Geduld, wochenlang überhaupt nicht im Bette zu liegen, sondern in einem Stuhl zu schlafen, und wenn er den Versuch macht, einzuschlafen, die Atmung im Geist zu meditieren, also zu sehen oder zu spüren im Geiste: Einatmung, Atemausbreiten, Ausatmung, – ganz bewusst atmen, wenn er einschläft; wenn er aufwacht, gleich wiederum ihn anfangen lassen, ein paar Minuten bewusst zu atmen. Wenn man auf diese Weise seine moralischen Kräfte in Anwendung auf den eigenen Organismus stärkt, nämlich auf das Atmen, aber so, dass er sie unbeirrt anwenden kann – bei jeder anderen Lage als bei einem Schlafen in einem Stuhl, namentlich bei der Liegelage, ist es ganz unmöglich, dass der Patient die Sache durchführt – und dieses dann als den drit-*

ten Akt der Kur verwendet, so ist zu hoffen, dass man dem Asthma selbst noch in sehr späten Entwicklungsstadien beikommt."

Typische Arzneimittel

Die beiden ersten Akte waren Anregungen zur Verordnung von Gerbstoffpräparaten und einem Bittermittel. Hier haben sich **Quercus cortex D 1** (Eichenrinde) und **Veronica officinalis D 1** (Ehrenpreis) als Langzeitmedikation morgens und abends bewährt.

Aus der eigenen Forschung stammt **Nontronit D 15,** ein Eisensilikat, das intravenös oder auch subkutan injiziert sehr wirksam ist. Es hilft besonders bei starker Verschleimung. Überhaupt sind Eisenpräparate unter Berücksichtigung der Kriterien der Metalltherapie aus anthroposophischer Sicht in verschiedener Form empfehlenswert.

Polar dazu kann **Renes Cuprum** (Wala) als Injektionspräparat eingesetzt werden.

Bei schon stärkerer Störung der Atmung wurde auch durch die naturwissenschaftlich orientierte Medizin in der früheren Zeit gerne ein Calciumpräparat intravenös injiziert. Nun ist es interessant, dass insbesondere **Calcium carbonicum,** also der kohlensaure Kalk, wie er sich in natürlicher Verbindung auch in der Austernschale (Conchae) findet, von Steiner als die Substanz bezeichnet wurde, die in stärkstem Maße alle Ausatmungstätigkeit im Organismus anregt. Hier verbindet sich wieder eine empirisch gefundene Wirkung mit einer geisteswissenschaftlich gefundenen Aussage. Bewährt hat sich uns die intravenöse Injektion von **10 ml Calcium /Quercus inject 10** (Wala).

Ein weiteres wichtiges Mittel wurde schon bei der Migräne genannt. Es dient dem In-Gang-Setzen von oder dem Aufschließen für Heilungstätigkeiten, wenn schon eine stark verhärtete Krankheitssymptomatik vorliegt. Gemeint ist **Equisetum cum Sulfure tostum** in der Potenz D 6, innerlich mehrmals täglich 1 Mokkalöffel der Verreibung.

> **! Merke**
> **Zusätzlich zu dieser medikamentösen Therapie, die wiederum nur Anregung ist, können auch äußere Anwendungen sehr hilfreich sein, so Ziehpflaster oder Senfwickel (z. B. an den Unterschenkeln) bei starken asthmatischen Beschwerden, Massagen im Bereich der unteren Gliedmaßen, auch als Fußreflexzonen- oder Rhythmische Massage (nach Wegman/Hauschka). Auch Kohlensäurebäder unterstützen die Therapie des Asthmatikers.**

Künstlerische Therapie Es wird wohl dem nun schon geübten Leser einleuchtend sein, dass gerade bei einer so stark seelisch-tingierten Erkrankung die künstlerische Therapie einen hohen Stellenwert hat. Neben den Voraussetzungen der wirklichen aktiven Mitbeteiligung des Patienten sind sicher die Heileurythmie, die therapeutische Sprachgestaltung und auch die Musiktherapie von höchstem therapeutischem Wert, will man bei dieser schwierigen Erkrankung einigermaßen zufrieden stellende Resultate erzielen.

Synthetika Im Gegensatz zu der grundsätzlichen Auffassung, in einer therapeutischen Konzeption Synthetika nicht mit Heilmitteln zu kombinieren, die aus der anthroposophischen Forschung stammen, haben wir bei dem so schwierig zu behandelnden und therapieresistenten Asthma bronchiale doch die Erfahrung gemacht, dass die geschilderte therapeutische Konzeption in Überlappung mit den heute üblichermaßen verordneten und kaum zu vermeidenden Synthetika zu einer deutlichen Reduzierung letzterer führen kann. Wir geben morgens und abends je 10 Tropfen Quercus cortex D 1 bzw. Veronica officinalis D 1. 2 × wöchentlich als subkutane Injektion Nontronit D 15, 3 × 8 Tropfen Laurocerasus D 1–D 3 (DHU) und Cinis Glechomatis* D 3 (Asche der blühenden Pflanze Gundermann), 2 × täglich 1 Mokkalöffel der Trituration.

Dazu kommen, wie erwähnt, die künstlerische Therapie und der übende Anteil als aktiver Part des Patienten. Wir konnten häufig beobachten, dass sich die Krankheit sehr stabilisierte, größere Attacken ausblieben und die Basismedikation auf ein topisch wirksames Glukokortikoid und ein retardiertes Präparat eines Beta-Sympathikomimetikums beschränkt werden konnte.

Ergänzende typische Therapie
(in Ergänzung der synthetischen Antiasthmatika)

- morgens: Quercus cortex D 1, 10 Tropfen
- abends: Veronica offic. D 1, 10 Tropfen
- Nontronit D 15, 2 × wöchentlich 1 Amp. s. c.
- Laurocerasus D 1 (D 3), 3 × 8 Tropfen
- Cinis Glechomatis* D 3, 2 × 1 Mokkalöffel (entspricht etwa ½ Teelöffel)
- Heileurythmie oder Musiktherapie

9.5 Atopische Dermatitis (Neurodermitis)

Selbstzerstörerischer Aspekt Eine der schwierigsten, das Menschsein besonders attackierenden Erkrankungen ist die Neurodermitis. Oft schon in frühester Kindheit beginnend, kann sie lebenslang bestehen bleiben und dem Erkrankten einerseits mit der quälenden subjektiven Symptomatik, vor allem dem Juckreiz, andererseits mit der Verunstaltung der Haut und der ganzen damit verbundenen physischen und psychischen Belastung zusetzen. Bei der genetisch determinierten allergischen Überempfindlichkeitsreaktion, der **Atopie,** hat ein Erkrankter nach der heutigen medizinischen Auffassung keine Heilungschance, es sei denn, es käme zu der äußerst seltenen Spontanheilung. Ansonsten beschränkt sich die gesamte Therapie auf symptomatische Maßnahmen, wobei insbesondere Glukokortikoide eine führende Rolle spielen. Die Phänomene der Haut zeigen, dass die sklerosierende Seite dominiert, alle entzündlichen Vorgänge sind eher Reaktion. Das führende Symptom ist der Juckreiz, der die Erkrankten oft zum selbstzerstörerischen Kratzen reizt, das auch zu blutenden Wunden führt.

Ablehnung des eigenen Leibes In der Begegnung mit vielen solcher Patienten ist die Frage immer drängender geworden, was denn die eigentliche Ursache der Neurodermitis ist. Eine endgültige Antwort steht aus, aber die Suche nach ihr weist in die Richtung, dass eine tiefe seelische Wurzel bei dieser Erkrankung der **Ekel** ist. Er richtet sich offensichtlich gegen den eigenen Leib, wobei der Leser an dieser Stelle erinnert werden soll, dass dieser „eigene“ Leib eben gerade ein Fremder ist, weil er in allen seinen Qualitäten primär von den Eltern stammt und erst in den mühsamen Entwicklungsschritten von 2–3 Jahrzehnten zu dem wirklich eigenen gemacht werden muss. In der **Pubertät** tritt im Seelischen eine ganz natürliche Opposition gegenüber allen Bedingungen (Eltern, Vorfahren, Lehrer) auf, die für das Leben bisher Voraussetzungen schufen. Jetzt will sich der Mensch im Zuge seiner **Individualisation** „auf die eigenen Füße“ stellen. Das führt fast immer leiblich zu einem erneuten Gestaltwandel. Wendet sich diese (innere) Opposition schon viel früher, nun in ungesunder und nicht förderlicher Weise gegen den Erbleib, tritt die Krankheit der Neurodermitis auf. Inwieweit hier bereits vorgeburtliche Einflüsse maßgeblich sind, was das häufig schon sehr frühe Auftreten (manchmal bereits im ersten Lebensjahr) verständlich machen könnte, sei dahingestellt, obwohl es der eigenen Überzeugung entspricht, dass solche aus der vorgeburtlichen Entwicklung stammenden Einflüsse mitwirken. Diese einer Neurodermitis einwohnende heftige Ablehnung des Leibes macht auch die bei eigentlich jedem Patienten erlebte Tendenz zur Selbstzerstörung in der bereits erwähnten Form des zerstörenden Kratzens verständlich.

Störung des Tastsinns Schaut man nun noch auf die bei anderen Erkrankungen bereits geschilderte Situation einer gestörten Sinnesfunktion, so wird bei der Neurodermitis der Blick auf den Tastsinn (S. 72) als eigentliches Störfeld gelenkt. Dieser gehört als Ergebnis der geisteswissenschaftlichen Forschung Steiners zu den fünf leibzugewandten Sinnen, zu denen auch noch Geruchssinn, Gleichgewichtssinn, Eigenbewegungssinn und der Lebenssinn zählen. Der Tastsinn umfasst mehr als das, was üblichermaßen im Tasten verstanden wird. Das Tasten als Aktion ist eigentlich allen Sinnesorganen bzw. den durch sie vermittelten Sinnesfunktionen und -tätigkeiten eigen. Der Tastsinn ist ein ganz tief innerer, **dem Bewusstsein weitgehend entzogener** Sinn, den wir auch **Seins-Sinn** nennen könnten. Er vermittelt dem Ich die Wahrnehmung, wie sein Leib an die übrige Welt angrenzt. Damit vermittelt er zugleich die eigene **Leibwahrnehmung.** Er hat also viel mit dem zu tun, was heute psychologisch **Identifikation** genannt wird. Die gestörte Funktion, sich gegenüber der Welt abzugrenzen, sich in dem Leibe als ein Selbst zu erleben, dabei aber um dessen instrumentalen Charakter zu wissen, lässt ein wesentlich erweitertes Verständnis für die Neurodermitis entstehen. Und sie hat selbstverständlich therapeutische Konsequenzen.

9.5.1 Therapeutische Hinweise

Aus der vorangestellten fragenden Haltung nach der eigentlichen Ursache der Neurodermitis muss jeder therapeutische Weg darin kulminieren, den Erkrankten mit sich selbst und seinem Schicksal zu versöhnen, ihn mit seinem Erbleib und den Lebensbedingungen seiner Abstammung in Übereinstimmung zu bringen. Das begründet auch die in anderen therapeutischen Konzeptionen häufig angebotene **Psychotherapie.** In unserer Therapie treten an diese Stelle einmal mehr die **Heileurythmie** und die **Künstlerischen Therapien,** von denen jede einzelne dem an Neurodermitis Erkrankten auf seinem Wege zur Heilung helfen kann. Dass zugleich je nach Alter des Patienten eine begleitende Gesprächstherapie erfolgt, die den Blick auf die eigene Biografie lenkt, kann als selbstverständlich bezeichnet werden.

Typische Arzneimittel

Medikamentös müssen vor allem die Wärme-, Luft- und Lichtorganisation ergriffen und aktiviert werden. Jeder entzündliche Schub sollte unbedingt aufgegriffen und nicht bekämpft werden. Wir haben verschiedentlich schwere septische, an der Haut pustulöse Verläufe erlebt und diese weder durch Glukokortikoide noch Antibiotika abgebrochen, sondern über die entsprechende begleitende Therapie sich so weit auswirken lassen, dass die in jeder Entzündung liegende Wandlung und Verjüngung auch eintreten konnte. Dass das im einzelnen Falle von Patient und Therapeuten viel Mut, Durchhaltevermögen und Geduld erforderte, kann wohl jeder nachvollziehen.

Wesentliche Arzneimittel bei einer solchen Situation sind **Erysidoron 1 und 2** (Kap. 14.7), im stündlichen Wechsel 8 Tropfen bzw. 1 Tablette, **Argentum met. praep. D 30** 1–2 × täglich subkutan an den Oberarmen injiziert und äußerlich immer wieder frisch erneuerte kühlende Umschläge mit verdünnter **Calendulaessenz.** Am häufigsten dominiert aber das trockene, zur Verhärtung tendierende Ekzem, das erst in die Entzündlichkeit gebracht werden muss. Das wichtigste Mittel hierzu ist **Sulfur** in der speziellen pharmazeutischen Präparation als **Equisetum cum Sulfure tostum*** (Kap. 14.8.5). Wir beginnen mit 3 × 8 Tropfen D 15, und steigern im Abstand von einer Woche, manchmal auch nur von wenigen Tagen über D 12, D 10 bis D 8. Letzteres kann dann insgesamt 4 Wochen gegeben werden.

Als Konstitutionsmittel für die Haut injizieren wir zunächst täglich, später 3 × wöchentlich subkutan **Quarz D 10,** zu Beginn evtl. auch intravenös.

Der Wärmeorganismus wird spezifisch durch **Viscum album** angeregt, wir bevorzugen Iscucin-Präparate, im speziellen Falle der Neurodermitis Iscucin Betulae Potenzreihe I, wobei die Injektionen streng in der Reihenfolge von Stärke A bis Stärke D durchgeführt werden, nie häufiger als 2 × wöchentlich. Dabei können Temperaturerhöhungen auftreten, die der typische Neurodermitis-Kranke als unangenehm erlebt. Er muss aber lernen, die leibliche Wärme zu schätzen.

Außerdem erhalten die Patienten innerlich vor den Mahlzeiten ein Bittermittel, zum Beispiel **Absinth D 1 /Resina Laricis D 3** 3 × 5 Tropfen oder auch vormittags 1–2 Tassen **Wermuttee.**

Hautpflege Wesentlich ist die Hautpflege, wobei pflegende, rückfettende Öle in Form von Öldispersionsbädern oder direkt auf die Haut aufgetragen angewandt werden. Sehr bewährt hat sich das ursprünglich zur Kinderpflege entwickelte **Calendulaöl,** aber auch **Neutralfette** sind zur reinen Hautpflege sehr geeignet (z. B. Eucerin pH5).

Andere Mittel, die je nach Symptomatik und Konstitution zur Anwendung kommen, sind **Renes-Cuprum, Conchae,** intravenöse Injektionen von **Calcium /Quercus** und evtl. auch **Phosphor.**

Glukokortikoide Die systemische oder topische Gabe von Glukokortikoiden sollte auf den extremen **Notfall** beschränkt bleiben, da sie die sklerosierende Krankheitstendenz eindeutig verstärkt und den Kranken insofern tiefer in seine Krankheit stößt, auch wenn die schwer gestörte Befindlichkeit häufig rasche Linderung erfährt. Jeder Neurodermitis-Kranke weiß aber, dass dieser Effekt nicht anhält und er immer abhängiger von den kortisonhaltigen Salben wird.

Juckreiz Schließlich noch ein Wort zum Juckreiz. Er ist ein ganz eigentümliches Symptom auch anderer Erkrankungen. Er kann z. B. im Alter ganz für sich ohne organisch erkennbare Ursache auftreten (seniler Pruritus). Er hat auch dadurch eine eigenartige Komponente, da er „ansteckend" wirkt. Juckt es an einer bestimmten Stelle und man kratzt sich, tritt ein neuer Juckreiz an einer anderen Stelle auf usw. Spricht ein Mensch über Juckreiz oder z. B. über Juckreiz auslösende Faktoren, muss sich der Zuhörende kratzen. Und eigentlich wird der Juckreiz immer erst dann gelöscht, wenn er durch das Kratzen in Schmerz übergeht. Die solcherart angeschaute Phänomenologie des Juckreizes kann nachdenklich stimmen, wenn man sie unter den ganzheitlich-menschenkundlichen Gesichtspunkten der Anthroposophie erlebt.

Der Juckreiz ist therapeutisch ausgesprochen schwer zu beeinflussen. Bewährt hat sich eine rhythmische Therapie mit **Arsenicum album,** beginnend mit einer Hochpotenz D 30, 3 × 8 Tropfen täglich eine Woche, dann je eine weitere Woche D 15, D 10 und schließlich D 6. Bei gutem Ansprechen kann dann noch einmal wochenweise der Rhythmus in umgekehrter Reihenfolge bis D 30 fortgeführt werden.

Wichtig erscheint immer eine unterstützende Therapie der gallebildenden Funktion der Leber, z. B. mit **Choleodoron** 3 × 8 Tropfen nach den Mahlzeiten oder **Chelidonium Ferro cultum Rh D 3,** 3 × 5 Tropfen vor den Mahlzeiten.

Auch die Lebereinreibung mit **Ferrum met. 0,4 % Salbe** 2 × wöchentlich hat sich bewährt.

Therapeutisches Ziel aber bei der Neurodermitis bleibt es, den Juckreiz allmählich durch die kausale Therapie so verschwinden zu lassen, dass eine nur symptomatische Therapie unnötig wird.

Ergänzende typische Therapie

- Equisetum cum Sulfure tostum* D 15 3 × 8 Tropfen, je nach einer Woche D 12, D 10, D 8 – für vier Wochen
- Absinth D 1/Resina Laricis D 3 aa 3 × 8 Tropfen (alternativ 1–2 Tassen Wermuttee am Vormittag)
- Injektionen subkutan 2 × wöchentlich in gesunde Haut
  - Iscucin Betulae Potenzreihe I (von Stärke A–D)
  - Quarz D 10 3 × wöchentlich an anderen Tagen
- Beim Juckreiz:
  - Arsenicum album D 30 3 × 8 Tropfen, je nach einer Woche D 15, D 10, D 6 (evtl. noch in umgekehrter Reihenfolge je eine Woche anschließen D 6, D 10, D 15, D 30)
  - Choleodoron oder Chelidonium Ferro cultum Rh D 3 3 × 8 Tropfen
  - äußerlich Ferrum met 0,4 % Salbe als Leber-Organeinreibung
- Bei entzündlich-pustulösem Schub:
  - Erysidoron 1 und 2 im stündlichen Wechsel 8 Tropfen bzw. 1 Tablette
  - 1–2 × täglich eine subkutane Injektion von Argentum met. praep. D 30 ca. 16 und 20 Uhr in gesunde Haut
- Öldispersionsbäder und Auftragen neutraler, rückfettender Salben
- Künstlerische Therapie, Gesprächstherapie („Biografiearbeit")

10 Zur Frage der Autoaggressionskrankheiten

10.1 Übergreifende Aspekte

Selbstzerstörerische Tendenz der Aggression Aus der Sicht einer anthroposophisch ergänzten Medizin kann man sich zunächst fragen, ob der Begriff der Autoaggressionskrankheit überhaupt berechtigt ist, ob eine solche Krankheitsgruppe tatsächlich existiert.

Dieses Thema scheint in der heutigen Medizin fast ein wenig zur Modeerscheinung geworden zu sein, da alle Krankheiten mit **immunologischen Phänomenen** und **chronischem Verlauf** in diese Gruppe eingeordnet werden, insbesondere wenn sonst keine gängige Theorie über ihre ursächliche Entstehung existiert. Nun bezeichnet Aggression eine **seelische Tätigkeit,** die sicher jeder in sich selber erlebt hat und damit kennt. Sie hat einen zerstörerischen Charakter, der sich zwar scheinbar nach außen wendet, aber in seinen Folgen auf sich selber zurückwirkt. In dieser selbstzerstörerischen Tendenz ist der Ausdruck der Autoaggression wahrscheinlich richtig gewählt. Auffallen kann dabei, dass sich einmal mehr die naturwissenschaftliche Medizin einer psychologischen Terminologie bedient.

Denn bei einer streng mechanistischen Auffassung der Vorgänge im Leib passt eine solche Benennung natürlich nicht. Nirgendwo in der Welt von Maschinen oder Automaten findet sich Selbstzerstörung oder eben Autoaggression. Es sei denn, ein solcher Vorgang wurde von vorneherein programmiert, um die Lebensdauer kurz zu halten!

Selbstzerstörung des Leibes Nun haben wir das der geisteswissenschaftlichen Forschung entstammende Phänomen kennen gelernt, dass der Mensch nur dadurch **Bewusstseinsbildung** vollziehen kann, dass sein Geistiges (Ich) den leiblichen Organismus **zerstört** **(S. 54)**. Diesen mit der Bewusstseinsbildung zusammenhängenden Abbauvorgängen stellen sich im Schlaf die dann überwiegenden **Regenerationskräfte** als Aufbautätigkeiten entgegen und schaffen den notwendigen, gesundenden Ausgleich.

> **Merke**
> **Die Selbstzerstörung im Leiblichen, intendiert vom Ich, ist also bereits physiologischer Prozess, der aber weitgehend unbemerkt bleibt, weil ihn ein ständiger Selbstheilungsprozess ausgleicht.**

Wir finden diese physiologische Seite auch in den Abbautätigkeiten wieder, die in der zellulären Ebene als Verjüngung oder Regeneration gegenüber den physiologischen Altersvorgängen existiert. Wir sprechen im Allgemeinen von der „Zellmauserung", womit der Abbau alternder Zellen und ihr Ersatz durch jugendliche Zellen gemeint ist. Diese Zellregeneration geschieht ein Leben lang, wobei ein gewisser Überschuss in der Jugend vorhanden ist und der Vorgang gegen das Alter zu immer langsamer verläuft. Auch dieser Zellabbau wird physiologischerseits vom Organismus selbst vollzogen und kann in Übertragung durchaus als Selbstzerstörung oder Autoaggression bezeichnet werden. Der Übergang zu einer Krankheit ist somit fließend oder: Krankheit erweist sich erneut als ein **zur Einseitigkeit verlagerter,** an sich physiologischer Prozess. Wir kennen Krankheiten, bei denen der Organismus sich scheinbar selber zerstört. In der Besonderheit der fulminanten Hepatitis (S. 217) existiert ein solches Beispiel einer Organzerstörung, die der Organismus vollzieht, um die Fremdnatur der virusbefallenen Leber zu überwinden, auch wenn er sich dabei seine Lebensgrundlage nimmt. Bei der Allergie kennen wir dieses Extrem in der Anaphylaxie und auch für die Krebskrankheit werden wir noch sehen, dass solche Phänomene der Selbstzerstörung des Leibes auftreten können.

Autoaggressionskrankheiten im engeren Sinne Für die im engeren Sinne als Autoaggressionskrankheiten bezeichneten Erkrankungen wie z. B. die primär-biliäre Leberzirrhose, den viszeralen Lupus erythematodes, bestimmte autoimmune Nephritiden, die autoimmune Hepatitis und schließlich die immer häufiger zu beobachtenden Autoimmunthyreoitiden liegt eine ganz besondere menschenkundliche Tatsache vor. Diese soll hier zunächst als eine Arbeitshypothese vorgestellt werden, da noch viele offene Fragen und damit Forschungsbedarf existieren, sodass von einer absolut gesicherten oder fertigen Vorstellung nicht gesprochen werden soll.

Entwicklung von Leib, Seele und Geist In der Schilderung der Entwicklung von Leib, Seele und Geist wurde gezeigt, dass in der Rhythmik der Jahrsiebte zunächst die durch die **Erbgesetzmäßigkeit** vorgegebene **viergliedrige Leibesorganisation** in großen Schritten individualisiert wird (Kap. 3.1.1). Es wurde auch darauf hingewiesen, dass diese Individualisierung heute meistens nicht vollkommen gelingt und insofern vom Erbleib in seinen verschiedenen Schichten „Reste" zurückbleiben. Solche Reste müssen in Zukunft als besondere mögliche **Krankheitsherde** studiert werden. Es wurde weiterhin geschildert, dass das Ich nach dem 21. Lebensjahr in zeitlich rückläufiger Bewegung Empfindungs-, Lebens- und Stoffleib erneut durchdringt und zum einen die drei Seelenglieder durch diese Tätigkeit individuell gestaltet, zum anderen aber noch einmal neu mit der Individualisierung der Leibesglieder selbst beschäftigt ist. Dabei muss es auf die genannten Reste in den verschiedenen Leibesgliedern stoßen und wird je nach seiner eigenen Kraft und individuell-persönlichen Prägung versuchen, sich auch diese Reste noch zu Eigen zu machen. Da es sich aber um fertig gebildete Organstrukturen handelt, die längst nicht mehr so plastizierbar sind wie in Kindheit und Jugend, führt dieser Vorgang zur gesamten Symptomatologie, die wir als **organzerstörende Tendenz** bei Autoaggressionskrankheiten kennen.

Merke

Nur ist im strengen Sinne diese organzerstörende Tätigkeit gar nicht gegen sich selbst, sondern gegen aus der Vererbung stammende Reste gerichtet.

Geistig-seelischer Anteil Bedenkt man einmal, mit welcher Kraft und Wucht die Immunität des Organismus sich gegenüber der Fremdnatur transplantierter Organe wehrt, so kann man die gleiche Dramatik bei der Bekämpfung solcher aus der Erbgesetzmäßigkeit stammender organischer Reste in den Autoimmunkrankheiten erleben. Die Aggression richtet sich – psychologisch gesprochen – **gegen die Eltern und Vor-Eltern,** sie stammt aus der Individualität. Dieser geistig-seelische Anteil der Autoimmunkrankheiten spiegelt sich auch in den **psychischen Auffälligkeiten** wider, die bei jedem Patienten mit einer solchen Krankheit beobachtbar sind. Es wurde deshalb auch immer wieder versucht, Anteile dieser Krankheiten durch psychotherapeutische Konzepte zu beeinflussen. Vielleicht gelingt es zukünftig, aus einer Synthese naturwissenschaftlicher und intuitiver Forschung gerade anhand der Symptomatologie von bestimmten organischen Autoimmunkrankheiten zu erkennen, welche Organe das seelisch-geistige Leben im Leibe für seine je spezielle Äußerung nutzt. Ziel einer solchen Forschung wäre die Beschreibung einer **organbezogenen Psychologie.** Vieles hierzu wurde in den Zeiten der von großen ärztlichen Persönlichkeiten geprägten klinischen Medizin der ersten beiden Drittel des 20. Jahrhunderts geleistet, vieles davon ist aber auch in der weiteren Entwicklung einer immer mehr von Technik dominierten Medizin verloren gegangen. Denn die hier gemeinte Forschung braucht als Instrument den Menschen selbst, sei es als Arzt, Therapeut oder Psychologe.

Merke

Gemeinsam ist den an einer Autoimmunkrankheit Erkrankten, dass sie sich in einem Lebensabschnitt, in welchem die eigene Persönlichkeit fertig entwickelt ist oder sein sollte, gegen ihre Abstammung wehren, insofern diese sie aus den leiblichen Bedingungen heraus je nach organischem Ort dominiert oder bedrängt. Dabei muss klar sein, dass der Leib in sich stoffliche, lebendige, empfindende (seelische) und bewusstseinsbildende (geistige) Anteile hat.

Wurzeln der Autoimmunkrankheit Je nach Dominanz eines dieser Leibesglieder wird die Autoaggression dadurch bestimmt und in ihrer Symptomatologie gefärbt. Es ist also für das Verständnis einer Autoimmunkrankheit wichtig zu erkennen, ob die Wurzeln aus dem ersten, zweiten oder dritten Jahrsiebt stammen, die Reste also mehr dem

Stoffleib, dem Lebensleib oder dem Empfindungs-Seelenleib angehören.

Noch einmal sei betont, dass hier Fragen aufgeworfen werden. Die Grundtatsache, dass Autoimmunkrankheiten die Auseinandersetzung der **Individualität und Persönlichkeit** (in der Doppelnatur des Ich) mit den **Erbbedingungen der Abstammung** von Eltern und Vor-Eltern spiegeln, ist dem Autor innere Überzeugung. Die sich daraus ableitenden vielfältigen Fragestellungen der Differenzierung sind dagegen offener und wurden als Fragestellungen zukünftiger Forschung nach naturwissenschaftlicher und geisteswissenschaftlicher Methode bezeichnet.

Merke

Man wird also für die klassischen Autoaggressionskrankheiten therapeutische Wege finden müssen, die das individuelle Ich in seinem Bemühen, allüberall im Organismus wirklicher Herrscher zu sein, unterstützt und zugleich die organzerstörende Tätigkeit desselben so metamorphosiert, dass das Erbmäßige im Sinne der Verwandlung und nicht bloßer Zerstörung überwunden wird.

10.2 Therapeutische Hinweise

10.2.1 Etablierte Therapie

Es wird nicht verwundern, dass zu der Aufgabenstellung einer anthroposophisch ergänzten Medizin mehr und mehr auch die Behandlung von Autoimmunkrankheiten gehört. Das Konzept der naturwissenschaftlich orientierten Medizin unserer Zeit sieht für diese Krankheitsbilder die Immunsuppression vor, wobei vor allem Glukokortikoide und bestimmte Zytostatika eingesetzt werden. Wenn der Leser der Darstellung einer möglichen tieferen Ursache von Autoimmunkrankheiten folgen konnte, so wird er einsehen, dass hier eine grundsätzlich falsche Konzeption vorliegt. Die Immunsuppression **hindert das Ich** an seiner die leiblichen Strukturen individualisierenden und damit verwandelnden Tätigkeit. Die Reste bleiben bestehen und werden in Zukunft von der Tätigkeit des Ich nicht mehr erreicht und durchdrungen. Es entstehen Fremdinseln im Organismus. Was durch solche nicht veränderten Reste an **neuer Krankheitsdisposition** entsteht, wie viele davon Ursachen späterer Karzinomkrankheit sind, kann zwar heute noch überhaupt nicht beantwortet werden, muss aber gerade deshalb Fragestellung werden. Denn in den meisten Menschen werden solche Reste existieren, ohne dass das Ich stark und aktiv genug ist, sie in einem zweiten Schritt in der geschilderten Weise aufzuarbeiten.

Merke

In der Autoaggressionskrankheit steckt gerade die Nuance, dass ein Ich diese Verwandlungstätigkeit will, wenn sie dann auch in einer pathologischen Form in Erscheinung tritt und helfende Therapie braucht.

Ein Ich an dieser Tätigkeit zu hindern, wie es durch die Immunsuppression geschieht, stürzt den Erkrankten in neue Probleme, in Zweiterkrankungen, und schafft möglicherweise sogar Voraussetzungen für Neoplasien.

10.2.2 Kurzfristiger Einsatz von Immunsuppressiva

Nun ist es im Allgemeinen außerordentlich schwierig, die oft sehr intensiven und rasch organzerstörenden Immunvorgänge so aufzuhalten und dann zu steuern, dass die Progression der Erkrankung erst einmal zum Stillstand kommt. Gerade wenn solche Erkrankten erst in späteren Stadien zur Therapie kommen und sie bereits immunsuppressive Therapiekonzepte in ihrer Vorgeschichte hatten, gestaltet sich der eigene therapeutische Ansatz oft recht schwierig. Im Übergang wird es immer wieder einmal notwendig sein, die Bremsfunktion der Immunsuppression einzusetzen. Wie schon im Kapitel über die chronisch entzündlichen (sklerosierenden) Darmkrankheiten erwähnt, kann der kurzfristige Einsatz von Immunsuppressiva notwendig sein, um die für eine Therapie nach Gesichtspunkten einer anthroposophisch ergänzten Medizin notwendige Zeit zu gewinnen. Denn dass eine solche Therapie keine Sofortwirkungen erzielt, sondern ein therapeutischer Weg ist, wird bei der Fragestellung jedem verständlich sein.

10.2.3 Typische Arzneimittel

Hauptmittel **Drei Natursubstanzen** bestimmen als Hauptmittel unsere Therapie der Autoimmunkrankheiten, ohne Unterschied der jeweiligen organischen Betroffenheit: **Phosphor, Quarz** und die **Mistel.** Jedes dieser Mittel ist in seiner Wesensnatur, d. h. dem schöpferischen Bildeprinzip, dem es entstammt, im Teil III ausführlicher dargestellt. Hier sei der mehr praktische Aspekt genannt.

Phosphor: Phosphor wird je nach Alter des Patienten in eher niedriger Potenz verordnet, z. B.: Phosphor D 5–D 8, im Allgemeinen morgens 5–8 Tropfen.

Quarz: Quarz geben wir entweder in seiner reinen Form, z. B. als Injektionen subkutan von Quarz D 10–D 20, oder in der speziellen pharmazeutischen Zubereitung mit Eisen und Schwefel als **Kephalodoron** 0,1 % oder **Ferrum-Quarz D 12,** innerlich bzw. als Injektion, oder schließlich in der speziellen Form natürlicher Bindung an Metalle wie **Nontronit** (Eisensilikat), **Arandisit** (Zinnsilikat) oder **Barysilit*** (Bleisilikat). Durch das jeweilige Metall kann eine Organbeziehung noch betont werden. Innerlich werden die genannten Silikate in eher niedriger Potenz D 6–D 8, als Injektion eher in hoher Potenz D 15–D 30 gegeben. Die Dauer der Therapie und die Häufigkeit der Verordnung (täglich, 2–3 × wöchentlich usw.) bestimmen sich durch die Intensität der Aggression der Krankheit und der je individuellen Situation des Erkrankten.

Mistel: Die Mistel schließlich verwenden wir in der speziellen Zubereitung, die für die Karzinomtherapie entwickelt wurde, wobei wir für die Autoimmunkrankheiten die potenzierten Präparate Iscucin und Abnobaviscum bevorzugen. Vor allem Ersteres hat sich durch die starke Wirkung auf den Wärmeorganismus, der wiederum Träger der Ich-Tätigkeit im Leiblichen ist, besonders bewährt. Hier kann sowohl die jeweilige Besonderheit der Persönlichkeit des Erkrankten als auch die organische Betroffenheit durch die Wahl des Wirtsbaumes berücksichtigt werden. Man lese dazu auch die ausführlicheren Darstellungen in Teil III (Kap. 14.10). Die Häufigkeit der Injektionen sollte 1–2 × wöchentlich nicht überschreiten, wobei wir auch möglichst bald Pausen anstreben, sodass nach einer gewissen Stabilisierung des Krankheitsbildes z. B. die Misteltherapie jeweils 4 Wochen durchgeführt wird und dann wiederum 4 Wochen pausiert.

Weiteres Grundkonzept Weiteres Grundkonzept ist eine langfristige Behandlung mit Heileurythmie und/oder künstlerischer Therapie, und schließlich wiederum eine biografische Aufarbeitung durch das Gespräch, wobei vor allem das Verhältnis zur Familie, im Speziellen zu den Eltern, eine zentrale Bedeutung hat.

Behandlung der Organkrankheiten Für die verschiedenen Organkrankheiten setzen wir unterschiedliche Arzneimittel zusätzlich ein.

Ergänzende typische Therapie

Basistherapie von Autoimmunkrankheiten, die je nach Organbetroffenheit ergänzt und modifiziert wird

- Phosphor D 5 (D 8) morgens und mittags je 5 Tropfen
- Quarz D 20 2 × wöchentlich als subkutane Injektion
- oder als Kephalodoron 0,1 %, 2 × 2 Tabletten bzw. Ferrum-Quarz D 12 als Injektion, evtl. i. v.
- Iscucin Potenzreihe I oder Abnobaviscum D 10–D 20, Wirtsbaum je nach Organbetroffenheit, 1–2 × wöchentlich als subkutane Injektion
- Künstlerische Therapien, Gesprächstherapie („Biografiearbeit“)

10.3 Autoimmunthyreoitiden (Hashimoto-Thyreoiditis, Morbus Basedow)

Die beiden wesentlichen Erkrankungen der Schilddrüse außer Karzinom und einer blanden Struma werden heute den Autoimmunkrankheiten zugeordnet und wegen der (reaktiven!) Entzündungsphänomene auch als Thyreoiditis bezeichnet. Ein zusammenfassender Begriff ist auch „Immunthyreopathien“, weil die gestörte Funktion und das autoimmune Krankheitsgeschehen im Vordergrund stehen. Vor allem die Hashimoto-Thyreoiditis scheint in den letzten Jahrzehnten enorm zugenommen zu haben. Beide Krankheiten weisen sich durch eine Überfunktion aus, die beim Hashimoto allerdings nicht obligatorisch ist und im Verlauf immer stärker in die Unterfunktion übergeht. Die diagnostische Unterscheidung in den Frühstadien erfolgt am zuverlässigsten über das Antikörpermuster (Schwerpunkt beim Morbus Basedow sind TSH-Rezeptor-Antikörper; bei Hashimoto-Thyreoiditis Thyreoglobulin-Antikörper. Mikrosomale Antikörper finden sich hochtitrig bei beiden Erkrankungen.)

10.3.1 Schilddrüse – Organ der Emotionalität

Seelische Emotionalität Im Verständnis der anthroposophischen Menschenkunde ist eine wesentliche Aufgabe der Schilddrüse, der Seele die ihr innewohnende Emotionalität (S. 57) zu spiegeln und bewusst zu machen. Entsprechende **emotionale Symptome** finden wir sowohl bei der Über- als auch der Unterfunktion. Dabei spielen

- Spontanität,
- Beweglichkeit und die
- Farbigkeit der Empfindungen

eine große Rolle. Hier finden wesentliche Interaktionen mit anderen Organen statt, am stärksten mit der **Nierenorganisation,** die das Zentralorgan für den Astralleib (Empfindungsleib und Empfindungsseele) ist. Ein wesentliches Element ist der **Antrieb,** der sich in der Überfunktion „verbrennt", in der Unterfunktion bis zur Lethargie verkommt. Im Leiblichen sorgt die Schilddrüse für die Devitalisierung aller von außen aufgenommenen Stoffe, die sie bis zur mineralischen Stufe „verbrennt", sodass bildhaft auch von einer Aschebildung gesprochen werden kann. Nur ist diese nicht Schlacke, sondern eher „Samen", d. h. Träger einer umfassenden Werdepotenz, aus der Neues gebildet wird. Ein altes Bild hierfür ist der Phönix, der sich aus der Asche erhebt. Die Schilddrüse ist also für alle Regenerationsprozesse mitverantwortlich. Das zeigt sich negativ eindrucksvoll in der katabolen Situation beim Morbus Basedow, im Myxödem bei der Hypothyreose. Der eigentliche Stoffaufbau erfolgt durch andere Organe, die Aufgabe der Schilddrüse hat vorbereitenden Charakter. Hier zeigt sich auch ein Zusammenwirken mit der **Verdauung im Darm,** was wieder durch die Symptomatik von heftigen **Durchfällen** (Morbus Basedow) oder **Obstipation** (Myxödem) bestätigt wird.

Über- und Unterfunktion

Entwicklung der eigenen Emotionalität Wenn man zum Verständnis der Ätiologie das grundsätzlich zu den Autoimmunkrankheiten Dargestellte voraussetzt, ist die spezifische Ursache für die Immunthyreopathien eine nicht zur eigenen Individualität entwickelte Emotionalität. Alle Therapie muss hier ihren Ausgang nehmen, um ganz individuell die Frage zu beantworten, was an Hinderungen in den ersten drei Jahrsiebten der nun zutage tretenden Krankheit den Weg bereitete. In der Bearbeitung, im Verlaufe dann Akzeptanz und schließlich Überwindung oder Verwandlung liegt die Möglichkeit zur wirklichen Heilung. Das setzt natürlich voraus, dass das Organ noch ausreichend Funktion in sich trägt und nicht im „ausgebrannt"-manifesten Stadium zur Behandlung kommt.

Morbus Basedow Beim Morbus Basedow ist kausal die **Empfindungsseele** getroffen, bei der Hashimoto-Thyreoiditis der Lebensbereich oder Ätherleib des Organs, im Besonderen der so empfindsame Empfindungsleib (S. 50). Von der leiblichen Zerstörungsintensität ist also die Hashimoto-Thyreoiditis tiefer eingedrungen und schwerer zu heilen als der Morbus Basedow, was auch der praktischärztlichen Erfahrung entspricht. Die enorme Intensität der leiblichen und seelischen Symptomatik beim Morbus Basedow entspricht ganz dem Wesen der Empfindungsseele, eines der Hauptsymptome ist ihre besondere Beziehung zum Herzen (Tachykardie). Das Auge glänzt, das Organ schwillt (Exophthalmus und Struma). An dieser Trias wurde der Morbus Basedow klinisch diagnostiziert. Im tendenziellen Verbrennen des Leibes (Katabolie) zeigt die Empfindungsseele ihre Lust, sich in die fernen Gefilde des Geistigen (Himmel) zu erheben und alle Erdenschwere zu verlieren. Ein Extrem gestaltet sich dann in der **thyreotoxischen Krise,** die durchaus lebensbedrohende Züge hat.

Hashimoto-Thyreoiditis In der Unterfunktion der Hashimoto-Thyreoiditis dagegen wird die Seele von der Erdenschwere überwältigt, statt Stoffaufbau geschieht **Ablagerung,** der Geist kann sich über die **Sprache** nur schwer verständlich machen („äußern"), sie wird kloßig und rau. Das Vollbild des Myxödems zeigt die polare Tendenz zum Morbus Basedow, das wir allerdings kaum noch wahrnehmen, weil längst substituiert wird. Da muss man schon in alte Lehrbücher schauen, um zu verstehen, welche Tendenzen vorliegen, die auch im Feineren durch die Substitution von Thyroxin nicht ganz eliminiert werden können.

10.3.2 Therapeutische Hinweise

Typische Arzneimittel

Die drei Grundmittel für die medikamentöse Therapie von Autoimmunkrankheiten gelten auch hier und für beide Ausgestaltungen der Immunthyreopathien gleichermaßen, sollen sie doch das gleiche Organ erreichen. Für die potenzierte Mistel kann neben der grundsätzlich genannten Lindenmistel (*Viscum Tiliae*) spezifisch die Mandelmistel (*Viscum Amygdali*) empfohlen werden, die es nur von Abnobaviscum als Fertigarzneimittel gibt.

Wieder ist eine direkte Kombination mit einem Metall möglich, und zwar **Cuprum met. praep. D 8*** oder auch **Melissa Cupro culta Rh D 2.** Phosphor werden wir nicht in seiner mineralischen Form verordnen, weil er in seiner Intensität den Organismus überfordern könnte, sondern in phosphorigen Pflanzen, z. B. dem Johanniskraut in einer besonderen Herstellungsart mit Gold als **Hypericum Auro cultum Rh D 3** oder auch anderen ätherisch ölbildenden Pflanzen, z. B. die schon erwähnte Melisse oder Lavendel. Für Kiesel gilt das übergreifend Dargestellte (Kap. 14.8.2).

Besonderheiten beim Morbus Basedow Wollen wir auf die Tendenz zur Verbrennung oder auch seelischen Zerstäubung bei der Überfunktion wirken, ist das Grundmittel **Cuprit** (nat. Kupferoxid). Steiner begründet dessen Wirkung durch Intensivierung der Ich-Organisation, die damit den „zügellosen" Astralleib wieder in ihre Herrschaft nimmt, sodass man das Gleichgewicht beider wiederherstellt, wobei ergänzt werden soll, dass das umschrieben in der Schilddrüse geschieht (und nicht irgendwie ganz allgemein im Organismus). Um die Überproduktion der Hormone zu bremsen, hat sich **Lycopus europaeus seu virginicus,** der Wolfstrapp, bewährt. Vor allem bei frühzeitiger Behandlung sind wir damit immer bestens zurechtgekommen und konnten auf synthetische Thyreostatika vom Typ Carbimazol verzichten, scheuen uns aber nicht, diese einzusetzen, wenn es die Symptomatik erfordert. Meist brauchten wir erstaunlich geringe Dosen, die allmählich weiter reduziert und schließlich ganz abgesetzt werden konnten. Natürlich brauchen wir auch beim Morbus Basedow wieder das ganze therapeutische Konzept unter Einschluss von **Diätetik, Pflege- und Künstlerischen Therapien,** doch begnügen wir uns hier mit der Darstellung der medikamentösen Therapie.

> **Merke**
> **Zentral ist das therapeutische Gespräch, welches zur eigentlichen Heilung unerlässlich ist, wie schon kurz angesprochen wurde.**

Besonderheiten bei der Hashimoto-Thyreoiditis Bei Hashimoto gilt es, den Lebenskräftebereich der Schilddrüse von den „vergiftenden" Einflüssen zu tief einbrechender seelisch-geistiger Vorgänge zu befreien. Hier kann die **Rhythmische Einreibung** z. B. als Organeinreibung der Nieren als spezifisch genannt werden sowie aufbauende Bäder, entweder als **Öldispersionsbad** mit Lavendel oder auch als sog. **Nährbad** mit einer Mischung von 1 Liter Milch (möglichst als biologische Vorzugsmilch) mit 1 geschlagenen Ei und dem Saft einer Zitrone auf ein 37–38° warmes Vollbad. Hierfür gibt es nur empirische Aussagen der Wirksamkeit, bei uns hat sich diese Komponente in der Therapie jedoch sehr bewährt.

Auch Salbenauflagen mit **Thyreodoron** (einer Kombination von **Chelidonium Flos D 1 1 g/Colchicum Tuber D 1** 10 g/**Spongia D 1** 10 g) sind ausgesprochen hilfreich. Die Lebenskräfte können durch tierische Stoffe angeregt werden, allerdings nicht betont durch tierische Gifte, da die Schilddrüse schon toxisch affiziert ist. **Apis mellifica** oder **Vespa crabro** in mittlerer bis hoher Potenz 2 × wöchentlich s. c. injiziert ist dennoch möglich. Als Kupfersalz verordnen wir **Chalkosin** (nat. Kupfersulfid), enthalten in Thyreoidea comp. Globuli (Wala). Ergänzt wird das Konzept durch die Heileurythmie, bei der besonders die konsonantische Lautfolge L, M und S geübt wird.

Ergänzende typische Therapie

- Grundsätzlich bei Immunthyreopathien
  - potenzierte Mistelpräparate, z. B. Iscucin Tiliae St. A–D, Abnobaviscum Amygdali D 10–D 6, 2 × wöchentlich s. c. injizieren, evtl. in einer Mischspritze mit Cuprum met. praep. D 8
  - Johanniskraut, z. B. als Hypericum Auro cultum Rh D 3, 3 × 8 Tropfen täglich, oder als Öldispersionsbad (auch Melisse und Lavendel)
  - Quarz D 10 2 × wöchentlich s. c. injizieren (nicht an den Misteltagen)
- Morbus Basedow
  - Cuprit D 3, 3 × 1 Mokkalöffel täglich
  - Lycopus eur. s. virg., z. B. als Thyreogutt oder thyreo-loges (Dosierung nach Symptomatik)
  - therapeutische Sprachgestaltung
- Hashimoto-Thyreoiditis
  - Thyreoidea comp., 3 × 8 Globuli täglich
  - Thyreodoron-Salbenauflagen
  - Organeinreibung (Nieren)
  - Apis mellifica oder Vespa crabro D 15–D 20 2 × wöchentlich s. c. injizieren
  - Heileurythmie, therapeutische Sprachgestaltung

10.4 Systemischer Lupus erythematodes

Zu den tief greifendsten Autoimmunkrankheiten neben der Autoimmunhepatitis rechne ich den Systemischen Lupus erythematodes, kurz Erythematodes genannt. Es ist eine Krankheit junger Frauen, die neunmal häufiger als Männer betroffen sind. Sie geht von Affektionen des Bindegewebes und der Arterien aus und zeigt sich an vielfältigsten organischen Manifestationsorten wie Nieren, Herz, Lunge, Zentralnervensystem (ZNS), Gelenken und auch der Leber, mit einem typischen schmetterlingsförmigen Erythem im Gesicht und rezidivierenden Fieberschüben. Die Blutsenkung kann maximal gesteigert sein, es finden sich antinukleare Antikörper (ANA) und häufig eine Panzytopenie des Blutes. Unterschieden werden eine akute, oft medikamentös induzierte Verlaufsform und eine chronisch-rezidivierende, die durch den schubweisen Verlauf charakterisiert ist. Die Prognose ist problematisch, 30 % versterben in den ersten zehn Jahren nach Diagnosestellung. Bei Nieren- oder ZNS-Manifestation ist die Prognose besonders schlecht.

Es ist die den ganzen Organismus durchgreifende Autoimmunkrankheit, die erleben lässt, dass die Verwandlung der Erbleiblichkeit zum Individualleib viel zu wenig gelungen ist. Sie äußert sich über das Binde- und Stützgewebe, das den ganzen Organismus durchzieht, ihm Halt und Festigkeit gibt, und in seiner mittelnden Funktion ein wesentlicher Ort für die Tätigkeit der Ich-Organisation in seiner Leibgestaltung (Gestaltbildung) ist. Das Gemeinsame lässt auch die jeweilige Beziehung zur Kieselsäure (Quarz) erkennen.

10.4.1 Physiologie der Nierenorganisation

Autoimmunkrankheit der Nierenorganisation Im anthroposophisch-menschenkundlichen Verständnis ist der Erythematodes die Autoimmunkrankheit der Nieren, besser noch der Nierenorganisation, weil neben den paarigen Nieren auch das **ableitende Harnsystem, Harnblase** und letztlich auch die **Nebennieren** hierzu gerechnet werden.

Die Nierenorganisation hat zentrale physiologische Aufgaben für den Gesamtorganismus. Ihre Ausscheidungsfunktion durch die Harnbildung wird dabei im Vordergrund gesehen, inzwischen mehr und mehr auch ihr endokriner Anteil, z. B. im Renin-Angiotensin-System oder in der Bildung von Erythropoetin. Durch die anthroposophische Forschung kommen weitere Elemente ihrer Funktion hinzu, deren Bedeutung unmittelbar einleuchten werden, wenn man sie überhaupt akzeptiert.

Reinigung und innere Lichtbildung In ihrer ätherischen oder Lebensebene vollzieht sich ein geheimnisvoller Vorgang, dessen äußere Seite wir als Rückresorption vor allem von Salzen kennen. Damit verbinden sich jedoch Tätigkeiten, die ungeheuer bedeutsam sind. Zum einen das Element der **Reinigung,** denn die rückresorbierten Substanzen werden von aller organismusfremden Natur befreit und durch Anreicherung körpereigener Lebenskräfte erfrischt. Ein ständiger erfrischender **Lebensstrom** geht mit diesen rückresorbierten Substanzen in den Organismus zurück und kommt allen Organen zugute. Damit verbindet sich noch ein zweites Element. Es wird an gleicher Stelle und mit dem Substanzstrom verbunden von den Nieren „originäres" Licht gebildet (S. 227), zur Verdeutlichung könnte ich auch **Menschenlicht** sagen.

Das eigene Licht Es ist eine Steiners geisteswissenschaftlicher Forschung entstammende Tatsache, dass jeder Mensch ein ganz eigenes Licht bildet, durch das er in die Welt hinein leuchtet. Dieses Licht strahlt in die Augen und kann dem empfindsam Beobachtenden dort auch anschaubar werden („du strahlst so"), es strahlt in das Gedankenleben („ein erhellender Gedanke"), es lichtet uns seelisch auf und kann in der höchsten Stufe erleuchten. Seine Verbindung zum Ätherischen hat Steiner in dem Begriff **Lichtäther** geprägt. Mit ihm verbindet sich auch das leibliche Phänomen der **Leichtekraft,** die ja ganz offensichtlich der physikalisch (physisch) wirkenden Schwerkraft gegenübersteht. Wie anders sollten wir den Körper sonst **im Leben** so leicht empfinden, wo er doch objektiv so schwer ist?

Ausatmung und Ausscheidung Und diese innere Lichtbildung, die als Licht der Außenwelt direkte Beziehung zur **Luft** hat, ist zugleich auch der **„Motor der Ausatmung"** (Steiner). Es gehört zu den Fakten der Physiologie aus naturwissenschaftlicher Forschung, dass eine eigenständige, aktive Ausatmung nicht beschrieben wird. Das Ende der Einatmung wird durch Erschlaffen der Atemmuskulatur zur Ausatmung übergeleitet, die Luft entweicht als passives Geschehen. Jeder kann jedoch an sich unmittelbar wahrnehmen und erleben, wie aktiv und tief von innen die Ausatmung erfolgt. Denken Sie an den Seufzer, an Lachen und Weinen, einfach auch an die Ausatmung im allgemeineren Sinne als totales Loslassen, Entspannen, schließlich auch als Befreiung, wie sie der Asthmakranke erlebt, wenn seine Ausatmung wieder funktioniert. Und denken wir auch an die übergeordnete Bedeutung der Ausatmung als Gesamtgeschehen im Organismus, nicht nur in der Lungenatmung. Wir nennen sie dann **Ausscheidung,** die ja als eine Hauptfunktion unserer Nierenorganisation gesehen wird.

Kreislauf und Ökonomie Lichtbildung verbindet sich also mit Ausscheidung oder Ausatmung, Goethe nennt beides zusammen erfrischend. Und noch ein drittes Element verbindet sich mit dieser lebendigen Nierentätigkeit: sie vollzieht sich in Kreisläufen. **Kreislauf** wird zu einseitig nur für die Blutzirkulation gesehen. Es gibt viel mehr Kreisläufe in unserem Organismus, denen dann innere Aus- und Einscheidung zugrunde liegen. Der bekannteste ist der enterohepatische Kreislauf der Gallensäuren. Weitere betreffen den Speichel, die Schleimbildung der Schleimhäute, die intrastitielle Flüssigkeit. Auch für Hormone wird man diese Funktion entdecken, die sich ja auch an wichtigsten Stellen im Organismus einbringen, ohne sich dabei chemisch zu verändern. Hinter allem verbirgt sich das Gesetz einer **natürlichen Sparsamkeit,** Wertvolles wird immer neu erfrischt und wiederverwendet. Dabei unterscheiden wir endokrine und exokrine Funktionen. Und nur Weniges gelangt wirklich zur endgültigen Ausscheidung und wird nicht rückresorbiert: Stuhl, Harn und Schweiß, in gewissem Maß auch die Tränen, die geweint werden, nicht aber die Tränenflüssigkeit, die das äußere Auge feucht hält.

Wesentliche Funktionen der Nierenorganisation Lichtbildung und damit Leichtekraft, Ausatmung und zugleich Ausscheidung und damit Erfrischung, Kreislauf und Ökonomie im Organismus sind wesentliche leibliche Funktionen der Nierenorganisation im Organismus, die wiederum an allen Orten wirksam sind, über das anatomisch begrenzte Organ hinaus.

Seelische Bedeutung der Nierenorganisation Im Seelischen ist die Nierenorganisation der Ort, wo **Leib und Seele miteinander verbunden** werden. Hier liegt tief im Unterbewusstsein die Empfindungswelt, hier liegt tief verborgen auch der Geruchssinn (S. 73), der uns Außen und Innen begegnen lässt, der den Grund für unser **moralisches Beurteilen** („Gut und Böse") bildet, von dem Steiner sagte, dass er uns das „Einssein mit Gott" vermitteln könne. Hier urständen auch die Seelenkräfte von **Sympathie** (Aneignung) und **Antipathie** (Distanzierung), hier ist eigentlich alles dual geordnet, wie es als Grundfähigkeit (S. 103) der Allergie beschrieben wurde. Und diese Organwelt mit ihren Funktionen und Tätigkeiten wird nun beim Erythematodes von der Autoimmunkrankheit ergriffen.

10.4.2 Immunnephropathie

Heilbarkeit In Übereinstimmung mit dem anerkannten Begriff der Immunthyreopathie müssten wir beim Erythematodes von der **Immunnephropathie** sprechen. Und wenn die hier beschriebene umfassende Physiologie der Nierenorganisation zugrunde gelegt wird, kann schlagartig klar werden, dass diese Krankheit zu Beginn als die vielleicht schwerste aller Autoimmunkrankheiten angesprochen wurde. Wir konnten viele Patienten mit Erythematodes erleben und behandeln und haben die tief greifende Schwere dieser Erkrankung erfahren. Dennoch ist auch sie **nicht unheilbar,** insbesondere wenn man früh genug mit der Behandlung beginnen kann und möglichst noch nicht immunsuppressive Strategien angewandt wurden. Unauslöschbar bleibt die junge, gerade zwanzigjährige Frau in Erinnerung, die schwanger geworden war und der die Nephrologen dringend zur Abtreibung rieten, um sie dann immunsuppressiv behandeln zu können. Sie war entschlossen, eher ihr Leben zu riskieren, als das ihres Kindes zu verhindern. Es gelang, die Krankheit zur Ruhe zu bringen, ein gesundes Kind wurde geboren und bis zur Geburt ihres dritten Kindes konnten wir den Lebenslauf und den Verlauf der Krankheit weiter verfolgen, ohne dass diese wieder symptomatisch wurde. Wie langfristig über die von uns beobachtete Zeit von acht Jahren hinaus der Erythematodes nicht mehr in Erscheinung trat, ob er ausheilte, konnten wir leider nicht in Erfahrung bringen.

Verbindung zu Venus und Kupfer Sucht man die besonderen Ursachen der Immunnephropathie, so liegen diese für mich noch weitgehend im Verborgenen. Man tritt einer Schicht im Menschen gegenüber, die tief in seine Individualität führt, sein **Allerheiligstes** sozusagen, und die nicht so einfach betreten werden darf. Ein seelischer Anteil von Nierenorgan und Seelenleben ist die **Keuschheit,** die sich nach außen als Scheuheit oder auch Schüchternheit zeigt. Ein imaginativer Begriff dafür war auch die Jungfräulichkeit, die unberührte, eben keusche Seele, die in der Gottesmutter Maria bei Raffael ihr malerisches Urbild fand. Ist es nicht nahe liegend, auf die vorwiegende Betroffenheit junger Frauen zu schauen, und ist es nicht sprechend, dass der kosmische Repräsentant der Nierenorganisation in den planetarischen Kräften der **Venus** gesehen wird, deren irdischer Repräsentant wiederum das **Kupfer** ist (Kap. 14.4.3)? Wie verletzlich ist diese nicht anatomisch gemeinte Jungfräulichkeit in unserer Zeit, die Keuschheit immer weniger kennt und – wieder bildhaft gemeint – Prostitution an ihre Stelle setzt. Wie sehr wird eine Freizügigkeit der Sexualität gepriesen, die immer mehr Mädchen immer früher empfängnisverhütende Maßnahmen suchen lässt, um dieser ihnen oktroyierten Meinung gerecht werden zu können.

Merke
Empfängnis ist ein weiterer Begriff, der etwas viel Umfassenderes beschreibt, als leiblich ein Kind zu bekommen. Es ist eine Grundeigenschaft unserer Seele, das Geistige in sich aufzunehmen, sich dem Geistigen aufzuschließen.

Deshalb ist auch der Heilige Geist der Befruchtende der Jungfrau Maria. Man konnte die unbefleckte Empfängnis nicht mehr missverstehen, als dadurch, dass man sie organisch-leiblich interpretierte. Und dass auch Männer empfängnis-fähig sind, wird durch das Pfingstereignis deutlich.

Verletztheit der Keuschheit Es ist sehr nahe liegend, dass der Erythematodes seine tiefste Ursache in dieser **Korruption der Seele** hat, der tiefen Verletztheit der Keuschheit, der Unbeflecktheit, dem Ort, wo in die Seele der Geist, das heißt aber im Menschen sein Ich einwohnen möchte. Auswirkungen davon betreffen die geschilderten Grundfunktionen der Lichtbildung, der Ausatmung und der Kreislaufbildung. Vor allem das mittlere Element dürfte betroffen sein, eine tiefe Ausatmungsstörung durch immer wiederkehrende Schocks oder Kümmernisse, das Benutzt- anstelle des Gefördertwerdens, wie ein **Seelenasthma,** wenn man den Ausdruck bildhaft nimmt. Doch ist hier noch viel subtile Forschungsarbeit zu leisten, bis sich uns dieses Krankheitsgeschehen offenbaren wird.

10.4.3 Therapeutische Hinweise

Selbstlose Liebe Oberstes Element aller Therapie des Erythematodes ist es, dem Erkrankten mit einer Liebe zu begegnen, die er als absolut selbstlos erlebt, die nur für ihn da sein will und die alle für sich selbst gebildete Liebekraft nun schenken möchte, sodass man diesen Nächsten so lieben kann, wie man sich selbst lieben gelernt hat. Man darf auch seelisch (psychologisch) nichts von ihm wollen, man möchte für ihn Hülle werden und ihn wärmen. Und hier sind dann die Übergänge zu den konkreten Heilmaßnahmen.

Pflegetherapien Ganz im Vordergrund stehen deshalb die Pflegetherapien. Sie sind Mittelpunkt aller Therapie, sind im wahrsten Sinne des Wortes „Behandlung". Das von Liebe geprägte Handanlegen hat sein christliches Urbild in dem Barmherzigen Samariter gefunden. Obwohl ihm eigentlich nicht erlaubt ist, einen Juden zu berühren, obwohl er sich seine Kleidung schmutzig macht, obwohl er seine Ziele des Tages zurückstellen muss, ist ihm der unter die Räuber Gefallene ein Nächster. Er handelt äußerst praktisch und übernimmt Verantwortung, indem er den Wirt vorausbezahlt und ankündigt, wieder zu kommen und erneut nach dem Verletzten zu sehen.

Ganzkörpereinreibungen mit Lavendelöl und anschließender Ruhe, eingehüllt in warme Tücher, sowie Organeinreibungen der Nieren mit Kupfersalbe gehören ebenso zur Grundtherapie wie Einreibungen oder Bäder mit Rose oder Melisse.

Typische Arzneimittel

Wieder werden die **drei Grundmittel** eingesetzt,

- die **Mistel** als Birkenmistel (*Viscum Betulae*) oder auch als Weißdornmistel (*Viscum Crataegi*),
- **Phosphor** in seiner mineralischen Form und auch
- **Quarz** wie beschrieben (Kap. 14.8.2) oder in Form des Typenmittels Kephalodoron (S. 279)/ Ferrum-Quarz, eine synthetische Zusammenfügung von Kiesel, Eisen und Schwefel.

Eine besondere pharmazeutische Präparation ist **Renes-Cuprum** (Wala), das für uns zur Grundtherapie des Erythematodes als subkutane Injektionen wurde. Quarz kann spezifiziert werden durch **Equisetum cum Sulfure tostum,** wo der Kieselpflanze Schachtelhalm (Equisetum arvense) gerösteter Schwefel beigemengt wird, der besonders den Lebensbereich geneigt macht, sich dem Seelischen und mit ihm dem Ich zu öffnen und es zu „empfangen". Als Langzeitmedikation von Quarz hat sich auch **Cinis Equiseti D 6** bewährt.

Künstlerische Therapien Von den Künstlerischen Therapien sind es das **therapeutische Malen,** vor allem mit den **Wasserfarben,** und die **Heileurythmie,** durch die das Hüllebilden vermittelt werden. Über allem steht das behutsam geführte, verstehende **Gespräch,** durch das die/der Erkrankte sich selber in seinem **Wert und Sein** entdeckt und lernt, dass er es wert ist, um seiner selbst willen geliebt zu werden, ohne etwas von ihm zu verlangen.

Ergänzende typische Therapie

- Potenzierte Mistel, z. B. Iscucin Betulae St.A–D oder auch Abnobaviscum Betulae bzw. Crataegi D 10–D 20, 2 × wöchentlich s. c. injizieren, evtl. als Mischspritze
- mit je 1 Amp. Melissa Cupro culta Rh D 2
- Phosphorus D 8–D 6 innerlich morgens 5–8 Tropfen
- Ferrum-Quarz D 12 mittags und abends je 1 Mokkalöffel des Pulvers
- 2 × wöchentlich (nicht an den Tagen der Mistelinjektion) Renes-Cuprum (Wala) s. c. injizieren
- für die ersten 4–6 Wochen 3 × 8 Tropfen Equisetum cum Sulfure tostum D 6*
- danach 3 × 1 Mokkalöffel Cinis Equiseti D 6
- Ganzkörpereinreibungen, z. B. mit Lavendel- oder Rosenöl
- Öldispersionsbäder
- therapeutisches Malen und Heileurythmie

10.5 Autoimmune Leber- und Galleerkrankungen

Die Autoimmunhepatitis hat ihre größten Schrecken verloren, seit es gelungen ist, eine adäquate Therapie mit Immunsuppressiva, im Allgemeinen Prednisolon in Kombination mit Azathioprin, zu etablieren. Lässt sich damit der autoimmune Prozess nicht aufhalten, wird eine Lebertransplantation durchgeführt, was allerdings weitere, meist lebenslange Immunsuppression nach sich zieht, mit allen damit verbundenen unerwünschten Wirkungen. Nach allem, was über Ursachen und Auswirkungen von Autoimmunkrankheiten hier zugrunde gelegt wird, muss klar sein, dass damit die Krankheitsursache **nur verdrängt** oder vielleicht gebändigt, keineswegs aber überwunden und damit geheilt wird. Deshalb darf nach ergänzenden Maßnahmen gesucht werden, wie sie bei uns nun schon Jahrzehnte angewendet werden. Das gilt auch für die Autoimmunkrankheiten des Gallensystems, der intrahepatischen chronischdestruierenden Cholangitis oder der primär biliären Leberzirrhose (PBC) und der vorwiegend extrahepatischen chronisch-sklerosierenden oder primär sklerosierenden Cholangitis (PSC). Auch hier gibt es durch Substitution mit Ursodesoxycholsäure (UCD) eine stabilisierende Therapie, die jedoch nicht kausal ist.

10.5.1 Physiologie von Leber und Galle

Marskräfte und Eisen Leber und Galle bilden eigentlich eine organische Einheit und repräsentieren doch sehr unterschiedliche Funktionen. Die Gallenflüssigkeit ist ein Sekret der Leberzelle. In dem Leberläppchen bilden sich erste Gallenwege, die dann dieses Sekret zunächst nach außen in die Gallenblase, die nur Reservoir ist, und schließlich in den Dünndarm leiten. Das ist ein wichtiger **Ausscheidungsvorgang** für den durch die Leber vollzogenen Fremdstoffmetabolismus im Zusammenwirken mit der Nierenorganisation, die für alle Ausscheidungsvorgänge und auch den enterohepatischen Kreislauf der Gallensäuren verantwortlich ist. Der andere Anteil dieser Leber-Galle-Tätigkeit ist die **Verdauung** (d. h. das Zu-eigen-Machen) der Nahrungsfette und seelisch das **Ausbilden von Initiative.** Die anthroposophische Kosmologie stellt hierfür den Zusammenhang mit den planetarischen Marskräften und seinem irdischen Repräsentanten, dem Eisen, her (Kap. 14.4.3). Es ist charakteristisch hierfür, dass im Zusammenhang mit der Verdauungstätigkeit fast „kriegerische" Aggressivität erlebbar ist, Steiner spricht geradezu von einem **Zerstörungsherd im Lebenskräftebereich.** Im Guten angewandt werden seelisch diese Vorgänge zur Tatkraft oder eben Initiative, wodurch ja auch die Welt im Kleinen wie im Großen (Napoleon) verändert wird.

Funktionen der Leber Die physiologischen Funktionen der Leber sind hinreichend beschrieben, über wenige andere Organe existiert eine solche Kenntnis der Fülle von Stoffwechselvorgängen. Doch kommen aus der anthroposophischen Anschauung weitere hinzu. Wesentlich werden von der Leber alle **Flüssigkeitsbewegungen** gesteuert, die richtige Verteilung im Organismus, die ständige Strömung, die zur Grundlage alles Lebens wird. Die Osmolalität müssen wir hierhin denken, aber auch das staunenswerte labile Gleichgewicht von Gerinnung (Gel) und Verflüssigung (Sol) im Blut, das sich ja der Forschung als ein eindrucksvoll-komplexes System erschlossen hat. Hier erweist sich die Leber als **Zentralorgan des Lebensleibes,** durch welchen ständig die Vorgänge im Seelenleib (Astralleib) und im Stoffleib, der Morphe, vermittelt und gewichtet werden. Aus diesem Bereich beziehen wir als leiblicher Organismus unsere **Stärke,** die imaginativ immer als Riese in den Märchen oder der Mythologie dargestellt wurde. Dem Pflanzenstoff, den wir chemisch Stärke nennen, entspricht in der Leber Glykogen, das sie in großem Umfang speichert, um daraus jederzeit den Organen ausreichend Glukose zuströmen zu lassen. Darauf ist speziell das Gehirn angewiesen, und die besondere Ausbildung einer hepatischen Enzephalopathie findet hier ihre Begründung. Im Seelischen birgt die Leber den **Geschmackssinn,** mit dem wir tief in das Wesen der Stoffe und auch Dinge eintauchen, der uns von ihrer Qualität, von ihrem Nutzen für uns erzählt, der uns über den Chemismus lehrt, wie Stoffe sinnvoll zusammengesetzt sind und damit den eigenen Stoffaufbau ständig neu initiiert.

Merke

Das klassische Griechentum sah in der Leber den Sitz des Phlegma, im übertragenen Sinne der Beharrlichkeit, der Beständigkeit, der Anhänglichkeit an das immer Gleiche, wir können auch sagen, den Konservatismus. In seiner schönsten Form zeigt sich diese Seeleneigenschaft in der Treue, die ja auch nicht gerade eine Eigenschaft unserer Zeit ist, man schaue auf das Berufsleben, Partnerschaften oder Ehe.

10.5.2 Autoimmunhepatitis, PBC und PSC

Initiative, Treue, Stärke und eigener Geschmack Wieder müssen wir die Ursachen für die Autoimmunkrankheiten von Leber und Gallenwegen in den Störungen oder Behinderungen der **Ausbildung individueller Eigenschaften,** der Überwindung der modellhaft mitgegebenen, erbbedingten sehen. Wir werden besonders auf die Phänomene von Initiative, Treue und Stärke schauen müssen, auch auf das Ausbilden eines ganz eigenen Geschmacks, wenn wir hier aus der Pathologie unmittelbar zur Therapie kommen wollen. Wie bei dem Erythematodes gilt auch für die Autoimmunkrankheiten der Leber und Gallenwege, dass sich mir die Ätiologie nur anfänglich erschlossen hat, aber noch viele Forschungsfragen bleiben. Ist bei der PBC und PSC besonders das Ausbilden von Initiative aus dem eigenen Ich behindert, handelt der Kranke aus den alten **Mustern seiner Herkunft.** Das war ja bis vor hundert bis zweihundert Jahren durchaus noch gerechtfertigt, kann in der zunehmenden Entwicklung der Bewusstseinsseele jedoch nicht mehr als gesund bezeichnet werden. Worin liegt der Unterschied, wenn mehr die intra- oder extrahepatischen Gallenwege betroffen sind?

Für die Autoimmunhepatitis müssen wir nach sehr konservativ geprägten **Werten des Elternhauses** suchen, wozu auch die Großeltern und die erweiterte Familie gehören. Wurde das ganz anders denkende, fühlende oder handelnde „schwarze Schaf“ so manipuliert, dass es nicht seine Eigenschaften entwickeln konnte, sondern die mitgegebenen „konservierte“? Man sieht an solchen Fragen, dass eine entsprechende biografische Konstellation keineswegs zu einer solchen Erkrankung führen muss, sondern dass es sehr an der betroffenen Person oder Individualität selber liegt, wie sie sich aus der Bedrängung befreit oder ihr unterliegt. Man sieht aber auch, wie man solchen Fragen nicht dadurch therapeutisch gerecht werden kann, dass man Autoimmunphänomene immunsuppressiv verdrängt. Sie werden sich andere Tätigkeitsfelder suchen, die sich in unerwünschten Wirkungen zeigen können, aber auch zeitlich stark versetzt in anderen, u. U. im Seelischen auftauchenden Krankheiten. Und schließlich müssen wir aus der anthroposophischen Lebensauffassung ohne spekulieren zu wollen auch als möglich erachten, dass die Krankheitsursachen **in ein folgendes Leben** übertragen werden.

10.5.3 Therapeutische Hinweise

Typische Arzneimittel

Als die **drei Grundmittel** kann man

- die **Mistel,**hier die Ahorn-(*Viscum Aceris*) oder die Eichenmistel (*Viscum Quercus*),
- **Phospor** und
- **Quarz**

wie beschrieben (S. 198) wählen.

Ergänzt wird bei der **Autoimmunhepatitis** die Basistherapie durch Zinnpräparate. Besonders bewährt hat sich **Hepar-Stannum D 4–D 6** oder auch **Taraxacum-** bzw. **Cichorium Stanno cultum Rh D 3,** sowohl als s. c. Injektion als vor allem innerlich gegeben, Taraxacum mehr zur Anregung der anabolen Tätigkeiten, Cichorium zur Wahrnehmungstätigkeit im Schmecken. Die Regenerationsfähigkeit des Parenchyms wird bestmöglich vermittelt durch Hepatodoron (S. 276). Nur selten konnten wir ganz auf synthetische Immunsuppressiva verzichten, doch konnten diese oft sehr rasch reduziert und auf sehr niedriger Erhaltungsdosis angewendet werden, sodass sich die unerwünschten Wirkungen in Grenzen hielten. In Einzelfällen gelang es, von vornherein darauf zu verzichten oder sie kurzfristig ganz wieder abzusetzen, ausnahmslos im Zusammenhang mit einem **starken Eigenwillen** des Erkrankten, ohne diese Medikamente auszukommen. Hier konnten wir lernen, dass der Wille Berge versetzen kann.

Für die **biliären Manifestationen** setzen wir **Ursodesoxycholsäure** grundsätzlich ein, doch auch hierbei reichen meist deutlich niedrigere Dosen als üblich empfohlen, z. B. 200 mg täglich. Wir ergänzen diese Therapie durch **Chelidonium Ferro cultum Rh D 3** innerlich, **Hepatodoron** und **Leber-Organeinreibungen** mit Stannum- oder Eisensalben.

Künstlerische Therapien Künstlerisch-therapeutisch wählen wir vorzugsweise das **therapeutische Plastizieren** und die **Musiktherapie.** Steiner hat die Leber einmal als ein ganz musikalisches Organ bezeichnet. Sie ist ja auch das Zentralorgan des Klangäthers, der zugleich chemischer Äther ist.

Typische ergänzende Therapie

- Grundsätzlich
  - potenzierte Mistelpräparate, z. B. Iscucin Quercus St. A–D oder Abnobaviscum Quercus bzw. Aceris D 10, 2 × wöchentlich s. c. injizieren, evtl. als Mischspritze mit je 1 Amp. Hepar-Stannum D 6 (D 4)
  - Phosphorus D 8–D 5 morgens 8–5 Tropfen täglich
  - Quarz D 10 zunächst 2 × wöchentlich s. c. injizieren (nicht an Tagen der Mistelinjektionen), später dann innerlich 3 × 1 Mokkalöffel des Pulvers D 6
- Autoimmunhepatitis
  - 3 × 8 Tropfen Taraxacum bzw. Cichorium Stanno cultum Rh D 3
  - morgens 2 und abends 3 Tabletten Hepatodoron, gut lutschen
- Biliäre Immunopathien (PBC und PSC)
  - 3 × 8 Tropfen Chelidonium Ferro cultum Rh D 3
  - morgens 2 und abends 3 Tabletten Hepatodoron
  - obligat Ursodesoxycholsäure, 200–400 mg täglich

Literatur

[1] Fintelmann V. Menschenkundliche Grundlagen zum Verständnis der Autoimmunkrankheiten. Der Merkurstab 57 (2004): 336–340

[2] Klasen J. Autoimmunkrankheiten. Stuttgart: Trias 2011

11 Entzündungskrankheiten

11.1 Kinderkrankheiten

Kinderkrankheit als Prototyp der Entzündungskrankheit Die Kinderkrankheiten werden in diesem Buch nicht im Einzelnen behandelt, da es kompetentere Darstellungen gibt (s. Literatur (S. 215)). Es ist das Anliegen dieses Buches, als Voraussetzungen für jede Darstellung die eigene Anschauung und Erfahrung einzubringen. Und wenn auch der Autor durch langjährige Tätigkeit in einem heilpädagogischen Heim den Kinderkrankheiten begegnete und praktische Erfahrungen mit ihnen machen konnte, bleibt dennoch ein großer Abstand zu einem Kinderarzt, der den Kinderkrankheiten in ganz anderem Maße gegenüber tritt. Andererseits kann auch nicht auf eine grundsätzliche Darstellung der Kinderkrankheiten verzichtet werden, da sie für das Kapitel der Entzündungskrankheiten einerseits eine generelle, fast prototypische Bedeutung haben, und andererseits einige Besonderheiten der Kinderkrankheiten die Möglichkeit geben, Themen wie **Ansteckung** oder **Immunität** in einem umfassenden Sinne zu behandeln. Überhaupt werden wir im Zusammenhang mit den Kinderkrankheiten an Grenzfragen der Medizin rühren, beispielsweise der Sinngebung von Krankheiten und den Fragen nach Sterben und Tod.

Berührung mit Sterben und Tod Im grundsätzlichen Kapitel über Entzündungskrankheiten (Kap. 4.2.4) wurde schon ein Begriff gebildet, der sicher zunächst problematisch erscheint, vielleicht aber durch die verschiedenen Darstellungen in diesem Buch doch auch verständlich werden kann. Es wurde dort davon gesprochen, dass sich in den Entzündungskrankheiten eine Art **Übergesundheit** ausbildet, die in einen Zusammenhang mit der **Tendenz zur Vergeistigung** gestellt wurde.

> **Merke**
> **Die den Entzündungskrankheiten innewohnende Tendenz zur Vergeistigung bedeutet aber konkret, dass das Ich des Menschen seine Trennung von dem Leibe anstrebt und diesen in der Entzündung quasi verbrennt. Die Entzündungskrankheiten tragen insofern immer eine Berührung mit Sterben und Tod in sich.**

Diese zunächst vielleicht unverständliche Aussage kann im Blick auf frühere Zeiten besser verständlich werden. Noch vor hundert Jahren waren die verschiedenen, z. T. epidemischen Infektionskrankheiten, die auch als **Seuchen** bezeichnet wurden, die eigentlichen gefährlichen Erkrankungen, denen der Arzt z. T. therapeutisch hilflos gegenüberstand und die viele Todesopfer forderten. Man denke nur an die Tuberkulose, aber auch an die so oft tödlich verlaufende Lungenentzündung, schließlich an die großen seuchenartigen Infektionskrankheiten wie Typhus, Cholera oder auch die Diphtherie. Letztere war besonders auch als Kinderkrankheit außerordentlich gefürchtet, ebenso der Scharlach, der gar nicht selten Kinder an die Grenze des Sterbens oder eben auch in den Tod führte. Für Scharlach und Diphtherie mag auffallend sein, dass sie sich schon vor dem Einsatz wirkungsvoller Impfaktionen oder einer wirklich greifenden Therapie zurückzogen, sodass sie als Krankheit immer seltener wurden und ihre Furcht und Schrecken verbreitende Wirkung verloren. Vielleicht darf die Bemerkung eingefügt werden, dass die Zeitgebundenheit von Krankheiten, ihr phasenweises Auftreten und wieder Verschwinden ein ganz eigentümliches und durch unsere naturwissenschaftlich-orientierte Epidemiologie noch nicht beantwortbares Phänomen ist.

Rückkehr in eine rein geistige Existenz Ist man bereit, das Ich des Menschen als sein eigentliches Wesen, das Zentrum aller sich bis in das leibliche Geschehen äußernden Vorgänge anzuerkennen, so wird es nicht so schwer fallen, sich auch vorzustellen, dass von diesem geistigen Kern des Menschen aus der Entschluss gefasst werden kann, diesen **Leib abzulegen** und in eine **rein geistige Existenz** zurückzukehren. In einer anthroposophisch ergänzten Medizin wird Sterben und Tod nichts anderes sein als zum Lebensbeginn die Geburt, nur dass diese das geistig-seelische Wesen des Menschen in den Leib trägt, während das Ich durch den „Geburtsvorgang", den wir Tod nennen, sich wieder, wie der Schmetterling aus der Puppe, in eine rein geistige Existenz erhebt. Geburt und Tod sind nichts anderes als Durchgangsorte, **Tore der menschlichen Existenz** in ihrem alle Zeitvorstellungen überschreitenden (ewigen) Entwicklungsweg. Das wurde auch durch das Lebenswerk von Frau Elisabeth Kübler-Ross vielen Menschen vermittelt.

Übergesundheit Unter diesem Aspekt haben und hatten Entzündungskrankheiten immer eine Sonderstellung und in diesem Sinne mag auch der Begriff einer Übergesundheit deutlich werden, die selbstverständlich für eine als mittlere Gleichgewichtslage bezeichnete Gesundheit Verschiebung und Einseitigkeit bedeuten. Nur aus der geistigen Perspektive des Menschen lässt sich ein solcher Begriff der Übergesundheit überhaupt bilden und verstehen, vom Aspekt des leiblichen Menschen her ist er selbstverständlich auch Krankheit.

Wärmung und Kältungsprozesse Nun ist es entscheidend zu bemerken, dass bei Entzündungskrankheiten ein primäres Geschehen der eigentlichen Entzündung immer vorausgeht, dass also etwas geschieht, was primär auf der Seite der Sklerosekrankheit oder der Geschwulstbildung liegt. Das ist besonders gut am Begriff der Erkältungskrankheiten deutlich zu machen, bei denen primär der Wärmeorganismus gekränkt wird, was durch seine Gegenwehr mit Überwärmung beantwortet wird. Vielleicht muss an dieser Stelle noch einmal erinnert werden, dass alles **zum Leibe** tendierende Geschehen mehr Kältungsprozesse voraussetzt, während alle **seelisch-geistigen Vorgänge** sich im Bereich der Wärmung (S. 63) abspielen (S. 64). Im Kapitel über die akute Hepatitis wird gerade dieser Gesichtspunkt noch einmal deutlicher dargestellt werden können.

Prototypische Erscheinungen Die für Entzündungskrankheiten prototypisch genannten Erscheinungen der Kinderkrankheiten sind im Folgenden erläutert.

Generalisierung der Krankheitssymptomatik: Typisch ist die Generalisierung der Krankheitssymptomatik, die nicht auf ein einzelnes Organ beschränkt ist, sondern den ganzen Menschen erfasst. Gerade hier kann man viel von der Eigenart der Entzündungskrankheiten kennen lernen, die selbst dann, wenn sie zunächst auf ein einzelnes Organ beschränkt erscheinen, eben doch **den ganzen Menschen** betreffen. Wie krank fühlt man sich doch im Allgemeinen als ganzer Mensch bei einer banalen Rhinitis (Schnupfen)! Wie krank auch bei einer Hepatitis oder einer Pneumonie, die sich geradezu einen physiognomischen Ausdruck verschafft, der als **Facies hippocratii** in jedem älteren Lehrbuch abgebildet war. Das ist schon grundsätzlich anders als bei einer Hüftgelenkarthrose oder einem Uterusmyom. Eine ähnliche Generalisierung finden wir bei allergischen Krankheiten, die im Ausbilden einer Übergesundheit Verwandtschaft mit den Entzündungskrankheiten zeigen. Auch bei ihnen ist, ähnlich wie bei den Entzündungskrankheiten, besonders den Kinderkrankheiten, die Haut häufiger Manifestationsort.

Wenig messbare Veränderungen im Stoffleib: Eine sorgfältige Beobachtung unter Berücksichtigung der hier dargestellten Menschenkunde wird zeigen, dass die Veränderungen durch Entzündungskrankheiten zunächst nur bis in den **Lebensleib** hinein manifest werden, während der Stoffleib lediglich wie davon berührt erscheint. Er spiegelt sozusagen die Vorgänge wider, die sich eigentlich in den **drei übergeordneten Leibesgliedern** – Lebensleib, Seelenleib und Ich-Organisation – abspielen. Deshalb finden wir auch bei Entzündungskrankheiten so wenig objektive Veränderungen, die sich chemisch-physikalisch messen lassen. Es sind vor allem die allgemeinen Entzündungszeichen wie BSG-Beschleunigung, Leukozytose, bestimmte Veränderungen in der Eiweißzusammensetzung (Alpha-1- oder Alpha-2-Globulin-Vermehrung, Immunglobulinvermehrung), C-reaktives Protein, die wir als allgemeine Entzündungszeichen feststellen können, die aber keinen Organhinweis geben. Es sind noch die allgemeinen und weniger die speziellen oder differenzierten Befunde, die für Entzündungskrankheiten typisch sind.

Erreger und Ansteckung: Überwiegend treten im Zusammenhang mit Entzündungskrankheiten Erreger auf. Die Entdeckung der Bakterien als Krankheitserreger schuf einen Paradigmawandel der Medizin. Darauf wurde auch schon in einem früheren Kapitel (S. 87) hingewiesen. Mit diesen Erregern zusammen tritt das Phänomen der Ansteckung, der **Infektiösität,** auf. Kinderkrankheiten sind z. T. in starkem Maße ansteckend und führen auch heute immer wieder durch Kindergärten oder auch Schulen zu kleineren, regionalen Epidemien. Dabei kann es faszinierend sein, festzustellen, dass im Rahmen einer Kindergartengruppe nur ein Teil der Kinder an dieser ansteckenden Krankheit erkrankt, während ein anderer Teil der Kinder wie unberührt davon bleibt. In der Besonderheit der Kinderkrankheiten wird diese Frage der Ansteckung noch einmal aufgegriffen.

Bedeutsam ist als generelle Aussage, dass für viele Entzündungskrankheiten, wenn sie einmal durchgemacht wurden, anschließend eine **Immunität** gegenüber dieser Erkrankung entsteht, sodass der Mensch im Allgemeinen nur einmal im Leben diese Krankheit bekommt. Die Kinderkrankheiten können uns lehren, dass mit dem einmaligen Durchmachen einer solchen Krankheit der Sinn derselben für den Organismus erfüllt ist und die Immunität eigentlich nur zum Ausdruck bringt, dass für das weitere Leben ein Durchmachen der gleichen Krankheit keinen Nutzen mehr hätte.

Fieber: Ein spezielles Phänomen der Entzündungskrankheiten ist das Fieber. Gegenüber kaum einem anderen Symptom hat sich in der modernen Medizin ein derart grandioses Missverständnis ausgebildet wie gegenüber dem Fieber. Unsere moderne Medizin ist **fieberfeindlich** und diese Haltung hat sich tief in das Bewusstsein der Bevölkerung eingeprägt. Fieber ist gefährlich, es muss sofort bekämpft werden. So gibt es eine ganze Skala antipyretischer Stoffe, die einen guten Umsatz am Arzneimittelmarkt garantieren. Ganz besonders hat sich dieses antipyretische Denken bei Kinderkrankheiten oder Erkrankungen von Kindern durchgesetzt. Es muss bei dieser Frage merkwürdig berühren, dass Forschungsergebnisse derselben naturwissenschaftlich-orientierten Medizin längst den **Sinn und Nutzen von Fieber** nachweisen konnten, ohne dass diese Befunde dazu führten, die falsche Haltung gegenüber dem Fieber aufzugeben. Gemeint sind die experimentellen Untersuchungen mit an Säugetieren erzeugten viralen Entzündungskrankheiten, bei denen gezeigt werden konnte, dass selbst bei starker Infektion ein Großteil der Tiere überlebte, wenn keine antipyretische Behandlung vorgenommen wurde. Wurde die Bildung von Fieber aber verhindert, starben praktisch alle Tiere.

Merke

Diese Tatsache wird dadurch erklärt, dass die meisten humanpathogenen Viren außerordentlich thermolabil sind und im Allgemeinen Temperaturen über 39 °C nicht vertragen. So ist also bei jeder viralen Erkrankung eine Erhöhung der Körpertemperatur auf 39 °C oder darüber die absolut kausale Therapie, die zur Überwindung und Elimination der Viren führt. Und diese sinnvolle Therapie verhindert ein falscher Denkansatz unserer modernen Medizin!

Mit der anthroposophischen Menschenkunde betrachtet, bedeutet das Fieber zunächst allgemein eine starke **Betonung des Wärmeorganismus,** speziell eine **Steigerung der Ich-Tätigkeit** vom aufbauenden Pol, die dann gefolgt ist von der Gegenbewegung der abbauenden, damit aber auch formgebenden, differenzierenden Ich-Tätigkeit über das Nerven-Sinnes-System. Entzündung bedeutet zunächst immer ein starkes Überwiegen von Stoffwechseltätigkeiten im Stoffwechselgebiet selber und damit eine Unterfunktion des Nerven-Sinnes-Systems. Dies zeigt sich auch in den bei den meisten Entzündungskrankheiten gut beobachtbaren Bewusstseinsveränderungen, die Dämpfung, Trübung des Bewusstseins, im Einzelfall auch Halluzination bedeuten. Fieber ist also letzten Endes Ausdruck einer gesteigerten Ich-Tätigkeit, um seine Herrschaft gegenüber den leiblich-seelischen Vorgängen wiederherzustellen. Ein in diesem Sinne nützliches, therapeutisch zu nutzendes Fieber hat im Allgemeinen eine Zeitgestalt, die den **Wochenrhythmus** widerspiegelt. Jeder erfahrene Arzt wird wissen – und aus der Geschichte der Medizin ist diese Tatsache aus der Vor-Antibiotika-Ära für die Lungenentzündung gut bekannt – dass etwa für die Zeit von **sieben bis acht Tagen Fieber** diese nützliche Seite erleben lässt, während ein über diese Zeit hinaus bestehendes Fieber im Allgemeinen umschlägt und sich als „verzehrend“ erweist. Diese gesteigerte Aufbau- und Abbautätigkeit kann gesundend nur für einen bestimmten Zeitraum bestehen bleiben, dann muss sie sich wieder in ein physiologisches Gleichgewichtsverhältnis begeben. Deshalb war die um den siebten oder achten Tag zu erwartende **Krise** bei den Entzündungskrankheiten auch immer eine Art **Entscheidung,** ob die Krankheit überwunden wurde zum Weiterleben im Leibe oder ob sich Seele und Geist aus diesem löste, um ihr Weiterleben in rein geistiger Existenz fortzuführen.

Möglichkeit zur Wandlung Kinderkrankheiten können uns lehren, und dies gilt für die Entzündungskrankheiten ganz allgemein, dass in ihnen immer die Möglichkeit zur Wandlung liegt, dass diese Krankheiten immer **einen Schritt zum Neuen** im Menschen aufrufen wollen. Das liegt in der **Überwindung,** die Entzündungskrankheiten gegenüber einem hindernden, hemmenden Anlass bedeuten. Es gibt relativ wenige Beobachtungen von Spontanheilungen der Krebskrankheit. Einige der solcherart dokumentierten Spontanheilungen erfolgten, nachdem der Krebskranke ein Erysipel durchmachte. Diese hochfieberhafte, generalisierte (septische) Entzündungskrankheit schuf die Voraussetzung zur Überwindung einer tiefer liegenden, das Leben bedrohenden Erkrankung. Ähnliche Beobachtungen liegen für die Rückbildung oder sogar Spontanheilung einer Enterocolitis Crohn durch eine akute Hepatitis vor. Auch haben wir selber einmal die röntgenologisch einwandfrei dokumentierte Rückbildung von Knochenmetastasen bei einem Brustkrebs als Folge einer infektiösen Hepatitis erlebt.

! Merke

Die Entzündungskrankheiten sind es, die Patient und Arzt aufrufen, keine Restitutio ad integrum als höchstes therapeutisches Ziel anzustreben, sondern die Möglichkeit der Überwindung von etwas Altem, Abgelagertem zu nutzen und einen Schritt weiter in die Zukunft einer Entwicklung zu tun. Heilung bedeutet Vorankommen in seiner Entwicklung, sie ist immer zukunftsgerichtet und nicht erreicht, wenn das Alte (ad integrum!) wieder hergestellt wurde. In einer gewissen (seelisch-geistigen) Hinsicht bedeutet Heilung zugleich Verjüngung. Diese Sätze können nur verständlich sein, wenn man die leibliche, seelische und geistige Wirklichkeit des ganzen Menschen anerkennt.

Biografische Zeitgebundenheit der Kinderkrankheiten Natürlich haben die Kinderkrankheiten gegenüber den allgemeinen Entzündungskrankheiten auch ihre Besonderheiten. Als spezielle Kinderkrankheiten sind hier vor allem die exanthematösen Erkrankungen wie Masern, Röteln, Scharlach und Windpocken, aber auch Diphtherie und Keuchhusten und in gewissem Sinne auch der Mumps gemeint. Während die exanthematösen Erkrankungen vor allem im ersten Lebensjahrsiebt auftreten, können sich Diphtherie und Keuchhusten durchaus auch in das zweite Lebensjahrsiebt ausdehnen, während der Mumps sogar mehr in dieses zweite Jahrsiebt gehört. Diese biografische Zeitgebundenheit ist eine wesentliche Besonderheit der Kinderkrankheiten, die in dieser Namensgebung auch ausgedrückt wird. Sie entspringen der Auseinandersetzung der **individuellen Kräfte** des Menschen mit den **Erbgegebenheiten,** die am stärksten in dem Stoffleib vorhanden sind. Dieser muss im ersten Lebensabschnitt wie umgeschmolzen werden, um in seiner individuellen Umformung das richtige Instrument für sein Ich zu werden (Kap. 3.1.1).

Umformung des Stoffleibes An keiner Stelle ist der Sinn einer Krankheit so unmittelbar erlebbar wie bei den Kinderkrankheiten. Immer wieder werden unbefangene, aber gut beobachtende Eltern feststellen, dass einer Kinderkrankheit eine besonders schwierige Zeit des Kindes voranging und dass dieses nach der Erkrankung **wie verwandelt** erscheint. Das gilt sowohl für seine leibliche als auch für seine seelische Wirklichkeit. Ein merkwürdiges äußeres Bild dieser Umformung oder Umschmelzung des Stoffleibes tritt bei einer Reihe der Kinderkrankheiten auf. Gemeint ist die starke, beim Scharlach manchmal extreme Schuppung der Haut, die sich in großen Fetzen ablöst. Hier wird die Erneuerung unmittelbar vor Augen geführt.

Grenzbildung In den Kinderkrankheiten drückt sich noch ein weiteres Phänomen der individuellen Menschwerdung aus: die Grenzbildung. Im allgemeinen Kapitel über Allergie wurde diese Frage schon ausführlicher behandelt (Kap. 4.2.3). Der Mensch will sich als Individuum gegenüber der Welt abgrenzen. Das neugeborene Kind ist zunächst noch völlig offen, was an dem erst allmählichen Ausbilden der Immunitätskräfte oder Fähigkeit zu allergischen Reaktionen ablesbar ist. Die wesentlichen Grenzorte sind Haut und Schleimhäute – und genau diese sind wiederum die Erscheinungsorte der Kinderkrankheiten. Auch hier wird uns also phänomenologisch vor Augen geführt, was in der Ganzheit des Menschen durch die Kinderkrankheit geschieht.

Immunität und Lerngewinn Insofern sind die Kinderkrankheiten ganz sicher ein Übungsfeld zur Ausbildung eines intakten Immunsystems, ein Gesichtspunkt, der von der heutigen Pädiatrie wohl völlig übersehen wird. Das, was heute im Allgemeinen als Abwehrkräfte bezeichnet wird, lernt und übt der Mensch in besonderem Maße an den Kinderkrankheiten. Es wurde schon auf die bei den meisten Entzündungskrankheiten typische Immunität nach der Krankheit hingewiesen und diese dadurch erklärt, dass der Lerngewinn einer solchen Erkrankung damit erfüllt ist. Dieser Gesichtspunkt gilt ganz speziell für die Kinderkrankheiten, die im Allgemeinen nur einmal durchgemacht werden müssen, weil der Organismus dann das daran für ihn zu Lernende sich angeeignet hat.

Infektiösität Kommen wir in diesem Zusammenhang auch noch einmal auf die Ansteckung oder Infektiösität der Entzündungskrankheiten zurück. Aufgrund seiner pädagogischen Forschung hat Steiner dargestellt, dass das Kind im ersten Lebensjahrsiebt seelisch ganz aus den **Kräften der Nachahmung** lebt. Diese für alle Erziehung außerordentlich wichtige Tatsache wirft auch ein Licht auf die Frage der Ansteckung. Ansteckung einer Erkrankung ist beim kleinen Kind nichts anderes als Nachahmung und es gehört zu den absolut notwendigen Aufgaben für eine zukünftige Medizin, diese **Aktivität** in der Ansteckung, die bei dem sich ansteckenden Individuum liegt, zu entdecken! Die Wirklichkeit der Ansteckung bedeutet „Ich stecke mich an" und nicht „Ich werde oder wurde angesteckt". Wir müssen einfach begreifen, dass der Mensch als geistige Individualität auch ganz **aktiv eine Krankheit aufsucht,** eine Entzündungskrankheit, um diese eben im Sinne der Verwandlung und Erneuerung zu benutzen. Dass er dabei ein Risiko eingeht, sich in seinen Möglichkeiten vielleicht sogar überschätzt und dann bei der Bewältigung einer solchen Krankheit der Hilfe bedarf, schließt diese aktive Seite der Ansteckung durchaus ein. Auf die **Frage des Risikos** wollen wir später noch einmal zurückkommen. Wie sehr diese Frage der Ansteckung offensichtlich eine aktive Seite hat, kann auch an der Tatsache ermessen werden, dass Mütter, die von der Nützlichkeit der Kinderkrankheiten überzeugt sind, gesunde Kinder mit bereits erkrankten in engen Kontakt bringen, damit sich ihr Kind anstecke. Doch werden die Mütter bei diesem Vorgehen meistens enttäuscht, weil ihr Kind nicht erkrankt. Es besteht für diese in dem Kind lebende Individualität zu diesem Zeitpunkt keine Notwendigkeit für die Erkrankung, es ahmt sie nicht nach. Mit diesem Gesichtspunkt kommen wir auf eine weitere Tatsache, die für ein zukünftiges Krankheitsverständnis eben auch von wichtiger Bedeutung ist.

Merke
Jede Krankheit hat in der individuellen Biografie eines Menschen ihren Zeitpunkt.

Die Auseinandersetzung mit der Frage, warum eine Erkrankung zu einem bestimmten Zeitpunkt auftritt und wo sie in der Vergangenheit ihre zeitlichen Wurzeln hat, begründet erst eine praktische biografische Medizin.

Rhythmische Zeitgestalt im Krankheitsablauf Eine weitere Besonderheit der Kinderkrankheiten ist ihr meistens typischer Ablauf, der oft sogar eine sehr rhythmische Zeitgestalt hat. Schon die Zeit der Ansteckung, die Inkubationszeit, ist für jede dieser Erkrankungen so charakteristisch, dass sie im Einzelfall diagnostische Hilfe sein kann. Besonders eindrucksvoll ist der zyklische Verlauf bei den Masern. Lehrbuchmäßig dauert die Inkubation elf Tage, es folgt für drei Tage ein katarrhalisches Stadium, dann für etwa fünf Tage das typische Exanthem und schließlich neun weitere Tage die Rekonvaleszenz. Zweimal vierzehn Tage bestimmen das Vorstadium und die eigentliche Krankheit, zusammen also achtundzwanzig Tage oder vier Wochen. Interessanterweise entspricht dieser Zeitraum nach den Forschungen Steiners der **Rhythmik des Lebensleibes.** Dass dieser der eigentliche leibliche Ort in der Erscheinung der Entzündungskrankheiten ist, wurde schon ausgeführt. Zugleich geht von ihm die besondere Aktivität bei der Individualisierung des Stoffleibes aus.

Kinderkrankheiten im Dienst der Individualisierung Fasst man also den eigentlichen Sinn und die Besonderheit der Kinderkrankheiten zusammen, so dienen sie im höchsten Maße der Individualisierung des Leibes. Im Sinne einer aktiven Ansteckung kann er sie aus freiem Entschluss für seine Anstrengungen benutzen, die aus der Erbgesetzmäßigkeit der Vorfahren stammende Leiblichkeit sich zu eigen zu machen, d. h. sie zu individualisieren. Dass in diesem Vorgang auch ein **Risiko** steckt, wurde bereits erwähnt. Durch die besondere Note der Auseinandersetzung mit den Erbgesetzmäßigkeiten kann sich für die kindliche Individualität die Frage nach dem **Sinn** eines solchen Lebens zwischen Geburt und Tod neu stellen und im Einzelfalle auch einmal dahingehend beantwortet werden, dass das Kind stirbt. Wir haben gesehen, dass dieses nichts anderes bedeutet, als dass sich das Ich wieder in seine **rein geistige Existenz** zurückzieht.

Komplikationen Nun ist das ärztliche Handeln immer auf Erhalt des Lebens der Menschen gerichtet und so wird der Arzt alles daransetzen müssen, die in dem Kinde lebende Individualität zum Weiterleben zu überzeugen. Dieser Ausdruck wurde bewusst gewählt. Das im Kinde **lebende Ich** hat eine uralte Vergangenheit und ist durchaus „ansprechbar", auch wenn ein verbaler Kontakt noch gar nicht möglich erscheint. Die aus der anthroposophisch ergänzten Medizin stammende Fülle von therapeutischen Möglichkeiten auch bei schweren Verläufen der Kinderkrankheiten entspricht dieser Überzeugungsarbeit. Treten bei Kinderkrankheiten die so gefürchteten und heute ganz in den Vordergrund gerückten, bei richtiger therapeutischer Führung aber seltenen **Komplikationen** ein, so müssen diese als ein Vorgang der **Verfrühung** gesehen werden. Die spezifische Entzündungskrankheit eines Organs als Komplikation der Kinderkrankheiten, vor allem der Lunge oder des Gehirns, ist eigentlich erst für das Erwachsenenalter typisch, beginnend mit der **Pubertät.** So aber werden bei den Kinderkrankheiten Kräfte verfrüht in den kindlichen Organismus hineingezogen, die in dieser Weise erst in einem späteren Lebensabschnitt wirksam werden sollen. Ein solches Verständnis der Ursachen der Komplikationen von Kinderkrankheiten ermöglicht dem Arzt wiederum ein therapeutisches Handeln, das auch solche Komplikationen beherrschen und überwinden hilft. Für die notwendigen Einzelheiten muss auf die kompetenteren pädiatrischen Darstellungen verwiesen werden.

Impfung als Manipulation Zum Schluss dieses Kapitels muss trotz oder gerade wegen der Brisanz dieses Themas ein Wort zu den Impfungen gegen die Kinderkrankheiten gesagt werden. Diese sind heute so üblich und so scheinbar unbestritten, dass man sie eigentlich überhaupt nicht in Frage stellen darf! Es ist schon eindrucksvoll, erleben zu können, mit welcher Dogmatik, z. T. auch Fanatismus, Kinderärzte die Notwendigkeit der Impfungen gegenüber den Eltern behaupten. Es bleibt eine unauslöschliche Erfahrung, einmal miterlebt zu haben, wie Eltern nach der Geburt eines Problemkindes auf ihre Bedenken gegenüber den empfohlenen Impfungen vorgehalten wurde, dass sie bei einer solchen Einstellung besser erst gar kein Kind bekommen hätten!

Wer nun dieses Kapitel bisher aufmerksam gelesen hat und bei der Fülle von Grenzfragen nicht bereits mit seinem Verständnis ausgestiegen ist, wird verstehen, dass diese selbstverständliche Notwendigkeit von Impfungen einfach in Frage gestellt werden **muss!**

! Merke
Bei den überwiegend gutartigen, zur Spontanheilung neigenden Erkrankungen wird wegen der seltenen z. T. sicher auch schweren Komplikationen jedem Menschen durch die Impfung eine Entwicklungsmöglichkeit genommen, die ein Beitrag zu seiner Individualisierung ist. Dieser Eingriff in die freie

Entwicklung des einzelnen Menschen ist so schwerwiegend, dass er gar nicht anders bezeichnet werden kann als eine umfassende Manipulation.

Dahinter steht vordergründig das heute so übliche und weit verbreitete Versicherungsdenken, das sich in der Fülle und Größe eindrucksvoller Versicherungsbauten einen äußeren Ausdruck verschafft. Gegen was nicht alles meint der Mensch sich versichern zu müssen. Und natürlich kann ein solches Denken rasch auf Krankheiten übertragen werden. Wie schön wäre es scheinbar, sich auch gegenüber jeder Krankheit so versichern zu können, dass sie nie einträte. Eine solche Versicherung soll die Impfung sein.

Impfung und Bindung an den Erbleib Es soll hier nicht generell die Frage der Impfung diskutiert werden, sondern die Frage der Impfungen gegen die genannten speziellen Kinderkrankheiten. Um eine besondere Brisanz aus dem Thema zu nehmen, sei extra darauf aufmerksam gemacht, dass die Kinderlähmung **nicht** zu den speziellen Kinderkrankheiten gerechnet wird. Die Impfungen gegen die Kinderkrankheiten, denen in diesem Kapitel ein ganz besonderer Sinn und eine besondere Möglichkeit zur Individualisierung zugeschrieben wurde, müssen aber in Frage gestellt werden. Das kann sich aus dem bereits Dargestellten ergeben, doch können diese Gesichtspunkte noch erweitert werden. Es wurde schon darauf aufmerksam gemacht, dass eine Krankheit auch eine **biografische Zeitgestalt** hat, dass sie also zu einem für das Individuum geeigneten Zeitpunkt eintreten muss. Bei den aktiven Schutzimpfungen trifft aber diese Krankheit auf einen darauf völlig **unvorbereiteten Organismus,** der den Zeitpunkt seiner Krankheit nicht mitbestimmen konnte und insofern überrumpelt wird. Ein solcher Vorgang führt nach den Forschungen Steiners zu einer **starken Bindung der Individualität an den Leib,** im Besonderen an den **Erbleib.**

Der schwerwiegendste Aspekt dieser Manipulation des Menschen und die dadurch bewirkte Fixierung an die leiblichen Erbbedingungen ist das damit entstehende Potential späterer ernster Erkrankungen. Da die Individuation des Leibes verhindert wird, wird besonders an Autoimmun- und Karzinomkrankheiten zu denken sein. Für letztere hat H. U. Albonico [1] bereits epidemiologisch Zusammenhänge aufgezeigt.

Merke

Schaut man auf die eigentlichen Hintergründe – was jetzt durchaus spirituell gemeint ist – der scheinbaren Beglückung durch das Impfwesen, so steht dahinter der Versuch, den Menschen an die Erbbedingungen zu binden und eine freie Entwicklung zu verhindern.

Ausdrücklich sei gesagt, dass wohl keinem der heute diese Impfungen vertretenden Ärzte oder Wissenschaftler eine solche Vorstellung gegenwärtig ist und sie sich insofern für eine solche Manipulation des Menschen nicht verantwortlich machen lassen. Doch scheint es für die Entwicklung einer menschengerechten zukünftigen Medizin unerlässlich, diese Thematik auch zumindest unter einer solchen als Hypothese gedachten Feststellung zu diskutieren.

Impfung und freiheitliche Entwicklung des Menschen Steiner wurde von Ärzten zu seiner Zeit auf die damals noch relativ neue Pockenschutzimpfung und ihre Auswirkungen auf das Kind und Individuum angesprochen. Seine Antwort ließ keinen Zweifel offen, dass mit dieser Impfung stark in die freie Entwicklung des Menschen eingegriffen würde. Sie verhindere eine spätere spirituelle Entwicklung des Menschen, was auch dahingehend interpretiert werden kann, dass sie den Menschen an die Materie und die materialistische Gesinnung binde. Leiblich gesprochen bedeutet dieses wiederum übermäßige **Sklerosetendenz,** Verhärtung. Die solcherart hinterfragte Problematik der Schutzimpfungen gegenüber den Kinderkrankheiten wirft ein spezielles Licht auf eine Frage, die wichtig für eine zukünftige Medizin werden kann: die Frage nach einer **freiheitlichen Entwicklung des einzelnen Menschen!** Es ist eine zentrale Aussage der Anthroposophie, dass die ganze Entwicklung der Menschheit und damit des einzelnen Menschen auf das Ziel der Bildung einer freien, auf sich als ein Selbst gegründeten Individualität gerichtet ist. In seiner *Philosophie der Freiheit* [5] hat Rudolf Steiner dieses Bestimmungsziel der Menschen erkenntnistheoretisch begründet. Die heutige Medizin hat sich aus Unkenntnis dieser Tatsache an vielen Stellen ganz in den Dienst einer Geisteshaltung gestellt, die eine solche freiheitliche Entwicklung des Menschen negiert. Und wie immer auch in autoritären oder diktatorischen politischen Systemen geht der entscheidende Griff nach der Kindheit, weil hier der Mensch noch am einfachsten zu manipulieren ist. Sich heute in dieser Frage z. B. aus innerer Überzeugung gegen die schematisierte, durch den Impfpass geprägte Vorstellung von angeblich sinnvoller Schutzimpfung im Kindesalter zu stellen, ist ganz sicher eine **Mutfrage.** Doch wird noch zu zeigen sein, dass Mut (S. 334) eine der unverzichtbaren Seelenkräfte des Arztes sein muss, will er sich in eine wirkliche, zukünftige Entwicklung der Medizin hineinstellen.

Es wurde zum Eingang dieses Kapitels gesagt, dass die Kinderkrankheiten aus Mangel an Kompetenz nicht im Einzelnen dargestellt und auch keine Hinweise zur Therapie gegeben werden sollten, sondern dass sie benutzt würden, um einerseits allgemeine Merkmale der Entzündungskrankheiten darzustellen und andererseits wichtige Grenzfragen der heutigen Medizin zu berühren. Grenzfragen sind offene Fragen, sie suchen das Gespräch und die Auseinandersetzung. In diesem Sinne will das Kapitel zum Nachdenken und Miteinander-ins-Gespräch-Kommen anregen. Es kann und darf nur als Teil des ganzen Buches verstanden werden.

Literatur

[1] Albonico HU. Häufigkeit fieberhafter Infektionskrankheiten im Kindesalter in der Vorgeschichte von Karzinompatienten. Vereinigung anthroposophisch orientierter Ärzte in der Schweiz; 1995

[2] Goebel W, Glöckler M. Kindersprechstunde. 15. Aufl. Stuttgart: Urachhaus; 2014

[3] Holtzapfel W. Krankheitsepochen der Kindheit. Freies Geistesleben, Stuttgart; 1970

[4] Soldner G, Stellmann HM. Individuelle Pädiatrie. 2. Aufl. Stuttgart: Wiss. Verlagsgesellschaft; 2002

[5] Steiner R. Die Philosophie der Freiheit. GA 4. Dornach: Rudolf Steiner; 1995

[6] Tautz C. Kinderkrankheiten – Krankheiten im Kindesalter? Stuttgart: J.M. Mayer; 2000

11.2 Akute Hepatitis

Viruserkrankungen Die heute bekannten Hepatitiden sind praktisch alle **virusinduziert.** Das gilt sowohl für die A-, B-, C-, D- und E-Hepatitis sowie für die durch Zytomegalie oder das Epstein-Barr-Virus ausgelösten sog. Begleithepatitiden. Die Übertragungswege sind weitgehend geklärt; für die Hepatitis A und B existieren Schutzimpfungen, für andere Hepatitisformen wird mit großem Eifer nach solchen geforscht. Eine Therapie der akuten Hepatitiden existiert nicht, man vertraut oder hofft auf den Spontanheilungsverlauf oder kalkuliert eine bestimmte Quote chronischer und desolater Verläufe ein.

Eindringen der Krankheitserreger Nun hat gerade die Hepatitis-Forschung, insbesondere die Hepatitis-Serologie, zu einer ganz erstaunlichen Entdeckung geführt, die eigentlich für die Medizin revolutionierenden Charakter haben müsste und sie an dieser Stelle in der Betrachtung sehr nahe an die Ergebnisse einer anthroposophischen Forschung bringen könnte, was aber bisher nicht geschehen ist.

> **Merke**
> **Gemeint ist die Tatsache, dass das Eindringen der Krankheitserreger, das von der naturwissenschaftlich orientierten Medizin als die eigentliche Krankheitsursache angesehen wird, die Symptomatik einer Hepatitis nicht zwangsläufig hervorruft.**

Man entdeckte, dass es sog. Virusträger oder Carrier gibt, deren Hepatozyten überladen mit Virusmaterial sein können, ohne dass auch nur die geringsten Hinweise für eine entzündliche Veränderung nachweisbar wären. Von der immunologischen Forschung wurde diese Tatsache dahingehend interpretiert, dass die Entzündungsvorgänge bei der Hepatitis die Immunantwort des Organismus auf das Eindringen der Viren sei. Der virusbeladene Hepatozyt wird als fremd erklärt, vom Immunsystem attackiert und über Fresszellen (Makrophagen) eliminiert. Über die Entzündung **reinigt** sich der Gesamtorganismus also von solchen Zellen, über die er keine Kontrolle mehr ausübt, weil sich dort eine natürliche Welt in Form der Viren eingeschleust hatte. Der drohende **Verlust der Integrität,** wenn auch zunächst nur partiell in einem Organ, ruft den Organismus zu heftiger Abwehr auf, die sich als Entzündung manifestiert. Die in die Hepatozyten eingedrungenen Viren, ihre Fremdnatur, machen die eigentliche Krankheit aus. Entzündung (Hepatitis) ist die sinnvolle Abwehrreaktion des Organismus, um seine gestörte Integrität wiederherzustellen.

Gestörte Wahrnehmungsfunktion Wie aber kann es zu diesem Eindringen der Erreger kommen? Unter Berücksichtigung der in diesem Buche dargestellten Physiologie des Organismus ist die Antwort einfach: Die lokale Abwehrkraft reicht nicht aus; die bei der Allergie geschilderte Wächterfunktion (S. 101) **an den Grenzen** versagt. Es ist faszinierend, auch hier wieder eine Brücke schlagen zu können zu der naturwissenschaftlichen Forschung. Ehe Fremdorganismen in das eigentliche Leberparenchym eindringen können, müssen sie die vorgelagerten Endothelzellen, vor allem aber die Kupffer-Sternzellen passieren, die bei normaler Funktion eine solche Passage nicht gestatten. Erst wenn dieses System nicht funktioniert, können die Fremdorganismen in die Hepatozyten eindringen. Bis in die zelluläre Struktur ist also die grenzbildende Wächterfunktion erkennbar, von der gesagt werden konnte, dass sie unter der Hoheit der **Ich-Organisation** steht. Ganz offensichtlich handelt es sich einmal mehr um eine gestörte Wahrnehmungsfunktion, um eine Schwächung oder Degeneration im Bereich der Sinnes-Organisation.

Lebertätigkeit und Geschmackssinn Schon an anderer Stelle konnte darauf hingewiesen werden, dass mit der Lebertätigkeit sehr eng der Geschmackssinn verbunden ist und so mag eine Voraussetzung für die Hepatitiserkrankung die **Degeneration des Geschmackssinns** sein, für die in unserer modernen zivilisatorischen Welt viele Möglichkeiten existieren. Das Verlagern der eigentlichen Geschmacksfunktion ganz an die Oberfläche der Mundhöhle, das schon einmal charakterisierte **Feinschmeckertum,** mag eine wesentliche Voraussetzung schaffen. Man isst nicht mehr, um sich zu ernähren, sondern um zu genießen. Die Beobachtung, dass akute Hepatitiden häufig im Zusammenhang mit dem Genuss von Meerestieren, insbesondere Muscheln, auftreten können, findet zwar auch eine Erklärung durch die küstennahen künstlichen Muschelbänke, in deren Nähe die Stadtabwässer und damit auch menschliche Exkremente eingeleitet werden. Doch mag auch die seelische Seite des Genießens hier eine wesentliche ätiologische Voraussetzung schaffen, denn über den Nahrungswert solcher Meerestiere kann wohl kaum gestritten werden. Sie stehen eindeutig auf der Seite des Genusses.

Um aber bei dem einzelnen Leser gar nicht erst Missverständnisse auftreten zu lassen, weist diese Betrachtung lediglich auf eine der vielen möglichen Ursachen für **Kränkungen des Geschmackssinns** in seiner umfassenden Form und es muss selbstverständlich in der Freiheit jedes Menschen stehen, was er isst. Dennoch scheint es wichtig, solche neuen Zusammenhänge aufzudecken und ins Gespräch zu bringen, da der freie Mensch nur dann wirklich frei handeln kann, wenn er sich über alle Konsequenzen seines Handelns bewusst wird. Für den Menschen, der noch nicht frei handeln kann, das Kind und den Jugendlichen, sollten aber solche Betrachtungen von ganz besonderer Bedeutung werden, da sich andere Menschen (der Erwachsene, die Eltern) für diesen heranwachsenden, noch unfreien Menschen verantwortlich machen müssen. Und es sollte wieder mehr in das Bewusstsein einrücken, dass für ein Kind oder für einen Jugendlichen längst nicht alles nahrhaft und gesund ist, was Erwachsene vertragen!

Verschiedene Ursachen Kehren wir zur akuten Hepatitis zurück. Die in der Degeneration der inneren Tätigkeit des Geschmacksinns charakterisierte Voraussetzung zu erkranken gilt wohl vor allem für die Hepatitis A. Für die Hepatitis B ist es eine erlebte **Initiativschwäche,** die zu dieser Krankheit disponiert, für die Hepatitis C der **Mangel an Selbstbewusstsein,** was bedeutet, sich nicht seines Selbstes bewusst zu sein und bevorzugt durch Ich-Surrogate zu existieren, s. Drogen (S. 87)! Eine solche ätiologische Zuordnung setzt ein ganzheitliches Organbild voraus, wie es in diesem Buch veranlagt ist. Jedes Organ hat seinen spezifischen Aufbau von stofflicher, lebendiger, beseelter und durchgeistigter Struktur. Diese tragen typische Tätigkeiten oder Formelemente in sich, wodurch sie sich von anderen Organen unterscheiden. Das Seelisch-Leibliche ist wiederum dreifach gegliedert durch Wahrnehmen, Empfinden und Handeln, und in jedem dieser Bereiche kann Krankheit entstehen. Für die Hepatitiden sind es beispielhaft Geschmacksinn und Initiative, in der Stufe der Ich-Organisation das Bilden von Selbstbewusstsein. Diese hier nur aphoristisch vermittelbaren Anschauungen sind in einem 1999 erschienenen Sonderheft der Zeitschrift „Der Merkurstab" [1] ausführlich dargestellt worden. Sie haben – und das lässt sie wichtig sein – für die richtige („kausale" oder rationelle) Therapie ausschlaggebende Bedeutung, was im weiteren Verlauf dieses Kapitels noch dargestellt wird. Aus einer lokalen **Abwehrschwäche** heraus, einer örtlich **unzureichend integrierten Ich-Organisation,** ist es zum Eintritt von Viren in Leberzellen gekommen, wobei diese sich unmittelbar an das Zentrum der Zelle, den Kern, anlagern. Der Organismus fühlt sich in seiner Integrität oder auch Immunität bedroht und reagiert im **gesunden Sinne** mit heftiger Abwehr. In der Pathogenese dominieren nun zunächst Stoffwechselkräfte, die sich als Entzündungsphänomene äußern, auch in dem für jede akute Hepatitis typischen **Hydrops** des Organs. Die Gestaltungs- und damit auch Ausscheidungskräfte werden zurückgedrängt, Ikterus und Cholestase zeigen dieses an. Histologisch finden wir Apoptose und Nekrotisierung, deren Sinn der Viruselimination bereits geschildert wurde. Im Extrem kann die Nekrotisierung so stark werden, dass der Organismus sein ganzes Organ zu vernichten droht. Diese ganz seltene Extremform einer Hepatitis wurde früher auch als akute Leberdystrophie bezeichnet, heute spricht man von **fulminanter Hepatitis.** Es ist schon eindrucksvoll, nach Ausheilung solcher fulminanten Hepatitiden laparoskopisch die großen Narbenplatten der Leber mit den darin liegenden großen Regeneratknoten nachzuweisen. Dieses typische Bild nannte Heinz Kalk „Kartoffelleber".

11.2.1 Therapeutische Hinweise

Entzündungserregende oder entzündungshemmende Therapie Wieder fragen wir nach einer rationellen Therapie. Wir haben gesehen, dass die Entzündung die richtige, rationelle Antwort des Gesamtorganismus auf die eingedrungenen Viren ist und müssen insofern die Entzündungstätigkeit therapeutisch richtig lenken, auf das rechte Maß stutzen oder auch erregen. Man kann den heute durch die Immunologie aufgezeigten Zusammenhang von Virusbefall der Hepatozyten und heilender Immunantwort auch dahingehend ordnen, dass eine Heilung durch eine normerge Antwort der Immunkräfte erreicht wird (► **Abb. 11.1**). Die Abwehrkraft muss also immer wissen, in welchem Maße sie aufgefordert ist zu reagieren. Reagiert sie zu gering, hypoerg, kommt es zu den chronischen Verlaufsformen der Hepatitis, reagiert sie überhaupt nicht, anerg, finden wir den Carrier. Bei der hyperergen, also zu stark ausgefallenen Immunantwort schließlich, haben wir das Bild der fulminanten Hepatitis. Es liegt an der Kunst des Arztes, im Verlauf einer akuten Hepatitis zu entdecken, ob eine normerge und damit die Spontanheilung garantierende Immunantwort eingetreten ist, oder ob diese von der normergen Mitte abweicht zur Hypo- oder Hyperergie. Im ers-

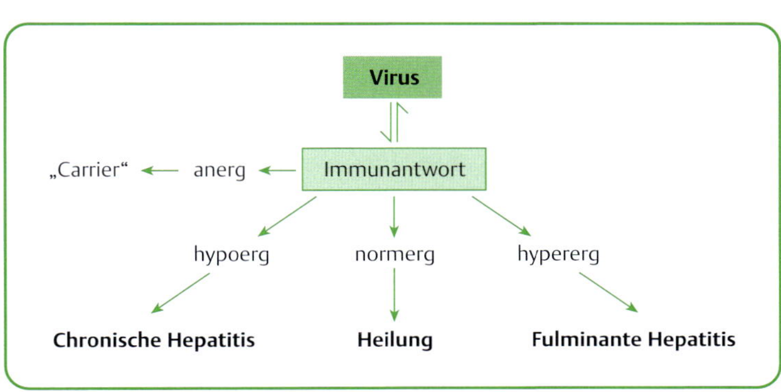

► **Abb. 11.1** Schema zur akuten Hepatitis.

ten Falle wird man mehr eine entzündungserregende, im zweiten Falle eine entzündungshemmende Therapie verordnen müssen.

Cortisontherapie Die früher jahrelang auch bei akuten Hepatitiden empfohlene Cortisontherapie, die besonders gerne in der Kinderheilkunde betrieben wurde, erweist sich im Nachhinein als falsch, da sie im besten Falle bei der hyperergen Form sinnvoll gewesen wäre, von der wir aber wissen, dass sie extrem selten ist. So musste die immunsuppressive Cortisontherapie bei akuter Hepatitis eher zu einer Häufung chronischer Verläufe führen, was sie in der Tat auch getan hat. Insofern gilt diese Therapie heute für die akute Hepatitis längst als obsolet. Klar müsste aber auch werden, dass die Cortisontherapie bei chronischen Verlaufsformen der Hepatitis falsch ist, da sie die bereits hypoerge Ausgangslage noch weiter verschlechtert und die zur Viruselimination aufgerufene Entzündungstätigkeit hemmt oder unterbindet. Eine Ausnahme von dieser Regel kann eigentlich nur in den besonderen Autoimmunformen der akuten Hepatitis gesehen werden.

Typische Arzneimittel

Akute Hepatitis

Im normalen Falle müssen also bei einer akuten Hepatitis die starken Entzündungstätigkeiten durch ein Entgegenwirken des anderen Pols, der die **Gestaltungskräfte** in sich trägt, beantwortet werden. Das wichtigste Mittel hierfür ist **Zinn (Stannum),** dessen therapeutische Bedeutung ausführlich in Teil III dargestellt ist (s. Metalltherapie). Man injiziert es in der Potenz D 8 oder gibt es in einer speziell zubereiteten Form als **Taraxacum Stanno cultum** oder **Cichorium Stanno cultum,** jeweils **Rh D 3.**

Merke

Alle Stannum-Präparate können auch innerlich in ähnlicher Potenzierung gegeben werden. Bei den beiden zuletzt genannten handelt es sich um ein besonderes Heilmittelprinzip, das auf Anregung Steiners in der anthroposophisch ergänzten Medizin ausgebildet wurde. Hier werden bestimmte Pflanzen über eine spezielle Düngung mit Metallsalzen in eine besondere Beziehung zu dem jeweiligen Metall gebracht, wobei dieser Vorgang meistens über drei Pflanzengenerationen reicht und jeder Pflanzenjahrgang verascht wieder zur Düngung verwendet wird. Aus der letzten Pflanze wird dann das Heilmittel bereitet. Rudolf Steiner äußerte dazu, dass die Metallwirkung durch Aufnahme in die Lebendigkeit der Pflanze verstärkt werden könnte.

Liegt ein starker **Ikterus** vor, kann zusätzlich ein potenziertes Eisenpräparat, z. B. **Ferrum sidereum D 6–D 10** verordnet werden, da Eisen die Gallenausscheidungsprozesse unterstützt. Hepatodoron (S. 276), ein pflanzliches Heilmittel aus Walderdbeere (*Fragaria vesca*) und Weinrebe (*Vitis vinifera*), fördert die Regenerationskräfte der Leber, wobei dieses Mittel direkt auf eine Anregung Steiners zurückgeht.

Das Arsenal der Therapie der akuten Hepatitis kann ergänzt werden durch **leberwirksame Pflanzen** wie **Löwenzahn (Taraxacum**), **Wegwarte (Cichorium)** oder **Schafgarbe (Millefolium),** wobei wir Letztere besonders gerne als Tee für einen feucht-warmen Leberwickel verwenden. Wir können sagen, ohne diese Aussage statistisch zu belegen, dass unter Einsatz dieser Mittel praktisch immer eine Ausheilung einer akuten Hepatitis ohne die Übergänge in chronische oder fulminante Verlaufsformen erzielt werden konnte.

Chronische Hepatitis

Kommt es nun doch zum chronischen Verlauf der chronisch-aktiven oder -aggressiven Hepatitis, so reichte die Selbstheilungstendenz durch die Entzündung nicht aus und die primäre Tendenz der Sklerosierung (Kältung) setzt sich durch. In diesem Sinne ist die chronische Hepatitis keine Entzündungskrankheit, sondern eine Sklerosekrankheit. Das gilt im Übrigen weitgehend für alle chronischen, heute entzündlich genannten Organkrankheiten. Hier muss eine rationelle Therapie Wege finden, die zu geringe Entzündungstätigkeit in dem Organ zu erregen und auf ein normerges Maß zu bringen.

Konventionelle Therapien Die früher leitende immunsuppressive Therapie mit Glukokortikoiden und Azathioprin ist heute weitgehend verlassen worden. Für diese Therapien wurden aber auch von der naturwissenschaftlichen Medizin interessante Erfahrungen gemacht, besonders wenn Patienten aus Eigeninitiative die Therapie abbrachen. Wir selber haben zweimal die Beobachtung gemacht, dass im Rahmen einer Langzeit-Cortisontherapie bei chronisch-aktiver Hepatitis B durch plötzliches, willkürliches Absetzen des Cortisonpräparats seitens der Patienten sich ein fulminanter Schub bildete, da nun die gefesselt gehaltenen Entzündungskräfte eruptiv aufbrechen konnten. In einem Falle kam es bei strikter Weigerung des Patienten, das Cortison erneut einzunehmen, zu einer anhaltenden Spontanheilung, im anderen Falle verstarb die Patientin. Inzwischen wurde z. T. in systematisierten Untersuchungen versucht, diesen Effekt auszunutzen, indem man für eine begrenzte Zeit hochdosiert Cortisonpräparate gab, um diese dann schlagartig abzusetzen. Es zeigte sich dabei, dass in etwa jeweils einem Drittel der Patienten eine Ausheilung, sprich Viruselimination, eintrat, der Verlauf unbeeinflussbar blieb oder es zu einer Verschlechterung, im Einzelfall auch zu Todesfällen kam. Da diese Therapie mit hohem Risiko verbunden ist und unkalkulierbar auf das Ergebnis hin bleibt, hat man sie unseres Wissens nicht weiter verfolgt.

Heute dominieren Virostatika, Interferone und immer mehr monoklonale Antikörper und Biologicals die Therapieschemata. Die Ausheilungsquoten sind für chronische Hepatitiden damit deutlich verbessert worden, das Spektrum unerwünschter Arzneimittelwirkungen ist jedoch weiterhin beträchtlich. Deshalb, und besonders mit Blick auf solche Patienten, die sich als „Therapieversager" erweisen, können unsere Erfahrungen mit einer durch die Anthroposophische Medizin begründeten alternativen Therapie hier angeführt werden.

Anthroposophisch begründete Therapie Auf der Suche nach einer rationellen Therapie durch Gesichtspunkte der anthroposophisch ergänzten Medizin stießen wir auf ein möglicherweise spezifisches Mittel zur Anregung der lebereigenen Immunität, die sich bei den chronischen Hepatitiden in einer Aktivierung entzündlicher Vorgänge ausdrückt. Es handelt sich um **Solanum lycopersicum,** die Tomate, die ebenso wie Belladonna oder Hyoscyamus ein **Nachtschattengewächs** mit besonderer Affinität zum **menschlichen Astralleib** ist, dem Träger der wahrnehmenden Nervenfunktionen im menschlichen Organismus. In einer Darstellung Steiners im „Landwirtschaftlichen Kurs" wird eine besondere Verwandtschaft von dem Naturwesen Tomate und der menschlichen Leber erwähnt. Daraus bildete sich die Arbeitshypothese, dass das Pflanzengift (u. a. Tomatin) spezifisch dazu führt, die **Ich-Organisation verstärkt im Leberorgan zu engagieren.** Das therapeutische Prinzip besteht in der naturüberwindenden Kraft unserer Ich-Organisation. Für sie bedeutet jedes Gift die Herausforderung, dessen Natur zu überwinden und sich in der herrschenden Position zu erhalten oder diese neu zu ergreifen.

Zum Heilmittel verarbeitet wird die ganze Pflanze oder das Kraut im Stadium der noch grünen Frucht, am besten als Wärmeauszug (**Solanum lycopersicum, herba, Decoctum**). Die Behandlung wird grundsätzlich oral in potenzierter Form D6 begonnen, 3 × 1 Tablette täglich. Diese Dosis kann langsam bis maximal 3 × 2 Tabletten und bis D3 gesteigert werden. Dabei ist in der Frühphase eine engmaschige Kontrolle der Transaminasen wichtig, da bei etwa einem Drittel der Patienten ein mäßiger bis manchmal auch starker Anstieg derselben beobachtbar ist. Bleibt dieser aus, findet sich eine allmähliche kontinuierliche Normalisierung. Für die Leber sind offensichtlich sehr langfristige Biorhythmen typisch, sodass – von Einzelverläufen abgesehen – sehr rasche Therapieerfolge oder -ergebnisse nicht erwartet werden dürfen. Zeigt sich nach mehrmonatiger Behandlung keine ausreichende Reaktion, kann Solanum lycopersicum in niedrigerer Potenz D4 oder D3 gegeben werden.

Solanum lycopersicum kann nach eigenen ca. 20-jährigen Erfahrungen als wirkliches **Spezifikum** bei der chronischen **Hepatitis B** bezeichnet werden. In einem hohen prozentualen Anteil konnte sie mit nachweisbarer Viruselimination, Antikörperbildung und auch histologischer Ausheilung geheilt werden, auch bei Kindern. Gravierende unerwünschte Wirkungen (UAW) habe ich nie gesehen.

Anders verhält sich die heute häufiger anzutreffende **chronische Hepatitis C.** Schon zu der Zeit, als sie noch undefiniert als Non-A-Non-B-Hepatitis bezeichnet wurde, zeigte es sich, dass die Immunreaktion auf Solanum lycopersicum ausblieb. Offensichtlich handelt es sich um eine stark anergische Reaktionslage, was auch dadurch gestützt wird, dass Spontanheilungen extrem selten vorkommen. Deshalb haben wir die Behandlung mit **potenzierten Mistelpräparaten** eingeleitet, zunächst D 10, später auch D 6 bis max. D 3. Nach 3- bis 6-monatiger Behandlung wird dann Solanum lycopersicum eingesetzt, eventuell unter Fortführung der Misteltherapie oder auch allein. Hier gibt es unterschiedliche Konzepte. Übereinstimmend zeigen sich Verbesserungen der Befindlichkeit, der Leberhistologie (Minderung der Fibrosegrade!) und der Funktionsparameter, auf die Viruslast ist ein direkter Einfluss nicht ablesbar. Die jetzt vorliegenden Längsschnittbeobachtungen zeigen die Tendenz, dass es unter dieser Therapie nicht zu Übergängen in eine Zirrhose bzw. zur Ausbildung eines primären Leberzellkarzinoms kommt. Auch habe ich selbst in Einzelfällen eine vollständige Ausheilung nach z. B. zehn Jahren (!) erlebt [1].

Zwei weitere Heilmittel komplettieren unsere Therapie der chronischen Hepatitiden, zum einen **Hepatodoron,** das vor allem **regeneratorische Vorgänge** in der Leber fördert, täglich 3 × 2, später 3 × 1 Tablette, und **Stannum** in verschiedenen Präparationen und Potenzen, überwiegend als **Hepar-Stannum D 4–D 6,** täglich subkutan im rechten Oberbauch, nach einigen Wochen dann 3 × wöchentlich; oder innerlich **Taraxacum Stanno cultum Rh D 3** 3 × 8 Tropfen täglich. Natürlich erfordert jeder individuelle Krankheitsverlauf auch die eine oder andere Variation dieser typischen Therapie, die speziell für die chronische Hepatitis B gilt.

Ergänzende typische Therapie

- Akute Hepatitiden
  - Stannum met. praep. D 8 (D 6), tägl. s. c. Injektion rechter Oberbauch
  - oder Taraxacum Stanno cult. Rh D 3, 3 × 8 Tropfen vor den Mahlzeiten
  - Hepatodoron 3 × 2 Tabletten
  - bei starkem Ikterus zusätzlich Ferrum sidereum D 10, tägl. 1 Amp. s. c. rechter Oberbauch
  - äußerlich feucht-warme Schafgarbenwickel rechter Oberbauch
- Chronische Hepatitiden – Hepatitis B
  - Solanum lycopersicum D 6 3 × 1–2 Tabletten (bei ungenügendem Ansprechen D 4–D 3, frühestens nach drei Monaten)
  - Hepatodoron 3 × 2 Tabletten (nach 6–12 Monaten 2 × 2 Tabletten)
  - Hepar-Stannum D 4, zunächst als subkutane Injektion im rechten Oberbauch, jeden 2. Tag, nach 1–3 Monaten dann innerlich 3 × 8 Tropfen vor den Mahlzeiten
  - mittags 2–3 × wöchentlich ein feuchtwarmer Schafgarbenwickel auf den rechten Oberbauch
- Bei Hepatitis C oder schon fortschreitenden zirrhotischen Umbauvorgängen **zusätzlich**
  - 2 × wöchentlich s. c. im rechten Oberbauch nachmittags (ca. 18 Uhr) 1 Amp. Abnobaviscum Quercus D 10 (evtl. D 6–D 4) bzw. Iscucin Quercus Potenzreihe I

Literatur

[1] Hepatitis. Der Merkurstab. Sonderheft; 1999

11.3 Typhus und Ruhr

Typhus und die echte Ruhr sind heute für uns in Deutschland seltene Erkrankungen geworden, am ehesten bringt sie ein Patient einmal aus einem fernen Reiseland mit. Doch sind infektiöse Darmerkrankungen vom Typ der **Salmonellosen** keineswegs selten, wenn es sich auch meistens um weniger dramatische Erkrankungen handelt als beim echten Typhus abdominalis. Recht häufig sind auch die **Yersiniosen,** die wegen ihrer anfänglich blanden Symptomatik leicht übersehen werden und dann zu chronischen Verläufen führen können. Mehrfach sahen wir chronisch-entzündliche Darmveränderungen, die zunächst von einer Enterocolitis Crohn nicht abzugrenzen waren, durch den positiven Erregernachweis der Yersinia enterocolitica dann aber eindeutig als infektiöse Erkrankung diagnostiziert und ausgeheilt werden konnten.

Antibiotikatherapie Nun haben gerade die infektiösen Darmerkrankungen ihren früheren Schrecken verloren, seit wirkungsvolle Antibiotika zur Verfügung stehen. Und abgesehen von der Möglichkeit einer anthroposophisch ergänzenden Krankheitsbetrachtung ist es gerade die Frage nach dieser Antibiotikatherapie, die sich am Beispiel der Darmerkrankungen kritisch analysieren lässt.

Merke

Es darf noch einmal darauf aufmerksam gemacht werden, dass Steiner schon 1920 energisch darauf hinwies, dass die Theorie, Erreger würden die Infektionskrankheiten verursachen, falsch sei, da die eigentliche Ursache im Organismus selber liege und die Bakterien nur ein diagnostisch zu nutzendes Kriterium für die Art der krankhaften Veränderungen im Organismus seien.

Als er dieses äußerte, hatte sich allerdings die Bakterien- oder Erregertheorie bereits durch Zeiten größter Auseinandersetzungen so eindeutig behauptet, dass eine solche Bemerkung wohl von der etablierten Medizin nicht mehr ernst genommen werden konnte. Den eigentlichen Beweis der Richtigkeit der Erregertheorie hat dann scheinbar die Entdeckung der Antibiotika und Sulfonamide erbracht, konnte man doch mit ihnen schwere Krankheitsverläufe, die nicht selten tödlich verliefen, mühelos zur Ausheilung bringen. Und gerade für den Typhus und die ruhrartigen Erkrankungen war beispielsweise Chloramphenicol ein wirkliches Zaubermittel. Eigenartigerweise hat gerade Chloramphenicol viel später seinen Pferdefuß gezeigt, und zwar in Form **schwerster, irreversibler Knochenmarkschädigungen,** die auch zum faktischen Verbot von Chloramphenicol führten. Dieses kann zwar im Ausnahmefall bei sonst völliger Resistenz gegen andere Antibiotika bei schwersten Erkrankungen noch eingesetzt werden, ist aber von seiner breiten Anwendung, die sich vor allem auch in die Kinderheilkunde erstreckte, völlig abgeschnitten worden.

Unerwünschte Wirkungen von Antibiotika Es steht außer Frage, dass mit Antibiotika bestimmte Bakterien sicher auszumerzen sind und damit Krankheitssymptome verschwinden. Insofern erscheint jede kritische Frage gegenüber dieser Therapie völlig überflüssig. Und doch hat die Erfahrung mit der Antibiotikatherapie eine Fülle solcher Fragen aufgeworfen. Die der unerwünschten Wirkungen haben wir am Beispiel von Chloramphenicol bereits aufgezeigt. Es dürfte jedem Leser bekannt sein, dass es praktisch **kein Antibiotikum ohne Nebenwirkungen** gibt. Erinnert sei an die z. T. schweren Penicillinallergien, Leberschädigungen z. B. durch Sulfonamide oder Erythromycin, oder Nieren- und Gehörschädigungen durch Gentamicin. Ein anderer Pferdefuß der Antibiotikatherapie ist die **Resistenzentwicklung** und die damit verbundene Züchtung hochvirulenter Keime, die zu sog. Problemkeimen ernannt wurden. Weiter ist es ein allgemein bekanntes „Geheimnis", dass es praktisch keinen Operations- oder Entbindungssaal gibt, in dem trotz höchster Sterilität nicht eine Fülle **pathogener Keime** nachweisbar sind, was unter strengsten hygienischen Bedingungen eigentlich zum Schließen aller Operationssäle führen müsste. Das gleiche gilt für den praktisch an jedem Wasserhahn im Krankenhaus nachweisbaren **Pseudomonas.** Krankheiten infolge von **Krankenhausinfektionen** werden heute öffentlich diskutiert und betreffen in Deutschland jährlich mehrere Zehntausende von Patienten mit nicht geringer Mortalität. Eine weitere Beobachtung geht dahin, dass viele chronische Infektionserkrankungen durch antibiotische Therapie gar **nicht mehr geheilt** werden können. Ein Beispiel hierfür sind die chronischen Harnwegsinfekte, die von kritischen Nephrologen und Urologen inzwischen schon gar nicht mehr als Indikation für eine antibiotische Therapie gesehen werden, es sei denn ein akuter Schub zwänge dazu. Und schließlich werden die meisten praktizierenden Ärzte immer wieder die Erfahrung gemacht haben, dass die Krankheitssymptomatik einer entzündlichen Krankheit bei ihren Patienten unter antibiotischer Therapie sehr rasch verschwand, insbesondere Fieber und Leukozytose, dass aber die Befindlichkeit **keineswegs** in dem gleichen Maße positiv beeinflusst wurde.

Nimmt man alle diese Bemerkungen zusammen, so müssen sie gegenüber der Antibiotikatherapie nachdenklich stimmen, ohne natürlich auch nur annähernd Anlass zu sein, eine solche Therapie zu verdammen.

Mangelnde Immunität und Selbstheilung Nun tritt aber durch die Betrachtung der anthroposophisch ergänzten Medizin eine weitere, viel umfassendere und schwerwiegendere Frage an uns heran. Wenn die Voraussetzung entzündlicher Erkrankungen so ist, dass der Erreger nur deshalb innerhalb des Organismus auftreten kann, weil in diesem selber eine **ganz bestimmte Schwäche,** z. B. der Immunität, vorliegt, dann ist diese doch durch das Antibiotikum nicht beseitigt, wenn auch die Bakterien als solche nicht mehr vorhanden sind? Wenn man mit den Bakterien gleichzeitig die Entzündungssymptomatik beseitigt, läuft man dann nicht Gefahr, die eigentliche Krankheitsursache bestehen zu lassen und nur die **Selbstheilungstätigkeit** ihr gegenüber durch die Therapie **beseitigt** zu haben? Jeder wird die Dramatik dieser Fragestellung sofort verstehen. Eine gültige Antwort darauf ist nicht leicht zu finden.

Stoffwechseltätigkeit und rhythmische Prozesse Die geisteswissenschaftliche Forschung Steiners charakterisiert als Ursache des Typhus und der ruhrartigen Erkrankungen eine Tendenz, die von ihm als **„Nervenbildung"** im Stoffwechsel-Bewegungs-System bezeichnet wird. Nun wird man mit einer solchen Aussage nichts anfangen können, wenn man sie naturwissenschaftlich objektiv oder gar materialistisch nimmt. Selbstverständlich entsteht im Darm auch bei Typhus kein Nerv, doch haben wir darstellen können, dass der Nervenbildung physiologisch die Sklerosetätigkeit (S. 96) zugrunde liegt. So müssen wir die Aussage Rudolf Steiners dahingehend verstehen, dass in einem Organabschnitt, an dem Stoffwechseltätigkeiten dominierend zusammen mit rhythmischen Prozessen tätig sind, die Nerven-Sinnes-Tätigkeit aber auch wahrnehmend eingeschaltet ist, diese in einem unrechten Maße zu dominieren droht und damit den Darm in Richtung des Verhärtens oder auch Ersterbens treibt. Wenn man einmal zu dieser Darstellung die Tatsache hinzunimmt, wie außerordentlich lebensbedrohlich der absolute **Stillstand der Darmtätigkeit** im Sinne des paralytischen Ileus ist, dann wird man ermessen können, dass sich der Organismus gegenüber einer solchen organisierenden Tendenz vehement zur Wehr setzen wird. Geht es doch darum, sich selbst zu erhalten. Und wie schon bei der Hepatitis beschrieben, benutzt er das polare Geschehen der Entzündung, um das für den Organbereich des Darms **richtige Gleichgewicht** wieder herzustellen. Wie leicht dann in einer solchen Selbstheilungstätigkeit das Gleichgewicht nach der anderen Seite hin zum Ungleichgewicht verschoben werden kann, zeigen gerade die schweren Verläufe von Typhus und ruhrartigen Erkrankungen. Hier ist wieder die Kunst des Arztes aufgerufen, durch seine Therapie das wirkliche stabile Erreichen einer Gleichgewichtslage zu ermöglichen.

11.3.1 Therapeutische Hinweise

Typische Arzneimittel

Als wirkungsvolles **Naturprinzip** hat hierfür Rudolf Steiner selbst **Antimon (Stibium)** benannt (Kap. 14.4.5), das vor allem innerlich in einer Potenzierung um D 8 gegeben werden muss. Wir selbst haben einmal erleben können, wie ein aus Südamerika „importierter" Typhus abdominalis mit septischem Krankheitsbild auf diese Monotherapie innerhalb weniger Tage ansprach und in nicht einmal 14 Tagen zur Ausheilung kam.

Merke

An dieser Stelle muss grundsätzlich gesagt werden, dass es nicht um ein absolutes Pro oder Contra Antibiotikatherapie bei Entzündungskrankheiten gehen wird, sondern um ein vernünftiges Abwägen des Sowohl-als-Auch. Die modernen Arzneimittel sind unschätzbar in ihrer Bedeutung der Akut- und Notfallmedizin, doch erweisen sie sich fast alle hilflos oder ineffizient gegenüber chronischen Erkrankungen.

Wenn die Akutheit oder die Schwere einer Erkrankung den Einsatz von Antibiotika notwendig macht, so wird der Arzt sie auch geben müssen. Wenn er sich aber auf die hier charakterisierten Gesichtspunkte einer durch die Anthroposophie ergänzten Medizin einlassen kann, wird er mit der Antibiotikatherapie die Behandlung nicht beenden, sondern sie erst begonnen haben. Immer muss er danach trachten, die eigentliche, der Krankheit zugrunde liegende Ursache in einem weiteren Schritt ebenfalls zu überwinden. Geschieht dies nicht, wird der Organismus irgendwann darauf reagieren. Und es darf an dieser Stelle die hypothetische Frage gestellt werden, ob nicht eine große Anzahl der sog. Arzneimittelnebenwirkungen gar nicht direkt-toxische Einflüsse dieser Arzneimittel sind, sondern die Reaktion des Organismus auf den Eingriff an falscher Stelle, z. B. in den Selbstheilungstätigkeiten. Und es bleibt außerdem die Frage, was denn aus den nun vom Organismus nicht mehr bekämpften, aber weiter bestehenden ursächlichen Schwächen oder Kränkungen wird.

Ergänzende typische Therapie

- Stibium D 8*, im akuten Stadium alle 2 Stunden 8 Tropfen, in der Rekonvaleszenz 3 × 8 Tropfen
- Bei Fieber
  - Erysidoron 1, alle 2 Stunden 10 Tropfen
  - Argentum met. praep. D 30, 16 und 20 Uhr je 1 Amp. s. c.

11.4 Pneumonie

Lunge und Erdverbundenheit In der Lungenentzündung können wir eine ganz grundsätzliche Erkrankung des Menschen sehen, haben wir doch durch die anthroposophische Menschenkunde lernen können, dass es gerade die Lunge ist, die die besondere **organische** Erdverbundenheit (S. 95) im menschlichen Organismus bewirkt. Jede Erkrankung, die sich in der Lunge abspielt, steht insofern immer im Zusammenhang mit seiner **Existenz als Erdenmensch.** Sie ist somit eine **Inkarnationsfrage,** was dahingehend übersetzt werden kann, dass eine Entscheidung getroffen werden muss, ob das Ich des Menschen seinen leiblichen Organismus weiterhin für dieses Leben gebrauchen kann oder ob es sich von ihm trennen muss. In jeder Lungenentzündung wird diese Fragestellung offenkundig.

Antibiotikatherapie und Selbstheilung Bemerkenswerterweise gab es im 19. Jahrhundert im Zusammenhang mit der damals berühmten Wiener Medizinischen Schule am Beispiel der Lungenentzündung eine heftige Auseinandersetzung um den Sinn oder Unsinn einer Therapie derselben. Damals entstand eine Strömung, die man als **therapeutischen Nihilismus** bezeichnen könnte. Anhand der Lungenentzündung wurde mit einer großen Fallzahl auch statistisch nachgewiesen, dass bei einer abwartenden Behandlungsweise etwa ebenso viele der Erkrankten geheilt wurden oder starben wie bei der bis dahin vertretenen Therapie. Nun wird man eine solche therapeutisch-nihilistische Haltung selbstverständlich bei der Lungenentzündung heute nicht mehr einnehmen, da sie eine Domäne der antibiotischen Therapie ist. Doch zeigt dieser historische Rückblick, dass die Lungenentzündung auch in der vorantibiotischen Ära eine starke **Selbstheilungstendenz** hatte und nicht jeder, sondern nur ein bestimmter Anteil an Patienten ohne Therapie starb. Man kann daran ablesen, dass wir offensichtlich heute eine gar nicht kleine Anzahl von Patienten mit Lungenentzündung antibiotisch behandeln (mit den schon erwähnten, oft unvermeidlichen Komplikationen), ohne dass diese Therapie zwingend notwendig wäre! Nur liegt natürlich die Schwierigkeit vor, dass der Arzt heute nicht in der Lage ist zu entscheiden, welcher Patient mit Lungenentzündung keiner Therapie oder eben der Antibiotika bedarf. Und verständlicherweise wird insofern jeder Patient antibiotisch behandelt werden.

Vergleich antibiotisch und nichtantibiotisch behandelter Patienten In einer retrospektiven Aufarbeitung mehrerer Jahrgänge konnten wir nachweisen, dass die Behandlungsergebnisse bei unseren Patienten gleich gut waren, ob wir sie nun antibiotisch oder nach den Kriterien einer anthroposophisch ergänzten Medizin behandelten. Bei dieser retrospektiven Untersuchung, deren Ergebnisse mit zwei anderen Krankenhäusern, die nach der Methode der anthroposophischen Medizin arbeiten (Filderklinik bei Stuttgart, Gemeinschaftskrankenhaus Herdecke) in Übereinstimmung stehen, konnten aber keine Kriterien herausgearbeitet werden, die eine Entscheidung für die eine oder andere Therapie ermöglichten. Die Entscheidung war offensichtlich immer entweder durch den Arzt und seine therapeutische Einstellung oder durch den Wunsch des Patienten nach einer nichtantibiotischen Behandlung gefallen. Kriterien wie leichtere oder schwerere Erkrankung, Alter des Patienten oder bakterielle und virale Genese waren in beiden Behandlungsgruppen gleich. Überraschend war, dass die Dauer des Fiebers bei antibiotisch behandelten Patienten im Mittelwert sogar etwas länger anhielt als bei den nach der anthroposophisch ergänzten Medizin behandelten Patienten. Nun sollte diese aus einer solchen retrospektiven Betrachtung sich ergebende Fragestellung natürlich zu einer prospektiven Verlaufsbeobachtung führen, wobei der wesentliche Gesichtspunkt das Auffinden solcher Kriterien wäre, die den Arzt die richtige Entscheidung seiner Therapiewahl treffen lässt.

Lungenentzündung als Verjüngungsprozess Die Lunge ist als Organ viel mehr an den Stoffleib und damit erdgebunden, als man bei diesem lufterfüllten Organ zunächst glauben würde. Doch müssen wir uns klarmachen, dass diese die Lunge durchsetzende Luft äußere Luft ist, also Natur im Menschen und nicht Mensch selbst. Des Weiteren besteht das eigentliche Lungengewebe aus festem Bindegewebe, das von elastischen Fasern durchsetzt wird, die der Lunge selber die **Tendenz zum Schrumpfen** geben, was bei jedem Pneumothorax erlebbar ist. Es sind **saugende Kräfte** (wir nennen es Unterdruck oder Vakuum), die von der Peripherie her die Lunge immer an dieser Schrumpfungstendenz hindern, wobei sich hinter diesen saugenden Kräften die Tätigkeit des Lebensleibes (S. 47) verbirgt. Wenn nun in der Lunge entzündliche Vorgänge auftreten, dann verändert sich dieses Organ in einer Richtung, die in der pathologischen Anatomie früher immer als **„Hepatisation"** bezeichnet wurde. Gemeint war das Ähnlichwerden des Gewebes in der Lungenentzündung mit dem histologischen Bild der Leber. Die Leber wiederum haben wir kennen gelernt als das zentrale Organ des menschlichen Lebensleibes. Jede Lungenentzündung bedeutet für die Lunge und deren Aufgabe für den gesamten Organismus ein **Überfluten mit Lebenskräften** und damit im übertragenen Sinne einen **Verjüngungsprozess.** Für den für solche Phänomene aufgeschlossenen Arzt dürfte es keine Schwierigkeit bedeuten, wenn man diese Aussage dadurch stützt, dass man auf die oft erstaunliche physiognomische Verjüngung der Patienten mit Lungenentzündung hinweist. Sie können ein ganz jugendlich-kindliches Aussehen bekommen, was allerdings in direkter Korrelation zu der Schwere und Bedrohung der Erkrankung selber steht. Einmal mehr begegnen wir der Tatsache, dass Entzündungskrankheiten den Menschen im Sinne ihrer **Vergeistigungstendenz** an die Schwelle des Sterbens, des Todes bringen. Und nicht zufällig ist die Lungenentzündung eine der im Alter auftretenden Erkrankungen, die den Tod des betroffenen Menschen bewirken können. Vielleicht wird durch diese Betrachtung auch verständlich, warum der Pathologe häufig bei verstorbenen Menschen anlässlich der Obduktion in der Lunge Hinweise für eine Entzündung findet, die meistens als „finale Pneumonie" bezeichnet wird. Oft ist bei diesen Patienten klinisch eine Lungenentzündung gar nicht mehr in Erscheinung getreten.

Prinzip der Erneuerung und Wandlung Die generelle Bedeutung der Pneumonie für die Menschen als eine gewisse Parallele zu den Kinderkrankheiten ist vielleicht durch diese Darstellungen verständlich geworden. Nur haben die Kinderkrankheiten unter regulären Bedingungen einen ganz umschriebenen Platz in der menschlichen Entwicklung zwischen Geburt und Tod, während die Lungenentzündung als Möglichkeit das ganze Leben durchzieht. Und insofern sollte man bei jedem einzelnen Patienten eine Lungenentzündung immer auf ihren sicher vorhandenen, biografischen Stellenwert hin anschauen. Nie werden wir einen knapp zwanzigjährigen Patienten vergessen, den wir mit einer hochfieberhaften Pneumonie in unserer Klinik aufnahmen und dessen Anamnese bereits sechs vorausgegangene Pneumonien beinhaltete. Alle waren antibiotisch behandelt worden. Diesmal wagten wir trotz hohen Fiebers eine nichtantibiotische Therapie und der Patient traf nach einigen Tagen eine Feststellung, die uns verständlicherweise begeisterte. Er sei erstaunt, dass er sich so wohl fühle wie noch bei keiner Lungenentzündung zuvor, obwohl er doch im Gegensatz zu den früheren Behandlungen immer noch hohes Fieber habe. Nach acht Tagen klang das Fieber ab, die Lungenentzündung heilte aus und wir konnten den Patienten entlassen. Leider haben wir nicht weiter verfolgen können, ob er nun in seinem weiteren Leben keine Lungenentzündung mehr brauchte!

Das Prinzip der Erneuerung, der Wandlung, das immer im Zusammenhang mit Entzündungskrankheiten die ärztliche Aufmerksamkeit erregen sollte, wird bei der Lungenentzündung im besonderen Maße anschaubar. Und es ist eben eine Frage, wohin diese Erneuerung oder Wandlung tendiert, mit der die Entscheidung zusammenhängt, ob eine Lungenentzündung heilbar oder unheilbar ist, also im letzteren Falle zum Tode des Patienten führt. Noch einmal sei ausdrücklich betont, dass der Arzt immer alle Anstrengungen unternehmen wird, das Leben des Patienten zu erhalten. Er wird aber auch lernen müssen, mit der Unheilbarkeit einer Erkrankung zu rechnen und diese nicht nur als Tragik oder Niederlage zu erleben, sondern als eine von ihm noch nicht durchschaubare **Sinngebung des Lebens** dieses Patienten (Kap. 17.1.3).

11.4.1 Therapeutische Hinweise

Typische Arzneimittel

In der nichtantibiotischen Behandlung der Lungenentzündung hat sich uns die Verordnung von **Pneumodoron** bewährt. Dieses besteht aus zwei festen Kombinationen von einerseits **Aconitum und Bryonia (Pneumodoron 1)** und andererseits **Phosphor und Tartarus stibiatus (Pneumodoron 2).** Normalerweise werden im stündlichen Wechsel 5–10 Tropfen Pneumodoron 1 und 2 verordnet. Nach Abklingen des Fiebers kann diese Therapie auf 6 Dosen pro Tag für einige Tage reduziert werden, um dann ganz abgesetzt zu werden. Bei sehr hohem Fieber wird dessen Intensität und Maß gesteuert durch ein hochpotenziertes Silberpräparat, **Argentum metallicum praeparatum D 30,** das 1–2 × täglich injiziert werden kann.

Unterstützend wirken auch potenzierte **Eisenpräparate** und bei stärkeren pleuritischen Erscheinungen feucht-warme **Brustwickel.** Immer wieder fasziniert die akute Wirkung eines feuchtkalten Brustwickels mit **Equisetum-Tee (Schachtelhalm, Zinnkraut),** der allerdings frühestens am 5. oder 6. Tag im Zugang auf die sog. Krise verabfolgt werden sollte. Fast immer kommt es dann zu einer ganz beträchtlichen subjektiven Erleichterung beim Patienten und zum raschen kontinuierlichen Fieberabfall. Diese Basistherapie hat sich in mehr als 20 Jahren während meiner Tätigkeit als Krankenhausarzt zuverlässig bewährt und liegt auch den oben erwähnten retrospektiven Ergebnissen zugrunde.

Ergänzende typische Therapie

- Pneumodoron 1 und 2 je 8 Tropfen im stündlichen Wechsel
- Ferrum met. praep. D 6 (D 8), tägl. 1 Amp. s. c.
- Cardiodoron 3 × 20 Tropfen
- am 5.–6. Tag einmalig ein feucht-kalter (30–35 °C) Equisetumbrustwickel
- bei hohem Fieber
  - Argentum met. praep. D 30, 1–2 Amp. s. c. (ca. 16 und 20 Uhr)

11.5 Tuberkulose

Wieder häufiger auftretende Tuberkulose Im Zusammenhang mit einer anthoposophisch ergänzten Medizin auch ein Kapitel über die Tuberkulose einzufügen, mag von kritisch oder ablehnend eingestellten Lesern als anmaßend oder unzumutbar empfunden werden, insbesondere wenn gewagt wird, gegenüber der etablierten Therapie mit Tuberkulostatika in unterschiedlicher Kombination andere ergänzende oder alternative Aspekte zur Therapie darzustellen. Es fehlten dem Autor zunächst ausreichend eigene Erfahrungen, um eine solche Darstellung zu erwägen. War doch die Tuberkulose im mitteleuropäischen Raum eine eher seltene Erkrankung geworden und wurde nach Diagnosestellung im Allgemeinen spezialisierten Lungenfachärzten und entsprechenden klinischen Einrichtungen zugewiesen. Nun ist aber beobachtbar, dass diese Erkrankung in den letzten Jahren offensichtlich wieder häufiger in Erscheinung tritt und nun keineswegs mehr wie während der Jahrhundertwende bei den sozial Schwachen und in besonders ungünstigen hygienischen Umständen Lebenden, sondern als Erkrankung quer durch alle Bevölkerungsschichten einschließlich der sozial Höhergestellten. Auch aus den USA wird dieser zunehmende Trend berichtet.

Tuberkulose als Entzündungskrankheit Es fiel zunächst nicht leicht, die Tuberkulose einem der vier Krankheitstypen zuzuordnen. Im klassischen

Sinne ist sie Infektions- und damit Entzündungskrankheit. Aber sie weist auch viele allergische Phänomene auf, beispielsweise die sehr spezifische Riesenzellbildung der sog. Langerhans-Zellen oder die Tuberkulinreaktion, und natürlich stand auch die Frage der Sklerosekrankheit im Raum. Letzten Endes gab das **Phänomen der Ansteckung** den Ausschlag, hier doch als dominierendes Element die Entzündungskrankheit zu erleben und einmal mehr zu konstatieren, dass physiologische bzw. pathophysiologische Phänomene der vier Krankheitsgrundtypen sich in der Ausbildung einer einzelnen, ebenfalls typischen Krankheit miteinander vermengen können. Auch die früher so häufige Form der Lungenschwindsucht zeigt das Phänomen der **Auflösung organischer Substanz,** was als typisch für eine Entzündungskrankheit bezeichnet werden kann.

Fallbeispiel Dass wir den Schritt zu einer eigenständigen, aus der Ratio einer anthroposophisch ergänzten Medizin stammenden Therapie wagten, ergab sich aus der besonderen Konstellation unserer ersten Patientin, die mit einer gesicherten Lungentuberkulose bei uns aufgenommen wurde. Sie hatte unsere Abteilung nach längerem Fragen und Suchen gefunden, da ihr berichtet worden war, dass dort naturheilkundliche und anthroposophische Therapiekonzepte Anwendung fänden, sodass auch bei solchen Erkrankungen, für die die sog. Schulmedizin keine Behandlungsmöglichkeiten mehr sah, noch alternative Therapiemöglichkeiten bestünden. In ihrem konkreten Falle war sie in einem großen Schwerpunkt-Kreiskrankenhaus nach Diagnosestellung im klassischen Sinne mit einer Mehrfachkombination von **Tuberkulostatika** behandelt worden. Dabei trat eine seltene, aber schwerwiegende toxische Leberschädigung auf, aufgrund welcher die Therapie nach verschiedenen Änderungsversuchen schließlich vollständig abgebrochen werden musste. Der Patientin wurde nun gesagt, dass sie nicht behandelbar sei, und sie wurde ohne weitere ärztliche Konzeption in ein ungewisses Schicksal entlassen. Da sie sich mit einer solchen Situation nicht zufrieden geben konnte, hatte sie nach Alternativen gesucht und war auf unsere Krankenhausabteilung gestoßen. Auch bei uns herrschte zunächst die Meinung vor, diese Patientin sofort in eine Lungenfachklinik zu verlegen, was wiederum für die Patientin selbst eine tiefe Enttäuschung bedeutete und zu heftiger depressiver Reaktion führte. Wir haben dann die unten ausführlicher beschriebene Therapie verordnet und durchgeführt, erlebten eine sehr **rasche Besserung** der subjektiven Symptomatik und bereits nach vier Wochen eine völlige **Normalisierung des Röntgenbefunds** der Lunge. Im weiteren Verlauf haben sich alle Befunde und das Befinden vollkommen normalisiert und die Patientin ist jetzt viele Jahre nach dem stationären Aufenthalt **völlig gesund.** Sie hatte als Zweitkrankheit in der Vorgeschichte ein Mammakarzinom, dessentwegen sie sich noch mehrfach zur Kontrolle bei uns vorstellte. Auch dieses Krankheitsbild blieb bisher ohne Rezidiv.

Diese überraschende therapeutische Erfahrung und die verständliche Dankbarkeit der sich von der etablierten Medizin im Stich gelassen fühlenden Patientin hat uns ermutigt, diese therapeutische Konzeption im Einverständnis mit weiteren Patienten auszubauen, wobei wir bisher uneingeschränkt die Erfahrung machen konnten, auch schwere Krankheitsbilder damit heilen zu können. Das darf sicher nicht zur Leichtfertigkeit in der Einschätzung der je richtigen Therapie führen, setzt wahrscheinlich auch eine, einer solchen therapeutischen Konzeption gegenüber aufgeschlossene und ihr mit Verständnis begegnende Persönlichkeit im Patienten voraus. Vor allem muss aber betont werden, dass es schon einer sehr umfangreichen Erfahrung des Arztes mit den Möglichkeiten einer durch Anthroposophie ergänzten Medizin bedarf, um einen solchen eigenständigen und sicher auch forensisch problematischen Weg zu gehen.

Zweites Fallbeispiel Bei einem zweiten Patienten, dessen Krankheitsgeschichte hier ausnahmsweise noch kurz gestreift werden soll, war dadurch eine spezielle Dramatik im Spiele, weil der Befund eines Nebennierentumors zusammen mit drei kirschgroßen Rundherden in der Lunge von dem von uns hinzugezogenen Lungenfacharzt als Nebennierenkarzinom mit **Lungenmetastasen** oder als **Bronchialkarzinom** mit regionalen und Nebennierenmetastasen gedeutet wurde. Da eine durch Bronchoskopie gewonnene Zytologie und Histologie keinen Anhaltspunkt für eine Tumorerkrankung ergab, wurde eine explorative Lungensegmentresektion vorgeschlagen, um ausreichend Gewebe für eine sichere Diagnose zu gewinnen. Der Patient befand sich damals in stark reduziertem, kachektischem Allgemeinzustand und stand einer solchen Operation ausgesprochen skeptisch und ablehnend gegenüber. Da unsererseits der Gesamteindruck – und hier war sicher **intuitive Diagnostik als innere Stütze** wirksam – eine tiefe innere Sicherheit davon vermittelte, dass es sich um eine Tuberkulose handeln müsse, haben wir in Übereinstimmung mit dem Patienten eine zuwartende Haltung eingenommen, den operativ-diagnostischen Eingriff zurückgestellt und das Ergebnis der bereits angelegten Kulturen und Tierversuche abgewartet. Gleichzeitig begannen wir mit der unten charakterisierten Therapie und erlebten binnen vier Wochen **eine so erstaunliche Besserung** des stark reduzierten Allgemeinbefindens und auch objektiver Befunde, dass uns und auch dem Patienten ex iuvantibus die Diagnose gesichert schien. Zu diesem Zeitpunkt kam dann auch vom Lungenfacharzt die Bestätigung, dass im Tierversuch Tuberkelbakterien nachgewiesen wurden und damit die Diagnose der Tuberkulose gesichert war. Als kleine Randbemerkung sei erlaubt, dass dieser hoch qualifizierte Spezialist die menschliche Größe hatte, uns zu der von vorneherein verfolgten und sich als richtig erweisenden Diagnose im Nachhinein zu gratulieren. Im weiteren Verlauf konnte dann auch bei diesem Patienten die Tuberkulose vollständig ausgeheilt werden, wobei eine substitutionsbedürftige Nebennierenrindeninsuffizienz als Dauerfolge blieb.

Verantwortlichkeit und individuelle Entscheidung Diese Darstellungen sollen beim Leser nicht das Missverständnis hervorrufen, als seien wir durch die beiden genannten und weitere Krankheitsverläufe nun der gesicherten Überzeugung, jede, auch schwere Tuberkulose lasse sich mit unserer therapeutischen Konzeption behandeln. Diese ist Ausdruck des eigentlichen Krankheitsverständnisses, auf das nun eingegangen werden soll. Noch einmal sei betont, dass hier mit hoher **Verantwortlichkeit** bei jedem einzelnen Patienten eine ganz **individuelle Entscheidung** zu treffen ist, und dass es als falsch bezeichnet werden muss, wenn ein Arzt, der sich erst in das Verständnis und die Möglichkeiten einer durch Anthroposophie ergänzten Medizin einarbeitet, sich gegenüber solchen doch ernsten Krankheitsbildern bereits in der geschilderten Weise therapeutisch verhielte. Er sollte dieses allerhöchstens in Zusammenarbeit mit einem in einer solchen Frage besonders erfahrenen Arzt tun.

Lichtmangelkrankheit Betrachtet man nun die tieferen Ursachen einer tuberkulösen Erkrankung aus spiritueller Anschauung des Geschehens und verbindet diese dann mit den Fakten naturwissenschaftlicher Forschung, so kann dies unter zwei Aspekten erfolgen: unter dem ureigenen, auch im Subjektiven zu Verantwortenden, und unter dem Aspekt der Darstellungen Steiners aus seiner geisteswissenschaftlichen Forschung.

Uns selbst stellt sich die Tuberkulose in der Wahrnehmung der verschiedenen Patienten ganz elementar als eine **Lichtmangelkrankheit** dar. Es gibt keine andere Krankheit, bei der dieses Phänomen, dass der Patient an einem inneren Lichtmangel leidet und von der polaren Kraft der **Finsternis** durchdrungen ist, dem diagnostischen Blick des Arztes so eindrücklich entgegentreten kann wie bei der Tuberkulose. Der Leser wird bemerken, dass hier der Aspekt einer Diagnosestellung, ja allgemeiner der Wahrnehmung des Patienten und seiner Krankheit gemeint ist, der diesem Buch den Titel *Intuitive Medizin* gab.

> **Merke**
> **Der Arzt muss sich selbst zu einem ganzheitlichen Wahrnehmungsorgan machen, der die besondere, pathologische „ganzheitliche" Situation seines Patienten in sich zur Empfindung und dann zur Vorstellung ausbildet.**

Es gehört zu den das Verständnis des Menschen sehr prägenden Aussagen Steiners, dass jeder Mensch sein eigener Lichtbildner ist. Mit geistig-offenen Augen angeschaut, sollte jeder Mensch als gesunde Individualität in seinem Leibe **„leuchten"**. Wahrscheinlich ist das für den einen oder anderen Leser eine sehr befremdliche oder zumindest ungewohnte Vorstellung, andererseits vielleicht auch ein Gedanke, dem – innerlich aufgenommen – ein **tiefes Verständnis** entgegenkommt. Dass viele Menschen heute nicht im genügenden Maße ihr **inneres Licht bilden** und geistig als leuchtend wahrgenommen werden können, ist die eine Seite. Dass wiederum eine tiefe Sehnsucht nach solchem Licht in den Menschen existiert, mögen die Phänomene durch Menschen vollzogener Lichterketten in vielen Städten Europas im Zusammenhang mit den neuen Auswüchsen von Hass und Intoleranz offenbart haben.

Nierenorganisation und Lunge Das **Organ dieser inneren Lichtbildung,** die substanziell dem Bereich des Lebensleibes entstammt und auch als Lichtäther bezeichnet wird, ist die Nierenorganisation. Es wurde schon an anderer Stelle darauf hingewiesen, dass die Niere (S. 102) mehr ist als ein Ausscheidungsorgan. Ihre endokrine Funktion ist auch durch die heutige wissenschaftliche Medizin bewiesen. Aus der anthroposophischen Anschauung ist sie aber vor allem das Organ, welches im Hinblick auf seine ausscheidende Aufgabe die Stoffe von der ihnen innewohnenden Lebendigkeit trennt und Letztere in einem ständigen, aufsteigenden und sich in alle Bereiche verteilenden Strom dem Organismus wieder zur Verfügung stellt. Daraus stammt ein großer Teil unserer **regenerativen Kraft.** Lebenskraft im menschlichen Organismus setzt sich zusammen aus vier unterschiedlichen Elementen, die Steiner Wärme-, Licht-, Chemischer oder Klang- und schließlich Lebensäther (S. 49) nannte. Andererseits ist die innere Lichtbildung, auch wenn ätherische oder Lebenskräfte ihre substanziell-leibliche Grundlage bilden, primär vom **seelisch-geistigen Menschen** intendiert, also von der **bewusstseinsbildenden** Seite abhängig. Das findet sich in Begriffen wie „lichte oder klare Gedanken" und besonders schön in dem Wort „Erleuchtung" wieder. Licht hat gleichzeitig zu tun mit **Leichte,** beide Worte sind unmittelbar verwandt. Lichtbildung bedeutet damit auch, dass im menschlichen Organismus – am anschaulichsten in der **Aufrichtekraft** – ständig Leichtekräfte die erdgebundene Schwerkraft überwinden. Unmittelbar sind solche Leichtekräfte im Pflanzenreich anschaubar.

Merke
Unter diesem Aspekt kann man auch sagen: der Tuberkulosekranke fällt zu sehr in die Schwere der Erdkräfte, wird von den irdischen Gesetzmäßigkeiten seines Leibes überwältigt und droht in diesen unterzugehen, zu ersticken.

Es ist wiederum kein Zufall, dass das hauptsächliche **Zielorgan** dieser Erkrankung das Erdorgan **Lunge** ist. Und es ist auch keine Überraschung, dass Selbstheilungskräfte im Organismus diese Krankheitstendenz durch intensive Entzündungsvorgänge bis hin zur vollständigen Auflösung des Leibes (Schwindsucht) aufheben wollen.

Ursachen der Tuberkulose Rudolf Steiner hat aus seiner geisteswissenschaftlichen Forschung drei scheinbar verschiedene Aspekte der Tuberkulose und ihrer Ursachen genannt, die aber durchaus Gemeinsamkeit erleben lassen können und auch mit dem jetzt dargestellten eigenen Aspekt kommunizieren. In dem ersten Vortragszyklus für Ärzte (*Geisteswissenschaft und Medizin*) schildert er als Ursache der Tuberkulose eine nicht in das Psychische ausgelebte, **funktionelle Hysterie,** die sich im unteren Organismus (schwerpunktmäßig also dem Stoffwechsel) bis in den Stoffleib einprägt, dort symptomatisch nicht in Erscheinung tritt, wiederum aber als im Organismus existente Störung nun im oberen Menschen „ansteckend" wirkt und dort Voraussetzungen oder die Anlage zur Tuberkulose schafft. Diesem mehr pathophysiologischen Vorgang stellt er in Vorträgen für Laien die Anschauung zur Seite, dass die Disposition zur Tuberkulose Folge des in den letzten Jahrhunderten immer mehr ausgebildeten **Rassen- und Standeshasses** sei, insbesondere der Proletarier gegenüber den herrschenden bürgerlichen Ständen. Bei dieser Aussage ist zu berücksichtigen, dass sie kurz nach der Jahrhundertwende (1907) gemacht wurde, wo einerseits dieses soziale Phänomen und andererseits auch die Tuberkulose als sehr häufige Erkrankung noch eine ganz andere Bedeutung hatten als in unserer Zeit. Hat die eingangs geschilderte Situation, dass die Tuberkulose auch in den hoch zivilisierten Ländern in allen Bevölkerungsschichten durchgreifend wieder zunimmt, mit einer nun ganz andere Inhalte betreffenden Ausbildung neuen Hasses und neuer Intoleranz zu tun? Fördern überhaupt diese negativen Seelenkräfte eine solche Erkrankung?

Und ein dritter Aspekt greift in noch tiefere Anschauungen der anthroposophischen Geisteswissenschaft: der besonderen Auseinandersetzung geistig den Menschen führender Wesen mit solchen, die sich dieser Führung und der durch diese bewirkten Menschheitsevolution ständig widersetzen und insofern auch als **Widersachermächte** bezeichnet werden. In der okkulten Nomenklatur werden die Hauptträger dieser widerstrebenden Weltenkräfte auch als Ahriman und Luzifer bezeichnet. Es ist nicht Anliegen dieses medizinischen Buches, nun eine ausführliche und verständliche Darstellung dieses Kräftespiels zu geben, in welches die menschheitliche, aber auch die einzelne individuelle Menschenentwicklung eingespannt ist. Der Hauptvertreter der geistig führenden Kräfte wird als Christus benannt, er ist **Träger und Vermittler der menschlichen Freiheit** und hält die widerstrebenden, in sich auch polar gegliederten Gegnerkräfte von Ahriman und Luzifer im Gleichgewicht. Das Element der Freiheit bewirkt aber für den einzelnen Menschen, dass er sich diesen Kräften ausgesetzt erlebt und von sich selbst aus die **gleichgewichtsbestimmende Mitte als Kraftquell** suchen muss und sich in Freiheit mit ihr verbinden kann. Nur in dieser Auseinandersetzung mit den geistigen Kräften entfaltet sich für den Menschen die Möglichkeit zur Freiheit. So können die sog. Widersachermächte auch nicht als absolut böse bezeichnet werden, sondern mehr als Widerstände, an denen die Kraft des Einzelnen wachsen kann. Das hat wiederum Goethe in seinem Faust mit Bezug auf Mephistopheles erkannt und so formuliert: „Ich bin ein Teil von jener Kraft, die stets das Böse will und doch das Gute schafft!“.

Luziferische und ahrimanische Kräfte Mit Blick auf die leibliche Entwicklung des Menschen sind es ahrimanische Kräfte, die Verhärtung, Stoff, aber auch elektromagnetische Kräfte hervorrufen, und in allen Sklerose- und Geschwulstkrankheiten besonders stark in Erscheinung treten. Ahriman ist auch der Inspirator aller modernen Technik und der Welt der Maschinen. Mit beiden äfft er den menschlichen Organismus nach, dessen Vollkommenheit ihn fasziniert und die er den Schöpfermächten neidet.

Luziferische Kräfte wirken sich dagegen primär im Seelischen aus, sind Träger des Bewegungselements, der Fantasie und der einer Schwerkraft entgegenwirkenden Leichte. Sie treiben den Menschen fort von der Erde, erzeugen Wunschwelten, verführen zu Drogenkonsum und virtuellen Fantasiewelten, die an die Stelle der Realität treten. Wirken luziferische Kräfte primär über das Blut, so ahrimanische über das Nervensystem. Unter solchen Aspekten, wenn sie auch hier nur aphoristisch dargestellt sind, mag vielleicht verständlich werden, dass Steiner in dem genannten dritten Aspekt die Tuberkulose als eine Krankheit bezeichnet, in deren Durchleben der Mensch die in ihm **zu stark gewordenen ahrimanischen Kräfte** überwinden kann. Er verweist in diesem Zusammenhang auf die Besonderheit, dass der Organismus in der Heilung der Tuberkulose die entsprechend befallenen Anteile seines Organismus wie ausgrenzt oder, bildhaft gesprochen, einmauert. Vielleicht kann der Leser durch diese Darstellung auch dem Gesichtspunkt folgen, dass die ahrimanischen Kräfte im **Element der Finsternis,** die luziferischen im gleißenden Licht wirken, das immer blendet (Verblendung). Das wahre Licht, von dem Steiner sagt, dass es immer das Element der Liebe birgt, stammt aus der mittleren Kraft, die von sich sagte „Ich bin das Licht der Welt“ (Joh. 8,12).

Anregung der Lichtbildung Hier lässt sich eine Verbindung zu der eigenen Anschauung herstellen, die Tuberkulose sei eine Lichtmangelkrankheit. Das Überwiegen ahrimanischer Kräfte im menschlichen Organismus bewirkt, dass dieser von Finsterniskräften überwältigt wird, die eigene, diesen entgegenwirkende Lichtbildung „atrophiert“. Insofern bildete sich für uns als Idee einer rationellen Therapie die Vorstellung, bei solchen Krankheiten die innere Lichtbildung anzufeuern und sie wieder in einen Gleichgewichtszustand mit den auch im Physiologischen in jedem menschlichen Organismus existierenden und auch notwendigen verfestigenden Kräften der Finsternis zu bringen.

11.5.1 Therapeutische Hinweise

Typische Arzneimittel

Hauptmittel der Tuberkulosetherapie ist der **Phosphor,** überwiegend in sehr niedriger Potenz D 5. Man gibt morgens und mittags je 5 Tropfen, wobei bei empfindsamen Menschen darauf zu achten ist, ob eventuell Herzsensationen oder Tachykardien auftreten. Dann müsste gegebenenfalls eine etwas höhere Potenz, z. B. D 8 verordnet werden.

Auch kann die Wirkung verstärkt werden, indem 1 × wöchentlich **Phosphoröl** 0,1 % über der Wirbelsäule eingerieben wird. An diesem Tag sollte dann Phosphor nicht innerlich gegeben werden.

Phosphorus bedeutet Lichtträger oder Lichtbringer. Seine eigentliche Natur, sein „Wesen" ist einem gesonderten Kapitel in Teil III (Kap. 14.8.4) dargestellt. Seine Wirkung bei der Tuberkulose muss als Anregung der körpereigenen Lichtbildung gesehen werden, weshalb die Anwendungsdauer unbedingt zu begrenzen ist. Wie lange im Einzelfall Phosphor gegeben wird, ist eine Entscheidung des Arztes. Hier können keine Regeln aufgestellt werden.

Ein anderer stofflicher Lichtträger ist **Magnesium,** dessen sehr klares und auch „kaltes" Licht bestens durch die Wunderkerzen bekannt ist. Das Spezialpräparat Hepar-Magnesium (S. 177) **D 4/ D 6** wurde schon in dem Kapitel über die Depression vorgestellt. Auch in der Tuberkulosetherapie hat sich Hepar-Magnesium, 1 × täglich als subkutane Injektion im Epigastrium, bewährt. Im Einzelfall kann es auch einmal täglich intravenös gegeben werden.

Gegenüber der **katabolen Seite** der Tuberkulose geben wir **Hepatodoron,** 3 × 2 Tabletten vor den Mahlzeiten, zusammen mit einem **Bittermittel,** im Allgemeinen **Gentiana lutea D 3,** 3 × 5–8 Tropfen.

Je nach Manifestation der Tuberkulose werden weitere Organfunktionen therapeutisch einbezogen, bei primärer Lungenmanifestation z. B. **Renes-Cuprum** (Wala), 3 × wöchentlich als subkutane Injektion über den Nierenlagern.

In dem von uns geschilderten zweiten Krankheitsbild mit **Nebennierenbeteiligung** verordneten wir **Glandula suprarenalis D 3/Solutio Ferri comp. D 6*** zunächst als tägliche Injektion, später 2–3 × wöchentlich.

In seinen therapeutischen Kolloquien mit Ärzten der Arlesheimer Klinik nannte Rudolf Steiner neben Phosphor D 5 als weitere Mittel bei **Lungentuberkulose** Ferrum chloratum, bei **Dünndarmtuberkulose** Cuprum sulfuricum und bei **Dickdarmtuberkulose** Mercurius vivus naturalis, jeweils in Kombination mit verschiedenen anderen Mitteln, wobei anzumerken ist, dass in der damaligen Zeit Darmtuberkulosen relativ häufig waren.

Wir ergänzen die oben genannte Basistherapie je nach besonderer Ausgestaltung der Erkrankung und Organbeteiligung ebenfalls durch andere Konstitutionsmittel oder typische Heilmittel, führen grundsätzlich eine **heileurythmische** oder **künstlerische Therapie** durch und – soweit der Kräftezustand des Patienten es zulässt – eine **Bädertherapie,** vor allem sog. Öldispersionsbäder nach Junge, wobei wir das Öl des Johanniskrauts bevorzugen.

Ergänzende typische Therapie

- Innerlich
  - Phosphor D 5 (D 8) morgens und mittags je 5 Tropfen
  - Hepar-Magnesium D 4 1 × tägl. s. c.
  - Gentiana lutea D 3 3 × 5–8 Tropfen vor den Mahlzeiten
  - Hepatodoron 3 × 2 Tabletten oder nur abends 3 Tabletten
- Äußerlich
  - Phosphoröl 0,1 % Einreibung 1 × wöchentlich über die Wirbelsäule (an diesem Tag keine innere Phosphorgabe)
  - Öldispersionsbäder mit Hypericum
- Künstlerische Therapien
- je nach Organmanifestation „Konstitutionsmittel (S. 230)"

11.6 Erysipel

Eine Therapiemöglichkeit des Erysipels nach der anthroposophisch ergänzten Methode soll kurz skizziert werden. Auch hier besteht die Schwierigkeit, dass es eine **sichere und etablierte Therapie** mit Antibiotika, speziell Penicillinen gibt und sich verständlicherweise die Frage stellt, wieso hier alternative Therapieformen überhaupt diskutiert werden sollten. Die Antwort wurde schon in Kap. 11.3 gegeben.

Merke

Jede Entzündung bedeutet im positiven Sinne Erneuerung, Verjüngung, Anregung und oft Stärkung der körpereigenen Immunität, und ist insofern Förderung des einzelnen Menschen und nicht nur Nachteil. Um diese positive Förderung aber zu erreichen, darf die Krankheit nicht unterdrückt werden, sondern muss sich ausleben können.

Gerade hier liegt ganz sicher eine Differenz der Auffassungen zwischen streng naturwissenschaftlich orientierten Ärzten und solchen, für die Krankheit eben nicht nur Defekt ist, sondern auch sinnvolle Möglichkeit zur Wandlung. Dass ein Arzt, der ein Erysipel nicht mit Antibiotika behandelt, große Verantwortung übernimmt und sich seiner Therapie und ihres Erfolges sicher sein muss, versteht sich von selbst. Die Krankheit zeigt eine Verwandtschaft zu den typischen Kinderkrankheiten, die ebenfalls exanthematös an der Haut ablaufen und immer die Tendenz zur Generalisierung, beim Erysipel im Sinne der Sepsis, haben. Die förderliche Seite wurde auch schon im einleitenden Kapitel über die Kinderkrankheiten mit der Erfahrung gestützt, dass unter einem komplizierenden Erysipel metastasierende Karzinomkrankheiten „spontane" Remissionen (S. 211) zeigten.

11.6.1 Therapeutische Hinweise

Typische Arzneimittel

Zur Behandlung geben wir **Erysidoron 1** Tropfen und **Erysidoron 2** Tabletten im stündlichen Wechsel, jeweils 8 Tropfen bzw. 1 Tablette. Ersteres enthält Apis mellifica D 2 und Belladonna D 2, die Tabletten enthalten Carbo Betulae 0,01 und Sulfur D 1. Die Therapie wird grundsätzlich so lange durchgeführt, bis der Patient **entfiebert** und die **lokale Entzündung** abgeklungen ist.

Unterstützt wird sie durch **feuchte Umschläge** mit **Arnikatinktur**, wobei diese 1–2 Stunden lang ständig so erneuert werden, dass sie immer kühl sind, 2–3 × täglich.

Auch injizieren wir in den ersten Tagen bei hohem Fieber (> 38,5 °C) 1–2 × eine Ampulle **Argentum metallicum praeperatum D 30,** subkutan an den Oberarmen, um ca. 16 und 20 Uhr. Unsere Erfahrung zeigt, dass mit dieser Therapie das Erysipel bisher ausnahmslos gut und sicher auszuheilen war.

Ergänzende typische Therapie

- Erysidoron 1, je 8 Tropfen, und Erysidoron 2, je 1 Tablette, im stündlichen Wechsel
- feucht-kühle (25 °C) Umschläge mit Arnikatinktur
- Cardiodoron, 3 × 20 Tropfen
- bei hohem Fieber: Argentum met praep. D 30, 1–2 Amp. s. c., ca. 16 und 20 Uhr

12 Krebskrankheit

Krebs als Zeitkrankheit Das Kapitel über die Krebskrankheit ist ein besonders wichtiges Kapitel des gesamten Buches, vielleicht sein eigentliches **Hauptkapitel.** Das hängt damit zusammen, dass der Krebs heute als ausgesprochene Zeitkrankheit erlebt werden muss und somit seine Wurzeln auch in den Besonderheiten unserer Zeit zu sehen sind. Rudolf Steiner nannte die Krebskrankheit auch „die furchtbare Geißel der Menschheit". Auch das bringt eine Besonderheit dieser Erkrankung zum Ausdruck, die wohl wie keine zweite von den heutigen Menschen gefürchtet wird. Ein weiteres ist die erlebbare Stagnation der konventionellen Onkologie, sowohl was das Verständnis dieser Krankheit und ihrer Ursachen („multifaktoriell") als auch die Ergebnisse der Therapie betreffen. Etwa 10% aller malignen Erkrankungen sind heute effektiv behandelbar („heilbar"), bei allen anderen ist ihr Ausgang ungewiss und nur durch statistisch ermittelte Wahrscheinlichkeiten auszudrücken. Heilbar heißt dann überwiegend, 5 Jahre überlebt zu haben. Auch bedeutet konventionelle Krebstherapie häufig schwerstes Leid der Patienten durch die unvermeidbaren Nebenwirkungen. Und wie dogmatisch wird dennoch der Alleinvertretungsanspruch für diese Krankheit eingefordert, wie radikal werden die toxischen Therapien angewandt, auch wenn die statistisch ermittelte Überlebenszeit lediglich um wenige Monate verlängert werden kann. Und wie dramatisch mutet die immunologische Feststellung an, dass die eigentliche Krebsstammzelle für jede Art der Chemo- oder Zytostatikatherapie resistent ist, und somit die Krankheit durch konventionelle Therapie allein nicht endgültig geheilt werden kann. Es ist schwer zu begreifen, welche Kräfte wirksam sind, diese fundamentale Haltung einzunehmen, wenn doch andere therapeutsche Wege existieren, die sowohl für die Lebensqualität als auch für das Erhalten der Individualität des Kranken bei vergleichbarer Effizienz Vorteile bieten. Seit 1973 konnte ich alle sich mir anvertrauenden Krebspatienten ärztlich in ihrer Krankheit begleiten, ohne zur Chemotherapie oder Strahlentherapie Zuflucht zu nehmen, ganz gestützt auf die hier dargestellte Therapie, die sich auf die Elemente einer Anthroposophischen Menschenkunde und Medizin stützen, vor allem jedoch auf das tiefere („intuitiv-erfasste") Verständnis der spirituellen Ursachen der Krebskrankheit.

Und so ist dieses Kapitel eben Ausdruck meines Anliegens, naturwissenschaftlich-anthropologische und geisteswissenschaftlich-anthroposophische Auffassungen so zusammenzuführen, dass daraus eine gemeinsame („ganzheitliche") Anschauung entsteht und jeder Patient einer alles umfassenden Medizin begegnen darf und nicht vielen miteinander streitenden Medizinsystemen.

Misteltherapie Deshalb ist ein weiteres Element, warum dieses Kapitel so zentral für das ganze Buch erlebt wird, die Aussage Steiners, dass sich über die Krebskrankheit und die Therapie derselben wohl am ehesten ein Brückenschlag der Verständigung zwischen geisteswissenschaftlicher und naturwissenschaftlicher Methode in der Medizin bilden würde. Man ist geneigt zu sagen, dass kaum eine andere Voraussage Steiners so wenig eingetreten ist wie diese. Auf der anderen Seite muss dagegengestellt werden, dass die Misteltherapie heute in aller Munde ist, in allen Medien behandelt wird und dass überraschenderweise auch fast nie der Hinweis fehlt, dass die Mistel durch Rudolf Steiner in die Krebstherapie eingeführt wurde. Wurde noch bis vor gar nicht langer Zeit die Misteltherapie als Variante einer Behandlung der Krebskrankheit eher ignoriert und totgeschwiegen, wird sie jetzt in zunehmendem Maße zur Kenntnis genommen und diskutiert, ohne dass sich aber bisher der Brückenschlag einer gemeinsamen Verständigung gebildet hätte.

Persönliche Anschauung Eine Voraussetzung, die natürlich für das ganze Buch gilt, muss für dieses Kapitel auch besonders hervorgehoben werden. Das hier Dargestellte entspringt der persönlichen Anschauung des Autors und unterliegt damit auch seiner eigenen Verantwortung. Natürlich sind seine Darstellungen in diesem Buch nur möglich im Zusammenhang mit einem nun über 50-jährigen Studium der Anthroposophie und er kann sich ohne Einschränkung als einen Schüler Rudolf Steiners bezeichnen. Und doch finden sich viele Aussagen in diesem Buch, die dem eigenen Studium und der selbstständigen Verarbeitung der geisteswissenschaftlichen Darstellungen Steiners entstammen. Dazu gehört vor allem die praktische über 50-jährige Tätigkeit in der Medizin und im Speziellen die andauernde Wahrnehmung der Krebskrankheit, ihrer Symptomatik und die tägliche Begegnung mit den Krebskranken. Gerade diese Krankheit bedeutet **ständige Schulungssituation** und keine zweite Krankheit scheint den Arzt so herauszufordern, ihre tieferen Geheimnisse zu enthüllen. So muss schließlich ausgesprochen werden, dass das in diesem Kapitel Dargestellte auf keinen Fall als „anthroposophische Lehrmeinung" bewertet werden darf. Es ist die bis heute mögliche Frucht der Bemühungen des Autors, dieser Krankheit und ihren Gesetzmäßigkeiten näher zu kommen.

Keine zusammenhängende Darstellung Steiners über Krebs Es muss eigentümlich berühren und kann als intensive Frage erlebt werden, warum Steiner eigentlich keine zusammenhängende Darstellung über die Krebskrankheit und ihre Therapie gegeben hat. Zu wie vielen Lebensthemen hat er zusammenhängende Vorträge oder gar Vortragszyklen gehalten. Nichts Vergleichbares existiert zum Thema Krebs, ja selbst in seinem grundlegenden schriftlichen Werk für die Medizin zusammen mit Ita Wegman gibt es kein spezielles Kapitel über diese Krankheit. Und doch bezeichnete er sie mit dem für ihn eher ungewöhnlich dramatischen Ausdruck als „Geißel der Menschheit". Er hat auch in vielen Vorträgen und persönlichen Gesprächen mit Ärzten und Pharmazeuten Aussagen zu dieser Krankheit und ihrer Therapie mit der Mistel gemacht, er hat auch vor Laien dieses Thema häufig angesprochen. Wurden die konkreten Fragen nach Ätiologie und Pathogenese von den Ärzten nicht an ihn gestellt oder glaubte er, dass die spirituellen Hintergründe dieser Krankheit erst andeutungsweise darstellbar wären?

Die hier gestellten Fragen können nicht beantwortet werden, sie können nur neue Fragen auslösen. Es gehört zu den **selbst gesetzten Geboten** eines Geistesforschers, viele Themen nur dann öffentlich zu behandeln, wenn durch einen Menschen danach gefragt wird. War er schließlich der Meinung, dass wir, angeregt durch seine vielen einzelnen Darstellungen, selber zu einer zusammenfassenden Anschauung kommen sollten?

Brüderlichkeit und Toleranz Nach der Überzeugung des Autors ist es an der Zeit, eine solche zusammenfassende Anschauung zur Diskussion zu stellen. Wobei mit Diskussion hier keine intellektuelle Auseinandersetzung des Für und Wider gemeint ist, sondern das aus **brüderlicher Gesinnung** geführte wissenschaftliche Gespräch, das aus der gemeinsamen Kraft geleitet wird, **Wahrheit finden zu wollen.** Für die wirkliche Überwindung der Krebskrankheit sind solche Voraussetzungen wie Brüderlichkeit und Toleranz notwendig, womit die Brücke zum Christentum und einer christlichen Ethik geschlagen wird. Notwendig scheint es auch, den Schleier vor dieser Krankheit wegzuziehen und ihr wahres Sein zu offenbaren, um eine rationelle Therapie, eine wirkliche Heilung möglich werden zu lassen.

12.1 Ursachen der Krebskrankheit (Ätiologie)

Immunologische Theorie zur Ätiologie In der heutigen Anschauung und in Konsequenz der allgemeinen Überzeugung der naturwissenschaftlich orientierten Medizin wird die Krebskrankheit von außen durch **Karzinogene** und von innen genetisch durch **Onkogene** verursacht. Es gilt also wieder die nun schon klassisch zu nennende „Erreger"-Theorie und die konstitutionelle Wurzel einer Krankheit. Eine spezielle Ausgestaltung beider Möglichkeiten ergibt sich durch die Immunologie, deren Forschungsergebnisse sich allerdings teilweise in Widerspruch zu der bisherigen Anschauung der Krebskrankheit setzten, die sich vor allem auf die Morphologie oder pathologische Anatomie stützte. So wurde die primäre Entstehung der Krebskrankheit nicht mehr in der Zelle selbst gesehen, sondern in einem **immunologischen Defekt** oder einer **Schwächung im Immunsystem.** Damit wurde auch die Theorie begründet, die lange tumorfreie Vorstadien der Krebskrankheit annimmt, ehe der Tumor als ihr letztes Stadium in Erscheinung tritt (sog. Prätumorstadium). Diese immunologische Theorie ist von klassischen Vertretern der Onkologie z. T. heftig bekämpft worden, da sie bisher nur hypothetischen Charakter habe und die eigentlichen Beweise ihrer Gültigkeit ausstünden. Immerhin hat sie viel Bewegung in die Diskussionen um die Krebskrankheit gebracht und insbesondere die bisher scheinbar unangefochtenen Therapiekonzeptionen in Frage gestellt.

Immunmodulatorische Konzepte Immer mehr gelangen nun neben den **drei klassischen konventionellen Therapieverfahren** (Chirurgie, Chemotherapie und Bestrahlung) auch sog. immunmodulatorische Konzepte in den praktischen Alltag der Krebstheorie und viele Onkologen sehen darin einen wichtigen Schritt in eine erfolgreiche Zukunft.

Psychologische und soziologische Ursachenforschung In letzter Zeit wird auch in der Psychologie und Psychiatrie immer ernsthafter eine Ursachenforschung der Krebskrankheit betrieben, wofür Namen wie Simonton oder LeShan stellvertretend stehen sollen. Auch die soziologische Medizin hat sich in die Krebsforschung eingeschaltet und sieht in gesellschaftlichen Faktoren weitere Ursachen der Krebskrankheit. Die meisten einschlägigen Darstellungen kommen insofern heute auch zu der Aussage, Krebs sei ein „multifaktorielles" Geschehen.

Offene Fragen Nun soll hier keineswegs der Standpunkt vertreten werden, dass alle diese Forschungsbemühungen und die damit gewonnenen Ergebnisse falsch oder überflüssig seien. Vielmehr soll der Blick darauf gelenkt werden, dass diese Forschungsseite einen bestimmten Aspekt, vor allem den äußeren, dieser Erkrankung zutage fördern kann und dass viele Schlüsse, die aus solcherart gewonnenen Befunden gezogen werden, **hypothetischen Charakter** haben und nicht bereits Wirklichkeiten erfassen. Es findet sich doch für dieses Forschungsgebiet eine erstaunliche **Fülle offener Fragen,** obwohl seit Jahrzehnten größte Anstrengungen sowohl menschlich-wissenschaftlicher als auch finanzieller Art unternommen werden und kaum ein anderes Thema in der Medizin eine vergleichbare Aufmerksamkeit und Zuwendung findet.

So ist z. B. eine exakte Prognosestellung der individuellen Krebskrankheit überhaupt nicht möglich. Jede Krebskrankheit stellt einen ganz eigenen, unvoraussagbaren Verlauf dar, ist eine „Art" für sich. Auch wurde inzwischen herausgefunden, dass der Operationszeitpunkt keine so entscheidende Bedeutung für die weitere Prognose hat, wie bisher angenommen wurde; die so oft um die Diagnose einer Krebskrankheit entstehende Hektik und das Drängen auf sofortige Operation ist also gar nicht notwendig. Es gibt aber noch weitere offene Fragen. Wie erklären sich die z. T. großen geographischen Unterschiede dieser Krankheit wie Häufigkeit, Organmanifestation oder Altersgipfel? Wieso haben (mit wenigen Ausnahmen) selbst größte Anstrengungen in der Therapie in den letzten zwanzig Jahren zu keiner generellen Verbesserung der Heilungsaussichten geführt, wieso wurde so spät entdeckt, dass z. B. die so lange mit Vehemenz vertretene Radikaloperation beim Mammakarzinom der ausschließlich lokalen Tumorentfernung keineswegs überlegen ist? Wieso können wir nicht mit Sicherheit voraussagen, zu welchem Zeitpunkt man einen Patienten mit den größten Aussichten auf Erfolg therapiert, wann man besser eine Therapie unterlässt und welche der verschiedenen Therapiemöglichkeiten die beste ist? Wie oft wird aus dieser Ratlosigkeit der Entschluss gefasst, alles nur Mögliche zu tun und dabei den Patienten in ein **Martyrium seines Krankheitsverlaufs** zu führen. Auch entscheidet sich die heutige Onkologie immer häufiger dazu, eine Geschwulsterkrankung lieber überhaupt nicht zu behandeln oder erst zu einem möglichst späten Zeitpunkt mit der Therapie zu beginnen. Beispiel hierzu seien die chronisch lymphatische Leukämie, das Plasmozytom, das Prostatakarzinom des älteren Mannes, aber auch das Bronchialkarzinom oder die Fülle der Karzinommanifestationen im Verdauungstrakt. Dabei bleibt die Operation natürlich bei dieser Feststellung ausgenommen, doch wird es wohl kaum noch jemanden geben, der den Standpunkt vertreten würde, die Krebskrankheit sei durch eine Operation alleine zu heilen. Operation wird immer nur Beseitigung der Geschwulst und damit symptomatische und nicht kausale Therapie sein.

Geisteswissenschaftliche Ursachenforschung Was fördert nun die geisteswissenschaftliche Ursachenforschung für die Krebskrankheit zutage? Zunächst sei eine Behauptung an den Anfang gestellt, deren Beweis sicher schwierig zu führen sein wird, wenngleich doch die inhaltliche Aussage mit großer innerer Sicherheit vertreten werden kann.

Merke

Die Krebskrankheit als Zeitkrankheit existiert erst seit etwa dem Ende des 15. Jahrhunderts. Sie hat seither ständig zugenommen und zeigt eine eigentliche explosive Entwicklung wohl erst seit Ende des 19. Jahrhunderts.

Natürlich scheint diese Aussage schnell widerlegt zu sein mit dem Hinweis, dass Geschwulst- und Tumorbildungen auch bei solchen Leichenbefunden anzutreffen waren, die aus lange vor der genannten Zeitperiode liegenden Zeiten stammten. Doch wird überhaupt nicht bestritten, dass die eigentliche Geschwulstbildung ebenso wie die anderen genannten Bildungstendenzen von Sklerose, Allergie und Entzündung schon lange im menschlichen Organismus existieren, doch stellt die Karzinomkrankheit eine absolute Besonderheit innerhalb der Geschwulstbildungen dar und ist eine noch ganz neue „junge" Krankheit. Auch hat es natürlich Menschen gegeben, die in ihrer persönlichen Entwicklung der Zeit und damit der Menschheitsentwicklung voraus waren, die wir mit Steiner „Vorzügler" nennen können. Bei ihnen wird die Krebskrankheit auch schon früher aufgetreten sein. Doch stellen sie nur die Ausnahme von der Regel dar.

Erneute Durchdringung des Stoffleibes Für das Ende des 15. Jahrhunderts setzt Steiner in der Menschheitsevolution den Beginn der Entwicklung einer **selbstständigen** Bewusstseinsseele (S.59) an. Das menschliche Ich gestaltet sich das Seelenglied der Bewusstseinsseele aus einer **erneuten Durchdringung des Stoffleibes,** weshalb in dieser Entwicklungstendenz die Berührung mit dem Stoff, der Materie, zentrale Bedeutung hat. Das erklärt auch, warum gegen alle alten Weltanschauungen in diese Zeitentwicklung hinein der **Materialismus** entstehen konnte, der bis zur Konsequenz des **Atheismus** geht und in direkter Verbindung mit der Entstehung der Naturwissenschaften steht. Das menschliche Bewusstsein steigt herab bis zur Materie, versucht diese zu durchdringen und ihre Gesetzmäßigkeiten aufzufinden. Das ist nach Steiners Darstellungen eine für die ganze weitere Evolution unabdingbare Notwendigkeit. Dabei hat diese Entwicklung natürlich auch große Schattenseiten, die sich z. B. in der starken **antisozialen Tendenz** der Bewusstseinsseele zeigen. Psychologisch bildet sich der **Egoismus** aus, das Ganz-auf-sich-gerichtet-Sein, das Sich-selbst-in-den-Mittelpunkt-Stellen, was wiederum notwendige Voraussetzung für **Selbstverwirklichung, Selbstbewusstsein** ist.

Merke

Der Egoismus darf somit auf keinen Fall ausschließlich negativ bewertet werden. Er ist eine Zeitnotwendigkeit, eine Entwicklung, die jeder einzelne Mensch unbedingt bis in seine leiblichen Strukturen durchlaufen muss. Und doch darf dieser Egoismus nicht alles beherrschen, weder im Sinne der Ganzheit des Organismus noch im Sinne der Zeitspanne des ganzen Menschenlebens.

Auf diese Tatsache wies Steiner interessanterweise in einem ganz anderen Zusammenhang hin, als er den Begriff des sozialen Karzinoms oder des Kulturkrebses bildete. In der von ihm dargestellten Gesetzmäßigkeit eines gesunden sozialen Lebens darf z. B. der Egoismus keinen Einfluss in das Wirtschaftsleben bekommen. Geschieht das dennoch, entsteht in diesem Gebiet ein „soziales Karzinom" (Rudolf Steiner in einem Vortrag in Wien 1914). Wie extrem haben wir heute dieses Phänomen in der Wirtschaft!

Gefahr des drohenden Seelentodes Auf den Menschen bezogen ist also das Eintauchen von Seele und Geist bis in die Stoffeswelt eine Notwendigkeit, doch zugleich eine außerordentliche Gefahr. Diese besteht darin, dass die Seele und das persönliche Ich des Menschen ganz in die Stoffeswelt und in die Vergänglichkeit des Leibes gerissen werden, sich an die **irdischen Gesetzmäßigkeiten binden** und in diese hineinstreben. Man könnte diesen Vorgang auch die Gefahr des drohenden Seelentodes nennen. Darin liegt auch ein Verlust der Integrität, die wir in diesem Buch als eine der

Kerneigenschaften (S. 102) des menschlichen Ichs kennen lernten. Es erfolgt außerdem so etwas wie eine **Dissoziation des menschlichen Ichs,** das in seinen zwei Bewegungsrichtungen zum menschlichen Leib charakterisiert wurde, die auch als persönliche und individuelle Ich-Richtung bezeichnet wurden. Im übertragenen Sinne droht in der Ausbildung der Bewusstseinsseele dem Menschen die Dissoziation von persönlichem und individuellem Ich. Das kommt psychologisch im **Zweifel** zum Ausdruck, dessen Steigerungsform dann die **Verzweiflung** ist.

Konsequenzen für die nachtodliche Weiterexistenz Auf das ganze menschliche Leben gesehen hat die geschilderte Gefährdung eines drohenden Seelentodes oder des Sichverlierens von Seele und Ich an die leiblich-irdischen Bedingungen noch ganz andere Konsequenzen. Diese betreffen die **nachtodliche Weiterexistenz** von Seele und Geist des Menschen, die sich im Sterben von dem vergänglichen Leibe lösen, um sich selbst in eine neue, rein seelisch-geistige Existenz hinein zu gebären.

Merke
Bei der eingetretenen Koppelung an den Leib besteht nun aber die Möglichkeit, dass Seele und Geist auch nach dem Tode so an die irdischen Gesetzmäßigkeiten und Bedingungen gefesselt werden, dass sie ihren weiteren, zukunftsbewirkenden Entwicklungsweg in die rein geistigen Verhältnisse des Seins nicht vollziehen können. Damit würde sich das menschliche Ich von seiner eigenen Entwicklung abschneiden, geisteswissenschaftlich ausgedrückt, sich von seinem Schicksal trennen. Wir können auch sagen: Der Mensch verliert sich selbst.

Es kann diese schwierige Thematik, die aber Voraussetzung für das ganze weitere Verständnis der Krebskrankheit ist, begrifflich auch noch dahingehend erweitert werden, dass in dieser Entwicklung der Bewusstseinsseele eine Richtung eingeschlagen wird, die zur **Mechanisierung von Seele und Geist** im Menschen führen. Das heißt nichts anderes, als dass Seele und Geist des Menschen in Bedingungen und Gesetzmäßigkeiten einbezogen werden, die ihre Eigenheiten nicht berücksichtigen, sie überwältigen. Denn sicher ist es dem Leser in diesem Buche deutlich geworden, dass das menschliche Seelenleben und seine Ich-Tätigkeit unter ganz eigenen, nicht rein irdischen Bedingungen und Gesetzmäßigkeiten stattfinden. Die Mechanik aber drückt die **Bedingungen der Stoffwelt** aus, die Gesetzmäßigkeit des Mineralischen, Anorganischen der Erde. Wir können hier den dramatischen Zusammenhang mit der als Geburtsstunde der modernen Medizin bezeichneten Entwicklung empfinden, die von Virchow und anderen Naturforschern ihren Ausgang nahm und die Mechanik als den absoluten, unumstößlichen Quellpunkt aller Naturwissenschaft festlegte.

Es mag an dieser Stelle erlaubt sein, durch einige Zitate aus *Psychotherapie gegen den Krebs* von Lawrence LeShan [8] und *Mars* von Fritz Zorn [17] zu zeigen, dass die hier angesprochene Thematik heute auch außerhalb anthroposophischer Denkart keineswegs ungewöhnlich ist, ja dass immer deutlicher der Zusammenhang von Krebskrankheit und der menschlichen Seele erlebt wird. Im ersten Beispiel hat ein moderner Psychiater seinen eigenständigen Weg einer Psychotherapie der Krebskrankheit entwickelt, wobei er sich ganz von den Erfahrungen leiten ließ, die er an seinen Patienten machte. Im zweiten Beispiel ist es der Krebskranke selbst, der sich mit seiner Krankheit auseinander setzt und uns daran teilnehmen lässt.

Psychotherapie der Krebskrankheit Für LeShan steht im Mittelpunkt einer erfolgreichen Therapie der Krebskrankheit die Notwendigkeit, dass der Patient sich selber, seine Bestimmung und seine eigentlichen Lebensziele findet. Nach seiner Auffassung lebt aber der Krebspatient grundsätzlich an seiner wirklichen Bestimmung vorbei. Dabei sei seine Weltanschauung eine durch und durch mechanistische.

> *„Die Art, wie der Krebspatient die Welt wahrnimmt, wie er sie von Kindheit an wahrgenommen hat, ist bezeichnend. Seine Sicht ist eine grundsätzlich mechanistische: Es ist das kalte Uhrwerk-Universum, wie es der französische Philosoph und Mathematiker Descartes im 17. Jahrhundert beschrieben hat ... Das typische Opfer der Krebskrankheit nimmt den Kosmos als gleichgültig und lieblos wahr und sieht jenseits der menschlichen Existenz und der besonderen Bezie-*

hung, in denen sie gelebt wird, keinerlei Bedeutung ... Und wir können dem todkranken Patienten nicht helfen, um sein Leben zu kämpfen, wenn wir diese Aufgabe von einem mechanistischen Standpunkt aus angehen." [8]

LeShan spricht auch davon, dass „der Mensch als sinn- und geistbegabtes Wesen mehr ist als ein Ort, an dem unbewusste Mächte ihre starre Kontrolle über ein hilfloses Ich ausüben", und er spricht auch von seinem sich bildenden Verständnis, dass „die zentrale Aufgabe der Psychotherapie, wenn es um die Krebspatienten geht, darin besteht, die Individualität des Patienten zu finden, zu bestätigen und sie als etwas Einzigartiges zu preisen".

Bei Fritz Zorn heißt es:

„Ich glaube, dass der Krebs eine seelische Krankheit ist, die darin besteht, dass ein Mensch, der alles Leid in sich hineinfrisst, nach einer gewissen Zeit von diesem in ihm steckenden Leid selbst aufgefressen wird. ... Deshalb glaube ich auch, dass der Krebs primär eine seelische Krankheit ist und die verschiedenen Krebsgeschwüre nur als sekundäre körperliche Nebenerscheinungen des Leidens zu betrachten sind, denn der Krebs hat ja tatsächlich alle Charakteristika einer Gemütskrankheit." [17]

Entwicklung zur Freiheit Die Entwicklung der Bewusstseinsseele führt den Menschen **an seinen Abgrund.** Er kann sich in diesem verlieren oder sich in seiner Überwindung neu gewinnen.

Merke

Das ist auch das eigentliche Ziel der Bewusstseinsseelenentwicklung, dass der Mensch sich zu einer bisher ungeahnten Höhe des Selbstbewusstseins entwickelt, um sich dann aus diesem heraus in Freiheit neu mit der spirituellen Wirklichkeit von Erde und Kosmos zu verbinden. Das volle Selbstbewusstsein kann über sich selbst hinaus in die spirituellen Wirklichkeiten gesteigert werden. Dafür ist Voraussetzung, dass sich ein solches zu entwickelndes spirituelles Bewusstsein auf die Wirklichkeit des menschlichen Leibes stützt und volles, gesundes Wachbewusstsein erhält und dass diese Entwicklung frei geschieht, also weder in blinder Anhängerschaft noch in dumpfer Mystifizierung.

Es wurde schon mehrfach erwähnt, dass es die besondere Bestimmung der Menschen ist, sich **zur Freiheit zu entwickeln,** was aber nicht nur Freiheit gegenüber anderen Menschen, Gesellschaften oder der Welt allgemein heißt, sondern auch Freiheit gegenüber sich selbst. Für jeden Menschen geschieht dieser Prozess heute individuell, für die Menschheit ist er eine Zeitnotwendigkeit. Für das einzelne menschliche Leben konnte schon darauf hingewiesen werden, dass nach dem 42. Lebensjahr sich Seele und Ich wieder stärker von dem Leibe lösen sollen und damit so etwas wie eine natürliche Spiritualität entsteht, die wir als Altersweisheit (S. 61) preisen. Das soll nun aber von den Menschen immer bewusster und übend vollzogen werden.

Widersacherkräfte Es kann allerdings überhaupt nicht übersehen werden, dass unsere Zeit alle Kräfte daransetzt, eine solche Entwicklung der Menschen, insbesondere des freien Menschen, zu verhindern. Es ist wie ein großer Kampf um diesen Menschen, wobei die eigentlichen Kämpfer unsichtbar im Hintergrund bleiben. Nie ist diese Auseinandersetzung künstlerisch besser dargestellt worden als in Goethes *Faust*. In welchem Maße bilden sich noch immer autoritäre, diktatorische Gesellschaftsformen, in welchem Maße aber wird selbst in sog. freien Staaten der einzelne Mensch immer mehr **bevormundet** und jeder **freien Entscheidung beraubt.** Wir müssen diese Beispiele gar nicht fortsetzen, da sie so alltägliche Erscheinungen sind, dass jeder Leser seine eigenen Erfahrungen einbringen kann.

Merke

Wir müssen nur endlich die bewusste Erkenntnis vollziehen, dass hier eine den Menschen dienende Entwicklung konsequent behindert wird, ja verhindert werden soll.

An dieser Stelle soll noch einmal der Hinweis gestattet sein, dass in der Auseinandersetzung um die Entwicklung des Menschen **Geistwesen** beteiligt sind, die früher mythologisch auch Götter genannt wurden, die ihn in seinem Wege leiten und hilfreich zur Seite stehen wollen. Aber es gibt eben auch solche „Götter", die den Menschen für sich gewinnen wollen und ihn von seiner wahren Bestimmung abhalten möchten. Wir wollen sie hier

Widersacher nennen. Mephistopheles im *Faust* ist eine künstlerische Gestaltung der hier gemeinten Kräfte. Er ist der Geist, der stets verneint, aber auch der, der Böses will und Gutes schafft. Denn – auch dieses wissen wir z.B. aus der modernen Welt des Leistungssports – die Kräfte lassen sich desto stärker entwickeln, je größer die Widerstände sind. Damit wird eine Mission der Widersacher in der Gesamtentwicklung verständlich.

Darf an dieser Stelle auch noch darauf aufmerksam gemacht werden, dass in unserer so nüchternen wissenschaftlichen Medizin immer noch von „bösartigen Tumoren" bei der Krebskrankheit gesprochen wird? Ist es nicht eigentümlich, dass ein so spiritueller, moralischer Begriff sich im Sprachgebrauch der naturwissenschaftlichen Medizin halten konnte?

Angst und Mut Kommen wir noch einmal auf die Bewusstseinsseele zurück. Ihre Ausbildung führt den Menschen zunächst in notwendige Entwicklungen, die aber nicht zu einem einseitigen Weg werden dürfen, weil dieser sonst ein Steckenbleiben oder den Sturz in den Abgrund bedeuten würde. Die zunächst eingeschlagene Richtung des Untertauchens in die Stoffeswelt und die Ausbildung von Egoismus muss verwandelt werden in die schon genannte Zuwendung zur spirituellen Welt und der Verwandlung von Egoismus in Altruismus. Das erfordert **Mut,** weil diese Verwandlung nur gebildet werden kann, wenn man zunächst an seinem Abgrund einer ehrlichen, wahrhaftigen Selbsterkenntnis stand. Sonst würden doch nur wieder alte Formen einer Spiritualität entstehen können. Es ist also auch eine Frage der Stärke oder der Schwäche des Ichs, in welcher Weise es diese Zeitaufgabe bewältigt. Und es ist hier ein erstes Verständnis möglich, warum gerade die **Angst** eine fast organische Begleitkomponente der Krebskrankheit ist.

Behinderung durch intellektuelle Erziehung Nun existieren viele Bedrohungen und Behinderungen der heutigen Menschen, die es erschweren, in der Entwicklung der Bewusstseinsseele und auf dem damit verbundenen schwierigen äußeren wie inneren Weg voranzukommen. Das gilt ganz besonders für die moderne Welt, die wir auch Zivilisation nennen, weshalb man die Krebskrankheit auch eine **Zivilisationskrankheit** nennen könnte. Einige solcher Behinderungen und Bedrohungen des notwendigen Entwicklungsschrittes seien hier angeführt. Als erstes sei die ausschließliche Ausrichtung der modernen Pädagogik auf eine **intellektuelle Erziehung** genannt.

Merke
Der Intellekt, die Fähigkeit zur Abstraktion, ist überhaupt nur in der Begegnung mit der Stoffeswelt möglich, ist organisch vor allem an das menschliche Gehirn gebunden. Und kaum ein anderes Organ ist so intensiv in die Stoffeswelt eingetreten wie das menschliche Gehirn, welches seine ganze Bildungsfähigkeit bereits nach drei Jahren einstellt und von da an kaum noch Regeneration kennt.

In der Welt des Intellekts ist aber ein künstlerisches Element oder gar Begeisterung nicht möglich, hier gilt die strenge Gesetzmäßigkeit der Logik und im philosophischen Materialismus die Dialektik. Nun steht es außer Zweifel, dass der Mensch heute diesen Intellekt ausbilden muss, wozu auch die Möglichkeit zur Dialektik oder zu logischem Schließen zählt. Nur sollte damit erst zu einem Zeitpunkt begonnen werden, wenn die menschliche Organisation auch darauf eingerichtet ist. Und das ist eben wesentlich später der Fall, als es heute in der Pädagogik praktiziert wird. Wieder sind es Darstellungen von Rudolf Steiner, die uns darauf hinweisen können, dass der gesunde Zeitpunkt einer solchen Entwicklung erst nach dem zehnten Lebensjahr liegt und in vollem Umfang erst **im dritten Lebensjahrsiebt** ergriffen werden sollte. Erinnern wir uns an die Diskussionen um die Vorschulerziehung und den damit gemeinten Versuch, die intellektuelle Erziehung bereits nach dem dritten Lebensjahr zu beginnen. Die pathophysiologische Folge davon ist es, dass die menschliche Seele und mit ihr das dem Leib zugewandte Ich **zu früh und zu tief in die Leibesverhältnisse** gezogen werden und dann in ihnen so gebunden werden, dass sie sich in einer weiteren Entwicklung nicht in dem geforderten Maße wieder lösen können.

Behinderung durch Initiativlosigkeit Eine zweite Zeittendenz bedroht die gesunde Entwicklung.

Das freie Ich wird sich immer durch seine Willensseite kundtun, sich im handelnden Menschen offenbaren (Kap. 2.3). Wie sehr tendiert aber unsere Zeit heute zur Initiativlosigkeit, zur ständigen Passivität, die eine geradezu exemplarische Ausprägung beim Fernsehen findet. Ist es nicht ein Charakteristikum unserer Zeit, dass die Menschen nicht mehr fähig sind, **mutvolle Entscheidungen** zu treffen, was nichts anderes als Ausdruck einer **Willensschwäche** oder Initiativlosigkeit ist?

Merke

Mehrfach wurde erwähnt, dass der menschliche Wille und das Ich in diesem Willen sich mittels der Wärme im Leibe betätigen. So finden wir immer auch im Zusammenhang mit der Willensschwäche oder Initiativlosigkeit einen gestörten Wärmeorganismus, dem wiederum durch starke Zeittendenzen zugearbeitet wird.

Denken wir nur an die Wirkungen der Antipyretika, Analgetika, Antibiotika oder auch der Impfungen. Und wieder kann ein geisteswissenschaftliches Forschungsergebnis den Zusammenhang mit unserem Thema verständlicher machen. Schon bei den ausführlichen Darstellungen einer Menschenkunde wurde geschildert, dass alle Leibesvorgänge, sofern sie auf den Stoffleib gerichtet sind, Kältungsprozesse (S. 63) und damit Voraussetzung für alles darstellen, was als Sklerose bezeichnet wurde.

Merke

Die menschliche Seele und auch das Ich aber leben im Element der Wärme und für sie bedeutet es Krankheit, wenn sie in die Kältungsprozesse des Leibes hineingerissen werden.

Behinderung durch Förderung des Egoismus Schließlich sei noch ein drittes Zeitelement genannt, das als eine Behinderung oder Bedrohung der notwendigen Entwicklungen bezeichnet werden kann. Es ist die einseitige Förderung des Egoismus, wie sie in der Leistungsgesellschaft gepflegt wird. Auch hier müssen wir wieder eine Verzerrung des an sich Richtigen darin sehen, dass zum einen dieses Prinzip einer Leistungsgesellschaft viel zu weit in die frühe Kindheit hineingetrieben wird und dass andererseits nicht entdeckt wurde, in welchen Bereichen solch ein Leistungsstreben ungesund ist. Leistung ist notwendig, der persönliche Gewinn darin wichtig; doch muss die eigentliche Motivation jeder Leistung sein, sie der Welt und den Menschen zur Verfügung zu stellen. Denn nur so werden wir die Welt in förderndem Sinne verwandeln können.

Behinderung durch Bindung an Erdkräfte Einige wesentliche Aussagen Steiners zur Ätiologie der Krebskrankheit seien noch angefügt. Ein erster Gesichtspunkt macht darauf aufmerksam, dass im Organismus eine zu starke Bindung an die „Erdkräfte", d. h. die irdischen Gesetzmäßigkeiten und Bedingungen erfolgt. Die Mechanisierung wird in ihm dominant, bezieht die dem Leib zugewandte Seele ein und hindert das Ich, entsprechend seiner physiologischen Aufgabe das Zellsystem am Ort der Krankheit in den Gesamtorganismus zu integrieren [14]. Die Autonomisierung der Krebszelle nimmt ihren Anfang.

Überwuchern der Einatmung über die Ausatmung Ein weiterer Gesichtspunkt findet sich im Zusammenhang mit Fragen zu Steiners Darstellung einer neuen Gliederung und Ethik des sozialen Lebens („Soziale Dreigliederung"). Mit Blick auf das Wirtschaftsleben, die hier fatalen Folgen eines beherrschenden Egoismus anstelle einer brüderlichen Gesinnung und dem damit von Steiner gewählten Begriff eines sozialen Karzinoms fragt ein Teilnehmer:

> *„Ist es richtig, dass man das soziale Karzinom so versteht, dass die Produktion (i. S. von Aufbau) den Konsum (i. S. von Abbau) überwuchert?"*

Steiner antwortete:

> *„Man darf die Produktion nicht vergleichen mit dem Aufbau, sondern nur mit der Einatmung.* **Das Überwuchern der Einatmung über die Ausatmung führt im menschlichen Organismus zum Krebs.** *So wird das Bild richtig." [12]*

Einatmung ist für die anthroposophische Menschenkunde ein übergreifender Begriff und beschreibt die **engere Verbindung der Seele mit dem Leib.** In der Einatmung verbindet sich die

Seele mit dem Leib, bis in jede einzelne Zelle hinein (!), durch die Ausatmung löst sie sich wieder. Das Geheimnis der Begegnung von Seele und Leib liegt in ihrer Rhythmik. Diese Verbindung ist nicht konstant, sondern rhythmisch wechselnd und für jeden organischen Ort anders. Dabei liegt die Aktivität zur Einatmung bei der Seele, sie „drängt" zum Leib; die Aktivität der Ausatmung stammt aus dem Leib, konkret dem Lebens- oder Ätherleib, der die ihn bedrängende Seele wieder entlässt. Hier liegt der Schlüssel für eine zukünftige **Psychosomatik.**

Erstickung und Angst Bei der Krebskrankheit überwuchert die Einatmung (lokal!) die Ausatmung, die Seele bindet sich enger an den Leib, sie bewirkt **Erstickung.** Ist es nicht eindrucksvoll, dass der Krebstumor im Stadium des autonomen Wachstums, ehe er Anschluss an den Organismus durch Vaskularisation sucht, einen **anaeroben Stoffwechsel** hat? In der lokalen, organischen Erstickung sehe ich ein zentrales organgebundenes Geschehen der Krebskrankheit, in ihrer Überwindung einen kausalen Therapieansatz. Erstickung ist auch eine weitere Ursache der dieser Krankheit so tief verbundenen, irrationalen **Angst.** Denn sie ist Ausdruck der **Enge,** die nun die auf Weite veranlagte Seele in ihrer Haftung am Leibe erlebt. Jede andersartig ausgelöste Erstickung erzeugt immer Angst, so auch beim Krebs.

Irrsinn Und ein letzter Gesichtspunkt sei aus weiteren Hinweisen Steiners gewählt: der Zusammenhang der Krebskrankheit mit dem Phänomen **Irrsinn.** Er beschreibt Ärzten die auffällige Verhaltensweise der Mistel in vielen Phänomenen, worin sich zeige, wie sehr sie allen gewöhnlichen Entwicklungsgesetzen von Pflanzen entgegenwirke. Er fasst zusammen, dass man fast sagen könne, in der Mistelbildung sei die Natur irrsinnig geworden. Und sagt dann:

> *„Das ist aber gerade dasjenige, was man eben wiederum benützen muß, wenn auf der anderen Seite der menschliche Organismus physisch irrsinnig wird, und das wird er ja zum Beispiel gerade in der Karzinombildung."* [13]

Dieses Wort muss ganz exakt genommen werden. Jeder Sinn dient einer Wahrnehmung der Wirklichkeit, die über Stufen vom Ich zur Erkenntnis („Urteil") geführt wird. Die Gefährdungen der Sinne (S. 76) nannte Steiner Schwachsinn, Wahnsinn und Blödsinn. Sie können ergänzt werden durch Starrsinn und eben Irrsinn. Letzterer führt zu Wahrnehmungen, die uns in die Irre führen. Hier findet sich der Zusammenhang mit den Beobachtungen von LeShan, der *eine* wesentliche Ursache der Krebskrankheit darin sieht, dass der Mensch seinen ihm vorgezeichneten, von seiner Individualität geprägten Lebensweg verlässt und gleichsam Irrwege beschreitet.

Irrsinn und Erstickung sind zwei Grundphänomene der Krebskrankheit, die ihre spirituelle Dimension beschreibt, und auf die wir bei der Pathogenese und auch der Therapie noch zurückkommen werden.

Fassen wir zusammen:

Die Krebskrankheit entsteht in der Auseinandersetzung des Menschen mit der Materie, seiner Gefährdung im Verlust seiner geistigen Bestimmung, im Verlust seiner Freiheit. Krebskrankheit heißt auch „drohender Seelentod", weil sich die Seele und das dem Leib zugewandte Ich an die Bedingungen des Leibes verlieren und den irdischen Gesetzmäßigkeiten unterliegen. Sie drohen im Sterben mit diesem Leibe zu vergehen und sich von ihrer eigenen Zukunft zu trennen. Diese ungeheure Gefährdung des einzelnen Menschen, seines ganzen Fortgangs verbindet sich mit der Krebskrankheit, wobei wir entdecken können, dass es sich primär um ein seelischgeistiges Geschehen handelt, das wir auch als menschheitliche Disposition charakterisieren können. Diese sieht auch die moderne Krebsforschung, wenn sie auf die in jedem Organismus veranlagten Onkogene hinweist. Zwei Grundphänomene bestimmen diese Krankheit: die lokale Erstickung, die das Ich hindert, den Automatismus der Zelle in den Dienst des Ganzen zu stellen; und der organische Irrsinn, einen organischen Zerstörungsherd in sich entstehen zu lassen, ohne ihn durch Abwehr zu bekämpfen. Damit wird Krebs auch eine immunologische Fragestellung.

12.1.1 Symptomatologie

Disposition der Krebskrankheit Es steht ja außer Frage, dass sich die im Zusammenhang mit der Ätiologie beschriebenen Phänomene nicht physisch-sinnlich als Befunde im üblichen Sinn nachweisen lassen. Hier muss die analytisch-beweisende Methode der Naturwissenschaft ihre Grenze erleben, hier brauchen wir **anschauend-vergleichende** und **physiognomisch-beschreibende** Erkenntnis (Kap. 2.2). Und dennoch lassen sich Symptome dieses frühesten Stadiums der Krebskrankheit, das wir auch ihre Disposition nennen können, so beschreiben, dass sie eine gesamtheitliche Symptomatolgie bilden.

Zweifel und Verzweiflung Das zentrale Symptom ist der Zweifel. Er ist die wichtigste Erkenntniswurzel jeder Naturwissenschaft und ein wesentlicher Motor der vielen Entdeckungen, die unsere Welt verändert haben. Er stützt sich auf das dialektische Denken, sein wichtigstes Wort in unserer Sprache heißt „aber"! Mit Blick auf eine geistige Realität ist er nicht anwendbar, sein Wirkensfeld ist die stoffliche oder dingliche Welt (Kant), der Materialismus. Im Spirituellen steht an seiner Stelle der **Glauben,** der kein blinder, sondern ein wissender ist. Auf ihn gründet sich Vertrauen, während der Zweifel zur **Skepsis** führt, in letzter Konsequenz auch zur Ignoranz (Ignorabimus). In der Medizin ist der Zweifel konsequent einer streng naturwissenschaftlichen Methode inkorporiert: Sie traut nicht mehr der Beobachtung, sondern der Statistik; sie schließt Erkenntnis von Wahrheit aus und sieht ihre Aufgabe in der größtmöglichen Vermeidung des Irrtums [4]; sie nennt alle unkonventionellen Medizinrichtungen Glaubensmedizin, weil sie an nichts mehr glauben will. Sie will „wissen". Da sie das aber nur selten erreicht, schafft sie „vorläufige" Paradigmen, um sie durch neue zu ersetzen, wenn sie sich nicht mehr halten lassen. Sie ist eine Wissenschaft des Zweifelns geworden.

Im einzelnen Menschen ist der Zweifel eine notwendige Seeleneigenschaft, so lange das Ich ihn zu seinem Erkenntnisstreben nutzt. Er wird dann zur Pathologie, wenn er **das Ich dominiert.** Dann verzweifeln wir (LeShan 1982, [8]). Und so ist ein vom Zweifel besetzter, allem gegenüber skeptischer Mensch, der vielleicht immer stärker auch für sich Ausweglosigkeit und Verzweiflung („Depression") erlebt, zur Krebskrankheit disponiert.

Coolness Ein weiteres Symptom ist die moderne Coolness. Dieses Wort ist ja nicht übersetzbar, denn täte man das und es hieße nun **Kältung** oder **Kühlheit,** wäre es ja kaum zu idealisieren. Aber der coole Mensch ist durchaus zum Ideal geworden, interessanterweise besonders in der Verbindung mit der Zigarettenwerbung. Finden wir hier nicht direkt die Verbindung zu der gestörten Wärme im Organismus, für die der Tabakkonsum ja auch seinen Beitrag leistet? Und wird nicht verständlich, warum er als ein generelles Karzinogen gesehen wird, das sogar etwa 40 % aller Krebsursachen ausmachen soll?

Der Coolness gegenüber steht die **Begeisterung,** der **Enthusiasmus.** Beide Begriffe sind sprachlich aufschlussreich: im ersteren ergreift oder durchdringt uns „Geist", im zweiten „sind wir in Gott" (en theos). Der Mensch hat eine Wärmeorganisation, die sowohl für das Leibbefinden als auch für das seelische Gestimmtsein von größter physiologischer oder „gesunder" Bedeutung sind. Denn über die Wärmeorganisation vermittelt sich das Ich in Seele und Leib. So werden beide individualisiert. An keinem Ort einer gesunden organischen Wärme kann Krebs entstehen und intensivierte Wärme kann ihn vertreiben (Fieber, Hyperthermie). Quellort der menschlichen Leibeswärme ist das Herz. Es wurde schon darauf aufmerksam gemacht, dass das Herz so gut wie unangreifbar (S. 123) für eine Manifestation der Krebskrankheit ist. Ein seelischer Ausdruck der Wärme ist unsere **Emotionalität (S. 57)**. Ihr und damit unseren Gefühlen Ausdruck zu geben, ist ein Phänomen der Ausatmung in ihrer umfassenderen Bedeutung, wie sie kurz dargestellt wurde. Der Psychosomatiker Markus Treichler kommt in seiner psychoonkologischen Bewertung der Krebskrankheit zu der wesentlichen Aussage, dass die **Regression von Gefühlen** eine Hauptursache ihrer Ätiologie sei [16].

Frustration Und ein drittes Symptom schließt hier unmittelbar an: der Frust oder die Frustration. Wollte man auch diesen Begriff verdeutlichen, würde ich ihn mit **Unzufriedenheit** oder -sein übersetzen. Der mit sich und der Welt zufriedene,

d. h. in **Frieden und Übereinstimmung** lebende Mensch ist heute eher selten. Das Thema des Friedens sprengt den Rahmen dieser Darstellung und doch muss es angesprochen werden, weil es zur Frühdiagnose oder Disposition von Krebs gehört. Fällt nicht auch auf, wie nahe sich die Begriffe Frust und Frost sind? Entdecken wir hier ein Eingefrorensein der Seele, die in die dem Stoffleib eigenen Kältungsgesetze, die zugleich formbildende, auch dauerschaffende sind, eingebunden wird? Es kann daran erinnert werden, dass in der anthroposophischen Menschenkunde alle Wärme, auch die leibliche, primär aus der Seele stammt, sie ist deren ursprünglichstes Element.

Merke

Und schauen wir tiefer, so ist ihre Quelle die Liebe. Liebefähigkeit oder Lieblosigkeit sind weitere wichtige Eigenschaften, die unsere Gesundheit bestimmen.

Animalisierung von Leib und Seele Und als letztes Symptom, das in sich wieder eine ganze Fülle von Einzelsymptomen birgt, sei die von Steiner erwähnte Animalisierung von Leib und Seele erwähnt. Der Mensch ist dadurch nicht Tier, weil er Ich oder Individualität ist. Wie jede Tierart ihr sie bestimmendes Gruppen-Ich hat, hat der Mensch ein **einmaliges, ganz individuelles Ich,** er „ist eine Art für sich" [11]. Am unmittelbarsten begegnen wir diesem Symptom der Animalisierung in allen **Süchten,** seien sie leib- oder seelengebunden. Jede Sucht macht den Menschen unfrei, dominiert sein Ich. Ein weiteres Phänomen sind die **Uniformität** und der **Konformismus.** Nur nicht auffallen, im großen Topf der Menschen verschwinden, eben Art zu bilden, scheint mir eine Zeittendenz und zugleich Krebsdisposition. Es ist nicht Zufall, dass Steiner in einer Zeit wirksam wurde und von der Aufgabe sprach, dass der **freie, auf das eigene Urteil gestützte Mensch** entstehe, als durch Darwin und Haeckel in der Naturwissenschaft der Mensch als Tier definiert wurde. Im tieferen Sinn wird unser Verständnis vom Menschsein davon heute geprägt. Hat man deshalb dieser Krankheit den Tiernamen „Krebs" gegeben?

Fassen wir zusammen:

Die Symptomatologie der frühesten Entwicklung der Krebskrankheit im Organismus, ihre Disposition wird bestimmt durch Skepsis bis zur Verzweiflung, Hoffnungs- oder Ausweglosigkeit mit Blick auf die eigene Biografie; von Gefühlsregression und einer sich von der Wirtschaft bestimmen lassenden sozialen Ordnung („Geld regiert die Welt"), in der Egoismus statt Mitmenschlichkeit herrscht; von Unzufriedenheit und Resignation und schließlich der zur Praxis in Wissenschaft und im gesellschaftlichen Leben gewordenen Anschauung, dass der Mensch ein Tier sei, wenn auch zum Teil auf höherem Niveau. Wird die hier begonnene Anschauung von anderen Ärzten und Wissenschaftlern aufgegriffen und immer intensiver und differenzierter ausgearbeitet, werden wir Wege finden, dieser Zeit- und Zivilisationskrankheit vorbeugend begegnen zu können.

12.2 Pathogenese der Krebskrankheit

Haben wir bisher mehr auf die tieferen Ursachen und damit auf die ätiologische Seite der Krebskrankheit geschaut, wenden wir uns nun der Frage zu, was eigentlich in der Leibesorganisation selber geschieht. Ist doch der Arzt in erster Linie aufgerufen zur Pflege und Gesunderhaltung des menschlichen Leibes, der auch als Instrument von Seele und Geist bezeichnet wurde.

Dabei müssen für die leibliche Ausgestaltung der Krebskrankheit (Pathogenese) zwei Stadien unterschieden werden:

- Die okkult bleibende primäre Tumorentstehung, die ich als **Kanzerose** bezeichnen möchte, weil die typische abgeschlossene Geschwulst (das Karzinom) noch nicht ausgebildet wird. Die konventionelle Onkologie spricht vom Prätumorstadium.
- Davon abzugrenzen ist das manifeste Stadium der Krebsgeschwulstbildung, welches heute unverändert als das **Karzinom** definiert wird und erst zu diagnostisch-therapeutischem Handeln führt.

Die Kanzerose ist das latente (noch verborgene) mittlere Stadium der Krebskrankheit, gemäß der drei Stadien (S. 93), die jede Krankheit in ihrer Entwicklung durchläuft.

12.2.1 Kanzerose

Sinnesorganbildung am falschen Ort Der Schlüssel zum Verständnis der Kanzerose ist die Aussage Steiners, dass sich beim Karzinom an **unrechter Stelle** ein **Sinnesorgan** bilden will. Steiner war diese Aussage so wichtig, dass er sie immer wieder in Vorträgen für Ärzte ausführte. Wir können unter Verwendung eines in diesem Buche bereits benutzten Begriffes auch von dem Versuch einer Sinnesorganbildung am falschen Ort sprechen. Auf die funktionale leibliche Dreigliederung bezogen bedeutet dies, dass sich die Nerven-Sinnes-Tätigkeit als Bildungsprozess bis in das Stoffwechselgebiet hinein vorschiebt. Hatten wir den Typhus schon als ein Beispiel eines zur Nervenbildung im Stoffwechselgebiet drängenden Krankheitsbildes kennen gelernt (Kap. 11.3), so erleben wir jetzt das Karzinom als eine entsprechende pathologische Bildungstendenz zu einem Sinnesorgan. Um jedem Missverständnis gegenüber dieser sicher zunächst schwer nachvollziehbaren Schilderung vorzubeugen, sei darauf hingewiesen, dass es selbstverständlich nicht bis zur stofflich-morphologischen Bildung eines Sinnesorgans kommt.

Eigenleben der Zellen Bei diesem Versuch einer Sinnesorganbildung im Stoffwechselgebiet liegt also ein zu tiefes Eindringen von Ich-Organisation und der leibzugewandten Seele in den **Lebensleib** vor, wobei dieser durch den zu tiefen Eingriff des Geistig-Seelischen „vergiftet" wird. Das bedeutet wiederum, dass in ihm die formgebenden Kräfte zu stark werden, was den Lebensleib in seiner für alle Vitalprozesse so notwendigen Beweglichkeit hemmt und in Richtung einer Erstarrung treibt. Dabei wird der Lebensleib von dem Stoffleib, den er im Gesunden durchdringt, an dem Orte des pathologischen Geschehens, also lokal abgedrängt, und der **Stoffleib** beginnt dort mit seiner **Gesetzmäßigkeit zu dominieren.** Das heißt aber wiederum, dass die Zellen gegenüber dem Organismus ein **Eigenleben** entwickeln. In Ergänzung zu Virchows Vorstellung der alles beherrschenden und bestimmenden Zelle geht die anthroposophische Menschenkunde davon aus, dass die ein Eigenleben führen wollende und gegenüber dem Gesamtorganismus insofern ständig revolutionierende Zelle von diesem beherrscht werden muss.

> **Merke**
> **Die Kanzerose ist also auch ein lokaler Aufstand der Zelle gegen den Gesamtorganismus.**

Einatmung und Erstickung Insgesamt liegt somit die Tatsache einer schwerwiegenden **Dissoziation** der vier Leibesglieder vor, die auch Dislokation genannt werden kann. Empfindungsleib und Lebensleib sind zu stark an die geistig-seelische Tätigkeit der Ich-Organisation gebunden, der Lebensleib partiell vom Stoffleib getrennt. Letzterer enthält in sich zwar immer einen Rest von Lebendigkeit, da er sonst entsprechend seiner Gesetzmäßigkeit sofort zerfallen müsste. Insgesamt ist er aber doch gegenüber dem Gesamtorganismus nun ein „Fremdkörper". Die hier geschilderte Situation ist physiologisch in jeder Einatmung zu finden, wobei sich das tiefere Eintauchen von Ich-Organisation und Seelenleib in den Lebensleib aber nur als Berührung vollzieht und die dabei für einen Augenblick entstehende Kränkung des Lebensleibes durch die sich in der Ausatmung manifestierende Kraft sofort geheilt wird. Bei der Krebskrankheit ist dieser **Selbstheilungsvorgang,** der sich in jedem Augenblick eines lebendigen menschlichen Organismus vollzieht, nicht mehr genügend wirksam. So bedeutet die Krebskrankheit auch eine allmähliche **Erstickung.** Hören wir an dieser Stelle noch einmal einen kurzen Abschnitt aus dem Buch *Mars* von Fritz Zorn:

> *„Etwa gleichzeitig mit dieser Entwicklung begann sich bei mir am Hals ein Tumor auszubilden, der mich eigentlich nicht belästigte, weil er nicht schmerzte und ich darin auch nichts Bösartiges vermutete. Ich dachte nie daran, dass es Krebs sein könnte und ließ den Tumor, als er gar nicht mehr verschwinden wollte und immer größer wurde, von den Ärzten untersuchen, ohne mir vorzustellen, dass sie etwas sehr schwerwiegendes dabei herausfinden würden. Wie es wirklich*

um mich stand, davon hatte ich noch keine Ahnung. Einerseits war ich medizinisch sehr ungebildet, und andererseits wollte ich, nach alter Gewohnheit, nicht sehen, dass es wirklich schlecht um mich stehen könnte. Obwohl ich noch nicht wusste, dass ich Krebs hatte, stellte ich intuitiv bereits die richtige Diagnose, denn ich betrachtete den Tumor als ‚verschluckte Tränen'. Das bedeutete etwa soviel, wie wenn alle Tränen, die ich in meinem Leben nicht geweint hatte und nicht hatte weinen wollen, sich in meinem Hals angesammelt und diesen Tumor gebildet hätten, weil ihre wahre Bestimmung, nämlich geweint zu werden, sich nicht hatte erfüllen können. Rein medizinisch gesehen trifft diese poetisch klingende Diagnose natürlich nicht zu; aber auf den ganzen Menschen bezogen sagt sie die Wahrheit aus: Das ganze angestaute Leid, das ich jahrelang in mich hineingefressen hatte, ließ sich auf einmal nicht mehr in meinem Inneren komprimieren; es explodierte aufgrund seines Überdruckes und zerstörte bei dieser Explosion den Körper." [17]

In einer ganz kurzen Form finden wir diese Erstickungstendenz bei der Krebskrankheit auch in dem schon zitierten Satz (S. 239) von Rudolf Steiner:

„Das Überwuchern der Einatmung über die Ausatmung führt im menschlichen Organismus zum Krebs." [12]

Verdauungstätigkeit und Karzinogene Wollen wir noch einen anderen Standort der Betrachtung einnehmen, so sei einmal mehr auf die **verdauende Tätigkeit** des Organismus gegenüber allen Fremdeinwirkungen verwiesen. Immer wieder, besonders im Zusammenhang mit der Allergie, ist darauf hingewiesen worden, dass der Organismus in seinem totalen Integrationsbestreben jede Fremdeinwirkung dadurch überwindet, dass er sie zu einem Eigenen verwandelt oder im entgiftenden Sinne ausscheidet. Für diese gesundende Tätigkeit ist aber das freie Miteinander-wirken-Können der Leibesglieder Voraussetzung. Hier können wir auch ein Verständnis für die Wirkung der von außen kommenden Karzinogene finden. In einem gesund funktionierenden Organismus werden solche potenziellen Karzinogene durch die gesunde Verdauungstätigkeit, die der Immunität zugrunde liegt, unschädlich gemacht. Es existiert also gegenüber der Krebskrankheit durch die Fähigkeit zur Allergie eine **ständige Selbstheilungstendenz.** Interessanterweise wird eine solche Theorie auch von der heutigen Immunologie vertreten. Vieles spricht dafür, dass in jedem gesunden Organismus durch Karzinogene Krebszellen entstehen, diese aber durch die körpereigenen Abwehrkräfte als fremd erkannt und sofort eliminiert werden. Weiten wir diesen Gesichtspunkt etwas aus, so können wir auch sagen, dass in der modernen Zeit die Krebskrankheit ein in jedem Menschen vorhandener ständiger, aber eben potenzieller Vorgang ist, dessen Überwindung das gesunde Verhältnis der Leibesglieder voraussetzt. Ein solcher Gesichtspunkt stimmt wieder mit den im Kapitel über die Ursachen der Krebskrankheit geschilderten Tatsachen überein. Dabei gibt es eine Stoffgruppe, der gegenüber der Organismus offensichtlich kaum in der Lage ist, sie wirklich im verdauenden Sinne zu überwinden. Gemeint sind alle radioaktiven Stoffe, die grundsätzlich eine hohe karzinogene Potenz haben. Karzinogene werden erst wirksam, wenn die entsprechenden Voraussetzungen im Organismus vorhanden sind, was vor allem gestörte Verdauungstätigkeit und Erstickungstendenz bedeutet.

Tumorverdoppelungszeit Es ist wichtig, dass die experimentelle Krebsforschung das Stadium des okkulten Tumors oder der Kanzerose durch die Tumorverdoppelungszeit sehr genau beschreibt. Alle experimentellen Untersuchungsergebnisse zeigen, dass jeder Tumor eine eigene Zellteilungsgeschwindigkeit hat, die als Tumorverdoppelungszeit definiert wird. Die bisher gefundene kürzeste Dauer beträgt 40 Tage, die extremst verzögerte 1800 Tage. Aus allen Untersuchungen ergibt sich eine mittlere Teilungsgeschwindigkeit von 212 Tagen. Errechnet man nun die Zeit von der ersten manifesten Krebszelle bis zur gerade messbaren Geschwulst von 1 cm^3 (ca. 1 Milliarde Zellen!), ergeben sich als kürzeste Dauer dieses Stadiums 7 Jahre, im Durchschnitt 14 Jahre. Solange bleibt die Krebskrankheit unerkannt, ohne messbaren Befund, eben „okkult".

In diesem Stadium finden wir jedoch die schon geschilderten Phänomene von lokal-organischer

Erstickung und dem irrsinnig gewordenen Organismus. Und so können wie für die Disposition Symptome genannt werden, die in ihrer Gesamtheit eine Symptomatologie des zweiten Stadiums der Krebskrankheit bewirken, die uns die Chance zur frühzeitigen Diagnose und damit Therapie gibt.

Symptomatologie

Die Symptome lassen sich in den drei Leibesbereichen von Ich- oder Wärmeorganisation, dem Seelenleib und dem Lebensleib finden, die zwar unsichtbar („übersinnlich“) sind, sich jedoch „äußern“ können.

Symptome in der Wärmeorganisation In der Wärmeorganisation ist das eindrücklichste und aus meiner Sicht fast pathognomonische Symptom die **Temperaturstarre.** Schwingt bzw. atmet unsere Körpertemperatur zirkadian etwa wie eine Sinuskurve mit einem Minimum meist am Morgen und einem Maximum zwischen Nachmittag und spätem Abend, ist sie nun wie erstarrt und bewegt sich gar nicht oder nur um ganz wenige Zehntelgrad (▶ Abb. 12.1). Sie ist auch in ihrer Basis oft erschreckend erniedrigt, unter 36 °C. Der Patient erlebt das nicht, selbst damit verbundene kalte Hände und Füße oder auch andere Körperzonen, wie z. B. die Nierenregionen oder das Epigastrium, nimmt er nicht als kalt wahr. Ihm ist diese Symptomatik ebenso verborgen wie dem Arzt die zugrunde liegende Erkrankung.

Symptome in der Lichtorganisation Im **Seelenleib,** der auch Luft- und Lichtorganisation genannt werden kann, finden wir charakteristische **Schlafstörungen,** die zunehmende **Gefühlsregression,** die sich z. B. als Unfähigkeit zum Weinen zeigt, auch das Lachen bleibt im Halse stecken und zunehmende **Verstimmungen** des Seelenlebens. Die aus meinem Erleben charakteristische Schlafstörung lässt den Patienten zwar rasch einschlafen, er erwacht aber innerhalb kurzer Zeit von ein bis

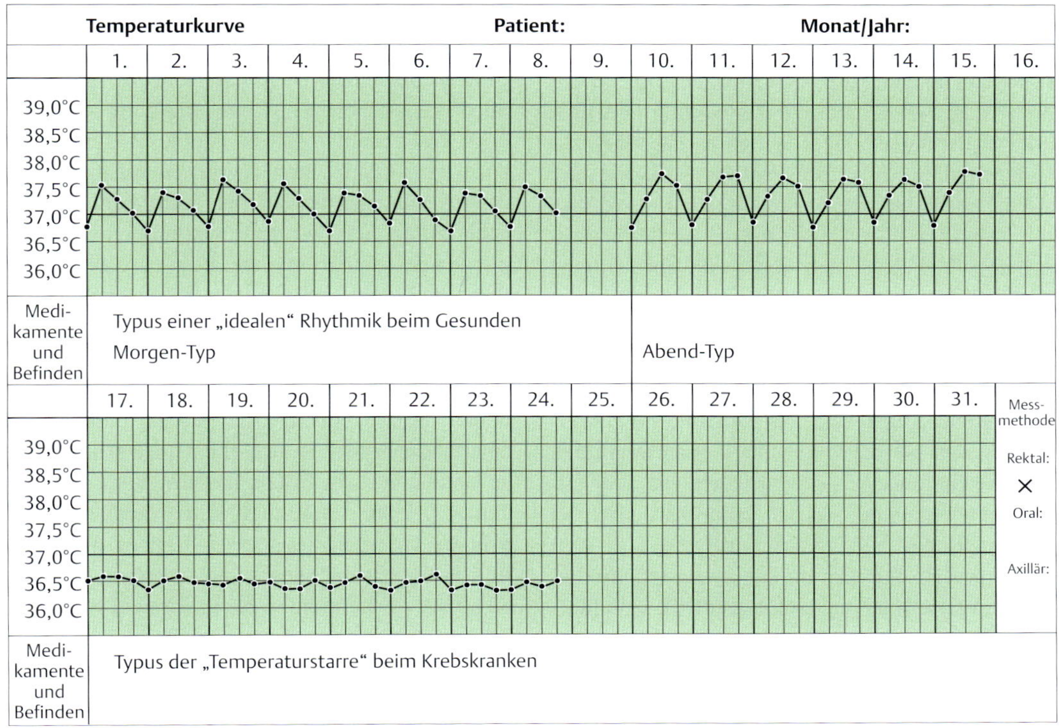

▶ **Abb. 12.1** Ideale Temperaturrhythmik und Temperaturstarre.

zwei Stunden schlagartig mit dem Gefühl, in seinen Körper zu stürzen und hat Panik mit Herzrasen, Schweißausbruch und rascher Atmung. Dabei hatte er keinerlei Albtraum. Eine andere Art der Schlafstörung ist das Wechselverhalten von großer körperlicher Müdigkeit und immer stärker verbundenem Wachsein, die Gedanken automatisieren sich und sind nicht zu stoppen. Der Patient berichtet auch, dass es ihm immer schwerer wird, Gefühle zu zeigen und er sich dadurch immer isolierter erlebt. Und dann folgen vielfältige seelische Verstimmungen, die sowohl zu **Aggressivität** wie auch zu **depressivantriebslosem** Verhalten führen können. Das kann in Resignation und Hoffnungslosigkeit münden.

Symptome in der Flüssigkeitsorganisation Im **Lebensbereich,** der Wasser- oder Flüssigkeitsorganisation, kommt es zu Stauungen und Verdichtungen, die Steiner auch als **Stockungen** bezeichnet, und **Verflüchtigungen.** Ein weiteres Symptom ist das **Vertrocknen,** das heute in den verschiedenen Ausgestaltungen des Sicca-Syndroms zusammengefasst wird. Stockung kann (habituelle) Obstipation sein, in der Muskulatur Myogelose, in der Sprache mangelnder Sprachfluss, um nur einige Beispiele zu nennen. Die Verflüchtigung, die in der Natur z. B. Nebel- oder Wolkenbildung bedeutet, erklärt uns ein wichtiges Symptom, das scheinbar so unverständlich ist: die **Illusion.** Es ist ja immer wieder unfassbar, wie illusionär viele Krebskranke mit ihrer Erkrankung umgehen, als ob sie sie nicht „sähen". Doch hat sich vor die Wahrnehmung wirklich ein leiblicher Schleier gelegt, der das Krankheitsgeschehen verbirgt. Das gehört auch zu diesem besonderen Wesen des Krebs.

Inhaltslose Angst Und alle Bereiche durchdringend finden wir die **Angst, die keinen Inhalt** hat, kein Objekt, auf das sie sich richtet. Die aber immer beherrschender werden kann, bis sie sich als **Karzinophobie** auch äußert. Wieder gilt, dass nicht bei allen Kranken im Kanzerosestadium diese Symptomatologie so deutlich auftritt, besonders die Angst kann ganz fehlen. Es ist wohl eine Frage, wie gut es der Krankheit gelingt, sich ganz oder eben weniger zu verbergen, wie stark oder gar nicht die innere Wahrnehmung an das Fremde heranreicht, das sich im Organismus entwickelt. Doch berichtet mancher Patient, wenn bei ihm die Krebsgeschwulst manifest und sichtbar geworden ist, dass er schon lange eine Ahnung hatte, dass in seinem Körper etwas vorgeht, das ihn bedroht, ohne dass er es formulieren konnte.

12.2.2 Krebsgeschwulst: Karzinom

Eigenleben und Wucherung in der aufbauenden Seite des Ichs Nun müssen wir unseren Blick wieder ausweiten auf die **Doppelnatur des Menschen,** d. h. den Gegenprozess des bisher Geschilderten in der aufbauenden Seite des Ichs suchen. Auch in diesem Gegenprozess finden wir eine **Dissoziation.** Doch liegt diese nun nicht mehr zwischen Ich-Organisation, Seelenleib und Lebensleib einerseits und Stoffleib andererseits, sondern zwischen Ich-Organisation und Seelenleib auf der einen Seite und Lebensleib und Stoffleib auf der anderen Seite.

Letztere sind in ihrer aufbauenden Tätigkeit also nicht von Seele und Ich durchtränkt, sondern auf sich selbst gestellt. Haben wir auf der Abbauseite das Phänomen der **Fremdkörperbildung,** so finden wir auf der Aufbauseite **„Eigenleben".** Lebensleib und Stoffleib, aus der Herrschaft des Ichs gefallen, bilden eine eigenständige Organisation, die der eigentlichen Geschwulstbildung zugrunde liegt. Ihr Phänomen, das von der Konstellation her auch dem Pflanzlichen verglichen werden kann, ist die **Wucherung.** Richten wir unseren Blick noch einmal auf die menschenkundlich-physiologische Seite, so darf erinnert werden, dass wir die Richtung dieser Dominanz von stoffdurchdringenden Lebenstätigkeiten in unserer Leber finden und studieren können. Es wurde schon dargestellt, dass die Leber physiologisch die geschwulstbildende (S. 97) Tendenz (die ja auch eine parenchymbildende ist) in sich trägt. Insofern ist eine gesunde Leber ein Organ, in dem Krebs oder ein Tumor primär nur äußerst selten entstehen. Das primäre Leberzellkarzinom finden wir eigentlich nur in einer bereits geschädigten Leber, sei es im Sinne der Zirrhose, seien es die mit dem Hepatitis-B-Virus durchsetzten Hepatozyten.

Schlaf- und Wachrhythmus Eine entsprechende Dissoziation zwischen Ich und Seelenleib einerseits und Lebensleib und Stoffleib andererseits gibt es physiologisch nur in Andeutung.

Während des Schlafes dringen Ich und Seelenleib tiefer in die Aufbaukräfte, während des Wachbewusstseins wenden sie sich mehr der abbauenden Tätigkeit zu, was also in der Tendenz geschwulstbildende Tätigkeit erzeugt. Diese wird aber durch immer wieder verstärktes Eintreten in die Aufbauvorgänge im Ansatz geheilt, wobei die verstärkte Aufbautätigkeit der Entzündung entspricht. Auch dieses Phänomen hat Rudolf Steiner in einem komprimierten Satz geradezu klassisch formuliert:

> *„Wir entzünden uns immer so stark, dass wir die nach dem Abbau hingehende geschwulstbildende Kraft überwinden."*

Zusammenfassung der pathogenetischen Vorgänge Fassen wir nun die bisher geschilderten pathogenetischen Vorgänge bei der Krebskrankheit noch einmal zusammen. Auf der abbauenden Seite der Ich-Tätigkeit gerät diese zusammen mit der leibzugewandten Seite der Seele zu tief in Empfindungsleib und Lebensleib hinein. Der Lebensleib wird dabei lokal von dem Stoffleib abgedrängt, sodass dieser mit einer Art „Restleben" zu einem **Fremdkörper** im Organismus wird. Er bildet damit ein Stück Außenwelt, was wiederum physiologisch nach geisteswissenschaftlicher Forschung der **Sinnesorganbildung** entspricht. In jedem Sinnesorgan schiebt sich ein Stück Außenwelt in den menschlichen Organismus hinein und schafft damit die Voraussetzung für eine objektive Wahrnehmung der Welt. So erfasst also der bildhafte Begriff einer Sinnesorganbildung am falschen Ort durchaus das reale leibliche Geschehen der Krebskrankheit. Und dieses ist der eigentliche „Krebs", der primäre Prozess. Er verläuft zunächst völlig im Verborgenen, er ist **unsichtbar** (Lebensleib!) und **unbewusst** (Empfindungsleib!). Er kann durch bestimmte Veränderungen, die aber noch keineswegs der Tumorbildung entsprechen, im Stoffleib sichtbar werden, was auch heute schon unter dem Begriff der Präkanzerosen subsummiert wird. Nur werden wir diesen Begriff der Präkanzerosen ganz neu fassen und sicher gegenüber den heutigen Vorstellungen auch erweitern müssen, wenn wir das eigentlich im Unsichtbaren und Unbewussten verlaufende Krankheitsgeschehen beim Krebs auch in den Veränderungen am Stoffleib frühzeitig erfassen wollen. Diesen primären, „okkulten" Krebs nenne ich **Kanzerose,** in Anlehnung, doch auch Abgrenzung gegenüber den Präkanzerosen, weil es sich bei der Kanzerose bereits um das vollständige Krebsgeschehen handelt. Mit der erweiterten Vorstellung des viergliedrigen Leibes ist der Krebs, obwohl sinnlich noch nicht erfassbar, leiblich (somatisch) geworden.

Schmerz Gegenüber der Unbewusstheit dieser Krankheit, die ganz sicher ein besonderes Phänomen der Krebskrankheit ist, kommt eine Hilfe aus dem Organismus selbst, die den verborgenen Prozess bewusst machen kann. Gemeint ist der **Schmerz.** Lebt unsere Medizin heute gegenüber dem Fieber in einem schwerwiegenden Missverständnis, so tut sie dies auch gegenüber dem Schmerz. Schmerz ist immer primär Hilfe für den Menschen, weil er eine Veränderung in den leiblichen Bedingungen zum Bewusstsein bringt, die sonst im Verborgenen bleiben würde (Kap. 4.3).

Es wird eine neue Kunst der Differenzialdiagnose des Schmerzes entwickelt werden müssen, um in der besonderen Schmerzform und seiner Lokalisation auf das ihnen zugrunde liegende Krankheitsgeschehen zu stoßen. Gerade deshalb können Analgetika in der hier eingenommenen Position gegenüber der Krebskrankheit genauso wie Antipyretika schwerwiegende Karzinogene sein, obwohl beide heute als Stoffgruppen für die Onkologie keineswegs auf dieser Liste stehen.

> **Merke**
> **Die Unterdrückung der Schmerzen durch Analgetika drängt ein Krankheitsgeschehen wieder in das Verborgene zurück, aus dem es gerade in das Wachbewusstsein des betroffenen Menschen treten sollte.**

Spätes Auftreten des sichtbaren Tumors Die eigentliche Geschwulstbildung erfolgt **reaktiv** oder **sekundär** auf der Aufbauseite im Organismus, weil Ich und Seele dort nicht richtig in Lebens- und Stoffleib eingreifen können und diese ein Eigenleben entwickeln, das in sich die Tendenz zur Wucherung hat. Auch dieses Geschehen ist lange Zeit unsichtbar, da der Hauptort der Wirkung wieder im Lebensleib liegt. Es tritt meistens erst spät in Erscheinung. Dieses Phänomen ist bekannt und zugleich ein großes Problem unserer Onkologie: Zu dem Zeitpunkt, zu dem ein Tumor eine nachweisbare, d. h. dem Sichtbaren zugängliche Größe entwickelt hat, befindet sich die Krebskrankheit bereits in einem sehr fortgeschrittenen Stadium, ja bis auf seltene Ausnahmen trägt sie dann bereits nach dem heutigen Verständnis die Charakteristika der systemischen Ausbreitung an sich. Der Leser wird noch im Kapitel über die Therapie der Krebskrankheit mit der Vorstellung konfrontiert werden, dass die in das Sichtbare tretende Geschwulstbildung, durch die der Leib zerstört wird, in einer gewissen Weise auf der Seite der **Selbstheilung** steht.

12.3 Offene Fragen

In dem Kapitel über die Ursachen der Krebskrankheit wurde auf die vielen offenen Stellen und Fragen der konventionellen Onkologie hingewiesen. Ohne jede Frage gilt diese Bemerkung auch für die geisteswissenschaftliche Forschungsseite. Wenn wir auch ein breiteres Verständnis für die Ursachen der Krebskrankheit und für wichtige – insbesondere Voraussetzungen für eine rationelle Therapie schaffende – Anschauungen über die pathogenetischen Vorgänge im Leib bei der Krebskrankheit hinzugewonnen haben, so bleiben doch auch noch außerordentlich wesentliche Fragen offen. Schauen wir uns einige Beispiele solcher Fragen an.

Frühdiagnose An erster Stelle muss auch für die geisteswissenschaftliche Forschung die Frage stehen, wie wir denn eine Frühdiagnose der Krebskrankheit entwickeln können, die uns in die Lage versetzt, auch diese Erkrankung heilbar zu machen. Auf die Zuordnung und Systematisierung von im Stoffleib sichtbar werdenden **Präkanzerosen** und auf eine ganz neue **Differenzialdiagnostik des Schmerzes** wurde bereits verwiesen. Wir werden aber auch den ärztlich diagnostischen Blick bis in die unbewussten Seelenvorgänge richten müssen, die durch ihr zu tiefes Eintreten in den Leib so etwas wie die eigentliche Quelle der Krankheit sind. Auf die Symptomatologie der **Verstimmungen** wurde schon hingewiesen.

Auch müsste sich unser diagnostischer Blick in ganz einfühlsamer Art auf die menschliche Atmung richten, da bei der Krebskrankheit das Phänomen einer gestörten Atmung mit **überwiegender Einatmungstätigkeit** und **Schwächung der Ausatmung** pathognomonisch vorliegen muss. Es bieten sich dem Arzt also viele Forschungsfelder für eine Früherkennung der Krebskrankheit an, die bisher in der Medizin in dieser Weise überhaupt noch nicht bemerkt worden sind. Sucht man heute ganz in der sog. objektiven Befundwelt von Morphologie und Labordiagnostik, ausgeweitet selbstverständlich durch röntgenologische und endoskopische Untersuchungen, so wird eine zukünftige Medizin eine **gesteigerte Beobachtungsfähigkeit** des Arztes ausbilden müssen, die ihn in eine ganz neue Nähe zu seinem Patienten bringen wird. Steiner spricht von seelischer Beobachtung nach naturwissenschaftlicher Methode. (Sehr viel ausführlicher als hier möglich, sind Aspekte echter Früherkennung durch den Autor in seinem Buch „Krebssprechstunde" dargestellt worden und können dort nachgelesen werden.)

Zusammenhang zwischen Krebs und betroffenem Organ Eine weitere offene Frage auch für die geisteswissenschaftliche Forschung ist die des Zusammenhanges von Krebs und betroffenem Organ. Wo liegen die sicher wesentlichen Unterschiede eines Mamma- oder Magenkarzinoms, eines Melanosarkoms oder eines Hodentumors? Was bedeutet die Art der Metastasierung, die für die meisten Organtumoren eine ganz bestimmte Spezifität hat? Vielleicht hat diese Frage auch einen Zusammenhang mit dem, was in dem kurzen Kapitel über die Autoaggressionskrankheiten als **„erbleibliche Reste"** (S. 196) bezeichnet wurde. Diese stellen schon für sich so etwas wie **Fremdkörper im Organismus** dar; können sie deshalb auch Eintrittsorte für die Krebsbildung werden? Liegt hier auch ein Bezug zu den nun entdeckten Onkogenen? Dabei wäre der Unterschied zur Autoaggressionskrankheit einfach der, dass bei dieser noch eine starke Selbstheilungspotenz im Organismus vermittels der Ich-Tätigkeit vorliegt, während eine solche bei der Krebskrankheit ungenügend oder gar nicht vorhanden ist.

„Ich-Trümmer" Ein anderer Aspekt wird von Steiners Bemerkung ausgelöst, dass der Karzinombildung „Ich-Trümmer" zugrunde liegen, die durch den Schlaf nicht genügend überwunden und geheilt werden können. Dieser außerordentlich schwierige Begriff der „Ich-Trümmer" bedarf noch intensiven geisteswissenschaftlichen Forschens, denn er ist selbstverständlich von der naturwissenschaftlich-anthropologischen Seite her zunächst nicht zu fassen. Zu denken ist dabei an alle leiblichen Strukturen, die vom Ich gebildet werden und die nur so lange gesund sein können, wie sie von der Ich-Tätigkeit ständig erhalten und erneuert werden. Versagt diese Ich-Tätigkeit gegenüber den selbst geschaffenen Leibesstrukturen, zerbröckeln die Letzteren und können somit zu Krankheitsanlagen werden.

Unterdrückung von Symptomen Ein weiteres Beispiel betrifft die Verschiebungen pathogenetischer Abläufe der Krebskrankheit in veränderte Tätigkeitsfelder, worauf Rudolf Steiner auch hingewiesen hat. Er nennt die Hypochondrie einerseits und die Obstipation und ähnliche Erscheinungen andererseits, die als eine verzweifelte Kompensation der drohenden Krebskrankheit von einem Ich gebildet werden, welches zur wirklichen Selbstheilung der Krebskrankheit zu schwach geworden ist. So schwierig solche Hinweise Steiners zu verstehen sind, so müssen sie doch, nehmen wir sie ernst, bei der Therapie Berücksichtigung finden. Denn verdränge ich durch symptomatische Maßnahmen eine Obstipation (durch Laxanzien) oder eine Hypochondrie (durch Psychopharmaka), ohne die eigentliche Ursache zu heilen, stürze ich den Patienten möglicherweise tief in eine Krebskrankheit, der er durch solche Symptomatologie gerade ausweichen wollte.

Unsichtbar bleibende Krebserkrankung Als ein letztes Beispiel drängender Forschungsfragen sei darauf hingewiesen, dass wir auch die Vorstellung bilden müssen, dass eine Krebskrankheit völlig im Verborgenen bleibt, also keine in das Sichtbare, Wahrnehmbare und damit objektiv beweisbar eintretende Symptomatik erzeugt. Dieser Aspekt der Krebskrankheit ist dann sicher die für den betroffenen Menschen **gefährdendste Ausprägung,** weil hier keine Chance besteht, der Krankheit therapeutisch zu begegnen. Und ganz sicher gibt es heute schon häufig solche Verläufe, bei denen Menschen mit ihrer im Verborgenen gebliebenen Krebskrankheit in hohem Alter scheinbar gesund oder aus ganz anderer Ursache sterben, und dann die nicht in die Erscheinung getretene Krebskrankheit über den Tod hinaus in das **nachtodliche Leben mitnehmen.** Das aber bedeutet, wie wir in dem vorausgegangenen Kapitel ausführlich darstellen, zumindest die Gefahr des **drohenden Seelentodes,** das ewige Gebundensein von menschlicher Seele und menschlichem Geist an die irdischen Verhältnisse und der Verlust der eigentlichen individuellen Bestimmung. Gerade diese Möglichkeit der Krebskrankheit, sei sie zunächst auch nur hypothetischer Natur, muss alle Anstrengungen in uns wecken, die diagnostische Erkenntnis gegenüber dieser Krankheit so zu steigern, dass sie deren Verborgenheit aufhebt bzw. sichtbar macht.

Krankheit als freiwilliges Opfer Ein letzter Aspekt ist mir so wichtig, dass er noch angesprochen wird, ehe wir zur Therapie überleiten. Die Krebskrankheit ist längst nicht immer eine persönliche Erkrankung, die ausschließlich mit mir und meiner Art zu leben zusammenhängt und so mein persönliches Schicksal bildet. Immer häufiger erlebe ich, dass Menschen krebskrank werden, für die kaum etwas zutrifft, was hier als Ätiologie und Pathogenese ausgeführt wurde. Und immer sicherer weiß ich, dass hier Menschen krebskrank werden, die an dem tief greifenden **sozialen Karzinom unserer Zivilisation** leiden. Sie werden krank durch ein nicht persönliches, sondern ein menschheitliches Schicksal. Sie werden **Stellvertreter des Krankseins,** um mitzuwirken, die der Krankheit zugrunde liegenden Entwicklungen aufzuhalten und zu verwandeln. Sie nehmen das **Kreuz der Menschheit** auf sich. Oft konnte ich erleben, wie wenig solche Patienten von der Krankheit berührt waren, wie sie wie über oder neben der Krankheit standen, wie sie auch kaum von der tief greifenden und lähmenden Angst ergriffen wurden, die als so typisch für die Krebskrankheit geschildert wurde. Das schloss eine kreatürliche Angst vor Leid, Schmerz und Sterben nicht aus, wurde aber kein beherrschendes Thema. Nicht selten sind es Menschen, die bis in ihre Physiognomie und ihre

Lebenseinstellung etwas Überirdisches, ja ich möchte sagen **Engelgleiches** ausstrahlen. Und sie haben oft den Mut, der Krankheit ganz ohne die Therapien der konventionellen Onkologie zu begegnen.

Krankheit als Schulungsweg Und noch eine dritte Möglichkeit hat sich mir gezeigt, warum ein Mensch krebskrank wird. Diese Möglichkeit ist selten und betrifft immer besonders ausgeprägte Persönlichkeiten. Solche wählen den Weg in diese Krankheit als eine Art **Schulungsweg,** weil sie hier unmittelbar auf Kräfte treffen und sich mit ihnen direkt auseinandersetzen können, die angetreten sind, die Menschenzukunft und insbesondere den freien Menschen zu verhindern. Das ist ein sehr spiritueller Gedanke, der ganz freilassend vermittelt wird, der jedoch mit innerem Wissen davon ausgeht, dass zwischen Erde und Himmel mehr geschieht, als sich unsere Schulweisheit träumen lässt.

Krebs bei Kindern Und schließlich ein Wort zu den Kindern und ganz jungen Menschen, für die die meisten geschilderten Ursachen nicht zutreffen können. Entweder zählen krebskranke Kinder auch zu der geschilderten zweiten Möglichkeit einer menschheitlichen Dimension der Krankheit oder es existieren noch ganz andere Voraussetzungen, warum der Krebs sie ergreift. Hierfür fehlte mir als Internist und Arzt für Erwachsene die unmittelbare Anschauung krebskranker Kinder, und von Einzelfällen, die ich erlebte und begleitete, möchte ich keine Gesetzmäßigkeiten ableiten. Hier muss wieder der Pädiater zu Wort kommen (z. B. [15]).

12.4 Therapie der Krebskrankheit

Aufgaben der Therapie Folgt man den Inhalten der bisherigen Darstellungen über Ursache und Pathogenese der Krebskrankheit, so kann es nicht überraschen, wenn sich auch für die Therapie völlig neue Voraussetzungen ergeben müssen. Vor allem wird verständlich sein, dass die bisherige Konzentration auf die Vernichtung des Tumors oder der Geschwulst nicht der eigentliche Zentralpunkt einer Therapie der Krebskrankheit sein kann. Wir sahen, dass die Geschwulstbildung nicht das primäre Geschehen bei der Krebskrankheit ist und dass insofern ein therapeutisches Ziel zumindest unvollständig formuliert sein muss, wenn es nur auf die Geschwulst gerichtet ist. Und im Zusammenhang mit der Zielgröße Tumorregression ist auch die zweite, die Überlebenszeit, fast unwesentlich gegenüber dem, was als therapeutische Aufgabe ansteht. Das Dilemma der heutigen Krebswissenschaft oder Onkologie setzt sich also auch bei der Therapie fort. Und wenn wir nun von den Ergebnissen ausgehen, müssen wir daran zweifeln, dass das bisherige therapeutische Konzept richtig war. Es soll dies nicht leichtfertig kritisiert werden, weil außerhalb des schon erwähnten Dogmatismus unzählige Ärzte und Wissenschaftler sich mit größtem Fleiß und Einsatz ihrer ganzen Person dem Fortschritt der Krebstherapie gewidmet haben und dieser enorme Einsatz nicht unterschlagen werden kann. Konnte denn überhaupt eine wirklich rationale oder kausale Therapie einer Krankheit entstehen, deren Ursachen noch so unbekannt sind? Wie aber kann das therapeutische Ziel besser formuliert werden?

Entzündung gegen die übermäßige Abbautätigkeit Mit Blick auf die **pathogenetischen** Veränderungen muss eine rationale Therapie darin bestehen, Ich und leibzugewandte Seele aus der **Verkrampfung in den Lebensleib** und aus der damit in diese hineingetragenen übermäßigen Abbautätigkeit **herauszulösen.** Ein weiterer Schritt betrifft dann die **Wiedereingliederung** des Stoffleibes in den Lebensleib, damit er nicht mehr Fremdkörper bleibt. Die **Einatmung** muss auf ein normales (gesundes) Maß zurückgeführt werden, was objektiv auch an Veränderungen des Puls-Atem-Quotienten feststellbar wird. Notwendig ist also die Verstärkung aufbauender Tätigkeiten, was aber nichts anderes als das **Erzeugen von Entzündungen** bedeutet.

> **Merke**
> **Jede Entzündung ist gegenüber der Krebskrankheit Heilungsprozess und muss gefördert, darf nicht verhindert werden.**

Im Zusammenhang mit dieser aufbauenden Tätigkeit steht auch eine **Verstärkung der Ausatmung,** die Voraussetzung für eine Regulierung der überschießenden Einatmungstätigkeit ist. Dabei ist Ausatmung auch immer Ausscheidung und über den ganzen Organismus wirksam. Dazu rechnen auch Weinen und Lachen, Sprache und Gesang und letztlich jeglicher Stoffaustausch der Gewebe.

Allergie gegen die Geschwulstbildung Im Gegenprozess muss die **Wucherungstendenz** der Geschwulstbildung durch das stärkere Hineintreiben von aufbauender Ich-Tätigkeit mit der sie begleitenden Seele zur Rückbildung gebracht werden. Diese gesundende Tätigkeit wird sich vor allem in der **Veränderung des Schlafes** ausdrücken. Die Wucherungstendenz bedarf einer Begrenzung. Das geschieht durch ihre Eingliederung in den Gesamtorganismus. Hatte sie im pathologischen Prozess ein Eigenleben geführt, werden die in ihr wirkenden Kräfte nun wieder dem **gesamten Organismus zugeführt.** Als vitale oder aufbauende Tätigkeit fehlten sie insbesondere im Bereich der Nerven-Sinnes-Organisation, in die sie nun therapeutisch übergeleitet werden. Eine Verstärkung oder – wieder im pathologischen Sinne – Überflutung von Stoffwechseltätigkeiten im Nerven-Sinnes-Gebiet ist aber Grundlage allergischer Krankheiten. So wird die Entzündung gegen die übermäßige Abbautätigkeit, die Allergie gegen die Geschwulstbildung gestellt und der Organismus in seinen eigenen polaren Fähigkeiten **zur Selbstheilung angeregt.**

Merke

Eine solche Polaritäten nutzende und regulierende Therapie bedarf ständiger Kontrolle und Aufmerksamkeit, da die gesunden Gleichgewichtsverhältnisse zu beachten sind und natürlich die Möglichkeit besteht, die zur Heilung eingesetzten Kräfte nun im pathologischen Sinne überborden zu lassen. Jede Therapie kann von ihrer Anlage her immer bereits neue Schädigung für den Patienten bedeuten.

Entwicklung zu einer freien Persönlichkeit Schauen wir auf die **ätiologischen** Voraussetzungen der Krebskrankheit, dann wird das höchste therapeutische Ziel darin bestehen müssen, für den Erkrankten Voraussetzungen zu schaffen, sich von der biografischen Stelle aus, an der er im Zeitpunkt des Therapiebeginns steht, zu einer freien, aus **moralischer Fantasie** handelnden Persönlichkeit zu entwickeln. Ein solches Ziel verfolgt beispielsweise die Krisentherapie bei LeShan [8] von 1982. Der Mensch muss wieder Anschluss an seine **eigene Bestimmung** finden, was sich natürlich wesentlich einfacher formulieren als therapeutisch durchführen lässt. Hier wird der Arzt an der Seite anderer Therapeuten dem Krebskranken ein wichtiger Wegbegleiter sein müssen, immer bereit zum Gespräch, auf der Suche nach neuer Orientierung, stützend und helfend.

Merke

In einer mehr menschheitlich orientierten Therapie, die auch Prophylaxe genannt werden könnte, werden wir Hilfen suchen müssen, die den Menschen in seinem individuellen Weg in die Tiefen der Stoffwelt und in die Vereinsamung seines Egoismus so geleiten, dass er der Gefahr am Abgrund standhalten und ihn schließlich überwinden kann.

Ohne Frage sind **Kunst** und **Religion** Lebenshilfen, die an die Seite der intellektuellen Ausbildung treten müssen, um deren vereinseitigenden Kräften heilsam zu begegnen. Eine umfassende Therapie der Krebskrankheit kann also keinesfalls nur ein Problem der Arzneimittelfindung sein.

Weg zur eigenen Bestimmung Und noch etwas wird überdeutlich: Bei keiner Krankheit gilt die in diesem Buch schon mehrfach erwähnte Voraussetzung so sehr, dass eine Heilung ohne die aktive Mitwirkung des Kranken selbst überhaupt nicht erzielt werden kann. Durch die heutige Therapie werden die meisten Patienten in eine ungeheure Passivität gedrängt, sie erleiden die Therapie, wo sie doch ihre Mitgestalter sein müssten. Hören wir hierzu noch einmal LeShan:

Dem Bild vom Menschen als einer Maschine entsprechend fragen die traditionellen Methoden: Was ist der Grund, dass diese Maschine hier nicht mehr richtig funktioniert, und wie können wir das beschädigte Teil finden und reparieren oder aber irgendwie ausschalten bzw. entlasten? Die Krisenpsy-

chotherapie dagegen, die den Menschen als einen Organismus ansieht, der strebt, sucht und auf seine Selbstverwirklichung aus ist, fragt: ‚Wie können wir diesem Menschen helfen, in der umfassendsten und weitest gefächerten Weise zu sich selbst zu gelangen?‘ Obwohl die beiden Ansätze sich ja an eine ganze Reihe gemeinsamer Grundgedanken halten – an das reiche Wissen nämlich, das Freud und seine Nachfolger zusammengetragen haben – könnte man sagen, dass sich die eine Schule dem Patienten in der Attitüde des Mechanikers, die andere in der Attitüde des Gärtners nähert. Für diesen Weg einer Wandlung zu dem freien, seiner Bestimmung folgenden Menschen als der eigentlichen Überwindung der Krebskrankheit ist es nie zu spät. Selbst in den fortgeschrittensten Stadien einer Krebskrankheit ist es immer noch möglich, den Kranken von seinem Selbst her aufzurufen, diesen Weg der Verwandlung zu beginnen. Und ist nur der erste Schritt getan, ist dieser schon fast ein Sieg!“ [8]

Heilung im Tod Noch einmal muss dem Leser zugemutet werden, den zunächst undenkbaren Gedanken zu bilden, dass auch im Sterben und Tod **Heilung** gesehen werden kann. Das kann man aber nur verstehen, wenn der Tod eben nur Durchgang und nicht Ende ist. Ein letztes Mal LeShan:

> *„Therapie mit einem todkranken Patienten soll sich auf die Erweiterung, Entfaltung und Befreiung des Selbst richten, nicht aber auf die physische Wiederherstellung. Im Rahmen der Krisentherapie – wie ich die therapeutischen Methoden und Techniken nenne, die ich im Umgang mit Krebspatienten im letzten Stadium ihrer Krankheit entwickelt habe – bedeutet ‚Leben‘ im Grunde viel eher eine Erweiterung der Sinnhaftigkeit der Existenz als ein zeitliches Hinausschieben des Endes. ‚Du fragst, was der weiteste Raum fürs Leben sei? Bis zur Weisheit zu leben‘, heißt es bei Seneca. Wenn einem Menschen noch eine einzige Stunde zu leben bleibt und er in dieser Stunde zum ersten Mal sich selbst und sein Leben wirklich entdeckt – ist das nicht ein wirkliches und bedeutsames Wachstum?“ [8]*

Vorhandene Heilkräfte nutzen Eine der wichtigsten therapeutischen Regeln beim Umgang mit der Krebskrankheit muss heißen, immer die im Organismus vorhandenen Heilkräfte zu berücksichtigen und sich ihrer zu bedienen. Wir dürfen nicht den Schmerz direkt bekämpfen, ihn auslöschen. Und auch die Geschwulst ist nicht unser eigentlicher Feind. Der Schmerz macht die Krankheit bewusst und auch die Geschwulst kann ein Schritt zur Befreiung sein, weil sie den Leib zerstört, der Seele und Geist so bindet, dass sie in ihrer Entwicklung erstarren und ihnen droht, von ihrer weiteren Entwicklung und Zukunft abgeschnitten zu werden. Haben wir nicht bei der akuten Hepatitis gesehen, dass in einer extremen Form der fulminanten Hepatitis der Körper sein ganzes Organ zerstört, nur um seine Integrität zu erhalten? Haben wir nicht in gleicher Weise auch auf die Anaphylaxie, den anaphylaktischen Schock geschaut? Und dennoch bleibt unser Ziel, die Geschwulst zurückzubilden, den Schmerz zu löschen. Doch muss beides Ausdruck der Heilung sein und nicht Beseitigung von Symptomen. Gerade bei der Geschwulst ist es oft erstaunlich, Heilungen zu erleben, in denen sie gar nicht verschwindet, aber von dem Organismus so eingekapselt wird, dass sie wie ausgesondert ist. Und wie viele Menschen erleben den Schmerz unverändert und empfinden sich doch frei von ihm!

! Merke

Für die Beurteilung unserer Therapie muss also höchstes Kriterium immer sein, den Menschen in eine freie Situation zu bringen, frei vor allem auch gegenüber seinem Leib. Wir dürfen ihn nicht tiefer in seine Krankheit stürzen, was immer Verzweiflung bedeutet und nicht selten im Selbstmord endet. Mutvolle Annahme, dass die Krankheit existiert, und ein feuriger Wille, sie zu besiegen, sind Voraussetzungen für eine zukünftige Therapie der Krebskrankheit, die auch erfolgreich sein wird.

Viscum album – die weißbeerige Mistel Nun steht keineswegs im Widerspruch mit den bisherigen, eher allgemein anmutenden therapeutischen Wegen die Tatsache, dass Rudolf Steiner ein Heilmittel angegeben hat, durch das der Krebs besiegt werden kann. Es ist die weißbeerige Mistel (*Viscum album*), von der Steiner sagte, dass sie das Messer des Chirurgen einst ersetzen werde. Diese heute unglaublich erscheinende, ja absurd anmutende Aussage war ihm ernst. Und wir werden aus dieser Aussage wieder Mut schöpfen können, wenn wir zu unseren naturwissenschaftlich-anthropologischen Kenntnissen der Krebskrankheit und ihrer rationellen Therapie die geisteswissenschaftlichen Forschungsresultate hinzugewinnen werden. Doch müssen uns diese lebendige innere Anschauung werden und nicht nur abstraktes Wissen.

Heilung durch Misteltherapie Natürlich müssen wir heute feststellen, dass auch die **Misteltherapie allein** die Krebskrankheit nur **selten heilen** konnte, die Aussage Steiners also bisher unerfüllt blieb. Zwar gibt es ebenso wie in der naturwissenschaftlich-orientierten Krebstherapie auch durch Misteltherapie wirkliche Heilungen. Sie stellen für beide Methoden jedoch immer die Ausnahme dar. Demgegenüber steht aber die große Zahl derer, die körperlich nicht geheilt wurden. Das Warum hat sicher viele Antworten, eine aber scheint entscheidend:

Merke

Nie kann die Mistel ein wirkliches Heilmittel werden, wenn sie von der anthroposophischen Ergänzung unseres Verständnisses der Krebskrankheit getrennt wird. Ihre Heilwirkung setzt voraus, dass der Arzt sie im Zusammenhang mit den tieferen Ursachen der Krebskrankheit sieht und sie nicht nur als einen komplexen Phytochemismus betrachtet.

Wir werden niemals die Heilwirkungen der Mistel durch naturwissenschaftliche Forschung allein ergründen. Lernen wir aber die Wurzeln ihrer Heilkraft durch die geisteswissenschaftliche Forschung kennen, schauen wir auf die **Ganzheit dieser alten Pflanze,** so werden viele Eigenschaften und Eigentümlichkeiten verständlich, welche inzwischen durch die naturwissenschaftliche Forschung entdeckt wurden.

Eigenschaften der Mistel Zu den Eigenschaften können wir ihre immunogene Wirkung rechnen, für die wir sowohl zelluläre wie humorale Phänomene kennen. Wir kennen ihre Zytotoxizität, die eine solche vieler synthetischer Zytostatika weit übertrifft. Wir wissen, dass sie Fieber erzeugt und auch allergische Reaktionen. Und wir finden an ihr viele botanische Eigentümlichkeiten. Sie ist ein Halbschmarotzer, lebt fern der Erdoberfläche auf Bäumen, verzichtet auf die erdzugewandten Wurzeln und ist immer grün, auch ohne direkte Einwirkung von Sonne und Licht. Bis in die in die Baumrinde dringenden Senker geht diese Grünheit. Sie lebt gegen die Jahreszeiten, blüht schon im Winter, zeigt eine ganz einseitige, ja „sture“ Reproduktion der immer gleichen Blätter und hat schließlich einen denkwürdigen Fortpflanzungsweg über die Misteldrossel, die die Früchte der Mistel frisst und sie über den Darm auf andere Bäume überträgt, die dann Wachstumsort der neuen Pflanze werden.

Mistel in der Mythologie Dies sind nur Beispiele von Fakten, die alle nicht ausreichen würden, um die besondere Heilkraft der Mistel zu begründen oder zu verstehen. Und doch erklären sie uns etwas von dieser Heilpflanze, vor allem, wenn wir ihre geistige Seite hinzunehmen. Dass diese in der Mythologie zu finden ist, hat Steiner aufgezeigt. Er machte auf die alte germanische Sage von Baldur, dem lichtvollen Gott und Liebling aller Götter aufmerksam. Er sollte nie sterben dürfen und so sprachen alle Dinge und Wesen der Welt, auch die Pflanzen, den Eid, Baldur nie zu schaden. Eine einzige Pflanze wurde vergessen, die Mistel! Und der listige Loki wusste es einzurichten, beim Spiel dem arglosen, blinden Hödur die Mistel zu reichen, der sie auf Baldur warf und diesen tötete. In dieser Sage oder Mythologie wird märchenhaft geschildert, was Wirklichkeit der menschlichen Evolution ist. Baldur verkörperte das Element, das die Menschen noch ganz mit der Natur und dem Kosmos verband, eine natürliche Hellsichtigkeit schuf. Sein Tod bedeutet das Ersterben des Hellsehens, die Trennung von der alten Naturverbundenheit, das sich Gegenüberstellen zur Welt und das Zurückziehen auf sich selbst. Auch die Trennung vom Volkstum, von der Familie, der Sippe ist mit diesem Entwicklungsschritt verbunden. Wir entdecken den Zusammenhang mit der Entwicklung der Bewusstseinsseele, wie wir ihn als Zeitgeschehen ab dem Ende des 15. Jahrhunderts charakterisierten und auch als den Beginn zur Möglichkeit der Krebskrankheit schilderten.

Merke

Die Mistel ist also Ausdruck für Kräfte, die den Menschen vom unmittelbaren Wahrnehmen geistiger Wirklichkeiten trennte und ihn auf sich selbst stellte. Und die die Mistel überwindende Kraft des auf sich selbst gestellten Ichs kann den Weg zu einer neuen Verbindung mit den geistigen Wirklichkeiten schaffen.

Das ist ein wesentlicher spiritueller Aspekt, warum die Mistel das Heilmittel der Krebskrankheit ist. Sie wirkt von zwei Seiten auf den **Lebensleib,**

- indem sie ihn wieder mit den Kräften der aufbauenden Ich-Tätigkeit verbindet und ihn
- zugleich aus der Umklammerung der abbauenden Ich-Tätigkeit befreit.

Dabei ist entscheidend, dass die therapeutische Richtung immer auf das **menschliche Ich** zielt, auch wenn sie vom Lebensleib aus ansetzt. Tumoreinkapselung, Tumoreinschmelzung und das Auslöschen des Schmerzes sind sekundäre Phänomene, nicht die primäre Mistelwirkung. Und doch können auch diese wichtige Ergebnisse der Misteltherapie sein. Es war gerade eine Patientin, die, voller Knochenmetastasen, nicht mehr gehfähig und der Pflege bedürftig, mir die erste eigene Begegnung mit der Mistel schuf. Denn das Auffallende war, dass diese Patientin trotz der extremen Behinderung eine fröhliche Gelassenheit ausströmte und keinerlei Schmerzen empfand, was in absoluter Diskrepanz zu allem bisher Erlebten stand. Die Erklärung war die Misteltherapie, die bei der Patientin schon seit Jahren durchgeführt wurde.

Befinden des Patienten Die primäre Heilwirkung der Mistel werden wir immer im seelisch-geistigen Menschen suchen müssen und in dessen Verhältnis zum Leibe, in welchem sie dann auch anschaubar wird. Vor allem Atmung und Schlaf werden Beobachtungsfelder werden, die für die leiblichen Vorgänge der Krebskrankheit diagnostische Möglichkeiten schaffen, wie sie kein Röntgenbild, keine Endoskopie je erreichen wird. Gerade die Krebskrankheit wird uns lehren, in dem Befinden des Patienten, das wir heute so abwertend „subjektiv“ nennen, die gewichtigeren Beurteilungskriterien zu entdecken als in der Fülle „objektiver“ Befunde. Natürlich sind auch diese wichtig und von Bedeutung, doch immer nur in Korrelation zu dem ganzen Menschen, nicht als momentane Bestandsaufnahme.

Therapiekonzept Dem Kapitel III „Arzneimittel und Heilung“ vorausgestellt ist die praktizierte Idee, dass eine Therapie immer verschiedene Elemente zusammenschließt, von denen sich mir bisher fünf ergaben:

- die Diätetik,
- die Kunst,
- die Pflege,
- die Arznei und
- das Gespräch (Kap. 14.1.5).

Therapie vollzieht sich im christlichen Sinne auch immer aus **Gemeinschaft,** oder wie Goethe es formuliert:

> *„Der Einzelne bewirkt nichts, nur wer sich zu rechter Stunde mit anderen zusammenfindet.“*

Das gilt im besonderen Maß für die Krebskrankheit, deren starke Eigenheit viel Gegenkraft und Mut erfordert, um sie zu überwinden oder zu verwandeln. Deshalb seien wesentliche Anteile des Therapiekonzepts bei der Krebskrankheit dargestellt und erläutert. Nur die Misteltherapie bekommt eine ausführlichere Darstellung, weil sie wirklich Zentralgeschehen einer anthroposophisch begründeten Krebstherapie ist.

12.4.1 Diätetik

Vorbereitung von Leib, Seele und Ich Mit ihr ist die Vorbereitung von Leib, Seele und Ich gemeint, die Elemente der Therapie in sich aufnehmen zu können und sie fruchtbar werden zu lassen. Denn im Gegensatz zur konventionellen Anschauung will ein therapeutisches Element in der anthroposophischen Medizin Leib und Seele nicht zu einer Reaktion zwingen, sondern sie anregen oder gar überzeugen, die Selbstheilungsfähigkeit wieder zu ergreifen und im Überwinden der Krankheit einzusetzen. Es wird in **Wechselwirkung mit dem Selbstheilungspotenzial** im Organismus gearbeitet, nicht gegen sondern mit ihm.

Leibliche und seelische Katharsis Diätetik kann auch als **Reinigung** (Katharsis) verstanden werden. Kein Landwirt wird in einen verkarsteten, unfruchtbar gewordenen Acker Samen streuen, sondern ihn zuvor vorbereiten, damit er auch fruchten kann. Die Anschauung Lusseyrans (1972) von einer heute weit verbreiteten Innenweltverschmutzung, vergleichbar der Außenweltverschmutzung in der Natur, sollte in der Medizin aufgegriffen werden. Und diese Reinigung muss vor allem leiblich **und** seelisch erfolgen. Im Geistigen wird ein sehr intimer Bereich betreten, der eigentlich nur dem Ich gehört und von ihm aus impulsiert werden sollte.

Leibliche Diätetik Leibliche Diätetik ist bei der Krebskrankheit vielfältigst. Beispielhaft seien eine bewusste Einstellung auf eine Vollwertkost mit starker Betonung der **Qualität der Ernährung** genannt, ein sehr eingeschränkter Fleischgenuss, ausreichend Ballaststoffe und nicht zuletzt eine ausreichende Trinkmenge. Ein weiteres Element ist der sehr **bewusste Umgang mit modernen Genussmitteln,** die oft auch Suchtcharakter haben. Vor allem Alkohol und Tabak müssen hier genannt werden, die auch für die konventionelle Onkologie einen wesentlichen Faktor der Krebsentstehung darstellen. Die Pflege des **Wärmeorganismus** ist unverzichtbar, die Kleidung darf durchaus modisch, primär aber wärmevermittelnd und -erhaltend sein. Eine **Schlafkultur** muss darauf achten, sich in richtiger Weise auf den Schlaf vorzubereiten und ihm einen strengen Rhythmus zu geben. Und im Übergang zur seelischen Diätetik muss die **Atmung** angesprochen werden, der besonders wiederholte Schocks und Schrecken den Rhythmus nehmen. Hier können Sprachgestaltung oder Gesang Wunder wirken.

Seelische Diätetik Im Seelischen heißt es, sich von **Ballast zu befreien.** Die Welt der kränkenden Bilder, welche uns die Medien vermitteln, bilden ganze unverdaute Müllhalden in unserer Seele. Es gilt Gleichmut und Gelassenheit zu erüben und Positivismus oder besser **Zuversicht,** dass in dem eigenen Schicksal auch Weisheit und Führung waltet, dass man nicht alleine steht und Helfer für seinen Weg findet, sowohl in der sichtbaren als auch in der unsichtbaren Welt. Steiner nannte Letzteres die geistige Führung des Menschen, an die es anzuknüpfen gilt. Besonders wichtig erscheint es mir, zusammen mit dem Patienten von Anfang an ein Therapieziel zu formulieren, das zugleich realistisch und mutvoll sein sollte.

12.4.2 Kunst

Kunst bringt uns in Bewegung, weckt unsere Kreativität, und beides hat unmittelbare Auswirkung auf unsere Immunität und die dadurch geschaffene Integrität unseres Organismus. Alle denkbaren Künste (Kap. 14.11) sind bei der Krebskrankheit sinnvoll anwendbar, ihre Wahl hängt von der Art der Krankheit, dem betroffenen Organ und dem Erkrankten selber ab. Hier braucht es Intuition, um richtig zu entscheiden.

12.4.3 Pflege

Die Anthroposophische Pflegetherapie ist eine wirkliche Erneuerung der Pflegekunst. Vor allem die Rhythmischen Einreibungen spielen eine hervorragende Rolle bei der Therapie, speziell mit Blick auf das erkrankte Organ. Eine ganzheitliche Wirkung hat die Pentagrammeinreibung. Am Wesentlichsten erscheint mir die immer vermittelte Berührung der Erkrankten durch den Pflegenden, die liebevoll-helfende Hand. Deshalb ist Pflege für mich die Urgeste aller Behandlung (Kap. 14.1.3).

12.4.4 Arznei

Im Mittelpunkt steht die Misteltherapie, weshalb sie gesondert dargestellt wird. Sie wird wesentlich ergänzt durch die **Christrose** oder die **Nieswurz** (Helleborus niger), die Steiner als ebenfalls winterblühende Pflanze der Mistel an die Seite stellte. Er nannte sie besonders geeignet für die **männliche Konstitution,** was ihre Anwendung bei Frauen natürlich nicht ausschließt. Wir setzen sie ein bei sehr schneller Zellteilungsgeschwindigkeit, z. B. bei subakuten oder chronischen Leukämien und bestimmten malignen Lymphomen. Ganz wesentlich ist die **Metalltherapie** (Kap. 14.4), die Zusammenhänge mit den Wirtsbäumen der Mistel, der Organbetroffenheit und dem seelischen Gestimmtsein zeigt. Und viele andere, jeweils aus der

Fragestellung entwickelte Arzneimittel ergänzen das Therapiekonzept der Krebstherapie.

12.4.5 Gespräch

„Was ist erquickender als das Licht? Das Gespräch", sagt Goethe in seinem Märchen von der schönen Lilie und der grünen Schlange. Asklepios soll seinem Schüler Hippokrates folgende Lehre für alle Therapie vermittelt haben: „Zuerst das Wort, dann die Pflanze, erst zuletzt das Messer." Die Gesprächstherapie beim Krebs hat sich zu einer ganz eigenständigen Psychoonkologie entwickelt. Beispiele von einem ihrer Begründer (LeShan) wurden zitiert. Entscheidende Inhalte werden alle Fragen nach der Biografie des Erkrankten sein, inwieweit er **seinen Lebensweg** beschritten hatte, welche Ziele er noch verfolgt. Oder ob er für sich entdeckt hat, sein eigentliches Lebensziel verpasst zu haben und ihn nun **Verzweiflung** packt und Ausweglosigkeit. Das Gespräch wird immer auch um die **Angst** kreisen und wie man mit ihr umzugehen lernt, wie sie überwindet. Meistens sollten die Nahestehenden in Gespräche mit einbezogen werden, um den Erkrankten aus der Isolation zu holen, in die er nicht selten durch die Krebskrankheit gerät.

! Merke

Jedes Gespräch muss der Wahrhaftigkeit dienen, soll ehrlich und aufklärend sein und doch auch sehr behutsam. Wirkliche Psychosomatik bedeutet eine hohe Gesprächskunst und vielleicht knüpft manches therapeutische Gespräch an das Wissen an, dass es eine Urgeste des christlichen Weges ist: „Wo zwei in meinem Namen zusammen sind, da bin Ich mitten unter ihnen."

12.4.6 Allgemeine Aspekte der Therapie

Das Ziel dieses Buches sind Einführung und Anregung. Es verzichtet bewusst auf Vollständigkeit. Für diese gibt es Fachbücher, die aus den verschiedensten Aspekten zu den Möglichkeiten einer durch Anthroposophie ergänzten Krebstherapie Auskunft geben, einschließlich der praktischen Handhabungen. Hier möchte ich besonders auf *Onkologie auf anthroposophischer Grundlage* [3] hinweisen.

Es sollte bewusst werden, dass in einer ergänzten Sicht der Krebskrankheit auch Aspekte einer Therapie aufleuchten, die den **Menschen als Ganzes** berücksichtigt und kausal genannt werden darf. Das weitere Geschick der Entwicklung der Medizin selbst wird auch an der Frage hängen, ob eine solche Ergänzung durch die anthroposophische Forschung noch weitere **Trennung** bedeutet oder der **Brückenschlag zu einer Verständigung** sein wird.

Medizin und Christentum Und so soll abschließend ein Gedanke geäußert werden, der wieder die engen, selbst gesetzten Grenzen unseres heutigen medizinischen Denkens sprengt, der aber das Licht in sie hineintragen kann, das ihren Weg in die Zukunft wird finden helfen. Die Krebskrankheit verweist auf eine Bestimmung, die eine zukünftige Medizin erst finden muss. Gemeint ist das **Christentum,** ohne dessen **ethische und moralische Ordnung** die Medizin nicht mehr auskommen wird, will sie nicht immer kränker werden. In ihm sind Tod und Auferstehung zentrales Ereignis. Beide haben wir für den einzelnen Menschen und die Menschheit als Voraussetzung der Entwicklung der Bewusstseinsseele kennen gelernt. Wir müssen mit unserem geistigen Kern, unserem Ich, in die Stoffeswelt und den Egoismus des Leibes hineinsterben, um für uns Freiheit bilden zu können und um in dieser dann aufzuerstehen zu einem neuen Menschentum, in dem der andere Mensch und die Welt die gleiche Bedeutung für mich erlangen wie ich selbst.

Christentum, frei von Konfessionen Dass dieses Christentum unabhängig von allem Konfessionellen, allen Konfessionen ist oder diese alle umfassen will, müsste eigentlich nicht extra betont werden. In ihm wurde eine moralisch-ethische Weltordnung begründet, die für alle Menschen gelten kann und die den freien Menschen bildet. Das tragische Missverständnis der Konfessionen ist nie wieder so dramatisch ausgedrückt worden wie in der Erzählung vom Großinquisitor von Dostojewski: In der Enge einer Konfession, im dogmatischen Kirchenchristentum hat Christus keinen

Platz mehr und er wird, um ihn vor den Menschen zu verbergen, sogar ins Gefängnis geworfen. So geschieht es heute auch in der Wissenschaft. Denn natürlich gilt es als wissenschaftlich, sich auf die Enge seines Forschungsgebietes zurückzuziehen und die religiöse Frage beispielsweise der Theologie zuzuordnen. Nur so konnte auch die Medizin sich außerhalb jeglicher moralischen Ordnung entwickeln. Doch diese Trennung der Wissenschaften hat nicht nur in der Medizin zu tiefen Problemen und Krisen geführt.

Moderne Pastoralmedizin Natürlich wird auch in einer anthroposophisch ergänzten Medizin die Vielfalt therapeutischer Möglichkeiten zur Heilung der Krebskrankheit weit über die Misteltherapie hinausgehen. Doch ist diese immer von zentraler Bedeutung. Andere Arzneimittel, insbesondere wieder die Metalltherapie, vor allem aber die künstlerische Therapie und die Gesprächstherapie bilden erst das ganze Panorama einer Krebstherapie, die schließlich noch eine Vollendung dadurch finden mag, dass sich in ihr Arzt und Priester wieder zu einer modernen Pastoralmedizin zusammenfinden können.

Literatur

[1] Bopp A. Die Mistel. Heilpflanze in der Krebstherapie. Zürich: rüffer & rub; 2006

[2] Fintelmann V. Krebssprechstunde. Stuttgart: Urachhaus; 1994 (vergriffen)

[3] Fintelmann V, Treichler M. Onkologie auf anthroposophischer Grundlage. Mayer/info 3 Frankfurt/Main (ehem. Loseblattwerk) Bd. I: Zum Verständnis der Krebskrankheit; 2014. Bd. II: Die Mistel als Krebsheilmittel; 2014 Bd. III: Begleitende Therapien in der Krebsbehandlung; 2015

[4] Göbel T. Erdengeist und Landschaftsseele. Dornach: Verlag am Goetheanum; 1994

[5] Heiligtag HR, Hrsg. Krebs. Niedernhausen: Falken; 1990

[6] Heiligtag HR. Krebs besser verstehen. Stuttgart: Aethera; 1999

[7] Köbberling J. Der Wissenschaft verpflichtet. Med Klinik. 1997; 92:181 f.

[8] LeShan L. Psychotherapie gegen den Krebs. Stuttgart: Klett-Cotta; 1982

[9] LeShan L. Diagnose Krebs. Stuttgart: Klett-Cotta; 1993

[10] Lusseyran J. Ein neues Sehen der Welt. Gegen die Verschmutzung des Ich. Stuttgart: Freies Geistesleben; 2010

[11] Steiner R. Theosophie. GA 9. Dornach: Rudolf Steiner; 2003

[12] Steiner R. Soziale Zukunft. GA 332. Dornach: Rudolf Steiner; 2006

[13] Steiner R. Geisteswissenschaft und Medizin. GA 312, 2.4.1920. Dornach: Rudolf Steiner; 1999

[14] Steiner R. Anthroposophische Menschenerkenntnis und Medizin. GA 319: Vortrag 28.8.1924. Dornach: Rudolf Steiner Verlag; 1994

[15] Tautz C. Die Krebskrankheit des Kindes. In: Onkologie auf anthroposophischer Grundlage. Frankfurt: Mayer/info 3, Bd. I; 2014

[16] Treichler M. Psychosomatische Ansätze in der Onkologie. In: Onkologie auf anthroposophischer Grundlage. Frankfurt: Mayer/info 3, Bd. I; 2014

[17] Zorn F. Mars. München: Kindler; 1977

Teil 3
Elemente der Therapie

13 Medizin als Heilkunst

Therapeutische Konzepte Eine wirkliche Therapie, die diesen Namen verdient, besteht nie aus nur einem Element oder einer Verordnung. Immer ist es ein Miteinander von Therapieelementen, mit denen die Krankheit geheilt werden soll. In meiner Anschauung sind es fünf solcher Elemente, die für ein umfassendes Therapiekonzept zusammenwirken müssen (Kap. 14.1). Und es ist immer der therapeutische Impuls in mir, eine Krankheit zu heilen. Das hat die moderne Medizin fast vergessen. Doch muss sie wieder Heilkunst werden (Kap. 14.1.2). Der Arzt ist der Verantwortliche für das therapeutische Konzept. Doch arbeitet er (idealerweise) als Therapiegemeinschaft mit den Pflegenden und künstlerischen Therapeuten zusammen, wo notwendig auch mit dem Pfarrer oder Priester (Pastoralmedizin), dem Sozialarbeiter, der Ökotrophologin, kurz allen Berufen, die in den Heilungsvorgang eingebunden sind. Dass alles zusammenklingt, sich wirksam ergänzt und nicht stört oder gar verhindert, ist die zusammenschauende Aufgabe des Arztes. Er ist außerdem der Verantwortliche für die Arzneimittel, diese sind sein ureigenes therapeutisches Instrument. Mit ihnen vermittelt er seine therapeutischen Impulse, ihnen gibt er den Auftrag zu heilen. Aus dem hier Angesprochenen ergibt sich die Notwendigkeit, zukünftig therapeutisch immer aus Gemeinschaft zu handeln, ein tief christliches Motiv: „Wo zwei (oder mehr) in meinem Namen zusammen wirken, da bin ich mitten unter ihnen."

Medizin muss Heilkunst sein Der renommierte US-amerikanische Kardiologe Bernard Lown hat als Lebens- und berufliche Rückschau ein Buch verfasst, dem er den Titel *Die verlorene Kunst des Heilens* [1] gab. Darin lässt er uns miterleben, wie extrem die Medizintechnik geeignet ist, uns immer mehr vom Menschen fernzuhalten, und wie sehr das intuitive Erfassen des einen besonderen Menschen als konkreter Patient ersetzt wurde durch Delegation dieser Tätigkeit an Apparate. Und er räumt ein, dass dies ein großer Verlust seiner Tätigkeit als Arzt war. Noch extremer wurde diese Situation einmal in einem Editorial im Deutschen Ärzteblatt formuliert: „Wer heute von Heilen in der Medizin spricht, ist ein Scharlatan." Diese resignative Haltung begann schon im 19. Jahrhundert. Der bedeutende Wiener Arzt Joseph Skoda formulierte mit Blick auf die Behandlung der Lungenentzündung: „Wir können vielleicht lernen, Krankheiten zu diagnostizieren, vielleicht auch zu erklären, sie zu beschreiben; heilen aber können wir sie nicht."

Rudolf Steiner dagegen formulierte 1924 einen tief nachdenkenswerten Satz: „Die Krankheit erreicht erst ihren Sinn, wenn sie geheilt wird." [3] Dieser Satz steht im Zusammenhang mit einer Meditation für Ärzte und Priester, in der die geistige Tatsache vermittelt wird, dass die Krankheit vom Vatergott geschickt wird zum Ausgleich des Karma (Schicksals; [4]). Wir stoßen also beim Heilen in tiefste Dimensionen unseres Seins und der Schöpfung. Krankheit ist ein schöpferisches Element im Voranbringen der Evolution des Menschseins. Das dem Vater gegenüberstehende Element des weiblich-mütterlichen Heiligen Geistes kann auch heilender Geist genannt werden. Denn von ihm geht alle Heilung aus. Das beides vermittelnde Element, der Ausgleich von Krankheit und Heilung, vollzieht sich durch das Element des Sohns, der auch der Christus ist, und der sich aus der göttlichen Trinität am stärksten mit dem evolutionären Weg der Menschen verbunden hat. Vor diesem Hintergrund wird verständlich, weshalb Steiner mehrfach die ärztliche Arbeit (und das schließt alle anderen Therapeuten ein) als Gottesdienst beschreibt. Wir sind berufen, im Dienste der Götter an der fortschreitenden Entwicklung des Menschen mitzuwirken, deren Ziel ja das Ausbilden von Freiheit und das Durchdrungensein von der Kraft der Liebe ist. Wieder finden wir bei Steiner eine Formulierung, die das bekräftigt: der Arzt braucht für seine Arbeit Menschenverständnis und Menschenliebe [3].

Heilkunst Das Heilen erfordert Kunst. Jede Therapie als Basis einer Heilung muss immer neu für den jeweils konkreten Patienten entwickelt werden. Das ist ein schöpferischer Prozess, ganz entsprechend dem Bild des Malers, der Sinfonie des Komponisten, eines Gedichts des Poeten. Dazu braucht es therapeutische Fantasie, die sich jedoch auf das gründliche Studium der Gesetzmäßigkeiten (den Typus) einer Krankheit und der heilenden Substanzen stützt, auf künstlerische oder pflegerische Elemente, das rechte Wort zur rechten Zeit und Überzeugungskraft, den Patienten zur Eigenaktivität zu initiieren („Nimm dein Bett und gehe").

Jeder Leser wird in diesem Augenblick die ungeheure Diskrepanz zu den Forderungen der modernen Medizin erleben. Leitlinien strukturieren, ja manifestieren eine „anerkannte" Therapie, die wahllos für jeden gilt, der eine bestimmte Diagnose hat. Therapieschemata bestimmen die konventionelle Krebstherapie, statistische Anonymität prägt unsere Therapieforschung in größter Abstraktion zum realen Menschen. Prof. Gerd Nagel, ehemals Präsident der Deutschen Gesellschaft für Onkologie und Gründer der Klinik für Tumorbiologie in Freiburg hat das einmal in einem Vortrag ironisch-treffend ausgesprochen: „Die Ärzte glauben besonders viel zu sehen, wenn sie doppelblind vorgehen."

Techniken des Heilens An erster Stelle steht die Haltung oder Gesinnung. Wir müssen wissen, dass wir Diener heilender Kräfte sind. Wir sind nicht die Halbgötter, sondern Diener. Das erfordert Demut und Selbstlosigkeit. Wieder Steiner: „Medizin ist im höchsten Grade, wenn sie in ihrer eigentlichen Eigenart erfasst wird, das wunderbarste Mittel der Erziehung zur Selbstlosigkeit." [3]. Wir brauchen Heilerwille und Heilermut. Ein Arzt darf selbst im fortgeschrittensten Stadium einer Krankheit nicht den Willen oder Mut verlieren, immer noch alles ihm Mögliche in der Gemeinschaft mit anderen so zu tun, dass Heilung möglich wird. Zur Schulung sind viele Element notwendig (Kap. 17.1), ganz zuvorderst auch Gebet und Meditation, von denen einige von Steiner für Ärzte und medizinische Berufe vermittelt wurden. Der Arzt muss durch das Studium der Natur gehen, sich von den Heilsubstanzen belehren lassen, sich mit den in diesen wirkenden heilenden Wesen verbinden. Er muss seine Intuition schulen, das geistig Wirkende im sinnlich Erscheinenden zu entdecken. Er muss wissen, dass der Geist nie krank werden kann, und auf den Menschen bezogen, dass das Ich urgesund ist. Und er damit an eine Gesundheit im Heilen anknüpfen kann, die als Heiler in jedem Menschen vorhanden ist. Und er muss anerkennen, dass ein Wille über uns Menschen waltet, der viel wissender ist als wir es je sein können. Dieser Wille weiß, ob eine Krankheit heilbar ist, um in diesem Leben weiterwirken zu dürfen, oder ob die Heilung über den Tod hinaus in ein zukünftiges Erdenleben hineinwirkt („Karmawille"). Der Arzt Herbert Sieweke hat es großartig wie eine Zusammenfassung des hier von mir Dargestellten und Angestrebten formuliert: „Der Mensch selbst stellt die Forderung nach einer Heilkunst. Diese sei Wissenschaft der Methode nach, sie sei Kunst dem Handeln nach." [2]

Literatur

[1] Lown B. Die verlorene Kunst des Heilens. Stuttgart Schattauer; 2004

[2] Sieweke H. Anthroposophische Medizin. Dornach: Philos.-Anthropos. Verlag; 1959

[3] Steiner R. Meditative Betrachtungen und Anleitungen zur Vertiefung der Heilkunst. GA 316; Dornach: Rudolf Steiner; 2009

[4] Steiner R. Das Zusammenwirken von Ärzten und Seelsorgern. Pastoral-Medizinischer Kurs. GA 318; Dornach: Rudolf Steiner; 1994

14 Arzneimittelwirkung und -anwendung

14.1 Fünf Stufen einer ganzheitlichen Therapie

Mehrdimensionale Therapie Es muss als eine große Illusion der modernen Therapieforschung bezeichnet werden, wissenschaftlich davon auszugehen, Therapie – z. B. mit einem Arzneimittel – sei eindimensional möglich. Die Wissenschaft der Therapieforschung, die Pharmakologie, hat sich längst ausschließlich auf die Arzneimittelforschung beschränkt. Evidenzbasierte Medizin stützt sich vorwiegend auf randomisierte, kontrollierte, möglichst doppelblinde Studien und deren statistische Bewertung. Therapie ist aber viel umfassender als eine statistisch gewertete Arzneimittelwirkung. Es war vor allem Gerhard Kienle, Hauptbegründer des Gemeinschaftskrankenhauses Herdecke und der Universität Witten-Herdecke, der nachdrücklich auf den Unterschied von pharmakologischer Wirkung und therapeutischer Wirksamkeit aufmerksam machte [4].

Menschliche Begegnungen als Grundelement der Therapie Allein schon die Fülle menschlicher Begegnungen, z. B. in der Station eines Krankenhauses, im ambulanten Therapeutikum oder auch der Arztpraxis ist Grundelement jeder Therapie, das sich auch in der doppelblinden Scheinwirklichkeit nicht eliminieren lässt. Aus dem eigenen ärztlichen Wirken durch vier Jahrzehnte, das sich immer in Zusammenarbeit mit vielen anderen Pflegenden, Therapeuten und Theologen gestaltete, haben sich verschiedene Elemente herauskristallisiert, die jede „wirkliche", d. h. ganzheitliche und damit menschengerechte Therapie umfassen muss, wenn sie eine solche sein soll. Sie können auch als **Stufen** bezeichnet werden, weil jede Therapie immer einen Weg bedeutet, ein Aufwärts zur neuen Gesundheit; und weil ihnen auch ein hierarchisches Zusammenwirken erlebbar ist, das Mit-, aber auch Nacheinander bewirkt und Gesetzmäßiges birgt, das sich nur allmählich erschließen wird. Diese Stufen jeder Therapie sollen hier als Zusammenfassung der therapeutischen Anteile dieses Buches stehen und eine weitere Anregung aussprechen, welche die moderne Medizin aus ihren zu eng gesteckten Grenzen herauszuführen in der Lage wäre.

14.1.1 Diätetik als Katharsis

Basis aller Therapie ist die Diätetik. Nur müssen wir entdecken, dass dieser Begriff mehr umfasst als Ernährung. Diätetik war in der alten, aus spirituellen Wurzeln begründeten Medizin „Reinigung", war Katharsis. Der Kranke konnte erst in die inneren Bereiche des Tempels gebracht werden, in welchem sich die Heilungsmysterien vollzogen, wenn er im Vortempel seine notwendigen Reinigungen durchlaufen hatte – und diese waren leiblicher, seelischer und geistiger Art. Aus diesem Bewusstsein konnte der Arzt Ernst Frhr. von Feuchtersleben 1838 seine *Diätetik des Seelenlebens* [3] schreiben und auf dieses Feld hat im 20. Jh. z. B. Jacques Lusseyran 1972 mit seinem Essay *Gegen die Verschmutzung des Ich* [4] aufmerksam gemacht, in welchem er der heute ständig publizierten Um- oder Außenweltverschmutzung die ebenso dramatische Innenweltverschmutzung gegenüberstellte. Wenn Krankheiten ihre überwiegenden Ursachen im Inneren des Organismus haben, wenn diese Einseitigkeiten, Ungleichgewichte oder Disharmonien bedeuten, wenn Krankheiten Hindernisse bewirken, sich der Zeit entsprechend zur freien, auf das eigene Selbst gegründeten Persönlichkeit zu entwickeln (Bewusstseinsseelenzeitalter), dann müssen in einem solchen „beladenen" Organismus erst einmal Voraussetzungen – leiblicher, seelischer und geistiger Art – geschaffen werden, dass höheres Heilwirken greifen kann.

Welcher Landwirt käme denn vergleichbar auf die Idee, die kostbare Saat auf einen völlig unvorbereiteten, gar verkarsteten Boden aufzubringen und davon vielfältige Ernte zu erwarten?

Diätetik ist der Bereich in der Medizin, in dem die Eigenaktivität des Kranken am offensichtlichsten zu Tage tritt. In ihm liegen ja die Selbstheilungsmöglichkeiten, sei es auf leiblicher oder seelischer Ebene. Und das von uns als urgesund apostrophierte Ich ist es, von dem aus jede Krankheit letztlich überwunden wird. Der Heiler liegt in jedem Menschen selbst. Arzt, Pflegende, Therapeuten sind angetreten, ihn zu wecken, auf die Säumnisse im Organismus aufmerksam zu machen und ihm Hilfe zu geben, die Steuerung aller Vorgänge wieder so zu ergreifen, dass eine neue Gesundheit entsteht (Salutogenese).

Diätetik: Leiblich, seelisch und geistig Für die **leibliche Diätik** ist der Anteil der Ernährung sicher wichtig, aber dazu zählen auch der neu durchdachte Umgang mit den Genussmitteln, Fragen der Bekleidung, der leiblichen Hygiene. Im Leiblich-Seelischen sind es vielfältige Übungen der Kontrolle unserer Empfindungen, von Sympathie und Antipathie, Nähe und Distanz. Zugleich stoßen wir auf Denken, Fühlen und Wollen und können darauf gelenkt werden, welche großen Anteile davon nicht unmittelbar unserem Ich und damit unserem Wesen entstammen, wie viel davon fremd ist oder anderer Natur entspringt. Ein Beispiel möge das verdeutlichen: Man halte doch einfach einmal willentlich, so wie man es z. B. mit dem Atem kann, das Denken an, denke fünf Minuten einmal gar nichts. Jeder, der diese Übung kennt, weiß, dass das ohne Schulung (Training) überhaupt nicht geht. Schon nach kurzer Zeit denkt „es" in uns! Oder man trete auf die Seite des Willens und nehme sich bestimmte Inhalte vor, die regelhaft zu immer gleichen Zeiten treu getan werden sollen. Die Einnahme verordneter Arzneimittel kann dafür erlebtes Beispiel sein. Das **Seelische,** das sich durch den Leib vermittelt und äußert, immer öfter durch unser bewusstes Ich gesteuert oder durchdrungen zu erleben, sei hier als hohes Ziel formuliert. Dabei kommt es aber primär auf das Tun, das Streben an, nicht auf das Ergebnis („wer immer strebend sich bemüht, den können wir erlösen"). Im **Geistigen** selbst sind es Übungen der Konzentration, das Gebet oder die Meditation, auch die Kontemplation, die als reinigende Kräfte angesprochen werden können. Ist es denkbar, dass eine zukünftige Medizin solche Bausteine einer Therapie wieder als wesentlich und damit letztlich unverzichtbar erkennen lernt und sie in ihre Wissenschaft und ihr Handeln aufnimmt?

14.1.2 Kunst als Bewegung

Eine zweite Stufe aller Therapie ist die Kunst. Als Heilkunst durchdringt sie alle Ebenen der Medizin und macht sie zu einer Einheit. In ihren Elementen aber schafft sie Bedingungen, aus denen der Organismus wieder in eine gerichtete **Bewegung** kommt. Diese ist innerstes Element aller Kunst, ohne Bewegung kann Kunst nicht sein. Wir nennen das auch **Kreativität.** Solche finden wir in allen Stoffwechselvorgängen unseres Organismus, denen die formbildenden Prozesse aus dem bewussten (Nerven-Sinnes-)Menschen begegnen.

> **Merke**
> **Jede Krankheit ist Bewegungsstörung, meistens im Zuwenig, aber auch im Zuviel – in der Richtungslosigkeit oder auch falschen Richtung.**

Das muss ganz neu in unserer Medizin entdeckt werden, um die Kunst als therapeutisches Element auch in der verschiedenen Spezifität wissenschaftlich zu fundieren. Ansätze dazu gibt es in der psychosomatischen und einer anthroposophisch ergänzten Medizin. Die wirklichen Möglichkeiten werden sich aber erst in weiterer Zukunft erfahren lassen, weil wir dazu inneres Schauen, Imagination, entwickeln müssen. Auch in der Kunst ist Eigenaktivität des Kranken gefordert, indem er wirklich Übender wird. Auch hier ist der Therapeut nur Anregender, das Tun liegt beim Kranken selbst.

14.1.3 Pflege als Behandlung

Die dritte Stufe ist die Pflege. Ihr Element ist im wahrsten Sinne des Wortes die **Behandlung,** das Handan- und -auflegen, das Berühren des Menschen. Die praktische Handlung ist typisch für den Beruf der Pflegenden, nicht langes Theoretisieren. Wie extrem jedoch ist in der mechanistisch begründeten und technisch orientierten modernen Medizin die Pflege verkommen, als Hilfsberuf diskriminiert, auf sog. Grundpflege reduziert. So wurde der Patient in unserer Zeit auch fast wieder ein „Unberührbarer", ein Aussätziger, um im Bilde der Evangelien zu sprechen. Apparate „berühren" ihn, aber nicht die menschliche Hand. Vor jedem Patientenzimmer hängt in den Stationsfluren der

Krankenhäuser der Desinfektionsmittelspender, um die Hände von der „unhygienischen“ Berührung zu befreien, und viele moderne Ärzte scheuen den Händedruck (so wie jeder „typische“ US-Amerikaner), weil er Krankheit übertragen könnte. Nur Krankheit und nichts anderes, Wesentlicheres? Welche Besonderheit in unseren Händen liegt, den anderen zu erfahren, mag nur an dem Beispiel der Zärtlichkeit angedeutet werden.

Bei vielen Kranken ist zu erleben, dass ihnen das Berührtwerden, die Zärtlichkeit, ganz elementar in ihrem Leben fehlt. Welche Empfindungen werden ausgelöst, wenn die Pflegenden mit Einreibung, Salbung und Ölungen, Wickeln oder Auflagen Behandlungen durchführen, wie wiederum im wahren Sinne des Wortes „erlöst“ (gelöst) erleben sich solcherart behandelte Menschen! Und wie kann dieses therapeutische Element der Behandlung in der neuen Kunst der Rhythmischen Massage nach Wegman und Hauschka als wirklich neue Dimension erlebt werden. Das gilt auch für die Techniken der Rhythmischen Einreibungen, worauf in diesem Buch nur andeutungsweise hingewiesen werden konnte, z. B. mit dem Blick auf die sog. Organeinreibungen beispielsweise mit Metallsalben. Es hat sich in den letzten Jahrzehnten mit zunehmender Kraft eine anthroposophisch erweiterte Pflegekunst entwickelt, die schon von Steiner zusammen mit Ita Wegman veranlagt war. Wer die Segnungen solcher Pflege immer wieder miterlebt hat, der weiß, dass hier ein weiteres unverzichtbares Element einer ganzheitlichen Therapie existiert [1], [2].

14.1.4 Arznei als Begegnung

Die vierte Stufe ist die Arznei, das Medikament. In diesem Buch ist viel von ihm die Rede, weil es das eigentliche therapeutische Element des Arztes ist und er daher befugt und kompetent darüber sprechen kann. Dabei wurde betont, dass das wesentliche Element der wirklichen Arznei die **Begegnung** ist, was modern auch als Interaktion bezeichnet werden könnte. Im tieferen Sinne ist jedes wahre therapeutische Element „Begegnung“, aber für die Arzneimittel gilt diese eben im Besonderen.

Merke

Dabei ist entscheidend, dass Begegnung, wie sie hier gemeint ist, frei lässt, zunächst Angebot ist, Frage.

Es gibt gerade in unserer Zeit auch viele unangenehme, ja tödliche Begegnungen, die das nicht berücksichtigen, die deshalb auch besser als **Konfrontationen** bezeichnet werden. Und es ist eine Signatur der modernen Medizin, dass sie viele Arzneimittel geschaffen hat, die diesen unfreien, zwingenden Konfrontationscharakter haben. Sie können in der Notfall- und Intensivmedizin ihre Berechtigung haben, zeigen aber doch in dem Potenzial der unerwünschten Wirkungen, dass der Organismus sich wehrt, zurückschlägt, sie nicht will. Ihre Abstammung verrät nicht selten etwas von ihrer Art. So wurden die ersten Zytostatika, die noch heute in der Onkologie verwendet werden, aus der Entwicklung chemischer Waffen, von Kampfstoffen, abgeleitet, waren quasi Nebenprodukt einer primär ganz anders motivierten Forschung. Weitere Beispiele könnten herangezogen werden. Wesentlich ist es, für jede Arznei ihre Natur, ja ihr inneres Wesen zu ergründen und der Frage nachzugehen, welche Beziehung zum Menschen und seiner Natur besteht. Die reale Begegnung wird dann noch dadurch geprägt, dass sich in dieser Menschennatur (Körper) die jeweilige Individualität oder Person äußert.

14.1.5 Gespräch als Kommunion

Die fünfte und zugleich erste oder vollkommenste Stufe jeder Therapie ist das Gespräch, von dem Goethe in seinem Märchen von der schönen Lilie und der grünen Schlange diese sagen ließ, es sei „erquicklicher als das Licht“. Und Asklepios lehrte seinen Schüler Hippokrates das therapeutische Gesetz „zuerst das Wort, dann die Pflanze, zuletzt das Messer“. Wenn dem Leser die hier eingenommene Haltung einer zutiefst christlichen Medizin bewusst geworden ist, wird es ihn nicht verwundern, wenn an dieser Stelle auf den Prolog im Johannes-Evangelium verwiesen wird. Die Heilkraft dieses Wortes, des wahren Heilands, liegt doch aller Therapie zugrunde, ob sie sich durch die Schöpfungswelt der Naturreiche und des Kosmos, oder ob sie sich durch die heilenden Kräfte des

Menschen vollzieht. Darauf basierende Gespräche sind wahre Kommunion, von der ja auch das mehr äußerlich verstandene Wort Kommunikation abgeleitet wurde. Dass unsere Medizin sich den Vorwurf machen lassen musste, sie sei eine sprachlose Medizin und ihr komplementäre Medizinsysteme als „sprechend" entgegengehalten wurden, dass bis vor kurzer Zeit jede Art von Gespräch in der Gebührenordnung für Ärzte geringer bewertet wurde als eine technische Untersuchung, gehört zur wirklichen Tragik ihrer Entwicklung. Dass hier große Veränderungen unerlässlich sind und auch anstehen, muss allen gemeinsames Anliegen werden. Dass wir dabei nicht in Vergangenes zurückfallen dürfen, dass die Ratio, die Begründbarkeit unseres Erkennens und Handelns unverzichtbarer Anteil einer Medizin-Wissenschaft bleiben muss, ist Anliegen dieses Buches. Dass wir dazu eine Erweiterung der Methoden, Vorurteilsfreiheit und Toleranz benötigen, gehört dazu. Es ist einmal mehr meine tiefe Überzeugung, dass wir unter solchen Voraussetzungen gemeinsam und zukünftig erleben können, wie viel mehr scheinbar unheilbare Krankheiten heilbar werden, als wir das heute für möglich erachten. Und darin darf doch ein Ziel gesehen werden, für das ein Aufeinander-Zugehen sich lohnt.

Literatur

[1] Batschko EM. Einführung in die Rhythmischen Einreibungen. Stuttgart: Joh. M. Mayer; 2003

[2] Batschko EM, Dengler S. Praxisbuch der Rhythmischen Massage. Stuttgart: Mayer; 2011

[3] Feuchtersleben E Frhr. v. Diätetik des Seelenlebens. Halle: Hermann Gesenius; 1910

[4] Lusseyran J. Ein neues Sehen der Welt. Gegen die Verschmutzung des Ich. Stuttgart: Freies Geistesleben; 2010

[5] Steiner R. Heileurythmie. GA 315. Dornach: Rudolf Steiner; 2003

14.2 Arzneimittelwirkung

Wesenskunde der Heilsubstanzen Zu den einzelnen, spezielle Krankheitsbilder darstellenden Kapiteln wurden bereits typische Therapievorschläge gemacht, ohne dass die jeweils zugrunde gelegte Ratio der Anwendung dieser Arznei- und Heilmittel je ausführlich begründet wurde. Das soll nun in diesem Teil III erfolgen. Dem Leser soll Gelegenheit gegeben werden, in eine „Wesenskunde" der Heilsubstanzen, wie sie in einer anthroposophisch ergänzten Medizin Verwendung finden, werkstattmäßig Einblick nehmen zu können. Die hier vermittelten Anschauungen entstammen dem Studium von Mitteilungen Rudolf Steiners, die dieser zu seinen geisteswissenschaftlichen Forschungsergebnissen in Bezug auf heilende Natursubstanzen machte, ergänzt durch die eigene ärztliche Erfahrung in immer wieder neuer Anwendung am kranken Menschen sowie den Inhalten eines Anthroposophischen Arzneimittelkolloquiums der Carl Gustav Carus Akademie Hamburg, das seit 1999 fortlaufend 5-mal jährlich durchgeführt wird, inzwischen als Therapeutisches Kolloquium. Eine Heilung durch ein solcherart verstandenes Arzneimittel setzt Begegnung voraus, Begegnung zwischen der Natursubstanz und dem individuellen Organismus. Hier finden nicht nur physikalischchemische Reaktionen statt, sondern auch ein Austausch wesenhafter Natur. So kann auch von einer **spirituellen Arzneimittellehre** gesprochen werden. Auch diese ist Ergänzung unseres aus naturwissenschaftlicher Forschung gewonnenen Wissens.

Den Patienten zur Heilung führen In der Wirksamkeit jeder Arznei wirken der Pharmazeut als Hersteller, der Arzt als Verordner und der Patient mit seinem Willen zusammen, durch die Einnahme des Medikaments sein Kranksein zu überwinden. Dabei ist der Anteil des Erkrankten an seiner Heilung der größte. Pharmazeut und Arzt und der diese ergänzende Therapeut sind aktive Helfer des Heilungsprozesses. Vorangestellt sei deshalb eine Aussage Rudolf Steiners, die hierfür aus einem längeren Absatz zu einem Satz komprimiert wurde:

> *„Man kann eigentlich von Heilen durch Menschenkunst nicht unmittelbar reden, denn ... das Heilen besteht eben darin, dass man dasjenige, was im Organismus als ursprüngliche Heilkraft schon vorhanden ist, durch äußere Mittel unterstützt".*

Die Kunst des Arztes besteht also darin, den Menschen in seiner individuellen Krankheit zur eigenen Heilung zu führen, ihm zu helfen, ihn zu unterstützen, zu leiten. Das setzt große Fähigkeiten beim Arzt voraus, die nicht nur Talent bleiben dürfen, sondern Schulung brauchen. Trotz aller Diplome muss festgestellt werden, dass man Arzt nie **ist,** sondern immer nur **wird.**

Rhythmische Dosierung Die Arzneimittelwirkung zielt also darauf, den Krankheitsvorgang wieder zu einer gesundenden Harmonie, zu einem Gleichgewichtszustand des Normalen zurückzuführen. Der Krankheitsvorgang ist nichts anderes als ein verlagerter, einseitig gewordener normaler Vorgang im menschlichen Organismus, zumal der Beginn des Krankseins in jedem Lebensaugenblick vorliegt, aber immer wieder durch Selbstregulation, Selbstheilung aufgehoben wird.

Merke
Jedes Arzneimittel tritt also in eine Beziehung zu dieser Selbstheilungstätigkeit, die ihren Ausgang vom rhythmischen System im Menschen nimmt.

Die noch lange Zeit gebräuchliche Formel, dreimal täglich eine Dosis eines Arzneimittels zu verordnen, zeigt einen letzten Anklang an ein altes Wissen solcher Bedingungen. Auch für eine zukünftige Medizin wird eine rhythmische Dosierung, die als strenge Regel zu achten sein wird, eine wichtige Voraussetzung werden müssen, wenn sich die Heilwirkung entfalten soll. Hier werden Erkenntnisse der modernen Rhythmusforschung (Chronomedizin) einfließen.

Bewusste Heilmitteleinnahme Es entspricht der Entwicklung des modernen Menschen, dass er die ihm verordneten Heilmittel **bewusst** nehmen wird. Diese Einnahme kann nicht mehr eine nebensächliche Aktion bleiben, die oft als lästig empfunden und deshalb vergessen wird. Das zeigt auch die intensiv geführte wissenschaftliche Diskussion um die Patienten-Compliance. Wirft man einen Blick in eine weitere Zukunft der Medizin, so mag eine Zeit kommen, in der die Menschen die Arzneimittel wieder mit einer **Andacht** nehmen werden, die sich auf das Wissen gründen wird, dass sich diesen Mitteln heilende Kräfte verbunden haben. Dem Leser wird ein solcher Aspekt nicht mehr so absurd und völlig übertrieben erscheinen, als er ihn vielleicht vor seiner Auseinandersetzung mit diesem Buch erlebt hätte.

Berücksichtigt man die vielfältigen Angaben Steiners zur Arzneimittelwirkung, so ergeben sich vier unterschiedliche Heilprinzipien, die hier kurz dargestellt werden sollen.

14.2.1 Substitutive oder „stellvertretende“ Methode

Zeitgebundene Stellvertretung Als eine der überraschendsten Aussagen Steiners zur Heilmittelwirkung kann gelten, dass bestimmte Natursubstanzen oder pharmazeutisch hergestellte Arzneimittel an die Stelle der in den Krankheitsprozess eingebundenen körpereigenen Tätigkeiten treten, diese übernehmen und damit die an falscher Stelle tätigen, einseitig gewordenen, von anderen Körpertätigkeiten überwältigten Funktionen im Organismus wieder für ihre normalen Aufgaben freistellen.

Merke
Um es ganz deutlich zu sagen: Das Arzneimittel übernimmt zunächst den krankhaften Prozess und führt diesen so lange weiter, bis die körpereigenen Funktionen, die bisher in diesen pathologischen Prozess eingebunden waren, wieder zu ihrer gesunden Ordnung zurückgefunden haben und der krankhafte Prozess damit überwunden ist.

Das Arzneimittel hat also stellvertretende Funktion: Es kann auch von der Substitution eines krankhaften Prozesses gesprochen werden, der selbstverständlich eine zeitliche Begrenzung erfordert.

Vom richtigen Zeitpunkt Es gehört zu der Kunst des Arztes, den richtigen Zeitpunkt festzustellen, zu welchem die Arzneimittelverordnung beendet werden muss, um nun nicht zu einer Fortführung eines pathologischen Vorgangs Anlass zu geben, der durch die körpereigenen Regulationen bereits überwunden ist. Wir entdecken, dass auch Arzneimittel der Naturheilkunde oder einer anthroposophisch ergänzten Medizin, zur falschen Zeit verordnet, krank machende Wirkung haben können! Grundsätzlich ist uns dieser stellvertretende oder substitutive Heilungsvorgang keineswegs fremd, praktizieren wir ihn beispielsweise doch schon lange in dem stützenden Gipsverband bei einer Knochenfraktur, wobei der Verband die statische Funktion des verletzten Knochens übernimmt, bis dieser seine eigene, die Statik für den Organismus garantierende Funktion durch Heilung wieder gefunden hat. Kein Arzt der Welt käme auf die Idee, einen Gipsverband länger als nötig zu belassen. In gleicher Weise muss ein substitutiv wirkendes Arzneimittel in dem Augenblick abgesetzt werden, in dem die körpereigenen Funktionen ihre gesunde Aufgabe wieder übernommen haben.

Ein interessantes Phänomen mag helfen, den richtigen Zeitpunkt der Beendigung einer substituierenden Therapie zu erkennen. Entweder der bis dahin die Verordnung sehr zuverlässig durchführende Kranke wird „schlampiger" bei der Einnahme, oder – noch wichtiger – er entwickelt eine Abneigung gegen die Therapie bzw. das Medikament. Beides sollte sofort als Hinweis genommen werden, zu überprüfen, ob die Therapie noch sinnvoll ist, d. h. konkret, dass die körpereigene „gesunde" Regulation oder Steuerung wieder hergestellt ist. Dann darf beides durch das Arzneimittel nicht gestört werden.

Arzneimittelbeispiele Beispiele für Arzneimittel mit substitutiver oder stellvertretender Funktion sind das Typenmittel Scleron (S. 281) und die Heilpflanzen **Schachtelhalm** (*Equisetum arvense; Kap. 14.9.3*) oder Wegwarte (S. 295) (*Cichorium intybus*).

14.2.2 Regelnde oder regulative Methode

Übersteuerung und Mangel Das sicher am häufigsten angewendete Prinzip von Naturheilverfahren oder der Therapie einer anthroposophisch ergänzten Medizin sind Heilwirkungen durch **Anregung** (Stimulation) oder **Hemmung** (Suppression) polarer Kräfte. An dem Beispiel der Krebskrankheit konnte gezeigt werden, dass in der Polarität der Entzündung zur Kanzerose und allergischen Phänomenen zur Geschwulstbildung Heilungsmöglichkeiten angesprochen werden konnten, die aus solchen polaren Kräften leiblicher Tätigkeitsfelder stammen. Tendiert eine Körperregion oder -funktion zur Sklerose, werden wir durch entzündliche Vorgänge dieser begegnen können. Dazu wurden die Beispiele der Arthrose oder der chronischen Hepatitiden dargestellt. Grundsätzlich liegen Krankheitsvorgänge zugrunde, in denen bestimmte Funktionen einseitig zu stark geworden, andere dadurch geschwächt oder verkümmert sind.

> **Merke**
> **Jeder in einem bestimmten Bereich übersteuerte Vorgang wird in einem polaren Gebiet im Organismus entsprechende Mängel hervorrufen.**

Insofern können Heilvorgänge bei der regulativen Methode für eine gleiche Fragestellung unterschiedliche Antworten finden. Wir können am Krankheitsort zu schwach gewordene Prozesse verstärken und damit ein neues Gleichgewicht zu den dominierenden, aber pathologischen Vorgängen herstellen. Wir können Letztere aber auch an den organischen Ort zurückführen, aus dem heraus sie sich verlagert hatten. Es gehört zu den Schwierigkeiten dieser Methode, den Ort im Organismus zu entdecken, der in Polarität zum Krankheitsgeschehen in eine bestimmte **Mangelsituation** geraten ist. Dabei kann die Polarität rein stofflicher Arzneiwirkung oder deren dynamisch-prozessuale Wirkung ebenso eingesetzt werden, wie die Kenntnis der natürlichen Polaritäten von Sklerose und Entzündung bzw. Geschwulst und Allergie.

Beispiel Stockung und Wucherung Als typische Beispiele seien die primär funktionellen Störungen von Stockung und Wucherung (S. 98) genannt. Im ersten Fall kommen natürliche Bewegungsfunktionen zum Erliegen, beispielsweise die Bewegungsdynamik des Darmes in der Obstipation oder gar im Ileus, im zweiten Fall geraten Lebenstätigkeiten wie beispielsweise Zellwachstum, -teilungsgeschwindigkeit oder bestimmte Stoffwechselvorgänge in eine übermäßige Tätigkeit oder auch durch Verlagerungen an ihnen nicht gemäße Orte im Organismus. Beispiele hierfür sind natürlich die Geschwulstbildung, primär in ihrer benignen

Gestalt, aber auch übermäßige Stoffwechselvorgänge, die sich dann z. B. in einer Diarrhö oder der Produktion zu reichlichen Bronchialsekrets zeigen.

Arzneimittelbeispiele Können beispielsweise Stockungen durch **Schwefel** oder im Verdauungstrakt durch **Bittermittel** (Kap. 14.5) und Digestodoron (S. 275) wieder aufgehoben werden, so begrenzen **Calcium carbonicum,** insbesondere als natürliche Austernschale (**Conchae**), und **Bryophyllum** die übermäßige Wucherung. Hochinteressant ist dabei die Besonderheit der **Metalle,** die in sich bereits polare Wirkungen tragen und insofern sowohl stimulativ als auch suppressiv wirksam sein können (Kap. 14.4). Das gilt auch für die **Mistel** (*Viscum album*). Einzelheiten hierzu finden sich in den speziellen Kapiteln.

14.2.3 Stützende oder begleitende Methode

Lenkung der Selbstheilungskräfte Dieses Heilprinzip setzt voraus, dass bereits starke **Selbstheilungskräfte** gegenüber einem krankhaften Prozess in Gang gekommen sind, die nun in der rechten Weise gelenkt, gerichtet, begleitet werden sollen. Oft ist deshalb zu Beginn einer solchen Krankheitssituation auch eine **abwartende Haltung** des Arztes gefragt, der die Selbstheilungstätigkeiten durch voreilige Verordnungen viel zu häufig stört und sogar verhindert. Beispielhaft seien hier die entzündlichen Reaktionen einer Arthritis gegenüber der Arthrose, einer Kolitis gegenüber der Tendenz zur chronischen sklerosierenden Darmkrankheit oder der Entzündung bei viraler Hepatitis genannt. „Wenn doch nur nicht immer soviel geheilt würde“, hat Steiner einmal den Ärzten zugerufen. Das gilt unverändert auch für unsere Zeit.

> **! Merke**
> **Besonders bei Kinderkrankheiten und den oft banalen Infekten provozieren wir durch unnötige oder vorzeitige Therapien mit meist unterdrückendem Charakter protrahierte oder gar chronische Verläufe.**

Wie häufig wir einen Krankheitsprozess, der in der Selbstheilungstätigkeit überwunden werden soll, neu manifestieren, indem wir Letztere verhindern, soll hier nur als nachdenkenswerte Frage aufgezeigt werden, weil hierzu ausreichende epidemiologische Antworten fehlen. Der Arzt, der erfolgreich mit dieser stützenden oder begleitenden Methode arbeitet, wird immer an seiner grundsätzlich sparsamen Verordnung erkennbar sein. Vorbild kann hier die klassische Homöopathie sein, die im Idealfall mit **einem** den Prozess richtig erfassenden Arzneimittel auskommt.

Beispiele für Krankheiten mit starker Selbstheilungstendenz Typisch für Krankheiten, die starke Selbstheilungstendenzen in sich tragen und deshalb die abwartende therapeutische Haltung besonders erfordern, sind die in diesem Buch auch als „Übergesundheit“ bezeichneten Entzündungs- und Allergiekrankheiten. Bei Letzteren kommen natürlich nur die exsudativen Formen in Betracht, während die sklerosierenden gerade durch ihre geringe Tendenz von Selbstheilungsfähigkeit charakterisiert sind (z. B. Neurodermitis).

Arzneimittelbeispiele Typische Arzneimittel sind hier die **Gifte,** beispielsweise die Tollkirsche (*Belladonna atropa*) oder das Bienengift (Apis mellifica (S. 297)). Auch das Typenmittel Gencydo (S. 275) oder, aufgrund seiner begrenzenden Tätigkeit, der **Quarz** gehören hierher. Einzelheiten finden sich in den speziellen Kapiteln.

14.2.4 Arzneimittel als „Modell“ – harmonisierende Methode

Wiedererlernen einer verlernten Fähigkeit Arzneimittel können auch ein Modell für eine erneuerte, wieder gesunde Ordnung sein. An ihm erlernen die ordnenden Tätigkeiten im Organismus eine verlernte Fähigkeit wieder. Vorbild hierfür mag die Ernährung, auch als Diät, sein, da am Modell der Naturstoffe das menschliche Ich lernt, seine eigene Stoffeswelt im Organismus zu bilden. Durch die Erfahrung am Modell des Arzneimittels findet das Ich die ihm verloren gegangene Fähigkeit der Ordnung oder Harmonie zurück und kann als Ausdruck der Gesundheit neue Gleichgewichte im Organismus erzeugen. Deshalb kann dieses Heilprinzip auch die harmonisierende Methode genannt werden.

Medikamentenwirkung vom Leben ins Bewusstsein Dieser letzte Aspekt lässt uns noch eine Erfahrung aussprechen:

> **Merke**
> **Jede wirkliche Heilung wird vom Ich aus vollzogen.**

Die Arznei wirkt zunächst in das Leben, findet ihren primären Eintrittsort also in dem **Lebensleib.** Sie wird aber ergriffen von dem **geistigen Prinzip** im Menschen, das im Gesunden alles bewirkt, dem Ich. Und so wird sie immer in einen Bewusstseinsvorgang verwandelt, der sich allerdings für die meisten Menschen noch unbewusst vollzieht. Mit dem Blick auf dieses Geschehen konnte Rudolf Steiner sagen, dass ein Medikament immer vom Leben in das Bewusstsein wirkt, so wie das Sakrament vom Bewusstsein in das Leben.

Arzneimittelbeispiele Typische Mittel sind hier **Kephalodoron** (Biodoron), **Cardiodoron** und **Hepatodoron,** auf die in den speziellen Kapiteln eingegangen wird. Sie werden auch als Typenmittel bezeichnet.

14.3 Arzneimittelanwendung

Gesetzmäßigkeiten des Menschen und der Arzneimittelanwendung Kommen wir nun abschließend zu der Arzneimittelanwendung und ihren Gesetzmäßigkeiten. Denn es muss einen Sinn haben, ob ich ein Arzneimittel von außen anwende oder es innerlich einnehmen lasse, ob ich es in stofflicher Konzentration oder in hoher Potenzierung ohne eigentlich stoffliche Vermittlung verordne. Auch hier finden wir eine Fülle von Anregungen durch Rudolf Steiner, die in eine anthroposophisch ergänzte Medizin einfließen können. Dabei wird sich die Gesetzmäßigkeit der Arzneimittelanwendung auf die Gesetzmäßigkeiten des Menschen selber beziehen müssen, wie sie in diesem Buche einführend dargestellt wurden. Vor allem an die Viergliedrigkeit des Leibes und seine funktionale Dreigliederung kann hier angeknüpft werden (Kap. 3.1).

Wirkung auf das Stoffwechsel-Bewegungs-System Jede **innere** Anwendung, also oral, enteral oder auch rektal, wendet sich primär an das Stoffwechsel-Bewegungs-System im Menschen. Das wird im Zusammenhang mit der Ernährung und Verdauung verständlich sein können, wobei auch der Geschmack eine wesentliche Rolle spielt. Es war eine alte Regel der Medizin, dass eine wirksame Arznei bitter oder schlecht schmecken müsse. Dahinter stand die Erfahrung, dass eine solche Medizin **Überwindung** kostet, was **Anstrengung** bedeutet, **Aktivität** hervorruft!

Wirkung auf das Nerven-Sinnes-System Alle **von außen** gegebenen Arzneimittel wirken zunächst direkt auf das Nerven-Sinnes-System, vor allem also Bäder und Einreibungen mit Ölen und Salben. Das gilt aber auch für die Massage. Nun kann man selbstverständlich über eine bestimmte Erregung der Nerven-Sinnes-Tätigkeit in das Stoffwechselgebiet wirken und umgekehrt, sodass bereits hier wieder jeder Schematismus verboten ist.

Wirkung auf das Rhythmische System Will man das Rhythmische System direkt ansprechen, so erreicht man dies durch **Injektionen.** Am physiologischsten geschieht dies durch eine subkutane Injektion. Bei dieser erfolgt eine intensive Wahrnehmung des Organismus und letztlich eine immunologische Reaktion, vereinfachend so ausgedrückt: „Will ich auf dich reagieren oder will ich es nicht?" Denn es muss immer neu betont werden: **Die Arzneimittel einer anthroposophisch begründeten Medizin wirken nur, wenn der Organismus es will**. Wobei der hier angesprochene Wille tief unbewusst ist. Dies gilt letztlich für alle Arzneimittel aus der Natur.

Eine intramuskuläre Injektion dringt tiefer, verletzt dabei schwach die innere Freiheit des Organismus, was ganz unmittelbar durch eine intravenöse Injektion bzw. Infusion geschieht. Bei diesen wird das Ich erst einmal ungefragt mit der Anwesenheit des Arzneimittel konfrontiert. Erst im zweiten Schritt kann es antworten und gegebenenfalls abwehrend reagieren.

Wahl der Potenzierung Eine weitere Variationsmöglichkeit der Heilmittelanwendung ist die Wahl der Potenzierung einer Arznei. Die stoffliche Form, die man bis zu einer Potenzierung von etwa D 6 rechnen kann, die auch alle allopathischen Formen einschließt, wendet sich wieder direkt an die **Stoffwechselorganisation.** Hochpotenzen ab D 20, bei denen die stoffliche Wirkung keine Rolle mehr spielt, sondern das Dynamische oder – modern könnten wir auch sagen – das Schwingungsprinzip die Wirkung bestimmen, wirken unmittelbar auf die **Nerven-Sinnes-Organisation.** Mittlere Potenzen von D 10–D 15 wiederum sprechen das **Rhythmische System** an.

Dynamik der Arzneimittelanwendung Nun kommt es auch auf die Dynamik der Arzneimittelanwendung an, was wiederum die eben geschilderte Bedeutung der Potenzwahl metamorphosiert. Steiner weist darauf hin, dass jeder Stoff vom Organismus sozusagen homöopathisiert oder potenziert, aus seiner stofflichen Verdichtung in eine „vergeistigende" Auflösung verwandelt wird.

Merke

Jedes stoffliche Prinzip muss im Menschen in die Bedingungen der Ich-Organisation verwandelt werden, um dann von dieser bis in die Dichte des Stoffleibes zurückgebildet zu werden.

Insofern bedeutet die Verordnung einer stofflich konzentrierten Form oder einer **niedrigen Potenz** eines Arzneimittels, dass der Organismus diesem gegenüber noch eine größere Anstrengung vollziehen muss, um es in seine Ich-Organisation aufzunehmen, als bei der Verordnung einer **Hochpotenz.** Diese wirkt direkt, weshalb zum Erstaunen einer materialistischen Gesinnung gerade die hochpotenzierten Arzneimittel oft diejenigen sind, deren Wirkungen am unmittelbarsten, am akutesten erlebbar werden. Und doch fehlt ihnen das Zwanghafte vieler moderner, synthetischer Arzneimittel. Sie stellen sich zur Verfügung, sie tasten die Freiheit des menschlichen Ichs nicht an, es kann sich ihrer bedienen.

Wirkung und Gegenwirkung Aber auch auf Wirkung und Gegenwirkung müssen wir achten. Führt unsere Arzneimittelanwendung zu einer stärkeren Ich-Tätigkeit in dem Stoffwechsel, kann ein Mangel im Nerven-Sinnes-Gebiet auftreten. Darauf müssen wir die Patienten aufmerksam machen, denn es kann eine Symptomatik auftreten, die ohne eine solche Kenntnis als unerwünschte Wirkung fehlgedeutet werden könnte.

Merke

Es ist geradezu eine dynamische Regel, dass solche Arzneimittel, die in großen Mengen verordnet im Stoffwechselgebiet vergiftend wirken, in feiner Dosierung vom Nerven-Sinnes-Gebiet aus heilsam wirken können und umgekehrt.

Dies gilt also besonders für solche Stoffe, die giftig sind.

Stoffliche oder dynamische Doppelwirkung Und schließlich haben wir in dieser Dynamik noch darauf zu achten, dass die in jeder Substanz liegende stoffliche oder dynamische Doppelwirkung auch eine solche Umkehrregel kennt. Für jede Substanz gilt, dass dort die dynamische Wirkung am schwächsten ist, wo ihre Stoffwirkung am stärksten ist – und umgekehrt. Nur muss natürlich für jede einzelne Substanz herausgefunden werden, wo jeweils stoffliche oder dynamische Wirkung hervor- oder zurücktritt.

Beziehung der Pflanze zum Menschen Eine weitere wichtige Möglichkeit für eine kreative Handhabung der Arzneimittelanwendung stellt die Beziehung der Pflanze zum Menschen dar. Steiner nannte diese Beziehung vereinfachend „der Mensch: die umgekehrte Pflanze". Alles was sog. **Kopfkräfte** oder Nerven-Sinnes-Tätigkeit am Menschen sind, entspricht bei der Pflanze deren **Wurzelbildung. Blüte und Frucht** wiederum repräsentieren in der Pflanze das, was **Stoffwechselkräfte** im Menschen sind. Und **Stängel und Blatt** schließlich haben ihre unmittelbare Beziehung zum **Rhythmischen System** im Menschen (▶ Tab. 14.1). Will man also die Kopfkräfte im Menschen anregen, sollte man nach Arzneimitteln aus Pflanzenwurzeln suchen, geht es um eine Anregung oder Beeinflussung von Stoffwechseltätigkeiten, wähle man Arzneimittel aus Blüte oder Frucht der Pflanzen.

▶ **Tab. 14.1** Arzneimittelanwendung in Bezug zum Nerven-Sinnes-System, zum Rhythmischen System und zum Stoffwechsel-Bewegungs-System.

System	Potenzierung	Pflanze	Art der Anwendung
Nerven-Sinnes-System	hoch (D 15–D 30)	Wurzel	äußere
Rhythmisches System	mittel (D 8–D 15)	Stängel und Blatt	Injektion
Stoffwechsel-Bewegungs-System	niedrig (bis D 6)	Blüte und Frucht	innere

Bezug zur Viergliedrigkeit des Menschen Und auch diese Gesetzmäßigkeit findet ihre Variationen in Bezug auf die Viergliedrigkeit des Menschen, wenn Rudolf Steiner eine Ordnung nennt, nach der alle tierischen Arzneimittel auf den Lebensleib, alle pflanzlichen Arzneimittel auf den Seelenleib und alle mineralischen Arzneimittel auf die Ich-Organisation wirken. Und dass schließlich hohe Potenzierungen oder starke Verdünnungen eines Arzneimittels mehr die Ich-Organisation, tief potenzierte oder stoffliche Arzneimittel den Lebensleib und mittlere Dosierungen den Seelenleib ansprechen können, ergänzt die Vielfalt dieser Möglichkeiten.

Kunst der Arzneimittelverordnung Auch diese Darstellungen der Arzneimittelwirkungen und ihrer Anwendung sind unvollständig und als Anregung gedacht, sich in der Kunst einer Arzneimittelverordnung zu üben und ihre vielfältigen Wirkungen auf die Selbstheilungstätigkeit im Organismus beobachtend wahrzunehmen. Ein solches Vorgehen bringt nicht nur den Arzt seinem Patienten näher, es wird ihn auch zu Erlebnissen von Arzneimittelwirksamkeiten führen, die in ihm eine größere Zuverlässigkeit und Beweiskraft haben werden, als es je ein statistisch belegtes und abstrakt formuliertes Versuchsergebnis leisten kann, das ja ganz unabhängig von dem konkreten, jetzt behandelten Patienten zustande kam. Es werden schließlich die daraus gewonnenen Erfahrungen zu einer Fähigkeit führen, die als **„Intuition"** diesem Buch seinen Titel gibt. Intuitive Arzneimittelverordnung setzt Wissen (Pharmakologie, Pathophysiologie) und Erfahrung voraus, ergänzt durch mediativ-übendes Erfassen der Wesensnatur von Mineral, Pflanze und Tier und schließlich von dem Menschen und seinem Organismus selbst. Das wird in den Skizzen einer ärztlichen Schulung im Schlusskapitel noch deutlicher beschrieben.

14.3.1 Typische Arzneimittel

Typus und Individualität Der Begriff „Typus" gegenüber der Natur wurde von Goethe gebildet, um das **Allgemeine** einer Art, z. B. der Pflanzen, auszudrücken, welches auch das **Charakteristische** genannt werden kann. Durch **Metamorphose** (Verwandlung) verändert sich das Typische zu der je individuellen Ausprägung. Wenn auch Rudolf Steiner in seiner Menschenkunde darstellt, dass gegenüber den Naturreichen, und dort insbesondere dem Tierreich, der individuelle Mensch je eine Art für sich bilde, gibt es dennoch einen „Typus" Mensch, insofern wir auf die Menschen-Natur wie auf ein **viertes Naturreich** neben Mineral-, Pflanzen- und Tierreich schauen. Dieses Typische wird auch in der Krankheit anschaubar. Wir können zu Recht von der Pneumonie, der rheumatoiden Arthritis, dem Ulcus ventriculi usw. sprechen, wenngleich für den sorgfältigen Beobachter außer Zweifel bleibt, dass jede dieser typischen Krankheiten sich in dem einzelnen Menschen unterschiedlich gestaltet. Der durch den individuellen Geist, **das Ich,** in mühsamen Entwicklungsschritten gebildete leibliche Organismus kann als eine **Synthese aus Typus und Individualität** verstanden werden. In der Genetik finden wir das Typische, in dem menschlichen Ich das Individualisierende.

Merke
Wenn also auch in jeder Krankheit als Ausdruck der Biografie Individuelles sichtbar wird, sodass diese Krankheit mit dem Menschen, in welchem sie Platz greift, unmittelbar zusammenhängt, so hat sie doch ihren eigenen Typus, dem wiederum das Ich begegnen kann.

Aus einer mehr spirituellen Sichtweise kann berechtigt auch von dem „Wesen“ anstelle vom Typus einer Krankheit gesprochen werden.

Typus einer Natursubstanz als Arzneimittel Gibt es einerseits nun den Typus der Krankheit oder typische Krankheiten, so wird es andererseits auch typische Arzneimittel oder den Typus einer Natursubstanz als Arzneimittel geben. Steiner hat den Begriff „typische Heilmittel“ wiederholt gebraucht. Seine Anregung für Ärzte und Pharmazeuten zur Herstellung neuer, aus geistiger Zusammenschau von Natursubstanz, menschlichem Organismus und seinen Krankheiten gewonnener Arzneimittel, trägt dieses Element typischer Arzneimittel in sich. Das gilt nicht nur für Komplexmittel wie Cardiodoron oder Scleron, sondern auch für Arzneimittel aus einzelnen Natursubstanzen wie Arsen, Quarz oder Phosphor.

Umgang mit dem Arzneimittel Im Folgenden soll versucht werden, diese typischen Arzneimittel in ihrer stofflich-geistigen Struktur zu beschreiben, soweit hierzu Aussagen von Steiner vorliegen und die eigene ärztliche Erfahrung auf dem Wege „anschauender Urteilskraft“ (Goethe) in das Wesen solcher Mittel eindringen konnte. Ohne Zweifel ist jede Darstellung in sich unvollständig und unvollkommen. Und dennoch drängt es den Autor zu dieser etwas umfassenderen Charakterisierung, da ein Teil der Wirkung dieser Arzneimittel darin gesehen werden muss, dass sie in ihrer Natur, ja ihrem Wesen erkannt sein **wollen!**

! Merke
Der Umgang des Pharmazeuten und des Arztes oder Therapeuten mit der heilenden Natursubstanz kann deren Wirksamkeit steigern oder lähmen. Auch der zukünftige Patient wird aufgerufen werden, sich dem Wesen der heilenden Substanz innerlich zu nähern, die ihm (seinem Ich) in der Auseinandersetzung mit einer Krankheit zu deren Verwandlung und Überwindung helfen will.

Die heute typische „ignorante“ Art, Arzneimittel einzunehmen, wird in zukünftigen Zeiten immer mehr dazu führen, dass diese Mittel in ihrer Wirkung abgeschwächt werden. Dass es moderne, synthetische Arzneimittel gibt, die an dem menschlichen Ich vorbei agieren und deshalb kein Bewusstsein ihrer Natur zur Wirkung benötigen, sei ergänzend bemerkt.

Hinweise Rudolf Steiners Die meisten nützlichen Hinweise für das eigene weitere Studium zum Verständnis und zur Erkenntnis solcher Arzneimittel, denen die anthroposophische Menschen- und Naturerkenntnis zugrunde liegt, findet sich im gesamten Werk Rudolf Steiners, nicht nur in den fachspezifischen Vorträgen oder dem Buch mit I. Wegman *Grundlegendes für eine Erweiterung der Heilkunst nach geisteswissenschaftlichen Erkenntnissen.* In vielen Vorträgen vor einem öffentlichen Publikum oder den Mitgliedern der damaligen Anthroposophischen Gesellschaft hat Steiner immer wieder Verbindungen zur Medizin, zu Krankheiten und deren Arzneimitteln hergestellt. Hier soll nur eine ganz persönliche Auswahl dargestellt werden.

Entgegen einer Schlussbemerkung in der 5. Auflage ist inzwischen ein ausgezeichnetes, umfassendes *Vademecum Anthroposophische Arzneimittel* [4] erschienen, das das Erfahrungswissen zahlreicher Ärzte und Ärztegenerationen erfasst. Es muss den Herausgebern für diese aufwändige Arbeit, die mehr als 700 Seiten füllt, großer Dank zufließen.

14.3.2 Typenmittel

Als Typenmittel werden hier die bekannten Komplexmittel verstanden, die überwiegend, aber nicht ausschließlich, die Endsilben **„-odoron“** tragen. Diese Bezeichnung, die im Sprachgebrauch der damaligen Pharmakologie das Fertigarzneimittel signalisieren sollte, stammt von dem anthroposophischen Arzt Otto Palmer, der sie dem griechischen Wort **„to doron“,** das Geschenk, entlehnte. Für diese Typenmittel muss als charakteristisch angesehen werden, dass sie durch z. T. sehr komplizierte pharmazeutische Prozesse verschiedene pflanzliche oder mineralische und auch tierische Einzelsubstanzen zusammenfügen, wodurch eine neue stofflich-substanzielle Einheit gebildet wird. Sie sind eindeutig **synthetischer Art** und können nicht im gewöhnlichen Sinne als Naturheilmittel bezeichnet werden. Ihre Ratio entstammt der Zusammenschau von menschlichem Krankheitsprozess und der Verwandtschaft bestimmter, funktionaler Abläufe im menschlichen Organismus und äußerer Natursubstanzen. Ihre Beschreibung erfolgt hier in alphabetischer Reihenfolge und inhaltlich so, wie sich mir ihre Natur und Wirksamkeit in der praktischen Anwendung erwiesen haben. Es sei noch einmal wiederholt, dass nicht davon ausgegangen werden kann, dass diese Beschreibungen vollständig und vollkommen sind. Es existieren viele andere Aspekte und therapeutische Erfahrungen, die das hier Dargestellte ergänzen und vervollkommnen würden. Doch ist es im Rahmen der gewollten Einführung in eine anthroposophisch ergänzte Medizin Anliegen, wirklich aus der eigenen praktischen Erfahrung zu schreiben und deren Ergebnisse dem Leser zu vermitteln.

Cardiodoron

Herz und Kreislauf als Ausdruck des ganzen Menschen Cardiodoron ist ein grundsätzliches therapeutisches Prinzip für alle Erkrankungen, die im Zusammenhang mit dem Kreislauf oder der Blutzirkulation einschließlich des Herzens stehen. Es darf beispielsweise nicht als ein Antihypotonikum missverstanden werden. Es ist eine Voraussetzung für das vollständige Begreifen dieses Arzneimittels, dass ein übergreifendes Verständnis des menschlichen Blutkreislaufs und der in diesen eingeschalteten Herzfunktion besteht, und zwar nicht in der heute üblichen mechanistisch-funktionalen Sicht, sondern in der ganzheitlichen Form der sich durch dieses Organsystem vermittelnden Lebens- und Seelenprozesse und der Grundlage für den menschlichen Geist, sich vermittels dieses Organsystems in der Welt mitzuteilen. Herz und Kreislauf müssen als Ausdruck des ganzen Menschen betrachtet und verstanden werden (Kap. 6.1).

Kombination von drei Pflanzen Die Besonderheit von Cardiodoron besteht darin, dass drei Pflanzen miteinander kombiniert werden, die in dieser Zusammensetzung bisher einzigartig in der Medizin sind. Das besondere Wirkungsprinzip wird man herausfinden, wenn man sich in die Natur jeder dieser drei Pflanzen vertieft. Es handelt sich um die Blüten der Eselsdistel (*Onopordon*) und des Himmelsschlüsselchens (*Primula officinalis*) sowie den Blättern vom Bilsenkraut (*Hyoscyamus*).

Bilsenkraut: Letzteres gehört zu der Familie der Nachtschattengewächse und ist eine Giftpflanze, deren Giftwirkung auf Hyoscyamin, einem der stärksten Pflanzengifte überhaupt, beruht.

Himmelsschlüsselchen: Das Himmelsschlüsselchen dürfte wohl jedem Menschen bekannt sein, wenngleich in der heutigen Zeit diese Frühlingsblume, vor allem in Norddeutschland, immer seltener anzutreffen ist. Gehörte es früher zu den Selbstverständlichkeiten, im Frühjahr Sträuße von Himmelsschlüsselchen zu pflücken, müsste man heute dafür schon die besonderen Wachstumsorte kennen. In Süddeutschland und in den Voralpengebieten ist dies noch anders.

Eselsdistel: Die Eselsdistel wiederum ist eine sehr große, außerordentlich stachelige Pflanze, die sicher im Wesentlichen als Unkraut bezeichnet wird und wohl kaum als Zierpflanze Anerkennung finden würde. Sie wächst vorrangig in südlicheren, warmen Ländern. Wie ihr Name sagt, ist sie für den Esel ein rechter Leckerbissen!

Gemeinsamkeiten und Unterschiede Sucht man nun das Gemeinsame dieser Pflanzen, so mag auffallen, dass bei allen die drei Bildungsprinzipien einer Pflanze – Wurzel, Stängel und Blattbereich sowie die Blüte – sehr harmonisch ausgestaltet sind. Bei den meisten bekannten Heilpflanzen wird man entdecken können, dass eines dieser Prinzipien besonders stark ausgebildet und in den Vordergrund gerückt wird und andere dafür zurücktreten. Heilpflanzen sind oft gerade durch solch einseitige Bildungen charakterisiert, was wieder den Bezug zu der Einseitigkeit herstellt, die Krankheit im menschlichen Organismus bedeutet. Bei den im Cardiodoron verwendeten Pflanzen finden wir aber eher eine **harmonische Gleichgewichtung.** Natürlich entdecken wir auch Verschiedenheit. Das Bilsenkraut als Giftpflanze zeigt seine besondere Beziehung zur menschlichen **Nerven- und Sinnesorganisation,** was später in einem gesonderten Kapitel über die Gifte als Heilmittel noch näher erläutert wird (Kap. 14.7). Die Eselsdistel dagegen erweist mit ihrem mächtigen Wuchs, der Genügsamkeit gegenüber steinigen

Böden und fleischiger Blattbildung ihre starke Beziehung zu den menschlichen **Stoffwechselkräften.** Als eine Mitte der drei Pflanzen kann zweifelsohne das Himmelsschlüsselchen bezeichnet werden, das zu den ästhetisch schönsten Blütenpflanzen gehört, die wir überhaupt kennen. Nicht umsonst wird besonders das kindliche Gemüt so stark von dieser „herzigen" Pflanze angesprochen. In seiner Ausgeglichenheit von kräftiger Wurzel, breiter Blattrosette und kerzengeradem Stängel sowie der lieblichen, gelben Blüte mag es dem sinnend Beobachtenden seine Verwandtschaft mit dem menschlichen **Rhythmischen System** erweisen.

Spiegelung der funktionalen Dreigliederung Wir finden also die funktionale leibliche Dreigliederung, ja den ganzen menschlichen Organismus in dieser Zusammenfügung der drei Pflanzen abgebildet, wobei das mittlere System, das Rhythmische System, durch die Ausgewogenheit jeder dieser drei Pflanzen noch einmal besonders betont wird, auch wenn die Giftpflanze Bilsenkraut mehr zur Nerven-Sinnes-Organisation, die betont krautartige Eselsdistel mehr zum menschlichen Stoffwechsel tendiert. In ihrer gemeinsamen Zusammenfügung als Cardiodoron können wir also von einem rechten „Kreislauf- oder Zirkulationsmittel" sprechen.

Unterstützung der ausgleichenden Herztätigkeit In dem Kapitel über die sklerotischen Herzkrankheiten wurde schon darauf aufmerksam gemacht, dass Herzerkrankungen immer mehr Spiegel von Einseitigkeiten im übrigen Organismus als im Herzorgan selber sind. Als Wahrnehmungsorgan aller Vorgänge im Organismus und deren Polaritäten sowie an dem aktiven Ausgleichen sich anbahnender Ungleichgewichte, ist das Herz lebenslang ohne jede Pause unermüdlich tätig. In dieser ausgleichenden Tätigkeit eilt ihm, das ja nur Mittel- und Wendepunkt des Blutkreislaufs ist, Cardiodoron zu Hilfe. Es kann deshalb sowohl bei zu niedrigem als auch erhöhtem **Blutdruck,** bei brady- wie tachykarden **Rhythmusstörungen** und besonders auch bei den sog. **vegetativfunktionellen Herzstörungen** Anwendung finden. Eine spezifische Indikation ist beispielsweise die präventive Einnahme vor Flugreisen mit großen Zeitverschiebungen, die der Organismus wesentlich besser toleriert, wenn etwa eine Woche vor Beginn der Reise regelmäßig Cardiodoron eingenommen wird. Man führt diese Einnahme dann noch einige Tage nach Erreichen des Zielortes weiter. Auch in der begleitenden Behandlung grippaler oder sonstiger fieberhafter Infekte hat sich die Verordnung von Cardiodoron außerordentlich bewährt. Für eine weitere Indikation gab Steiner folgenden Hinweis:

> *„Sie werden sehen, wie wenig die Menschen an Urteilskräften haben; das hängt ja mit dem Herzen zusammen, da könnte man Cardiodoron diätetisch geben."*

Denkt man hier an die Aussage Saint-Exupérys in *Der kleine Prinz*, dass man nur mit dem Herzen gut sehe, weil das Wesentliche den Augen unsichtbar bliebe, kann man die umfassende Indikation eines solchen Heilmittels wie Cardiodoron erahnen.

Seine spezifischeren Verordnungen bei bestimmten typischen Krankheitsbildern wurde bereits in den Kapiteln Teil II dargestellt.

In Primula comp. (Ampullen und Globuli, Wala) liegt ein um **Conchae** ergänztes Cardiodoron vor, das die Ausatmungsfunktion noch besonders betont.

Präparate und Arzneiformen

- Cardiodoron mite (mit 0,01 % Hyoscyamus) Tropfen, Ampullen 0,1 %, 1 %, 5 %
- Cardiodoron (mit 0,1 % Hyoscamus) Tropfen, Tabletten
- Aurum/Cardiodoron comp.* (mit Gold, Arnika und Formica) Ampullen
- Primula comp. Globuli, Ampullen

Choleodoron

Choleretisch-cholekinetische Wirkung In dem Gallenmittel Choleodoron sind die frische Wurzel des Schöllkrauts (*Chelidonium majus*) und das getrocknete Rhizom der Javanischen Gelbwurz (*Curcuma xanthorizza*) zusammengefügt worden. Diese Zusammensetzung existiert in der traditionellen Phytotherapie schon lange Zeit und gilt als eine typische Kombination mit **choleretisch-cholekinetischer Wirkung.** Interessant ist, dass hier eine typische mitteleuropäische Pflanze, das Schöllkraut, mit einer typisch tropischen Pflanze, der Javanischen Gelbwurz, kombiniert wurde. Es existiert eine große Anzahl überzeugender experimenteller Untersuchungen, die die choleretisch-cholekinetische Wirkung belegen.

Durchwärmung und Gallebildung Eine spezifische geisteswissenschaftliche Beschreibung Steiners für dieses Mittel ist nicht bekannt. Es wurde auch unabhängig von seiner Empfehlung in den zu seiner Zeit bestehenden klinisch-therapeutischen Instituten in Stuttgart und Arlesheim eingesetzt, der Einsatz von ihm aber gutgeheißen. Typischerweise erfolgt die Verordnung wie bei einem Digestivum **nach den Mahlzeiten.** Wesentlich scheint die **durchwärmende Komponente** der Gelbwurz zu sein, die auch durch ihren Scharfstoffcharakter spasmolytische Wirkung entfaltet. Schöllkraut mag eher unterstützend in die Galle bereitende Tätigkeit der Leber eingreifen. So fördert Choleodoron sowohl **Gallebildung** als auch deren **Exkretion.**

Präparat und Arzneiform
Choleodoron Tropfen

Digestodoron

Die Darmfunktion harmonisierend Digestodoron ist ein in seiner Zusammensetzung und Wirkart noch wenig entschlüsseltes Präparat. Es fügt **verschiedene Farne** und **Weidenarten** zu einem Kombinationsarzneimittel zusammen, das von Steiner als „die Darmfunktion harmonisierend" bezeichnet wurde. Es hat sich uns in der langjährigen und vielfachen Anwendung außerordentlich bewährt. Dabei lässt sich seine Wirksamkeit nicht so einfach entdecken, da Digestodoron eher als „Langweiler" unter den Typenmitteln bezeichnet werden muss. Es gibt keine raschen oder drastischen Wirkungen. Offensichtlich gehört es zu den Heilmitteln, für die das Prinzip der harmonisierenden Wirkung oder des Heilmittels als Modell in dem einleitenden Kapitel dargestellt wurde. Das Ich lernt durch Digestodoron, die so komplexe Darmtätigkeit mit ihren vielfältigen Funktionen wieder zu beherrschen. So findet es seinen Einsatz sowohl bei Darmkrankheiten, die leicht Verstopfung hervorrufen, wie auch bei solchen mit Durchfällen. Wir verwenden Digestodoron sowohl als Tropfen als auch als Tabletten als Basismittel für alle Arten von Darmerkrankungen:

- Reizdarmsyndrom,
- chronisch-sklerosierende Darmkrankheiten,
- chronische Durchfallerkrankungen.

Zeitlich begrenzte Anwendung Wir haben viele Patienten erlebt, die Digestodoron als ein für sie sehr hilfreiches Arzneimittel erlebten und im Allgemeinen auf eine dauerhafte Anwendung bestanden. Eine solche Abhängigkeit von einem Arzneimittel kann nicht richtig sein, da dann von dem Arzneimittel Funktionen übernommen werden, die eigentlich das den Organismus lenkende und ordnende Ich leisten muss. Zumindest sollten immer wieder Pausen eingeschaltet werden, wenn eine sehr lange, über Jahre gehende Anwendung von Digestodoron notwendig scheint. Das Ideal liegt auch hier darin, die Einnahme von einem bestimmten Zeitpunkt an unnötig sein zu lassen. Die Empfehlung für dieses Heilmittel entstammt also ausschließlich der aus praktischer Anwendung gewonnenen Empirie des Autors.

Präparat und Arzneiformen
Digestodoron N Tropfen und Tabletten

Gencydo

Dieses Mittel wurde von Pharmazeuten entwickelt, nachdem Steiner darauf hingewiesen hatte, dass in der Behandlung des Heuschnupfens Früchte mit lederartigen Schalen Verwendung finden sollten. So besteht Gencydo aus der Zitrone (*Citrus medica fructus*) und der Quitte (*Cydonia fructus*).

Zitrone Jeder kennt die stark zusammenziehende Tendenz des Zitronensafts, die unmittelbar durch den Geschmack erfahren werden kann. Die wirkliche Lederartigkeit der Schale kann erst erlebt werden, wenn man die Frucht längere Zeit liegen lässt und diese dabei vertrocknet. Dann ist die Schale überhaupt nur noch durch ein sehr scharfes Messer zu durchtrennen und man findet in der

Frucht selbst – für manchen überraschend – den reinen Zitronensaft. Das bei der meist unreif geernteten Zitrone noch vorhandene Fruchtfleisch ist weitgehend aufgebraucht und der reine Saft zurück geblieben. Diese Trennung des rein Flüssigen von der extrem harten Schale ist die besondere therapeutische Geste dieser Frucht. Dabei ist es bemerkenswert, dass Zitronensaft in sich doch noch so viel Festigkeit besitzt, dass er sich beispielsweise nur sehr schwer filtrieren lässt.

Quitte Die Quitte dagegen fällt unter den Früchten der Rosengewächse durch ihre enorme Härte auf. Sie ist im rohen Zustand überhaupt nicht zu genießen. Wird sie aber gekocht, gewinnt man einen zähflüssigen, mit Zucker versetzt schmackhaften Sirup, der sich dann zu Quittengelee oder auch zu Quittenbrot oder Quittenspeck verarbeiten lässt. Nun kann natürlich eine solche phänomenologische Beschreibung dieser beiden Früchte kein ausreichender Beweis dafür sein, warum gerade sie beim Heuschnupfen spezifisch wirken können. Sie soll auch nur Anregung sein, sich im Erfassen der Besonderheiten solcher Naturprozesse zu vertiefen, und damit nach der Goetheschen Methode zu der in diesen Naturprozessen waltenden Idee vorzustoßen. Denn in dieser Idee wird man das therapeutische Prinzip entdecken.

Praktische Anwendung Gencydo hat sich in der praktischen Anwendung bewährt und damit „verifiziert“. Es ist wichtig, mit der Behandlung einen längeren Zeitraum vor der eigentlichen Heuschnupfenzeit zu beginnen, beispielsweise 3–4 Monate vorher. Im Allgemeinen wird Gencydo in den Stärken 0,1–5 % in steigender Folge zwischen den Schulterblättern subkutan injiziert, wobei immer darauf aufmerksam gemacht werden muss, dass die Injektion für kurze Zeit sehr schmerzhaft ist, weshalb sie beim Kinde meistens große Aversionen hervorruft. Hier hat es sich zunehmend bewährt, lediglich Inhalationen mit Gencydo 5 % durchführen zu lassen. Beim Erwachsenen ist aber zur erfolgreichen Wirksamkeit die Injektion zumindest anfangs unvermeidlich. Man wird im Allgemeinen nicht damit rechnen dürfen, bereits im ersten Jahr ein völliges Ausbleiben der Symptomatologie des Heuschnupfens zu erleben. Je nach Schwere der Erkrankung wird man sogar eher mehrere Jahreszyklen hindurch behandeln müssen, doch erreicht man meist sehr rasch eine Linderung der Symptome und schließlich auch die vollständige Heilung, was wiederum mehr als nur eine medikamentöse Therapie beim Heuschnupfen voraussetzt. Ist dessen Symptomatik weitgehend gebessert, kann in der Übergangszeit bis zur vollständigen Heilung auch beim Erwachsenen die Inhalation von Gencydo 5 % an die Stelle der Injektionen treten. Symptomatisch bewährt haben sich auch die Gencydo-Augentropfen.

Anwendung bei Adipositas Eine weitere Indikation zur Behandlung mit Gencydo ist bei uns die Adipositas. Besonders bei einem konstitutionellen Anteil ist eine auf- und absteigende Reihe von Gencydo-Injektionen in dann mehreren Intervallen zur Unterstützung diätetischer Maßnahmen nützlich

Präparat und Arzneiformen

- Gencydo Ampullen 0,1 %, 1 %, 3 %, 5 %
- Gencydo Augentropfen 0,1 %
- Gencydo Heuschnupfenspray
- Citrus e fruct./Cydonia e fruct. Amp

Hepatodoron

Leberkrankheiten Hepatodoron ist eine Komposition aus getrockneten Blättern der **Walderdbeere** (*Fragaria vesca*) und der **Weinrebe** (*Vitis vinifera*). Es gehört zu den ersten Heilmitteln für typische Krankheiten, die Rudolf Steiner 1920/21 gegenüber dem Kasseler Arzt Ludwig Noll anregte. Der Name weist es als ein Leberheilmittel aus und so findet sich in den Notizblättern Rudolf Steiners auch der lapidare Indikationshinweis „Leberkrankheiten“. Wir werden sehen, wie umfassend und die heutige medizinische Denkart übergreifend eine solche Indikation gemeint ist, der eine spirituelle Naturanschauung und Menschenkunde zugrunde liegt.

Komposition des Heilmittels Schauen wir zunächst auf die Komposition des Heilmittels. In ihm sind zwei Heilpflanzen zusammengefügt, die in der traditionellen Medizin dieser Zeit einschließlich der Homöopathie nicht gerade zu den Großen zählen. In der speziellen Kombination können sie auch als erst- und einmalig bezeichnet werden. Verwendung finden nicht etwa die für beide Pflanzen so charakteristischen Früchte Erdbeere und Weintraube, sondern deren **Blätter.** Damit wird das spezifisch Pflanzliche der Pflanze, ihr eigentliches Wesen, welches die Polarität von Wurzeln und Blüte einschließlich Frucht und Samen rhythmisch zum Ausgleich bringt, als Heilprinzip gewählt. Was aber macht diese beiden Pflanzen zu Heilpflanzen, durch welche die in einer Krankheit aus dem Gleichgewicht gebrachte menschliche Organisation wieder in dieses gebracht werden kann?

Walderdbeere Die Walderdbeere gehört zu den Rosengewächsen. Sie drängt die Kraft des Stammes der Obstbäume ganz in den weit verzweigten Wurzelstock. Wichtig in ihr ist die Verbindung von Kieselwirkung und kosmischem Eisenprozess. **Kiesel** findet sich vor allem in den Blättern, aber auch in den Nüsschen (den eigentlichen Früchten) der Scheinfrucht (Fruchtboden). **Eisen** wird von den Wurzeln aus dem Erdboden gezogen und gibt der Erdbeere ihren aromatischen Geruch. Rudolf Steiner bezeichnete sie gegenüber Ärzten als „geradezu eine Prachtpflanze“. Schließlich sei noch auf die intensive Zuckerbildung in der Frucht hingewiesen.

Weinrebe Die Weinrebe gehört zu einer großen Pflanzenfamilie mit über 600 Arten, zumeist lianenartigen Kletterpflanzen. In der Weinrebe ist letztere Tendenz reduziert und ganz auf die Fruchtbildung hin metamorphosiert. In diese wird das Keimhafte jeder neuen Pflanze hineingeschoben. Auf jeder Beere finden sich natürlicherweise Hefepilze, die sofort nach der Ernte die Gärung einleiten. Die starken kosmischen Lebenskräfte werden in der Alkoholbildung getötet. Wichtig ist vor allem die **Zuckerbildung,** die auch im Trockengewicht der Blätter bis zu 2 % erreicht.

Heilwirkung durch drei Substanzen Drei Substanzen repräsentieren also im Besonderen die Heilwirkung von Hepatodoron:

- Quarz oder Kieselsäure,
- Eisen und
- Zucker.

Alle drei tragen in sich eine direkte Beziehung zur **menschlichen Ich-Organisation,** Eisen und Zucker im Speziellen zum **Blut.** In diesem „ganz besonderen Saft“ ist das Geistige im Menschen bis an die Grenze des Irdisch-Stofflichen geraten. Es tritt für den Augenblick in Erscheinung, um sich dann sofort wieder zu dematerialisieren, zu vergeistigen. In diesem Pendelschlag zwischen Stoff und Geist wirkt Eisen im Blut als merkurieller Ausgleich; seine kosmisch-irdische Metallkraft bedeutet für das Blut ständige Heilwirkung. Blut ist ja der organische Repräsentant aller **Stoffwechselbewegungsvorgänge** im menschlichen Organismus, damit aller Aufbau-, Wachstums-, Regenerations-, und auch Reproduktionsvorgänge.

Leber: Stoffwechselorgan mit enger Verbindung zum Blut Die Leber ist ein aus dem Blut heraus gebildetes Stoffwechselorgan, das aber zugleich Sinnesfunktion als Zentrum unseres Geschmackssinns (S. 216) hat. Wie sehr die Leber noch fast ganz Blut ist, sehen wir an vielerlei Phänomenen: Sie ist

- ein beinahe flüssiges Organ, das nur von einer sehr festen Bindewebekapsel in seiner Form gehalten wird;
- im Vergleich mit allen anderen Organen unglaublich regenerativ und kann sich selbst im hohen Alter noch immer wieder neu bilden;
- der Entstehungsort der Blutgerinnungsstoffe, die das labile Gleichgewicht von Verdichtung und Auflösung im Blut ermöglichen; und
- schließlich zusammen mit der Milz das Organ, in dem die gealterten Erythrozyten abgebaut werden und Hämoglobin in Bilirubin verwandelt mit der Galle zur Ausscheidung kommt.

Eisen und Leberorgan Eisen hat eine zusätzliche Beziehung zum Leberorgan. Unter seiner Herrschaft steht der Gallebildungs- und -aussonderungsprozess (Kap. 10.5.1). Dieser ist kein einfacher Ausscheidungsvorgang, wie schon die Rückresorption der Gallensäuren im enteropathischen Kreislauf zeigt, sondern ein zentraler Stoffwechselprozess, der die chemischen Bildeprozesse in der Leber lenkt und steuert. Zugleich ist er ein Wirkort des menschlichen Willens und organische Voraussetzung für die Tatkraft des Menschen-Ich, den **Erden-Menschen.**

Zucker und Leberorgan Zucker dagegen repräsentiert in der Leber den **aufbauenden Stoffwechselpol,** das vegetativpflanzliche Eigenleben der eigentlichen („assimilativen") Stoffbildung, repräsentiert durch Glykogen („menschliche Stärke"). Dass der Zucker-Pol mit dem Eisen-Pol in inniger Wechselbeziehung steht, und der eine nicht gesund ohne den anderen wirken kann, ist eine Gesetzmäßigkeit der Polarität im dreigliedrigen Organismus, die von den ausgleichend-rhythmischen Prozessen ständig durchdrungen wird.

Kieselsäure und Leberorgan Die Kieselsäure schließlich ist der Erdenstoff, der für das Geistige am durchlässigsten ist, ihm stofflich am selbstlosesten dient. Im menschlichen Organismus vermittelt Kieselsäure der Ich-Organisation die Fähigkeit, in den leiblichen Strukturen überall **grenzbildend** zu wirken. Die besondere Fähigkeit der Leber, das Sondern der Stoffe nach qualitativen Gesichtspunkten, das wir pharmakologisch als First-pass-Effekt beschreiben, beruht auf der in ihr vermittels der Kieselsäure wirkenden Ich-Organisation.

Erweiterung des Indikationsverständnisses Um nun aus diesen zum weiteren Verständnis notwendigen Beschreibungen der Heilwirkungen von Hepatodoron ein Indikationsverständnis zu entwickeln, muss noch ein weiterer menschenkundlicher Aspekt charakterisiert werden, der die heute übliche statische, anatomisch-morphologische Betrachtungsweise von Organen und ihren Funktionen in eine dynamisch-lebendige transformiert. Bei der Beschreibung der Heilwirkung von Metallen stoßen wir auf deren Verwandtschaft zu den kosmischen Planeten. Für diese sagte Steiner, dass die Wirksamkeit der planetarischen Kräfte am wenigsten am physischen Ort des Gestirns selber zu suchen sei, sondern vielmehr in der Sphäre, die vom Lauf der Wandelsterne je im Verhältnis zur Sonne beschrieben wird. Eine solche Beschreibung können wir auch für unsere großen, parenchymatösen Organe wählen. Was die Leber für das Blut an Stoffwechselfunktionen vermittelt, wird bis in die äußerste Peripherie unseres Organismus wirksam. Insofern ist überall Lebertätigkeit zu finden. Diese Anschauung ist eine Voraussetzung zum Verständnis von Heilmitteln, die nach der Methode einer anthroposophisch ergänzten Medizin und Pharmazie entwickelt wurden.

Störungen der Leberfunktion Man wird also Hepatodoron nicht gerecht werden können, wenn man seine therapeutische Wirksamkeit auf die abstrakten Indikationsbezeichnungen einer modernen Medizin reduziert. Wir werden ganz neue Anwendungs- oder Indikationsbeschreibungen für solche Heilmittel finden und benennen müssen. Steiner soll gegenüber Noll folgende Anwendung genannt haben:

> *„Bei gestörter Lebertätigkeit aller Art, ausgleichend wirkend auf Störungen der Leberfunktion überhaupt."*

Das klingt zwar sehr allgemein, ist aber doch viel spezifischer als mancher Leser denken mag. Diese scheinbar allgemein gehaltene Indikation macht es notwendig, die Kenntnisse der Leberkrankheiten nach der naturwissenschaftlichen Methode durch den ganzheitlichen Aspekt einer anthroposophischen Methode zu vervollständigen. Das berücksichtigt, ergänzend zu den morphologischen, auch die lebendigen, seelischen und geistigen Veränderungen in dem Leberorgan. Es wurde dargestellt, welche Funktion die Leber als organischer Vermittler des Blutes vollzieht, wie sie sowohl die Stoffaufnahme, den Neuaufbau der Stoffe und deren Sonderung in der unendlichen Fülle chemischer Prozesse ermöglicht und eine **organische Voraussetzung für den handelnden Willen** des Menschen schafft.

! Merke

An keinem anderen Ort im Organismus geht das Ich im Blut so tief in die Stofflichkeit des Leibes, aber auch an keinem anderen Ort kann es so direkt aus der Dichte der Stoffe in deren geistigen Kern vorstoßen. Insofern ist die Leber auch der Ort, in dem sich das Ich die organische Bildungsmöglichkeit der zukunftsweisenden Bewusstseinsseele schafft.

Geheimnisvolles Heilmittel Hepatodoron ist also ein ganz aus spiritueller Erkenntnis gewonnenes und für uns trotz aller Annäherung immer noch geheimnisvolles Heilmittel. So ist es auch nicht verwunderlich, dass sich seine Wirksamkeit nicht unmittelbar oder rasch erschließt. Man muss lange verordnend mit Hepatodoron leben, bis es beginnt, seine Geheimnisse auszusprechen und sein Wesen ahnend zu offenbaren. Es fördert wie kein zweites Arzneimittel alle **Aufbau- und Regenerationskräfte** im Menschen, erhält den gesunden **Geschmackssinn,** der die Qualität unserer Nahrungsstoffe wahrnimmt und Voraussetzung für die Sonderung der brauchbaren von den weniger brauchbaren Nahrungsstoffen ist, und es stützt den **willenhaft handelnden Menschen** lichtvoll in seinem strebenden Bemühen, ein rechter Erdenmensch zu werden.

Merke

Wollte man mit aller Behutsamkeit eine wesenhafte Benennung dieses Heilmittels wagen, so müsste es als dasjenige bezeichnet werden, das am unmittelbarsten geeignet ist, das Gleichgewicht zwischen der Doppelnatur des erd- und des himmelgerichteten Menschen herzustellen („Harmonisierung von Geistesmensch und Erdenmensch").

Rhythmische Verordnung Seine Verordnung sollte die Rhythmik der Leber berücksichtigen. Betonung dissimilativer (abbauender, „entgiftender") Prozesse von frühmorgens bis zum Mittag, assimilativer (aufbauender, substanzschaffender) vom Nachmittag bis nach Mitternacht.

Im ersteren Fall wird man z. B. 2 × 2 Tabletten morgens und mittags bereits vor den Mahlzeiten verordnen, im zweiten z. B. 3 Tabletten vor dem Schlafengehen oder zwischen 18 und 23 Uhr. Dann erweist es sich oft auch als schlaffördernd! Zur Steigerung seiner Wirkung sollte Hepatodoron gelutscht werden, bis ein süßlicher Geschmack eintritt.

Präparat und Arzneiform

Hepatodoron Tabletten

Kephalodoron

Zusammenwirken der funktionalen Dreigliederung Kephalodoron (in der Schweiz: Biodoron) kann als ein **typisches synthetisches Heilmittel** der anthroposophisch ergänzten Medizin bezeichnet werden. Seine Heilwirkung besteht darin, dem Organismus Mensch das gesunde Modell des Zusammenwirkens der funktionalen Dreigliederung zu vermitteln. In ihm sind **drei Heilsubstanzen** zusammengefügt, die noch im Einzelnen beschrieben werden, die aber im Kephalodoron eine neue, pharmazeutisch erzeugte Einheit bilden, die in dieser Form keine natürliche Existenz hat. Auch Kephalodoron kann somit nicht als Naturheilmittel bezeichnet werden. Durch einen pharmazeutischen Prozess wird zunächst Eisen mit Schwefel und Sauerstoff verbunden und das entstehende Eisenvitriol auskristallisiert. Aus dem Eisensulfat und Quarz wird dann mit Hilfe von Wein und Honig die neue Einheit des Arzneimittels geschaffen. Durch Destillation wird alles Flüchtige und sulfurisch-brennbare ausgeschieden, die dabei gewonnene Trockensubstanz mit Milchzucker verrieben und als Pulver oder zu Tabletten gepresst zum Arzneimittel verabreicht.

Quarz Quarz trägt in sich die Fähigkeit, die grenzbildende Tätigkeit der Ich-Organisation nach außen und innen zu unterstützen. Seine Verwandtschaft zum **Nerven-Sinnes-System** wird auch in der Selbstlosigkeit anschaubar, mit der Quarz sich allem Geistigen, vergleichbar unseren Sinnesorganen, durchlässig zur Verfügung stellt.

Eisen Eisen weist in seiner Beziehung zum Blut und als wesentlicher Bestandteil der Atmungsfermente auf seine Verwandtschaft mit den **rhythmischen Vorgängen** der Atmungs- und Zirkulationsprozesse hin, trägt aber auch die Ordnung aller chemischen Vorgänge bis hin zu den Ausscheidungskräften im Leber-Galle-Prozess in sich.

Schwefel Schwefel schließlich hat eine zentrale Bedeutung für alle **Stoffwechseltätigkeiten,** besonders in seiner Verbindung zur Aufnahme, Verteilung, Individualisierung und Ordnung des menschlichen Eiweißes.

Ausrichtung nach dem Nerven-Sinnes-System In dem Zusammenfügen dieser drei Substanzen und dem dazu notwendigen pharmazeutischen Prozess wird Kephalodoron nach dem Sal-Prinzip und damit schwerpunktmäßig nach dem menschlichen Nerven-Sinnes-System ausgerichtet, trägt aber die vollständige Grundordnung der funktionalen Dreigliederung in sich. Man kann von einer zur Nerven-Sinnes-Tätigkeit spezialisierten Dreigliederung sprechen.

Migräne als reine Befindlichkeitsstörung Kephalodoron wurde zunächst als Heilmittel der Migräne konzipiert. Diese „quantité négligeable" ist vielleicht deshalb eines so bedeutenden Heilmittels gewürdigt worden, weil die Migräne eine Krankheit mit reiner Befindlichkeitsstörung darstellt. Sie kann noch heute für die befundorientierte naturwissenschaftliche Medizin in einer strengen Auslegung ihrer wissenschaftlichen Methode eigentlich nicht existieren, weil sie in der Befundebene nicht objektiv beweisbar ist. Andererseits wird jeder einfühlsame Arzt keinen Zweifel daran haben, dass eine Migräne das gesunde Menschsein entscheidend beeinträchtigt und für den Betroffenen eine echte Hinderung bedeutet, sich auszuleben. Steiner bezeichnet sie als ein unregelmäßiges **Präponderieren von Stoffwechselprozessen** in einem Bereich, in welchem eigentlich vorzugsweise der **Nerven-Sinnes-Prozess** im Verein mit den **rhythmischen Prozessen** wirken sollte. Die Ich-Organisation ist nicht kräftig genug, um die weiße Gehirnsubstanz ganz „durchzuorganisieren". Dadurch kommt es auch in der ernährenden grauen Hirnsubstanz zu einer Unordnung, da der Seelenleib und der Lebensleib in diese nicht mehr ordentlich eingreifen können. Der im Physischen fassbare Ausdruck dieser Unordnung ist das Auftreten von **Gefäßspasmen** (Seelenleib) und **Stauungen** in der Endstrombahn der Gefäße (Lebensleib). Es entsteht eine zwar nicht sehr tief greifende, aber doch bedeutungsvolle Beeinträchtigung der Befindlichkeit. Steiner schildert diese Zusammenhänge ausführlich und fährt dann fort:

> *„Wer nur den menschlichen Organismus kennt, der weiß, dass von diesen drei Seiten her eigentlich ungeheuer vieles kommt, was Unordnung im Organismus bedeutet, und dass schließlich die Migräne nur ein Symptom dafür ist, dass Ätherleib, astralischer Leib und Ich nicht ordentlich im physischen Leibe drinnen wirken. Es ist daher kein Wunder, dass unser Migränemittel überhaupt dazu geeignet ist, die Zusammenwirkung zwischen Ich, astralischem Organismus, ätherischem Organismus und der physischen Organisation zu regulieren."*

Kephalodoron im Verbund mit weiteren Therapien Heute wird es eher selten gelingen, eine länger bestehende und mit modernen Migränemitteln vorbehandelte Migräne ausschließlich mit Kephalodoron zu heilen. Man wird andere Therapien (Kap. 9.3) hinzufügen, vor allem die Künstlerischen Therapien oder die Heileurythmie, die Physiotherapie und eine individuelle Ernährung. Im akuten Anfall hilft oft die Gabe von Kephalodoron 5 % Tabletten, alle 30 Minuten 2 Tabletten, maximal 12 Tabletten. Sehr effektiv kann auch die intravenöse Injektion von Ferrum-Quarz D 12 Ampullen sein. Zur Prävention und Langzeitbehandlung und damit konstitutionellen Therapie mit dem Blick auf endgültige Heilung sind 3 × 1 Tablette Kephalodoron 0,1 % zu empfehlen.

Konstitutionelles Mittel für die Neurasthenie Doch ist Kephalodoron mehr als nur ein Migränemittel. Es ist vor allem das konstitutionelle Mittel für die Neurasthenie (S. 96). Das gilt für alle Lebensabschnitte, wenn auch vorrangig für die Kindheit, Jugend und das junge Erwachsenenalter. Ungewöhnliche Erfolge sind bei den „nervösen Kindern" im Vorschul- oder Schulalter zu erleben, bei denen Zappeligkeit, Unkonzentriertheit, Affizierbarkeit durch die Umgebung und damit das Thema „Verhaltensstörung" die Eingliederung in die lernende Gemeinschaft einer Klasse erschwert. Nur wenige Wochen Kephalodoron 0,1 %, 3 × 1 Tablette, in Kombination mit Phosphorus D 5, morgens 5 Tropfen, hat fast regelhaft staunenswerte Besserungen gebracht.

Grundsätzlich wird Kephalodoron auch ein zentrales Mittel sein, wenn die Diagnose die Konstellation einer **von Stoffwechseltätigkeiten überwältigten** Nerven-Sinnes-Tätigkeit im Nerven-Sinnes-System ergibt. Wegen seiner modellartigen Wirkung muss der Arzt darauf achten, wann die eigene Fähigkeit, Gesundheit wieder an dem vormals gestörten Ort zu gestalten, zurückgewonnen wurde. Dann ist die weitere Verordnung nicht mehr nötig und könnte nun eher Schwächung bedeuten.

Präparat und Arzneiformen
Ferrum-Quarz D 12 Ampullen (früher Kephalodoron)
Kephalodoron 5 %, 0,1 % Tabletten
Ferrum-Quarz D 6, D 12 Trituration (früher Kephalodoron)

Scleron

Basismittel bei sklerosierenden Krankheiten Scleron ist ein Präparat aus Blei, Honig und Rohrzucker. Dabei beträgt der Bleigehalt 96,2 %. Es wurde als ein Basismittel für die Behandlung sklerosierender Krankheiten geschaffen und kann bei der heutigen Verbreitung sklerotischer Krankheiten auch fast als ein Zivilisationsmittel angesehen werden. Natürlich ist Voraussetzung seiner Wirksamkeit, dass der Organismus im Verhältnis zu den sklerosierenden, krank machenden Tendenzen noch bildungsfähig ist, wobei wir erneut die Wirklichkeit der Viergliedrigkeit des Leibes berücksichtigen müssen. Immer wieder ist es auffällig, wie stark sich beispielsweise durch Scleron eine ganz in die Bedingungen des sklerosierenden Stoffleibes einbezogene Tätigkeit von Lebens- und Seelenleib aus diesen Bedingungen **befreien** kann. Bei vielen älteren Menschen ist das unmittelbar in der lebendigen Durchdringung ihrer Bewusstseinsvorgänge, der Verbesserung des Gedächtnisses und Steigerung der Vitalität zu beobachten.

Befreiung von Ich und Seele aus den Leibesbedingungen Blei ist der irdische Repräsentant der planetarischen Saturnkräfte (Kap. 14.4.1). Sie können einerseits stark in alle sklerosierenden Vorgänge bis zur Skelettbildung wirken, andererseits aber auch daraus befreien. Auf diese Doppelnatur oder das Sich-Richten um einen Wendepunkt wird im Kapitel über die Metalltherapie mehrfach hingewiesen. So wird im Scleron Blei auch in einer höheren Potenz, nämlich als D 12, verwendet. Das bedeutet, dass die stoffliche Wirkung (die im Extrem zur Bleivergiftung führen kann) keine Rolle spielt. Nun ist es die Besonderheit dieses Heilmittels, dass sein therapeutisches Prinzip von Steiner dahingehend erklärt wurde, dass es Ich und Seele aus der sklerosierenden Tätigkeit herauslöst und für andere Aufgaben freistellt. Vielleicht darf noch einmal daran erinnert werden, dass physiologischerweise im Alter eine stärkere Loslösung (S. 61) von Seele und Geist aus dem Leibe erfolgt. In der pathologischen Sklerose geschieht aber gerade das Gegenteil. Scleron übernimmt also das Sklerosieren, setzt dieses zunächst fort.

Merke
Man kann deshalb nicht erwarten, dass durch dieses Arzneimittel die im Stoffleib auftretenden Veränderungen pathologischer Sklerose wesentlich geändert werden. Die eigentliche therapeutische Aktion liegt höher, in der Befreiung von Ich und Seele aus den Leibesbedingungen.

Zeitlich begrenzte Anwendung Dies kann als ein zunächst überraschender und höchst ungewohnter Aspekt einer Therapie gelten. Wir haben aber bei den Heilprinzipien dargestellt, dass dieses Übernehmen pathologischer Tätigkeiten für viele Heilmittel Gültigkeit hat, wobei darauf hingewiesen wurde, dass solche Mittel zeitlich begrenzt angewendet werden müssen. Es wird zur Kunst der Beobachtung des Arztes gehören, bei seinen Patienten festzustellen, wann die gewünschte Heilmittelwirkung eingetreten ist und die Therapie damit beendet werden kann.

Merke
Es gehört zu den ausgesprochenen Fehlern vieler Therapiekonzepte, dass sie viel zu lange angewendet werden und den Patienten damit in neue Abhängigkeiten bringen.

Das Problem der Abhängigkeit oder Gewöhnung an Arzneimittel ist keineswegs nur ein Thema synthetischer Arzneimittel, sondern gilt im gleichen Umfang für alle aus der Natur gewonnenen Medikamente.

Aufgaben von Honig und Zucker Ein besonderer Hinweis mag noch den Zusätzen von Honig und Zucker in diesem Präparat gelten. Steiner wurde nicht müde darauf hinzuweisen, dass es nicht genügt, die allgemeine Heilwirkung einer bestimmten Substanz zu kennen und diese dann in den erkrankten Organismus einzufügen, sondern dass vor allem auch diese Substanz an den Ort gebracht werden müsse, an dem sich die Krankheit ereignet. Und dass außerdem immer darauf geachtet werden müsste, dass durch die Veränderung eines bestimmten Prozesses, hier also der Befreiung von Ich und Seelenleib aus den Zwängen zu starker leiblicher Gebundenheit, Gegenprozesse in anderen Regionen des Organismus ausgelöst werden können, die dann bei dem therapeutischen Prinzip auch berücksichtigt werden müssten. Das Blei wirkt nun sehr unmittelbar auf die **Ich-Organisation,** und es könnte die Gefahr bestehen, dass die Befreiung der Bildetätigkeiten des Seelenleibes nicht ausreichend mitvollzogen würde. Dass dieses in gesunder Weise und im Gleichmaß mit der Loslösung der Ich-Organisation geschieht, ist Aufgabe des Honigs. Honig stärkt vorzugsweise die **Bildekräfte des Seelenleibes.** Zucker wiederum verstärkt noch diese Wirkung des Honigs und stellt eine besondere Beziehung zum menschlichen Ich dar.

Rhythmische Anwendung Lenken wir den Blick noch einmal auf die eben geschilderte Notwendigkeit, eine Therapie immer so lange durchzuführen, wie sie unbedingt nötig ist. Wir hatten davon gesprochen, dass sich auch gegenüber solchen Arzneimitteln wie beispielsweise Scleron Abhängigkeiten und Gewöhnungen ausbilden können. Dieser Gefahr kann von Beginn einer Therapie an dadurch entgegengewirkt werden, dass man solche Arzneimittel mit einer bestimmten Rhythmik verordnet, in der dann Einnahmepausen ein wichtiges therapeutisches Prinzip sind. So findet sich in Krankengeschichten, bei denen Steiner die Ärzte in der Behandlung ihrer Patienten beriet, häufiger der Ratschlag für Scleron, dieses sieben Tage einnehmen zu lassen, dann sieben Tage zu pausieren und entsprechend fortzusetzen. Natürlich garantiert ein solches therapeutisches Vorgehen nicht absolut, dass keine Abhängigkeit oder Gewöhnung eintritt, doch wird das Risiko solcher unerwünschter Wirkungen dadurch vermindert.

Bewährte Verordnungen Uns haben sich folgende zwei Verordnungen bewährt:

- entweder 1. Woche 3 × 2 Tabletten Scleron, in der 2. Woche 3 × 8 Tropfen Formica D6, 3. Woche wieder Scleron usw. für zunächst 3 Monate;
- oder 4 Wochen 2–3 × 2 Tabletten Scleron, 4 Wochen 3 × 8 Tropfen Formica D6, wieder 4 Wochen Scleron usw. für insgesamt 6 Monate, z. B. bei ausgeprägten Demenzen.

Präparat und Arzneiform
Scleron Tabletten

14.4 Therapie mit Metallpräparaten

Metall, kosmische Kraft und menschliches Organ Die therapeutische Verwendung von Metallen, besonders in einer pharmazeutisch präparierten Form, ist eine Besonderheit der anthroposophisch ergänzten Medizin. Die Systematik der sieben Hauptmetalle, ihre Verbindung zu den sieben planetarischen, kosmischen Kräften und wiederum zu bestimmten Organen des menschlichen Organismus ist in dieser Vollkommenheit erstmals durch die Forschung Rudolf Steiners dargestellt worden. Natürlich hat es therapeutische Anwendungen von Metallen auch früher gegeben, doch stammten sie entweder aus der Empirie, z. B. der Homöopathie, oder aber aus altem alchimistischem Denken und Forschen. Eine der wichtigsten Grundlagen des Weltverständnisses der Anthroposophie ist eine Kosmologie, die umfassend und dennoch nur skizzenhaft in dem Buch *Die Geheimwissenschaft im Umriss* 1910 von Steiner veröffentlicht wurde. Hier wird der Evolutionsgedanke, der in jener Zeit auch andere große Vertreter wie Häckel und Darwin und später Teilhard de Chardin beschäftigte, von einer umfassenden geistigen Seite aus dargestellt. Es zeigen sich Gesetzmäßigkeiten des Werdens und Vergehens, Rhythmen von Schaffens- und Ruheperioden, das fördernde Zusammenwirken geistiger Wesen hierarchischer Ordnungen und der Widerstand durch hemmende, von der geistigen Ordnung abgefallene Wesen (Widersacher) – und in allem stets als Mittelpunkt und Ziel dieser Evolution die neue Schöpfung: der Mensch.

Mensch und Welt als Einheit Für unsere weitere Betrachtung ist es nun wesentlich, dass sich die Entwicklung von Mensch und Welt oder Kosmos immer in gegenseitiger Abhängigkeit vollzieht, dass sie eine Einheit ist. Im gesamten Kosmos ist die Erde heute der dem Menschen am stärksten verbundene Planet, auf den aber die Wirkungen anderer Planeten oder noch weiter entfernt zu denkender kosmischer Kräfte (Tierkreis) Einfluss nehmen und an der Gestaltung und Bildung des Menschen beteiligt sind. Der Mensch ist zwischen Geburt und Tod ein irdisches **und** kosmisches Wesen.

Metalle als stoffliche Verdichtungen der Planetenkräfte In seiner Evolutionsdarstellung charakterisiert Steiner die irdischen Metalle als stoffliche Verdichtungen planetarisch-kosmischer Kräfte und ordnet ihnen auch bestimmte Organe zu, die Repräsentanten der Planetenkräfte im Organismus sind (als Entsprechung von Makrokosmos und dem Mikrokosmos Mensch). Dabei ergibt sich folgende Ordnung (▶ Tab. 14.2).

Die für eine Therapie nun wesentliche Bedeutung liegt weniger in der Stofflichkeit der Metalle, sondern mehr in den **planetarischen Kräften,** die zu dieser Metallbildung in irdischer Gesetzmäßigkeit geführt haben. Die aus Metallen gebildeten Arzneimittel werden schon in der Herstellung einem pharmazeutischen Prozess unterworfen, der sie wieder in die Richtung dieser Kraftwirkung und aus der stofflichen Verdichtung heraustreibt. Im Allgemeinen ist das ein Verdampfungsprozess, wobei die Metalldämpfe dann als Spiegel auf einer Glasfläche aufgefangen werden („metallicum praeparatum").

Bildekräfte Im Menschen ist mit Ausnahme von Eisen und geringer auch Kupfer unter physiologischen Bedingungen keines der genannten Metalle in stofflichrelevanter Konzentration nachweisbar. Das hängt damit zusammen, dass der menschliche Organismus in sich eine diese Metalle überwindende Kraft als seine Ich-Organisation hat, sodass die planetarischen Kräfte, für die die Metalle nur irdisch-stofflicher Ausdruck sind, im Menschen prozessual vorhanden gedacht werden müssen. Sie sind, um es etwas anders auszudrücken, hier als **Bildekräfte** oder **Tätigkeiten** vorhanden.

Metallintoxikation durch Umweltbelastung Es muss vielleicht an dieser Stelle darauf hingewiesen werden, dass unsere heutige moderne Zivilisation Metallbelastungen für den Organismus schafft, die ganz sicher Intoxikation bedeuten. Dazu rechnen die zahlreichen Schwermetalle, ganz besonders aber die ständige Bleibelastung, der alle Menschen in Zivilisationsgebieten ausgesetzt sind. So ist von Gegnern einer Ergänzung der Medizin um den geistigen Aspekt des Menschen häufig zu hören, die anthroposophisch ergänzte Medizin sei gefährlich, weil sie z. B. Schwermetalle in toxischer Dosis als Heilmittel verwende. Das ignoriert die gesunde Fähigkeit im menschlichen Organismus, natürliche Metalle oder ihre Salze so zu verändern („überwinden"), dass sie potenziert in ihre prozessual-dynamische Wirkung übergeführt werden und stofflich nicht mehr nachweisbar sind. Eisen und Kupfer bilden hier eine gewisse Ausnahme. Dass nun diese Fähigkeit durch übergroße Dosen überfordert werden kann, wie es durch unsere Umweltbelastung heute häufig der Fall ist, ist leicht einsehbar. Gerade hier aber kann die richtig eingesetzte Therapie mit Metallen ein Gegengewicht schaffen, weil sie eine gesunde, wenn auch heute belastete Ich-Funktion kräftig „trainiert".

▶ **Tab. 14.2** Ordnung: Planeten – Metalle – Organismus.

Planet	Metall	Organ	Organsystem	Tätigkeit
Saturn	Blei	Milz	Skelett	Inkarnation
Jupiter	Zinn	Leber	Muskulatur	Bewegung
Mars	Eisen	Galle	Arterien	Chemismus
Sonne	Gold	Herz	Blut	Gleichgewicht
Venus	Kupfer	Nieren	Venen	Ernährung
Merkur	Quecksilber	Lunge	Lymphe	Begegnung
Mond	Silber	Gehirn	Haut	Differenzierung

System der sieben Hauptmetalle Ehe wir nun die einzelnen Metalle, ihre ihnen zugrunde liegenden planetarischen Kräfte und wiederum deren Beziehung zum menschlichen Organismus und bestimmten Organen darstellen, kann noch auf eine gewisse Ordnung in diesem System der sieben Hauptmetalle aufmerksam gemacht werden. Mittelpunkt, und eigentlich alle übrigen sechs Kräfte zusammenfassend, ist das Gold als Ausdruck der Sonnenkräfte. Die Sonne steht im Mittelpunkt, entsprechend der planetarischen Ordnungen obersonniger und untersonniger Planeten. Die anderen sechs Planeten sind untereinander durch Polarität ihrer Kräfte verbunden, und zwar Blei mit Silber, Zinn mit Quecksilber und Eisen mit Kupfer. Deshalb erfolgt auch die weitere Darstellung in jeweils drei Paaren. So schwierig dies sein wird, muss es doch bereits als Vereinfachung eines außerordentlich komplizierten Geschehens genommen werden. Diese Vereinfachung geschieht dem Leser zuliebe, der völlig neu und unbefangen an solche Gedanken herantreten wird und soll, dem andererseits aber nicht verschwiegen werden darf, dass für eine therapeutische Meisterschaft der Metalltherapie das hier Dargestellte noch um viele Schichten tiefer durchdrungen werden muss. Das würde aber über eine erste Orientierung oder Einführung hinausgehen.

14.4.1 Blei (Plumbum) und Silber (Argentum)

Blei – Inkarnationskräfte Die **Blei- oder Saturnkräfte** repräsentieren weit entfernt liegende Umkreiskräfte, die, auf den menschlichen Organismus gerichtet, sein geistiges Urbild bis in die erscheinende Raumgestalt hineintreiben. Sie sind die eigentlichen **Inkarnationskräfte,** was nichts anderes heißt, als dass sie das Geistige im Menschen in die irdischen Verhältnisse seines Leibes tragen. Man stelle sich diesen Vorgang nur nicht einfach oder gar unproblematisch vor.

Merke
Alles, was sich um Konzeption und Geburt herum ereignet, ist ebenso dramatisch wie Sterben und Tod heute erlebt werden, nur dass dieser Vorgang ein außerleibliches, seelisch-geistiges Erlebnis ist. Der menschliche Geist, seine Geistseele, stirbt in den Leib hinein.

Damit verbindet sich die gesamte Tendenz zur Verstofflichung, Verhärtung, Erstarrung, die sich im menschlichen **Skelett** ihren zentralen Ausdruck verschafft. Wir finden in diesen Kräften die früher als physiologische Fähigkeit bezeichnete Sklerose wieder (Kap. 4.2.1). Alle Sklerosekräfte, die zunächst eher als gesunder Ausdruck der Leibbildung verstanden werden müssen, stehen im Zusammenhang mit den Blei-Saturnkräften. Nun kehrt sich diese Kraft – und das gilt für alle Planetenkräfte – im menschlichen Organismus noch einmal um und beschreibt eine entgegengesetzte Richtung, die wir nicht anders als geistzugewandt, exkarnierend bezeichnen können. Jede dieser Planeten- oder Metallkräfte hat also eine **doppelte Richtung:**

- zum Leibe gewandt (Inkarnation) oder
- aus dem Leibe heraustreibend (Exkarnation).

Dieses grundsätzliche Bildungsgeheimnis des menschlichen Organismus finden wir auch in den Rhythmen der Atmung und von Wachen und Schlafen, übergeordnet in dem Rhythmischen System der funktionalen Dreigliederung, wieder. Der Mensch ist eine Doppelnatur, ist die Polarität von Leib und Geist mit den vermittelnden Kräften der Seele. Dieser doppelt zum Menschen gerichtete Planeten-Metall-Prozess verhindert, dass eine Richtung zu stark wird, sie findet in dem gleichen Prozess ihr Gegengewicht. Den Ausgleich zum richtigen Gleichgewicht für jeden Ort im Organismus schafft unser Ich. Erst wenn dieses versagt, kommt es zu Ungleichgewichten der polaren Kräfte, die zu stark oder zu schwach wirken und dadurch Krankheiten intendieren.

Blei – Exkarnationskräfte Beim Bleiprozess finden wir diese entgegengesetzte „exkarnierende" Richtung auch im Skelett, und zwar als **Knochenmark.** Gegenüber der Verhärtung herrscht hier ständige Bildung, Auflösung. Wohl kaum ein anderer Ort ist im Organismus so extrem Ausdruck **ständiger Neubildung** wie das Knochenmark. Vor allem die Erythrozyten unterliegen hier den direkten Einflüssen der Bleikräfte. Dabei zeigt sich an den Erythrozyten die jetzt so bezeichnete exkarnierende Richtung, die wir in der Entzündung noch als Vergeistigung charakterisierten (Kap. 4.2.4). Die Erythrozyten fallen bereits aus den sich wiederholenden, regenerierenden oder wiederherstellenden Tätigkeiten des lebendigen Organismus heraus. Sie haben keinen Kern mehr, sie sind – so absonderlich das klingen mag – dem Tode geweiht. Natürlich haben auch andere Zellen ihre Endlichkeit, doch bildet sich aus ihnen immer wieder neues Zellgeschehen, ehe die Grundzelle abstirbt. Der Erythrozyt ist dagegen im Moment seiner fertigen Bildung bereits gestorben.

Blei – zentrales Organ In der Übersetzung einer Medizin, die das Geistige im Menschen ebenso real nimmt wie sein Leibliches, bedeutet dieses aber **Verwandlung zum Geistigen.** Der organische Ort dieser Verwandlung, in denen die Erythrozyten ihre irdisch-sinnliche Gestalt verlieren, ist die **Milz.** Diese kann neben dem Skelett als das zentrale Organ für die Bleiwirkungen im menschlichen Organismus gelten. Steiner bezeichnete die Milz als ein außerordentlich stark dem Geist (Ich) zugewandtes Organ.

Silber – Erbkräfte und Differenzierung Die **Silber- oder Mondenkräfte** sind Träger und Bewahrer alles Vergangenen. In ihnen sprechen sich die Erbkräfte und ihre Gesetzmäßigkeiten aus. Sie streben stets die Wiederholung des Gleichen, der Art an, sie wirken in der Regeneration und Reproduktion der Zellen, ihrer Teilung und Vervielfachung des Gleichen. Chromosomen und Gene sind zellulärer Ausdruck der Monden-Silberkräfte. Dabei streben diese Kräfte immer von einem Mittelpunkt zur Peripherie, dort liegt dann der Wendepunkt zur Gegenrichtung. Am menschlichen Organismus ist dieser Ort, der spezieller Ausdruck der Silbertätigkeiten ist, in **Haut** und **Schleimhäuten** zu finden. Die gegenläufige Kraft, die sich nun diesem immer Wiederherstellen des Gleichen entgegenstellt und quasi in sich aufhebt, ist die Fähigkeit zur **Differenzierung.** Der ewige Bildungsstrom in der Zeit wird angehalten, das Gebildete (die Zellen) in die speziellen Gewebe differenziert und damit der Endlichkeit (dem Tode) übergeben. Das Anhalten unendlicher zeitlicher Abläufe und sich ihm Gegenüberstellen ist Voraussetzung für unser Bewusstsein, Spiegelfunktion des Geschehens.

Silber – zentrales Organ Den zentralen organischen Ort dafür finden wir im **Gehirn.** Wurde die Milz als das zentrale Organ der ein- und ausstrahlenden Saturn-Bleikräfte im menschlichen Organismus genannt, so ist das Gehirn dasselbe für die Monden-Silberkräfte.

Blei – Therapie Will man nun die therapeutische Potenz dieser beiden Metallkräfte ausschöpfen, so muss man die ihnen innewohnenden Bildungskräfte in rechter Weise in den menschlichen Organismus einbringen. Die Prinzipien hierfür sollen später dargestellt werden. Doch kann bereits deutlich sein, dass mit Blei eingegriffen werden kann, wenn **verhärtende Prozesse** ungenügend ausgebildet sind, aber im polaren Geschehen auch dann, wenn diese über das gesunde Maß hinausgehen. Im einen Falle muss man sich an die mehr dem Leibe zugewandte, inkarnierende Möglichkeit, im anderen Falle an die das Geistige aus dem Leibe herausführende, exkarnierende Möglichkeit wenden. Wieder müssen wir die Forderung aufstellen, dass der ärztliche Therapeut künstlerisch schaffen muss. Alle schematischen Vorstellungen einer solchen Therapie können ihr nie zum Erfolg verhelfen.

Silber – Therapie Silber wird vor allem für alle **regenerativen Prozesse,** beispielsweise unzureichende Wundheilungen oder Degenerationen im Schleimhautbereich hilfreich sein, aber auch zur Förderung wacher, **leibzugewandter Bewusstseinsvorgänge,** wo diese sich in eine zu starke geistige, aber leibunabhängige Richtung entwickeln. Deshalb sind hochpotenzierte Silberpräparate (S. 225) eine wirkungsvolle Therapie bei hochfieberhaften Entzündungskrankheiten.

Arzneiformen zur Metalltherapie Für alle Metalle liegen Arzneiformen vor, in denen durch Verdampfung und anschließender Spiegelbildung durch Niederschlag an einer Glaswand das Metall einem pharmazeutischen Prozess unterzogen wurde, der es aus seiner reinen Erdenform bereits wieder verwandelt. Diese Arzneimittel tragen die Zusatzbezeichnung **metallicum praeparatum.**

Auch liegen zahlreiche natürliche Salzverbindungen der Metalle vor, die therapeutische Anwendung finden oder auch künstliche Salzbildungen, die dann ebenfalls spezifischen Indikationen dienen. Auch hier kann keine vollständige Darstellung erwartet werden. Der Autor beschränkt sich auf solche Verordnungsformen, die in seiner praktischen Anwendung häufig vorkommen oder als typisch bezeichnet werden können. Das gilt insbesondere auch im Zusammenhang mit den speziellen Krankheitsbildern in Teil II.

Blei – Indikationen und Arzneiformen Eine weitere Besonderheit der Therapie mit Metallen sind die Arzneimittel, in denen die Metallwirkung durch eine Pflanze vermittelt wird. Hier werden bestimmte Pflanzen mit besonderen Metallsalzen gedüngt, nehmen die Metallwirkungen in sich auf und verstärken dieselben als dynamisierte Form. Die alte Bezeichnung lautete beispielsweise Plumbum per Aconitum, musste aber inzwischen nach pharmazeutischen Regeln umgestellt werden und findet sich heute unter der Bezeichnung Aconitum Plumbo cultum. Solche Präparate, die auch als **vegetabilisierte Metalle** bezeichnet werden, sind besonders wirksam zur Einleitung einer Metalltherapie, haben aber auch ganz spezifische Indikationen. Das gilt beispielsweise für Cichorium Plumbo cultum, das wir bei „Inkarnationsschwäche" erwachsener Patienten einsetzen, da also, wo der Leib von formgebenden seelisch-geistigen Kräften nicht richtig ergriffen wird.

Häufig verwenden wir auch Plumbum mellitum, eine Ergänzung zu Scleron, und zwar in der Hochpotenz D 20 in Injektionsform. Indikationen sind die sklerotischen Erkrankungen im Bereich des Nervensystems, besonders die Behandlung nach Apoplexie, im Wechsel mit Arnica radix D 20.

Bei Skelettmetastasen kommt natürliches kohlensaures Blei als Cerussit D 8 zur Anwendung, besonders wenn es sich um osteolytische Metastasen handelt. Natürliches Bleichlorphosphat, das Pyromorphit D 8, verwenden wir bei mehr osteoplastischen Metastasen. Beide Präparate werden injiziert.

Präparate und Arzneiformen von Blei

- Plumbum metallicum praeparatum Ampullen D 10–D 20, D 30; Pulver D 6, D 10, D 20,D 30; Salbe Plumbum met. 0,4 %
- Plumbum mellitum Ampullen D 12,–D 30; Pulver D 6–D 20
- Cerussit (nat. Bleicarbonat) Ampullen D 8, D 20;
- Pyromorphit, Ampullen D 8
- Galenit (nat. Bleisulfid, Bleiglanz) Ampullen D 10
- Cichorium Plumbo cultum Rh Tropfen D 3
- bei Weleda- und Wala-Präparaten in verschiedenen Kombinationen

Silber – Indikationen und Arzneiformen Silber wurde beispielsweise in seiner besonderen Bedeutung bei fieberhaften Erkrankungen in der Injektionsform D 30 erwähnt. Aus der Beschreibung seiner zweifach gerichteten Wirksamkeit können vielfache Indikationen entnommen werden, sodass Silberpräparate häufig verordnet werden. Das gilt beispielsweise zur Anregung aller regenerativen Vorgänge oder bei atonischer Obstipation in der Injektionsform D 6; bei Reizblase und auch Inkontinenz der Blase in gleicher Verordnungsform und Potenz. Hier hat sich auch der für 30–60 Minuten über die Blase gelegte Salbenlappen (0,4 %) sehr bewährt. Das gilt auch für die Enuresis nocturna des Kindes, wobei der Salbenlappen hier die ganze Nacht über der Blase verbleiben kann. Soll Silber besonders auf Stoffwechselvorgänge wirken, ist die natürliche Verbindung mit Schwefel als Argentit (Silberglanz) nützlich. Als vegetabilisierte Metalle gibt es Thuja Argento culta und Bryophyllum Argento cultum. Thuja, der Lebensbaum, unterstützt den Organismus in seinem Bemühen, Fremdeinwirkungen in sich zu eliminieren. So verordnen wir Thuja occidentalis D 3 als Tropfen oder auch in der Form von Thuja Argento culta Rh D 3 gerne nach Therapie mit Antibiotika oder auch nach länger währenden Infekten in der Rekonvaleszenz. Bryophyllum Argento cultum Rh D 3 ist ein sehr bewährtes Konstitutionsmittel bei der Hysterie.

Präparate und Arzneiformen von Silber

- Argentum metallicum praeparatum Ampullen D 6–D 30; Pulver D 6–D 30; Salbe 0,4 %, D 5; Vaginaltabletten 0,4 %
- Argentum nitricum D 4 Augentropfen
- Argentit (nat. Silbersulfid, Silberglanz) Ampullen D 6; Pulver D 4, D 6
- Bryophyllum Argento cultum Rh Ampullen D 2, D 3; Tropfen D 3
- Thuja Argento culta Rh Ampullen D 3; Tropfen D 3
- bei Weleda- und Wala-Präparaten in verschiedenen Kombinationen

14.4.2 Zinn (Stannum) und Quecksilber (Mercurius)

Zinn – Schönheit der Form Die **Jupiter- und Zinnkräfte** sind die eigentlichen Plastiker im menschlichen Organismus. Von ihnen stammen alle **weichen, fließenden Formen.** Ein sinnlicher, künstlerischer Ausdruck dieser reinen Jupiter-Zinnkraft ist die Plastik der klassischen griechischen Kultur. Nie wieder wurde diese Ästhetik, diese Schönheit der Form erreicht. Dabei ist wesentlich, dass die Bilderichtung immer von oben nach unten schafft, so als sollte das Himmelsgewölbe nachgebildet werden. Wir finden diese plastische Fähigkeit besonders stark ausgedrückt in allen **Knorpel-, Binde- und Stützgeweben**. Auch die sog. serösen Häute, wie beispielsweise Peritoneum oder Pleura, sind typischer Ausdruck der plastizierenden Zinnkräfte, auch die Organkapseln. Dabei kann der Eindruck geweckt werden, dass diese Kräfte eine wesentliche leiblich-organische Voraussetzung für alle **unbewussten Wahrnehmungstätigkeiten** schaffen.

Zinn – leibliche Bewegung Nun droht in der Einseitigkeit dieser Richtung wieder die Gefahr der Erstarrung; der Organismus könnte zur Plastik, zu seinem eigenen Denkmal werden! Wieder wendet sich die Richtung dieser Kräfte und verwandelt sich zur leiblichen **Bewegung,** als deren Ursprung wir schon öfter die menschliche Seele kennen lernten. Sie schafft sich ihren Ausdruck vor allem in Gebärden, Gestik und der Physiognomie. Ihr zugrunde liegt die gesamte **Muskulatur,** die in ihrer Besonderheit des Quellens und Entquellens, Spannens und Entspannens Voraussetzung für alle Bewegungen schafft, seien sie willkürlicher oder auch unwillkürlicher Art. Dem liegt ein Chemismus zugrunde, in dem auch aus Sicht der naturwissenschaftlich orientierten Forschung der Zucker (Glukose) eine zentrale Bedeutung hat.

Zinn – zentrales Organ Organisch finden wir das ständige metabolische Wechselspiel von Muskulatur und **Leber.** Und die Leber ist auch das Organ, in welchem sich die Jupiterkräfte zentrieren.

Merkur – strömende Bewegungstätigkeit Die **Merkur- oder Quecksilberkräfte** tragen schon in ihrer leibzugewandten Seite die Bewegungstätigkeit, die uns beim Zinn in der Auflösung der plastischen Kräfte begegnete. Doch ist diese merkurielle Bewegung ein ewiges Strömen, ganz im Wässrigen sich äußernd, alles umfließend und eigentlich ohne jede Eigentendenz oder Ziel. Wie der römische Gott Merkur, der als Götterbote ständig in der Welt unterwegs war, um für die Götter Informationen zu sammeln, nirgends verweilend, immer in Bewegung, so auch diese Merkur- oder Quecksilberkräfte im menschlichen Organismus. In ihnen herrscht gegenüber der auf plastische Form gerichteten Zinnkraft eine ständige Chaotisierung, Asymmetrie. Wir finden leiblich diese Richtung im **Lymph-** und **Säftestrom,** der als Wasserorganismus in vielfältiger Art im Menschen vorhanden ist, sowie in der interstitiellen Flüssigkeit.

Merkur – Begegnung Nun ist eine solche Art der chaotischen Bewegung natürlich in der Gefahr, sich zu verlieren und auch auszuufern. Wieder kommt es zum Wendepunkt der planetarisch-metallischen Kräfte und erscheint als neue Fähigkeit der **Begegnung.** Nur wenn dieser ewige Strom unterbrochen wird, sich selber zur Ruhe begibt, ist auch ihm die Begegnung mit anderem möglich. Dabei liegt eine tiefe, hier nicht weiter zu erklärende Gesetzmäßigkeit vor: In jeder Begegnung gestaltet sich ein Neues – wo zwei sich begegnen, entsteht ein Drittes. Das ist die eigentliche Essenz der Begegnung. Wenn man diese Gesetzmäßigkeit der Drei in der Zwei einmal tief in sich verstanden hat, kommt man auf das aller Heilung zugrunde liegende Geschehen. Insofern tragen die Quecksilberkräfte eine starke **Gesundungstendenz** in sich, sie können ein generell heilendes Prinzip genannt werden.

Merkur – zentrales Organ In diesem den ganzen Organismus durchziehenden Säftestrom, den die heutige Medizin etwas abstrahierend intra- und extrazellulären Raum und Interstitium nennt, ist lediglich ein einziges Organ vorhanden, das sich aus dieser „Durchsaftung" befreit und sich ganz mit Luft erfüllt: die menschliche **Lunge.** In ihr begegnet sich der Mensch mit der Welt in der Atmung. Sauerstoff wird aus der Welt aufgenommen, Kohlensäure abgegeben. Die Lunge ist das zusammenfassende Organ der Merkur-Quecksilberkräfte im Organismus.

Zinn – Therapie Therapeutisch können die Zinnkräfte überall dort eingesetzt werden, wo die Plastik oder Form im Organismus in Gefahr gerät, zerstört zu werden. Als klassisches Beispiel haben wir die gelenkflächenzerstörende Kraft rheumatischer Erkrankungen kennen gelernt. Natürlich ist Zinn auch ein wesentliches Mittel der Therapie der Leberkrankheiten oder auch bei Krankheiten der serösen Häute wie Pleuritis oder Peritonitis. Doch sollen dies nur Beispiele einer viel umfassenderen therapeutischen Potenz bleiben. Auch bei den z. T. schweren chronischen Muskelerkrankungen ist Stannum ein zentrales Heilmittel.

Quecksilber – Therapie Quecksilber werden wir überall dort einsetzen, wo der lebendige Lymph- und Säftestrom ins Stocken gerät. Das kann z. B. bei bestimmten chronischen Darmkrankheiten der Fall sein, aber viel umfassender natürlich in vielen sog. Stauungs- oder Stockungserscheinungen, bei denen das Lebendig-Funktionelle des Lebensleibes zu stark unter die Herrschaft des Stoffleibes gerät.

Polare Anwendung Gerade bei Zinn und Quecksilber können wir verhältnismäßig leicht fassen, dass sie auch therapeutisch polar angewandt werden können. Mit Quecksilber können wir gestörte Funktionen wiederherstellen, die durch Jupiter-Zinnkräfte hervorgerufen wurden und umgekehrt. Das gilt natürlich ebenso für die anderen planetarisch-metallischen Zweiheiten wie Blei und Silber oder Eisen und Kupfer. Auch hier wird wieder die schöpferische Potenz des ärztlichen Therapeuten berührt.

Zinn – Indikationen und Arzneiformen Die bei Blei und Silber bereits ausführlicher geschilderten Präparateformen und ihre Auswahl in der Darstellung gelten auch für Zinn und Quecksilber (Merkur). Stannum hat seinen Anwendungsschwerpunkt bei Erkrankungen der Leber und aller bindegewebigen Strukturen, besonders der Knorpelgewebe. Sehr bewährt hat sich die Organpräparation Hepar-Stannum bei der Behandlung chronischer Hepatitiden, bei mehr akut entzündlichen Erkrankungen der Leber Taraxacum Stanno cultum und bei wiederum mehr chronischen Verläufen Cichorium Stanno cultum. Auch kann eine sehr starke Wirkung durch die in den speziellen Kapiteln bereits erwähnte sog. Organeinreibung erzielt werden. Hierzu werden die Metallsalben verwendet, im Speziellen Stannum metallicum 0,4 %. Mit ihr werden auch sehr gute Ergebnisse bei der Behandlung der Arthrosen erreicht. Eine natürliche Verbindung mit Kieselsäure ist Arandisit, eine spezielle pharmazeutische Zubereitung mit Honig und Rohrzucker Stannum mellitum.

Präparate und Arzneiformen von Zinn

- Stannum metallicum Salbe 5 %, 0,4 %
- Stannum met. praep. Ampullen D 8–D 30; Pulver D 8–D 30; Salbe D 7
- Stannum mellitum Ampullen D 20; Pulver D 6, D 20
- Arandisit (nat. Zinnsilikat) Ampullen D 6, D 15, D 30
- Cichorium Stanno cultum Rh Ampullen D 2, D 3; Tropfen D 3
- Taraxacum Stanno cultum Rh Ampullen D 2, D 3; Tropfen D 3
- bei Weleda- und Wala-Präparaten in zahlreichen Kombinationen, auch als Hepar-Stannum

Quecksilber – Indikationen und Arzneiformen Quecksilber hat ebenso wie beispielsweise Silber sehr vielfältige Anwendungsmöglichkeiten, deren Indikationen sich aus einem rechten Verständnis der zweifach gerichteten Wirksamkeit ergeben. Es kann stockende Flüssigkeitsbewegungen wieder in Gang bringen, weshalb eines der ersten allopathischen Diuretika in der Nachkriegszeit ein (dann allerdings toxisch wirkendes) Quecksilberpräparat (Salyrgan) war. Die Toxizität von Quecksilber verlangt kurze Verordnungszeiten in niedrigen Potenzen bis D 6, die nur in besonderen Ausnahmefällen länger als 14 Tage verordnet werden sollten. Wir haben beispielsweise mit dem natürlich vorkommenden, „gediegenen" Quecksilber (Mercurius vivus naturalis) in Tablettenform D 6 immer wieder sehr gute Ergebnisse gehabt, wenn selbst starke moderne Diuretika keine Wirkung mehr brachten. Auf Mercurius cyanatus wurde bei der Colitis ulcerosa bereits hingewiesen, eine spezielle und sehr rasch wirksame Indikation ist auch die Stomatitis aphthosa. Man lässt alle 1–2 Stunden 5 Tropfen D 4 in etwas Wasser nehmen, längere Zeit im Mund bewegen und dann schlucken. Nach 2–3 Tagen ist die Mundschleimhaut abgeheilt. Das gleiche Prinzip kann sich auch bei erosiver Gastritis bewähren, obwohl hier alternativ auch Argentum wirksam ist. Einmal mehr wird die je individuelle Verordnung notwendig sein. Bei stärkeren Lymphstauungen ist Mercurius ebenfalls indiziert, im Bereich der Extremitäten beispielsweise als Salbenumschläge. In Gemeinsamkeit mit der Lymphdrainage sehen wir hier immer wieder erstaunlich gute Ergebnisse.

Das natürliche Quecksilbersulfid, Zinnober, ist ein wichtiges Mittel bei allen Hals- und Racheninfektionen.

Präparate und Arzneiformen von Quecksilber

- Mercurius vivus naturalis Ampullen D 6, D 12, D 30; Tabletten D 6; Pulver D 12, D 30;
- Mercurius cyanatus Tropfen D 4–D 12
- Zinnober (nat. Quecksilber[II]-sulfid, Cinnabarit) Tabletten D 6, D 20;
- Bryophyllum Mercurio cultum Rh Ampullen D 3; Tropfen D 3
- Nasturtium Mercurio cultum Rh Tropfen D 3
- bei Weleda- und Wala-Präparaten in zahlreichen Kombinationen

14.4.3 Eisen (Ferrum) und Kupfer (Cuprum)

Eisen – gezielte Bewegung In den **Mars- oder Eisenkräften** werden alle geistigen Kräfte im menschlichen Organismus bis in das Irdische der Stoffe hineingetragen. In ihnen offenbart sich Schaffenskraft, gezielte Bewegung. Als Bild könnten wir uns den Speerwerfer im Augenblick des Abwurfs denken, was eine innere Vorstellung dieser Kräfte erzeugt. Diese Schaffenskraft findet ihren besonderen Ausdruck in der **arteriellen Blutbewegung.** Im Blut ist Eisen im Hämoglobin und außerdem in allen sog. Atmungsfermenten (z. B. Zytochrom P 450) als zentrales Element auch stofflich eingebaut.

Ein anderer, mehr seelisch-funktional gerichteter Pol dieser Mars-Eisenkräfte ist die menschliche Sprache.

Eisen – Stauung der Bewegung Die Marskräfte müssen ständig schaffen, sie können nicht aufhalten, in ihnen lebt eine kaum darzustellende Aktivität. Diese kann als Einseitigkeit ganz schnell auch zur Hektik werden, zum Überdruck (Hypertonus!), zum Stress. Deshalb muss in der sich vollziehenden Wendung diese Kraft gestaut werden, was zunächst einmal künstlerisch ausgedrückt zum Klang oder Ton führt. Denken wir uns den abgeworfenen Speer, der auf einen Metallschild trifft. Durch Stauung der Bewegung kommt es dann zum Klang. Das gleiche Phänomen können wir auch an allen Saiteninstrumenten studieren. Im Organismus aber liegt dieser Stauung etwas ganz anderes und Wesentliches zugrunde. Es ist das ordnende Prinzip im Chemismus, die Ordnung aller metabolischen oder Stoffwechselvorgänge. Besonders die Eiweißbildung steht unter dieser Gesetzmäßigkeit einer gestauten Marskraft.

Verifizierung der Metallkräfte Natürlich müssen wir an dieser Stelle eingestehen, dass die Darstellung der Eisenkräfte an den Leser große Anforderungen stellt, weil in ihnen keine irgendwie aus äußerer Anschauung zu gewinnenden beweisenden Elemente liegen. Diese Anschauungen sind aus unmittelbar geisteswissenschaftlicher Forschung gewonnen und in unsere Sprachmöglichkeiten übersetzt. Man kann sie zunächst nur in dieser Form bestehen lassen oder sie natürlich auch ablehnen. Doch hat der Arzt eine dritte Möglichkeit. Er kann die hier dargestellten Möglichkeiten therapeutisch anwenden und im Verlauf seiner Therapie dann die Richtigkeit oder Unrichtigkeit einer solchen Darstellung beurteilen. Rudolf Steiner nannte dies die **Verifizierung.** Und vielleicht darf als persönliche Anmerkung an dieser Stelle gesagt werden, dass kaum ein anderes therapeutisches Gebiet im Arzt eine solche zustimmende Begeisterung auslösen kann, wie die Therapie mit Metallen. Doch muss diese Erfahrung jeder für sich selbst machen.

Eisen – zentrales Organ In der Ordnung aller metabolischen, dem Chemismus unterliegenden Stoffwechselvorgänge spielt die ausscheidende Tätigkeit, die wir auch mehrfach bereits als sondernde charakterisiert haben, eine wichtige Rolle. Ausscheidung ist nicht passives Verlieren von unbrauchbaren Stoffen, sondern immer ein Tätigkeitsfeld, dem Wahrnehmung, Urteilsbildung vorausgeht. Ein zentraler Ort dieser Ausscheidungstätigkeiten ist die **Galle,** wobei Gallebildung und ihre organische Ableitung durch das Gallenwegssystem und schließlich auch die Gallenblase selbst gemeint sind. Dabei lenkt die bekannte Tatsache, dass Bilirubin das eisenfreie Abbauprodukt des Hämoglobins ist, unseren Blick auf den Zusammenhang mit den hier geschilderten Mars-Eisenkräften. Deren Organ ist also das Gallensystem.

Kupfer – dienende Funktion Den Eisenkräften stehen die **Venus- oder Kupferkräfte** polar gegenüber. Sind Erstere die „Aktivisten“, so wirken die Kupferkräfte im Stillen. Sie sind ganz auf die Wahrnehmung aller anderen Tätigkeiten gerichtet, man könnte auch sagen: Sie lauschen immerfort. So verwandeln sie die Marskräfte der Sprache zu dem Gespräch. Die Kupferkräfte stehen im Zusammenhang mit innersten Ernährungsprozessen, insbesondere der Aufnahme aller Stoffe in die Lebendigkeit des Organismus. Ihr besonderer Ort ist das **venöse Blut.** Kupferkräfte haben immer dienende Funktion, sie stellen sich für andere Kräfte zur Verfügung. Darin liegt nun im Einseitigwerden die Gefahr des völligen Sich-selbst-Verlierens, einer „Entselbstung“.

Kupfer – Differenzierung und Bewertung Wieder vollzieht sich die Wendung und gegenüber dem rein passiven Auffangen der Nahrungsstoffe und ihres Einfügens in lebendige Bildung wird nun differenziert: Sind diese Stoffe nützlich, überflüssig oder schaden sie gar dem Organismus? Die Substanzen werden bewertet, Lebendiges zu mineralischer Substanz verwandelt und zur Ausscheidung vorbereitet. Dabei waltet das Prinzip der Sparsamkeit und man wird die Kupferkräfte immer dahingehend verstehen müssen, dass sie auf Erhaltung noch nützlicher Stoffe bedacht sind.

Kupfer – zentrales Organ Wir finden dieses Element in sog. endogenen Kreisläufen wie beispielsweise dem enterohepatischen Kreislauf oder auch in besonders typischer Form in der Rückresorption im tubulären System der **Nieren.** Diese sind auch das zentrale Organ der Kupferkräfte, in ihnen ist das Prinzip der Sonderung bis zur Ausscheidung und zugleich der Erhaltung durch Rückresorption besonders anschaulich.

Polare Anwendung Eisen und Kupfer sind umfassende therapeutische Prinzipien. Jede Richtung der Erschlaffung, der Hypotonie, ruft zur Eisentherapie auf, alle spastischen oder verengenden, hypertonen Veränderungen zur Kupfertherapie. Dabei müssen wir uns ganz deutlich von aller Substitutionsidee trennen, gerade weil Eisenpräparate heute nur im Sinne der Substitution eines Eisenmangels verordnet werden. Ein besonders typischer Ausdruck mangelnder Eisenkräfte wurde früher in dem Krankheitsbild der Bleichsucht oder Cholorose junger Mädchen und Frauen beschrieben, wobei wir heute davon ausgehen können, dass echte manifeste Eisenmangelsituationen gar nicht vorlagen. Diese Krankheit war direkter Ausdruck ungenügender Eisenkräfte in dem Menschen. Ein eigenes Studium mag wert sein, dass wir für Eisen und Kupfer besondere Speicherkrankheiten kennen, die primäre Hämochromatose oder Siderophilie und den Morbus Wilson.

Systematisierung von Krankheiten Überhaupt kann die Frage in uns angeregt werden, ob nicht in dieser Verbindung der menschlichen Organisation zu den planetarisch-metallischen Kräften auch eine Möglichkeit der Systematisierung von Krankheiten läge? Sie würde dann einen weiteren Aspekt gegenüber der hier gewählten Charakterisierung der vier Haupttypen von Krankheiten darstellen, käme doch eine siebenfache Gliederung der Krankheiten zustande. Ansätze zu solcher Ordnung wurden beispielsweise von Lievegoed (1950) gemacht, bedürfen aber sicher noch langer weiterer Forschung und Ausarbeitung, bis sich eine befriedigende und allgemein zu vermittelnde Systematik ergeben dürfte.

Eisen – Indikationen und Arzneiformen Eisen ist verständlicherweise ein außerordentlich vielfältig einsetzbares Heilmittel. Das beginnt mit der direkten, allopathischen Eisensubstitution bei Eisenmangelzuständen und reicht bis zu der Verordnung kosmischen Eisens als Meteoreisen in Hochpotenz. Zur Substitution verwenden wir gerne Ferrum-Quarz-Kapseln, weil in der Kombination mit Quarz die Verträglichkeit des Eisens zur Substitution ganz ungewöhnlich gut ist. Immer wieder konnten wir bei hochgradiger Empfindlichkeit gegen allopathische Eisenpräparate mit dieser Kombination eine gute Verträglichkeit erleben. Resorptionsstudien zeigten, dass der Eisenanteil ausgesprochen gut aufgenommen wird. Meteoreisen, Ferrum sidereum, ist besonders geeignet in der Behandlung grippaler Infekte, hat aber auch sonst vielfältige Indikationen. Zu Beginn einer Grippe verordnen wir es in eher niedriger Potenz D 6, 3 × 1 Mokkalöffel Pulver, nach Abklingen dann 3 × 1 Tablette Ferrum sidereum D 20. Zu Beginn der Grippe kann Ferrum sidereum auch als D 8 injiziert werden. Eine ähnliche Indikation hat auch Ferrum phosphoricum als Therapie grippaler Infekte. Häufig wird hier das Kombinationspräparat Ferrum phosphoricum comp. verordnet. Ferrum met. praep. D 8 injizieren wir bei Pneumonien. Als Salbe wird es zur Anregung der ausscheidenden Leberprozesse als Einreibung oder Salbenlappen verordnet. In der natürlichen Verbindung mit Schwefel als Pyrit ist es ein Hauptmittel bei Laryngitis. Sehr bewährt hat sich auch natürliches Eisensilikat, das Nontronit, besonders bei Bronchialerkrankungen. Zur Behandlung beginnender Lähmungserscheinungen durch Irritationen oder Ausfälle im zentralen Nervensystem kann natürliches Eisenarsenat, Skorodit, als hochwirksam bezeichnet werden. Hauptverwendungsform sind die Ampullen als D 20 oder D 30. Es ist unmöglich, hier die vielen Indikationen zu nennen, die Eisen oder seine natürlichen Salze, Meteoreisen und schließlich spezielle pharmazeutische Zubereitungen dem Arzt an die Hand geben. Die hier gemachten Hinweise sollen beispielgebend sein.

Präparate und Arzneiformen von Eisen

- Ferrum metallicum praeparatum Ampullen D 6–D 30; Pulver D 6–D 30, Ferrum met. 0,4 % Salbe
- Ferrum sidereum Ampullen D 6, D 10, D 20; Pulver D 3–D 12; Tabletten D 20
- Nontronit (nat. Eisensilikat) Ampullen D 15
- Pyrit (nat. Eisensulfid, Schwefelkies) Ampullen D 8; Tabletten D 2; Pulver D 6; als spezielle Kombination: Pyrit/Zinnober Tabletten
- Skorodit (nat. Eisenarsenat) Ampullen D 8, D 20; Pulver D 6, D 10
- Chelidonium Ferro cultum Rh Ampullen D 2, D 3; Tropfen D 3
- Urtica Ferro culta Rh Ampullen D 2, D 3; Tropfen D 3
- bei Weleda- und Wala-Präparaten in verschiedenen Kombinationen

Kupfer – Indikationen und Arzneiformen Kupfer zeigt als Heilmittel die gleiche Vielfalt wie Eisen. Bei ihm ist vor allem die wärmende Tendenz herausragend, weshalb besonders gerne auch die äußere Anwendung als Kupfersalbe (0,4 %) bevorzugt wird. Ein weiterer wichtiger Indikationsbereich ist die spasmolytische Wirkung vor allem im Bereich der glatten Muskulatur. Hier ist beispielsweise Chamomilla Cupro culta Rh D 3 als Injektion sehr erfolgreich. Ein uns wichtiges Organpräparat ist Renes-Cuprum, das wir vor allem bei chronischen Nierenerkrankungen, aber auch im Zusammenhang zahlreicher sklerosierender Allergiekrankheiten injizieren. Beruhigend und ausgleichend bei nervösen Reizzuständen und Affektlabilität wirkt Melissa Cupro culta Rh D 3, 3 × 8 Tropfen oder auch als Injektion.

Bei Hyperthyreosen oder entzündlichen Erkrankungen der Schilddrüse verwenden wir natürliches Kupferoxid, Cuprit, innerlich D 3 als Pulver, 3 × 1 Mokkalöffel täglich, oder die natürliche Verbindung mit Schwefel als Chalkosin. Eine wichtige Indikation hat auch die natürliche Verbindung von

Kupfer und Arsen als Olivenit bei Venenerkrankungen, speziell bei Thrombosen. Eine weitere natürliche Salzverbindung ist Dioptas, Kupfersilikat, das bei allergischer Enteropathie angewendet wird. Auch hier kann wieder nur eine Auswahl genannt werden, die die Fülle der Möglichkeiten nicht annähernd erfasst.

Präparate und Arzneiformen von Kupfer

- Cuprum metallicum praeparatum Ampullen D 6–D 30; Pulver D 6–D 30; Salbe 0,4 %, 0,1 %; Öl 0,4 %
- Renes-Cuprum Ampullen (Wala)
- Cuprit (nat. Kupfer(I)oxid, Rotkupfererz) Ampullen D 6; Pulver D 3,D 6
- Dioptas (nat. Kupfersilikat) Ampullen D 30; Augentropfen D 8
- Olivenit (nat. Kupferarsenat) Ampullen D 6, D 8; Tropfen D 8–D 30; Pulver D 4, D 6
- Chamomilla Cupro culta, Radix Rh Ampullen D 2; Tropfen D 3
- Melissa Cupra culta Rh Ampullen D 2, D 3; Tropfen D 3
- Tabacum Cupro cultum Rh Ampullen D 3; Tropfen D 3
- bei Weleda- und Wala-Präparaten in verschiedenen Kombinationen

14.4.4 Gold (Aurum)

Gold – Harmonie und Ausgleich **Gold-** oder die **Sonnenkräfte** sind Träger der Gleichgewichtskräfte im menschlichen Organismus, bewirken Harmonie oder ständigen Ausgleich. Insofern sind sie in besonderer Weise mit dem Rhythmischen System verbunden, wie man auch die mehr obersonnigen Planeten stärker dem Nerven-Sinnes-System, die untersonnigen Planeten dem Stoffwechsel-Bewegungs-System zuordnen kann.

Gold – zentrales Organ Die Goldkräfte finden ihren Ausdruck in allen rhythmischen Vorgängen im Organismus, in ganz besonderem Maße im **Kreislauf** und als dessen zentralem Organ im **Herzen.** Systole und Diastole, Wachen und Schlafen, Einscheiden und Ausscheiden und die ganze Vielfalt rhythmischer Vorgänge im Organismus lassen ihre Beziehung zur planetarischen Wirksamkeit der Sonnenkräfte erkennen.

Gold – universelles Heilmittel Die Sonnenkräfte wirken, wie eingangs schon gesagt, umfassend. Sie durchdringen die gesamte übrige planetarische Wirksamkeit und fassen sie in sich zusammen. So kann in der Hand des geübten, schöpferischen Arztes Aurum ein universelles Heilmittel sein, dessen therapeutische Potenz heute noch nicht annähernd erfasst werden kann. Es mag hier der Hinweis genügen, dass Goldpräparate in potenzierter Form ein wesentliches Mittel bei **depressiven** oder **Angstzuständen** sein und z. B. auch die unangenehmen Nebenwirkungen einer Opiattherapie aufheben können. Sie sind auch bei Herz- und Kreislaufkrankheiten hilfreich.

Gold – Indikationen und Arzneiformen Gold hat die Besonderheit, die Wirkung aller übrigen Metalle noch einmal in sich zusammenzufassen. Seine Hauptindikation liegt bei uns ganz sicher im Bekämpfen von Angst- und Depressionszuständen. Wir geben es in Hochpotenz D 20 oder D 30, gerne auch in Kombination mit Ferrum sidereum D 20 als Injektion zwischen die Schulterblätter, wobei sich diese Behandlung speziell auch bei nächtlichen Angstzuständen bewährt hat. Längerfristig bevorzugen wir die innere Anwendung als Hypericum Auro cultum Rh D 3, 3 × 8 Tropfen täglich. Bei besonderer Herzbeteiligung wählen wir Primula Auro culta Rh D 3 oder auch die Kombinationssalbe von Aurum D 5/Oleum aethereum Lavendulae 0,3 %/Oleum aethereum Rosae 0,3 %, die dann als Salbenlappen auf die Herzgegend gelegt wird, eventuell auch als spezielle Organeinreibung. Ein weiteres wichtiges Kombinationsmittel, das besonders bei den sklerotischen Herzkrankheiten indiziert ist, heißt Aurum/Cardiodoron comp.* und enthält neben Gold noch Arnika, Cardiodoron und Formica.

Präparate und Arzneiformen von Gold

- Aurum metallicum praeparatum Ampullen D 6–D 30, 10 ml D 15; Pulver D 6–D 30; Salbe D 4
- Aurum/Cardiodoron comp. Ampullen*; Tropfen
- Aurum/Lavandula comp. Salbe
- Olibanum comp. Amp. (mit Aurum und Myrrha)
- Aurum D 10/Ferrum sidereum D 10 aa Ampullen
- Hypericum Auro cultum Rh Ampullen D 2, D 3; Tropfen D 3
- Primula Auro culta Rh Ampullen D 3; Tropfen D 3
- Arnica/Aurum I (D 6/D 10) Ampullen; Globuli
- Arnica/Aurum II (D 20/D 30) Ampullen; Globuli
- Aurum/Strophantus Ampullen; Globuli Und zahlreiche weitere Kombinationen bei Weleda- und Wala-Präparaten

14.4.5 Antimon (Stibium)

Neben der therapeutischen Fülle, die wir schon bei den sieben Hauptmetallen fanden, gibt es noch andere Metalle, die auch von großer therapeutischer Wirksamkeit sein können. Hier sind vor allem Magnesium, Kobalt, Zink und insbesondere Antimon zu nennen. Über Letzteres sprach Steiner häufig gegenüber Ärzten, auch war Antimon in der Zeit des Alchimismus fast ein Universalmittel geworden, mit dem bereits Missbrauch betrieben wurde, sodass eine Zeit lang die therapeutische Verwendung von Antimon gar verboten wurde.

Vereinigung der untersonnigen Planetenkräfte Antimon oder Stibium repräsentiert nach den Angaben Steiners die drei Kräfte der untersonnigen Planetenmetalle Kupfer, Merkur und Silber, vereinigt also deren Kräfte in sich. Es trägt die gestaltenden, formenden und ordnenden Kräfte, die ein Prinzip des oberen Menschen oder des Nerven-Sinnes-Systems sind, in rechter Weise in das Stoffwechselgeschehen hinein. Geraten also Stoffwechselkräfte aus der Form, gehen in chaotischer Weise über die ihnen gesetzten physiologischen Grenzen hinaus, kann Stibium ein kausal (rational) wirksames Heilmittel sein. Als Beispiele wurden bereits der Typhus abdominalis und andere ruhrartige Erkrankungen (Salmonellosen) genannt. Auch bei dem Geschwulststadium der Krebskrankheit ist es ein wesentliches Mittel.

Beziehung zum Blut Des Weiteren steht Antimon in besonderer Beziehung zum menschlichen Blut und dessen Gerinnungskräften. Es sind die Antimonkräfte, die dem menschlichen Ich zur Verfügung stehen, um das äußerst schwierige und labile Gleichgewicht von Gerinnung und Verflüssigung des Blutes zu halten. Wir kennen aus der naturwissenschaftlichen Forschung dieses komplizierte System, das wir Blutgerinnung nennen, und müssen immer wieder bewundernd feststellen, dass in diesem System so außerordentlich selten Veränderungen durch äußere oder innere Störungen auftreten, die im Extrem einer plötzlichen intravasalen Gerinnung den sofortigen Tod des Organismus zur Folge hätten. Diese weisheitsvolle Steuerung eines so unentbehrlichen Systems vollzieht das menschliche Ich vermittels Antimon. Wieder müssen wir uns sagen, dass es eher das prozessuale Geschehen, das Kraftfeld von Antimon oder Stibium ist, das im menschlichen Organismus therapeutisch wirkt. Denn vergeblich werden wir größere, quantitativ messbare Mengen von Antimon im Blute suchen. Seine stoffliche Wirkung tritt gegenüber der dynamischen zurück.

Indikationen und Arzneiformen Stibium kann also sowohl bei Blutungsneigungen als auch bei Gerinnungsstörungen mit der Tendenz zur Thrombosebildung eingesetzt werden, richtet es doch die Gerinnungsfähigkeit des Blutes immer nach der ausgleichenden Mitte hin. Wir verwenden bevorzugt eine Präparation Marmor/Stibium D 6 als Injektion, z. B. subkutan im Nackenbereich bei Nasenbluten oder auch 10 ml Stibium met. praep. D 6 langsam intravenös bei diffusen Schleimhautblutungen, z. B. Menorrhagien. Bei funktionaler Stoffwechselschwäche ist die Kombination von Stibium und Arsen als Stibium arsenicosum D 8 innerlich oder als Injektion sehr nützlich. Antimonit wiederum ist die natürliche Verbindung von Antimon und Schwefel, auch Grauspießglanz genannt. Auch hierfür gibt es vielfältige Indikationen.

Präparate und Arzneiformen von Antimon

- Stibium metallicum praeparatum Ampullen D 6–D 30; 10 ml D 6; Pulver D 4–D 30; Creme 0,4 %, D 5; Zäpfchen 0,4 %
- Stibium arsenicosum Ampullen D 8, D 15; Pulver D 6
- Antimonit (nat. Antimon[II]sulfid, Grauspießglanz) Ampullen D 6–D 30; 10 ml D 6; Pulver D 4, D 6, D 10, D 20; Creme 0,4 %;
- bei Weleda- und Wala-Präparaten in verschiedenen Kombinationen

14.4.6 Magnesium

Innere Lichtbildung Magnesium spielt heute auch in der naturwissenschaftlich orientierten Medizin eine wichtige Rolle, einerseits bei Muskelkrämpfen, andererseits in der Herztherapie. Hier wird es auch in einer anthroposophisch ergänzten Medizin als Magnesium phosphoricum eingesetzt, innerlich wie durch Injektion. Eine Besonderheit von Magnesium ist die Vermittlung und Anregung der inneren Lichtbildung im menschlichen Organismus, besonders auch im Zusammenhang mit depressiven Verstimmungen. Uns hat sich Hepar-Magnesium D 4 als subkutane oder intravenöse Injektion bei dieser Indikation sehr bewährt. Eine weitere Indikation betrifft das natürliche Magnesiumcarbonat, Magnesit. Häufig ist zu beobachten, dass Patienten mit Leberstörungen nachts gegen drei Uhr aufwachen und keinen Schlaf mehr finden. Hier kann die Verordnung von einem Teelöffel Magnesit D 4 vor dem Schlafengehen Abhilfe schaffen.

Präparate und Arzneiformen von Magnesium

- Magnesium phosphoricum acidum Ampullen D 6; Tropfen D 6
- Magnesit (nat. Magnesiumcarbonat) Pulver 5 %-D 6
- Hepar-Magnesium Ampullen D 4, D 6
- bei Weleda- und Wala-Präparaten in verschiedenen Kombinationen

Literatur

[1] Lievegoed B. Über den doppelten Planetenprozess. In: Der Beitrag der Geisteswissenschaft zur Erweiterung der Heilkunst. Dornach: Hybernia; 1950

[2] Selawry A. Metall-Funktionstypen in Psychologie und Medizin. Berlin: Salumed; 2015

[3] Steiner R. Die Geheimwissenschaft im Umriss. GA 13. Dornach: Rudolf Steiner; 1989

[4] Vademecum Anthroposophische Heilmittel. Hrg. Gesellsch Anthrop Ärzte in Deutschland, Med Sektion am Goetheanum. Stuttgart: Merkurstab; Suppl. 2013

[5] Walter H. Die sieben Hauptmetalle. Dornach: Verlag am Goetheanum; 1966

14.5 Bittermittel

Bittermittel spielen eine traditionelle Rolle vor allem in der Phytotherapie. In der Ratio einer durch Anthroposophie ergänzten Medizin sind Bittermittel von so zentraler Bedeutung, weil sie die Ich-Tätigkeit in der gesamten Verdauung engagieren. Die Ich-Organisation ist hier wahrnehmend (Geschmackssinn), aber vermittels Seelenleib und Lebensleib auch handelnd tätig. Da unser Ich in der Nahrung unmittelbar der Erdenstofflichkeit begegnet, ist sein Verhältnis zum Stoffleib auch durch diese Tätigkeit besonders geprägt.

Merke

Wie gut ein Mensch von seiner geistigen Individualität aus in dem instrumental genutzten Leib anwesend und tätig ist, hängt stark von einer gesunden Verdauungstätigkeit ab. Deshalb sind Bittermittel so wichtige Heilmittel

Wermut Das kann man ganz besonders gut an der Wirkung eines Wermuttees studieren. Fühlt man sich nicht in der richtigen Weise in seinem Leibe anwesend, ist also nicht richtig inkarniert, steht vielleicht „neben sich“, empfindet sich als dumpf, können 1–2 Tassen Wermuttee innerhalb kürzester Zeit eine Änderung bringen. Bei mangelndem Engagement der Ich-Organisation in tiefen Darmabschnitten, insbesondere im Dickdarm, kann man auch einen Wermuttee-Einlauf verabreichen. Als Fertigarzeimittel hat sich uns die Kombination von Absinth mit Resina Laricis, dem Lärchenharz, besonders bewährt. Letzteres ist durch seine spezielle Beziehung zur Wärme besonders geeignet, die Ich-Tätigkeit zu intensivieren. Wir verordnen Absinthium D 1/Resina Laricis D 3 aa, 3 × 8 Tropfen regelmäßig vor den Mahlzeiten. Wermut wirkt auf die Ich-Tätigkeit; er ist in seinem Bittergehalt auch sehr bewusst erlebbar.

Enzian Ähnliches gilt für den gelben Enzian, *Gentiana lutea,* der ebenfalls einen hohen Bitterstoffwert hat, dessen hauptsächlicher Wirkort sich jedoch in tieferen Abschnitten zwischen Magen und Dünndarm befindet. Vom gelben Enzian sagte Steiner einmal, dass er die gesamte menschliche Verdauungsorganisation nachbilde. Er ist also das kausale Mittel bei allen **Maldigestionen.** Je nach Konstitution und Empfindsamkeit verordnen wir Gentiana 5% bis D 6, wiederum regelmäßig vor den Mahlzeiten 5–8 Tropfen täglich. Ein sehr gut wirkendes Arzneimittel ist Gentiana Magen Globuli (zusammen mit Wermut, Brechnuss und Löwenzahn), 3 × 8 Kügelchen vor den Mahlzeiten.

Wegwarte Eine innige Verbindung mit dem inneren Geschmackssinn (S. 216) unserer Leber und deren die Qualität der Nahrungsstoffe bewertender Tätigkeit hat die Wegwarte, *Cichorium intybus.* Sie ist ein pflanzliches Abbild des menschlichen Gallebildungsprozesses. Ihr Bitterwert ist dem von Wermut und Enzian nicht vergleichbar. So liegt die Wirksamkeit der Wegwarte auch in viel tieferen, schon weitgehend unbewussten Funktionen der Verdauungsorganisation. Auch hier verordnen wir 5%–D 6 je nach Konstitution, je 8 Tropfen regelmäßig vor den Mahlzeiten.

Nelkenwurz Erwähnt sei auch die Nelkenwurz, *Geum urbanum,* die zwischen Enzian und Wegwarte anzusiedeln ist.

Ackergauchheil Schließlich wirkt in den tieferen Darmabschnitten bei Verdauungsstörungen vom Typ der Dyspepsie der Ackergauchheil, *Anagallis.* Besonders bei spastisch-schmerzhaften Zuständen kann man immer wieder verblüfft sein über die unmittelbare Wirkung selbst kleinster Dosen, z. B. 3 × 1 bis max. 3 Tropfen Anagallis D 1. Im Allgemeinen wird man vorsichtig mit D 6–D 3 beginnen und erst allmählich die maximale Dosis geben.

Differenzialtherapeutische Verordnung Die richtige differenzialtherapeutische Verordnung von Bittermitteln ist eine ähnliche Kunst des Arztes, der sich einer anthroposophisch ergänzenden Methode in der Medizin bedient, wie beispielsweise die Metall- oder Misteltherapie. Man kann bei subtiler Beobachtung immer wieder erstaunt über die tief greifenden Wirkungen der verschiedenen Bittermittel sein.

In den speziellen Kapiteln zu Krankheiten tauchen sie an verschiedensten Stellen auf und können daher als eine Art Universalheilmittel einer anthroposophisch ergänzten Medizin missdeutet werden. Ihre therapeutischen Möglichkeiten versteht der Arzt, wenn er ihre Beziehung zur menschlichen Ich-Organisation studiert.

Bei den Bittermitteln wird die Reduzierung des Sortiments bei Weleda (S. 121) schmerzhaft bewusst. Es gibt oft nur die Urtinktur. Aus dieser lassen sich jedoch durch Sonderanfertigungen alle gewünschten Potenzstufen ableiten.

Präparate und Arzneiformen

- Absinthium Tropfen* D 1–D 6
- Absinthium D 1/Resina Laricis D 3 aa Tropfen
- Anagallis Tropfen* D 1–D 6
- Gentiana lutea Tropfen* D 1, 5 %, D 2–D 10
- Gentiana lutea Rh Tropfen 5 %
- Gentiana Magen Globuli (mit Wermut, Brechnuss und Löwenzahn)
- Cichorium Tropfen* D 1–D 30
- Cichorium Rh Tropfen D 3, D 6
- Geum urbanum Tropfen* D 1–D 4
- Geum urbanum Rh Tropfen D 3

14.6 Ätherische Öle

Heilmittel aus ätherischen Ölen spielen wiederum in der Phytotherapie oder anderen Naturheilverfahren eine bedeutsame Rolle. Bei der hier beschriebenen medizinischen Methode sind es vor allem Johanniskraut (Hypericum), Lavendel, Melisse und Rosmarin, die vielfältig zum Einsatz kommen. Aufgrund der in ätherischen Ölen stofflich gebundenen Wärme und der jeweiligen Duftkomponente haben auch sie – ähnlich wie Bittermittel – eine innige Beziehung zur menschlichen Ich-Organisation. Dabei vertritt Rosmarin die mehr anregende, Lavendel und Melisse die mehr beruhigend-ausgleichende Seite. Johanniskraut ist eine echte Sonnenpflanze, die auch als pflanzliches Gold bezeichnet werden könnte. Seine vielfältige und umfassende Anwendung wird dadurch verständlich.

Die ätherischen Öle werden gerne als Bäder verabreicht, wobei sich die spezielle Zubereitung als Öldispersionsbad nach Junge besonders bewährt hat. Bei diesem wird das Öl in feinste Tröpfchen emulgiert, wodurch es eine sehr große Oberfläche bildet und jeden Ort der Haut erreicht. Öldispersionsbäder mit ätherischen Ölen sollen nicht zu warm sein, am besten 37–38 °C, weil dann die heilsame Wirkung der ätherischen Öle ganz zur Entfaltung kommt. Sie können als Voll- und auch Teilbäder angewendet werden.

Präparate und Arzneiformen

- Hypericum Rh Tropfen D 3, Globuli D 2–D 3, D 6; Öl 5 %, 25 %
- Rosmarinsalbe 10 %, Rosmarinbademilch
- Rosmarinus Tropfen D 1–D 30; -öl 10 % (Wala)
- Lavendelbademilch, -öl 10 %
- Melissa Tropfen D 1–D 4 (DHU); Melissenöl 5 % (Wala)

14.7 Gifte als Heilmittel

Herausforderung der Ich-Organisation Als ein besonderes, vor allem bei Entzündungskrankheiten wirksames Heilprinzip können tierische und pflanzliche, in geringem Umfang auch mineralische Gifte genannt werden. Steiner charakterisierte die Giftwirkung im menschlichen Organismus derart, dass es sich um Naturstoffe handelt, die ihre Eigenart gegenüber der menschlichen Organisation stark behaupten können. Die menschliche Ich-Organisation muss große Kraft zu ihrer Überwindung aufbringen, was vor allem eine Frage der jeweiligen Dosis ist. Das hatte bereits Paracelsus erkannt, der davon sprach, dass es die Dosis ausmache, ob ein Naturstoff Gift oder Arznei sei. Im allgemeinen Teil und auch im Kapitel über die Allergie und allergische Krankheiten wurde ausgeführt, dass es eine zentrale Aufgabe der Ich-Tätigkeit im Leibe ist, seine Besonderheit, seine Integrität ständig gegen alle Fremdeinwirkungen zu behaupten. Gifte sind Natursubstanzen, die das Ich in dieser Tätigkeit besonders herausfordern.

Hereinziehen des nächsthöheren Prinzips Nun hat das Giftprinzip nach den Ausführungen Steiners noch eine andere Seite. Er stellte für Giftpflanzen dar, dass diese ein höheres, nämlich seelisches Prinzip, welches sich normalerweise nicht mit der Pflanze leiblich verbindet, in sich hineinziehen, wobei er auch von deren Gier nach diesem seelischen Prinzip sprach. Im Mineralischen haben wir die reine Stoffwelt vorliegen. Lebenstätigkeit, seelisches oder gar geistiges Prinzip der Mineralien existieren außerhalb dieser Stoffe, verbinden sich nicht innerlich mit ihnen. Für die Pflanze gilt bereits eine Durchdringung der Stoffwelt mit der Lebenstätigkeit, sodass wir sagen können: Die Pflanze hat einen Stoff- und einen Lebensleib. Beim Tier tritt als drittes noch das seelische Element der Empfindung hinzu, sodass dieses aus Stoff-, Lebens- und Seelenleib zusammengesetzt ist. Erst im Menschen wird die Viergliedrigkeit der leiblichen Gestaltung durch das Hinzutreten der Ich-Organisation ausgebildet.

Merke

Nun können wir also in Ausweitung der Darstellungen Steiners sagen, dass in der Giftbildung immer das nächsthöhere Prinzip in das entsprechende Naturreich hineingezogen wird, was gegenüber der normalen (gesunden) Entwicklung bereits Abweichung oder Kränkung bedeutet.

Von daher mag die besondere Heilwirkung der Gifte für den Menschen verständlich werden. Für das Mineralreich existieren u. a. in Phosphor und Arsen Stoffe, die außerordentlich starke Giftwirkungen haben können.

Entzündungskrankheiten Bei Entzündungskrankheiten haben besonders die pflanzlichen und die tierischen Gifte große Bedeutung, wobei wir bei den Giftpflanzen eine Beziehung zur menschlichen Seelentätigkeit im Sinne des Seelenleibes und bei den Tiergiften eine solche zur menschlichen Ich-Organisation annehmen dürfen. Als exemplarische Heilmittel dieses Typs seien die Tollkirsche (*Atropa belladonna*) und die Honigbiene (*Apis mellifica*) genannt.

14.7.1 Tiergifte

Apis mellifica Apis, das aus der Honigbiene gewonnene Heilmittel, wirkt direkt auf die Ich-Organisation, diese anregend und verstärkend und damit eine genügende Aufnahme der Tätigkeiten des Seelenleibes in den Lebensleib bewirkend. Über die Bienen hat Steiner viel gesprochen und ihren Zusammenhang mit dem menschlichen Ich und speziell der Ich-Organisation beschrieben. Es ist eine Eigenart des Bienenstocks, dass hier nicht nur in dem Zusammenwirken eines Volkes eine außerordentliche Weisheit und Organisation existiert, sondern dass die normale Temperatur in dem Bienenstock 37 °C beträgt, also der menschlichen Blutwärme entspricht. Tierische Gifte können generell als anregend auf die Ich-Organisation charakterisiert werden, wobei eine enge Beziehung zu deren Einwirkungen in den Lebensleib besteht und insofern mit solcher Therapie auch eine starke Vitalisierung verbunden sein kann. Deshalb sind Gifte auch häufig wirkungsvolle Heilmittel bei verhärtenden und ablagernden Krankheiten, also den Sklerosekrankheiten.

Lachesis muta Das gilt ähnlich auch für Lachesis, das Gift der Grubenotter (*Lachesis muta*). Es dient uns ganz besonders zur Anregung von Lebenskräften bei Erschöpfungszuständen, z. B. als Injektion D6. Nicht sistierende Blutungen bei allgemeiner, leiblicher Schwächung oder auch frische Thrombosen sprechen gut auf Lachesis an.

Vespa crabro Bei akuten rheumatischen Erkrankungen mit plötzlichen Versteifungen (z. B. Lumbago, Myogelosen) kann auch das Gift der Hornisse, *Vespa crabro*, angewandt werden.

14.7.2 Pflanzengifte

Belladonna Für Belladonna beispielsweise wurde die Heilwirkung von Giften bei Sklerosekrankheiten schon bei der Parkinson-Krankheit dargestellt (Kap. 6.6). Belladonna, ein auch in der Homöopathie viel benutztes Heilmittel, dessen Hauptgift Atropin in synthetischer Form auch in der naturwissenschaftlich orientierten Medizin seine Anwendungsgebiete hat, besitzt eine direkte Beziehung zu der menschlichen Nerventätigkeit. Diese wiederum steht unter der Herrschaft des Seelenleibes. Belladonna erregt also eine stärkere Nerventätigkeit, was im Übermaß als Vergiftungsbild studiert werden kann. Therapeutisch eingesetzt, meist in sehr niedriger Potenz D3 beginnend, kann es der bei Entzündungen übermäßigen Stoffwechseltätigkeit entgegenwirken und die Minderfunktion im Nerven-Sinnes-Gebiet so anregen, dass sich wieder ein gesundes Gleichgewicht mit den Stoffwechseltätigkeiten bildet. Man kann sogar durch eine Dosierung, die bereits die Grenze zur Vergiftung berührt, die Nerven-Sinnes-Tätigkeit vorübergehend in ein Übergewicht bringen, um die überwuchernde entzündliche Stoffwechseltätigkeit wieder auf ein normales Maß zurückzubilden. Stärke und Dauer einer solchen Dosierung erfordert – das sei wiederholt – die ärztliche Kunst. Eine Kombination von Apis und Belladonna ist das Fertigarzneimittel Erysidoron 1, das ein Basismittel für alle bakteriellen, fieberhaften Erkrankungen, z. B. auch für das Erysipel (Kap. 11.6), ist.

Solanum lycopersicum, Hyoscyamus und Dulcamara Weitere starke Giftpflanzen stammen aus der Familie der Nachtschattengewächse. Die therapeutische Möglichkeit der Tomate (S. 219), *Solanum lycopersicum,* wurde für die chronischen Hepatitiden ausführlich dargestellt. Auch das **Bilsenkraut** (*Hyoscyamus*) im Cardiodoron wurde schon erwähnt; ergänzend sei noch auf das Bittersüß, *Solanum dulcamara,* hingewiesen.

Stramonium Auch der Stechapfel, *Datura stramonium,* wird häufig verwendet, z. B. beim Morbus Parkinson.

Präparate und Arzneiformen

- Apis mellifica Ampullen D 3–D 30; Tropfen D 3–D 30; Salbe 1 %; Globuli D 6
- Apis ex animale Gl Ampullen D 5–D 30
- Lachesis Ampullen D 6–D 30; Tropfen D 6, D 12, D 30
- Belladonna Tropfen D 4, D 6; Zäpfchen 1 %; Ampullen Rh D 4–D 20; Augentropfen Rh D 6
- Erysidoron 1 Tropfen (Apis D 2/Belladonna D 2); Apis Belladonna Globuli; Ampullen
- Solanum lycopersicum herba Tabletten D 2, D 4; Fructus Rh Ampullen D 6
- Stramonium herba Tropfen D 4–D 30 (DHU)

- Vespa crabro Ampullen D 3 D 4, D 6; Tropfen D 6; Salbe 1 %
- Vespa crabro ex animale Gl Ampullen D 5–D 30
- alle Einzelmittel sind zusätzlich in zahlreichen Kombinationsmitteln enthalten

14.8 Häufig verwandte mineralische Einzelmittel

14.8.1 Arsen

Verbindung zum Astralleib Rudolf Steiner schildert, wie jede Tätigkeit des Astralleibes in unserem Organismus ein feines „Arsenisieren" ist, das allerdings keiner stofflichen, sondern einer dynamischen Wirklichkeit entspricht:

„Das menschliche Wesen wirkt selbst so in sich, wie das Arsen draußen wirkt."

Das „Arsenisieren" bewirkt in uns **Wachheit** und **Empfindung.** Bringen wir nun Arsen in kleinen Dosen in den menschlichen Organismus, so wird die Tätigkeit des Astralleibes angeregt, er wird energisiert, greift tiefer in den Lebens- und in den physischen Leib ein. Arsen als Heilmittel begrenzt auch ein zu starkes ätherisch-lebendiges Wuchern.

Zeitlich begrenzte Anwendung Arsen sollte nie lange angewandt werden, da unser Astralleib zu rasch die Bequemlichkeit dieser Unterstützung von außen erlebt und sich davon abhängig macht. Früher gab es die sog. Arsenik-Esser, die sich durch kleine Dosen Arsen putschten. Wenn sie dann damit aufhörten, verfiel der Organismus rasch. Unser Verständnis der Arzneimittelgewöhnung sollte also immer wieder neu überdacht werden.

Arsenverbindungen Arsen kommt in zahlreichen natürlichen Verbindungen vor; auf Skorodit (nat. Eisenarsenat) und Olivenit (nat. Kupferarsenat) wurde schon bei der Metalltherapie hingewiesen. Eine natürliche Verbindung von Arsen und Schwefel ist das Realgar. Eine ganz besondere Kombination von Eisen, Kupfer und Arsen existiert in den natürlichen Heilquellen von Levico und Roncegno. Steiner hat beide zur inneren und äußeren Anwendung als Roboranzien, besonders auch bei schwächlichen Kindern, sehr empfohlen. Schließlich sei noch auf einen Hinweis Steiners aufmerksam gemacht, der den weißen Germer (*Veratrum album*) als pflanzliches Arsen bezeichnete. Will man also die Arsenwirkung schon in einer durch die Pflanze vitalisierten Form verordnen, empfiehlt sich Veratrum in niedriger bis mittlerer Potenz (D 3–D 6). Es ist z. B. ein ausgezeichnetes Mittel in der Rekonvaleszenz nach Viruserkrankungen. Auch Veratrum sollte nur begrenzte Zeit angewendet werden.

Hauptindikation Neurodermitis Eine unserer Hauptindikationen für die Verordnung von Arsen ist der quälende Juckreiz bei der Neurodermitis. Hier werden sog. „Arsen-Kuren" durchgeführt, wie sie in dem speziellen Krankheitskapitel beschrieben werden (Kap. 9.5). Auch auf die Besonderheit von Stibium arsenicosum zur Anregung eines geschwächten Stoffwechsels wurde bereits in dem Kapitel über Antimon hingewiesen.

Merke
Arsen ist ein wichtiges Heilmittel, dessen Anwendung den damit erfahrenen Arzt voraussetzt, da es ein starkes Gift ist. Bei seiner Verordnung muss behutsam vorgegangen werden.

Präparate und Arzneiformen von Arsen

- Arsenicum album (Arsen[III]-oxid, Hüttenrauch) Ampullen D 6, D 12, D 30; Tropfen D 6–D 30; Globuli D 6, D 12, D 30 (DHU)
- Stibium arsenicosum Ampullen D 8, D 15; Tropfen D 8; Pulver D 6
- Olivenit (nat. Kupferarsenat) Ampullen D 6, D 8; Tropfen D 8–D 30; Pulver D 4, D 6
- Realgar (nat. Arsensulfid) Ampullen D 8–D 30; Pulver D 4, D 6
- Skorodit (nat. Eisenarsenat) Ampullen D 8–D 30; Pulver D 6, D 10
- Levico Ampullen D 3; Tropfen D 1 D 2, D 3
- Veratrum album Ampullen D 3; Tropfen D 2, D 3, D 4
- zusätzlich zahlreiche Kombinationsmittel

14.8.2 Quarz (Kieselsäure)

Kieselsäure und Sinnesorganisation Quarz oder die Kieselsäure ist neben dem Kohlenstoff der eigentliche Erdenstoff. Die ganze Erde ist durchzogen von Kieselsäure als Grundstoff alles Mineralischen. Steiner schildert, wie die Kieselsäure entwicklungsgeschichtlich zusammen mit der menschlichen Sinnesorganisation entstand, was auch die innige Verwandtschaft beider begründet. Quarz wird von Steiner als absolut **geistdurchlässig** bezeichnet. Die sechseckige Kristallisationsform des Bergkristalls zeigt eine Verwandtschaft zur Honigwabe im Bienenstock, was uns zart dazu lenken kann, seine Beziehung zum menschlichen Ich zu erahnen (Apis (S. 297)). Dieses wiederum wird von Steiner ganz direkt ausgesprochen. Kieselsäure ist die Substanz im menschlichen Organismus, die sich ganz dem **Menschen-Ich** zur Verfügung stellt, wenn dieses seinen Organismus nach außen wie nach innen begrenzt. Die **Begrenzung** nach außen erfolgt vor allem gegen alle Naturprozesse, die Begrenzung nach innen ist gegenüber den unbewussten Ernährungs-, Wachstums- und Regenerationsvorgängen notwendig. Am stärksten wirksam ist die Kieselsäure in der Sinnesorganisation und im Kopfbereich; hier finden wir auch ihre stoffliche Wirkung. Im Stoffwechsel-Bewegungs-System ist die Kieselsäure vorwiegend dynamisch wirksam, sie wirkt zusammen mit dem Ich von unten „synthetisierend", d. h. alle Substanzen, Gewebe, Systeme in Einheit fassend, tendenziell auflösend und auch „alles durcheinander werfend", stark auch den Egoismus erzeugend. Vom Nerven-Sinnes-System aus dagegen wirkt die Kieselsäure „differenzierend", die einzelnen Organe plastizierend und gestaltend.

Hauptmittel bei allergischen Erkrankungen Quarz kann als Hauptmittel bei allergischen Krankheiten bezeichnet werden, hat aber darüber hinausgehend fast für alle Krankheitsformen therapeutische Bedeutung. Ist beispielsweise ein Organ in seiner Wahrnehmungsfähigkeit geschwächt, kann Kieselsäure – richtig an den Ort gebracht – dieses ausgleichen, es wirkt **bewusstseinsstärkend.** Bei schon länger verlaufenden (protrahierten) oder chronischen Erkrankungen muss vielleicht eine kurze Behandlung mit Schwefelpräparaten vorausgeschickt werden.

Edelsteine und Kieselpflanzen In Form der Edelsteine und Halbedelsteine, die überwiegend Quarzverbindungen darstellen, bestehen tiefe Beziehungen zu den menschlichen Sinnesorganen, was auch schon Verfassern alter medizinischer Lehren, beispielsweise der Heiligen Hildegard von Bingen, bewusst war. Bei allen Störungen im Nerven-Sinnes-System, die dort ihren Ursprung haben, auch wenn die Symptome in anderen Bereichen auftreten, sind stark potenzierte Kieselsäurepräparate Mittel der ersten Wahl. Will man unmittelbar im Stoffwechselbereich Kieselwirkung zur Geltung bringen, geschieht das besser durch sog. Kieselpflanzen, in denen die Kieselsäure bereits durch die Pflanzenorganisation „belebt, vitalisiert" wurde. Als typische Kieselpflanzen können Arnika, Schachtelhalm, Wegwarte, Kamille und die Walderdbeere bezeichnet werden. Bis auf Letztere handelt es sich um „große" Heilpflanzen, die auch in der Phytotherapie und Homöopathie häufig verordnet werden.

Hilfreich ist vielleicht auch der Hinweis, dass die therapeutische Kieselwirkung durch eine vorausgegangene Rohkost intensiviert werden kann.

Physische Grundlage der Ich-Organisation All das hier Ausgeführte wird in einem Satz Steiners im 14. Kapitel von *Grundlegendes für eine Erweiterung der Heilkunst nach geisteswissenschaftlichen Erkenntnissen* zusammengefasst:

> *„Die Kieselsäure bildet die physische Grundlage der Ich-Organisation."*

Präparate und Arzneiformen von Quarz

- Quarz (natürlich kristallisierte Kieselsäure, Silicumdioxid) Ampullen D 6–D 60; Pulver 50 %-D 30; Globuli D 12, D 20, D 30; Creme 10 %; Augentropfen D 8
- Silicea colloidalis comp. Gel
- Natürliche Verbindungen mit Metallen (u. a.):
  - Arandisit (nat. Zinnsilikat)
  - Barysilit (nat. Bleisilikat)
  - Dioptas (nat. Kupfersilikat)

- Nontronit (nat. Eisensilikat)
- Chrysolith (nat. Magnesiumeisensilikat)
- kieselhaltige Edel- und Halbedelsteine (u. a.): Achat, Amethyst, Carneol, Jaspis, Onyx, Rubellit, Smaragd, Topas
- zahlreiche Kombinationsmittel; sehr bewährt haben sich auch Luvos Heilerde Kapseln

14.8.3 Conchae (Calcium carbonicum)

Gegenpol zum Quarz Conchae ist Calcium carbonicum, das von der Auster als ihre Schale gebildet wird. Steiner bezeichnet Calcium carbonicum als den Gegenpol zum Quarz, weil es alles Erdhafte und Animalisch-Begierdenhafte in sich trägt. Calcium carbonicum ist Repräsentant des Erdhaften, der Schwere – seine begierdenhafte Natur saugt das Geistige der Welt in sich auf und gibt es nicht wieder frei. In der Besonderheit von Conchae wirkt nun noch der Tierbildungsprozess der Auster.

Ausscheidungskräfte In der menschlichen Organisation wirken diese Kräfte zentral in der Ausatmung und Conchae liegt damit allen Ausscheidungskräften zugrunde. Das hat Steiner wieder in einem Satz zusammengefasst:

> *„Der Kalk hat die Kraft in sich, die als Motor für die Ausatmung wirkt."*

Dringen beispielsweise Ich-Organisation und Seelenleib zu tief in die Stoffwechselorganisation und dort besonders in Lebens- und Stoffleib ein, kann Conchae beide wieder herausleiten. Der menschliche Organismus wird über die verstärkte Ausatmung am Tage wacher, während bei genügender Tageswachheit Conchae abends schlaffördernd wirkt. Der kohlensaure Kalk ist schließlich auch Grundstoff der von den Erdkräften und ihrer Schwere abhängigen Knochenbildung, während die mehr gestaltende „kosmische" Knochenbildung vom phosphorsauren Kalk vermittelt wird.

Conchae als Konstitutionsmittel Conchae ist also ein Konstitutionsmittel bei solchen Menschen, die seelisch-geistig zu tief in ihre Leiblichkeit geraten, die ungenügende Ausscheidungs- und Ausatmungstätigkeit zeigen, die sich am Tag als dumpf erleben. Auch bei hysterischer Konstitution ist Conchae therapeutisch wirksam, vor allem in Verbindung mit Bryophyllum.

Präparate und Arzneiformen von Conchae/Calcium carbonicum

- Conchae (Austernschalen, nat. Calciumcarbonat) Ampullen D 8–D 30; Pulver 50 %–D 30
- Bryophyllum D 5/Conchae D 7 aa Ampullen (auch 10 ml)
- Aufbaukalk 2 (Conchae 0,5 g/Quercus cortex D 3 1,0 g)
- Marmor D 6/Stibium D 6 aa Ampullen, auch 10 ml; Pulver
- zusätzlich in zahlreichen Kombinationsmitteln

14.8.4 Phosphor

Aufbauende Ich-Tätigkeit Phosphor hat eine unmittelbare Beziehung zur menschlichen Ich-Tätigkeit, genauer zu deren **Willenspol.** Damit besteht eine Beziehung zur aufbauenden Ich-Tätigkeit. Hier existiert eine enge Verwandtschaft zum Schwefel, der aber einen anderen Angriffspunkt hat und mehr dem menschlichen Seelenleib zugeordnet ist.

Gleichgewicht Das Wesentliche an der Substanz Phosphor ist darin zu sehen, dass er die Imponderabilien Licht und Wärme in sich trägt und diese dem Ich für seine Aufgaben im Organismus als Trägersubstanz zur Verfügung stellt. Die wesentliche Phosphorwirkung im Organismus, die wieder nicht stofflich, sondern prozessual zu denken ist, besteht darin, ungleiche Gewichtungen in unterschiedlichen Tätigkeitsfeldern zum Gleichgewicht zu bringen und dabei alles Dynamische statisch zu machen. Steiner nannte diese Seite der Phosphorwirkung auch „Phosphoreszieren". Ähnlich wie bei der bereits beschriebenen Arsenisierungs-Tendenz im menschlichen Astralleib beschreibt diese also eine Tätigkeit unserer Ich-Organisation, der die Außenwirkung von Phosphor in der Natur entspricht. Wir können auch sagen:

Merke
Das menschliche Ich trägt die Phosphorwirkung wesenhaft in sich, ist Phosphorträger bis an die äußerste Peripherie des Organismus.

Wirkung auf Seelenleib und Ich Über die Heilwirkungen des natürlichen Phosphors im menschlichen Organismus existieren scheinbar widersprüchliche Aussagen Steiners. Zum einen ist der Phosphor geeignet, Seelenleib und Ich in den menschlichen Organismus zurückzuführen, wenn diese nicht recht an ihn heran mögen. Auf der anderen Seite können kleine Phosphormengen die Wirkung haben, die sich zu stark im Stoffleib und Lebensleib einnistenden Ich-Kräfte herauszudrängen. Diese Widersprüchlichkeit löst sich auf, wenn auf die Doppelnatur des Menschen oder die Polarität von Nerven-Sinnes-System mit den ihm zugrunde liegenden Abbauvorgängen und dem Stoffwechsel-Bewegungs-System und den ihm zugrunde liegenden Aufbauvorgängen geachtet wird. Ich und Seelenleib werden auf der Aufbauseite verstärkt, dem Leibe zugeführt, auf der Abbauseite dagegen geschwächt, aus den leiblichen Vorgängen herausgelöst. Wohin sich jeweils die primäre Aktion des verordneten Phosphors wendet, ist eine Frage der Dosierung und der Art der Anwendung.

Stärkung der Ich-Organisation Phosphor hat schließlich beim Überwuchern der Tätigkeiten des Seelenleibes über die Ich-Organisation eine therapeutische Wirkung, die letztere stärkt und damit wieder zum Herrscher über den Seelenleib macht. In dieser Wirkung begründet sich z. B. die Anwendung des Phosphors beim jugendlichen Diabetes mellitus (Kap. 6.4).

Phosphorwirkung in Pflanzenblüten Außer in seiner mineralischen Form finden wir Phosphorwirkungen in vielen Pflanzenblüten und -samen, besonders in den bereits erwähnten ätherischen Ölen. Wenn wir hier auch Phosphor stofflich kaum antreffen werden, so ist er doch in seiner prozessualen, d. h. kräftemäßigen Wirkung dort zu finden.

Präparate und Arzneiformen von Phosphor

- Phosphorus Ampullen D 8 D 20; Tropfen D 5–D 30; Globuli D 8, D 12, D 30; Öl 0,1 %
- Vivianit (nat. Eisen[II]-phosphat) Ampullen D 6
- Apatit (nat. Calciumfluorphosphat) Pulver D 3–D 10 (D 6 in Aufbaukalk 1 mit Cucurbita flos D 2)
- Verbindungen mit Metallen: Ferrum phosphoricum, Magnesium phosphoricum, Phosphorochalcit (nat. basisches Kupferphosphat), Pyromorphit (nat. Bleichlorphosphat)
- zusätzlich in zahlreichen Kombinationsmitteln

14.8.5 Schwefel (Sulfur)

Wirkungen des Schwefels Schwefel hat – wie schon bei Phosphor dargestellt – zu diesem eine nahe Verwandtschaft, ist aber direkt dem menschlichen Astral- oder Seelenleib zugeordnet. So wie Phosphor das Ich aus einer zu tiefen Verankerung in Lebens- und Stoffleib löst, bewirkt dieses Schwefel für den Astralleib. Schwefel ruft weiterhin die Verdauungskräfte zu größerer Tätigkeit auf und beschleunigt die Eiweißbildung, insbesondere durch die Förderung der Aufnahme der Grundeiweißstoffe in das Gebiet des menschlichen Lebensleibes. Es macht diesen geneigt, die Eiweißstoffe in sich aufzunehmen! Auch macht er alle Tätigkeiten im physischen Leib geneigt, die Lebenskräfte in sich wirken zu lassen. Er hat eine starke Beziehung zum menschlichen Stoffwechsel und den in diesem wirkenden Willen. Schwefelsaure Salze dagegen wirken mehr auf das Rhythmische System, auf die Ausscheidungsorgane und hier insbesondere auf die Nierenorganisation.

Mineralische Schwefelverbindungen mit Metallen Als typische mineralische Schwefelverbindungen mit Metallen wurden dort schon Pyrit (Eisensulfid, Schwefelkies), Antimonit (Antimonsulfid, Grauspießglanz) und Zinnober (Quecksilbersulfid) erwähnt. Schwefelbäder führen wir bevorzugt mit Kalium sulfuratum durch. Eine Verstärkung der ausscheidenden Schwefelwirkung besonders bei eitrigen Prozessen gewinnt man auch durch die Verordnung der Kalkschwefelleber, einer komplexen natürlichen Verbindung von Calciumsulfid u. a., die als Hepar sulfuris in der arzneilichen Verordnung bekannt ist.

Schwefelpflanzen Als typische Schwefelpflanzen können das Löffelkraut (*Cochlearia officinalis*) und der Holunder (*Sambucus nigra*) bezeichnet werden. Hat das Löffelkraut vor allem die Beziehung zur Eiweißbildung im menschlichen Organismus, wirkt hier also „anabol", fördert Holunder sehr stark die Ausscheidungsvorgänge, was in der Volksheilkunde auch zur Unterstützung von Schwitzbädern genutzt wird.

Ein sehr wichtiges, die Schwefelwirkungen vermittelndes Arzneimittel ist schließlich für uns Equisetum cum Sulfure tostum, eine Präparation aus Schachtelhalm und geröstetem Schwefel. Hier wird der noch speziell durch den Röstvorgang „sulfurisch" verstärkte Schwefel in Verbindung mit der Kieselwirkung im Schachtelhalm gebracht. Dadurch wird der menschliche Astralleib angeregt, sich ganz und in reiner Form der Ich-Tätigkeit zur Verfügung zu stellen.

Schwefel in Typenmitteln Schließlich kann daran erinnert werden, dass der Schwefel auch ein wichtiger Bestandteil in dem Typenmittel Kephalodoron ist, ebenso in Erysidoron 2 in Kombination mit Kohle.

Präparate und Arzneiformen von Schwefel

- Sulfur (gereinigter nat. Schwefel) Ampullen D 6, D 30; Pulver D 6, D 12, D 30; Globuli D 6, D 12, D 30;
- Cochlearia officinalis Tabletten* 10 %; D 1 Tabletten (DHU); Globuli D 3; Salbe 10 %
- Sambucus nigra Tropfen D 3–D 6 (DHU)
- Sambucus comp. Ampullen, Globuli (mit Lärchenharz)
- Hepar sulfuris Ampullen D 6; Tropfen D 8–D 30; Pulver D 4–D 6
- Equisetum cum Sulfure tostum; Ampullen D 6, D 15; Pulver D 1–D 6

14.9

Häufig verwandte Heilpflanzen

Wenn man dem Satz von Paracelsus folgt, dass für jede Krankheit ein Kraut gewachsen sei, müsste die Darstellung der Heilpflanzen in diesem Teil III zur Therapie den größten Umfang einnehmen. Aufgrund dieser Fülle jedoch soll eine Begrenzung auf wenige Heilpflanzen erfolgen, an denen die ergänzende Sichtweise gegenüber einer Phytotherapie oder Homöopathie dadurch deutlich wird, dass auf das innere Wesen und weniger auf die Inhaltsstoffe einer solchen Heilpflanze geblickt wird.

Die Anschauung von Paracelsus hat Steiner dahingehend metamorphosiert, dass jede Pflanze ein Abbild einer menschlichen Krankheit sei. Auch hat er sehr deutlich gemacht, dass die Pflanzen zukünftig immer weniger direkt ihre Heilwirkungen vermitteln können, sondern dass durch einen pharmazeutischen Prozess die Heilwirkung einer Pflanze erst wieder hervorgelockt werden müsste. Auch gehört nach seiner Erkenntnis die Zukunft den mineralischen und dort synthetischen Arzneimitteln, für die Kephalodoron oder Scleron beispielhaft genannt seien. So regte er auch die Bildung mineralischer Kompositionen nach dem Vorbild einer Pflanze an, was dann durch Pharmazeuten entwickelt wurde. Beispielhaft existieren hier Solutio Ferri comp. als mineralische Komposition nach dem Modell von *Urtica dioica*, Solutio Sacchari comp. nach dem Modell von *Chamomilla* radix, Solutio Silicea comp. nach dem Modell von *Equisetum arvense*. Diese stellen erste Anfänge einer Entwicklung dar, es existiert aber noch ein großer Forschungsbedarf.

14.9.1 Arnika

Äußere Verletzungen Die Arnika (*Arnica montana*) ist eine große Heilpflanze, besonders gegenüber allen **traumatischen Verletzungen** des Organismus. Steiner sagt von ihr, dass sie starke Kieselwirkungen in sich trägt, ergänzt durch Kalium- und Kalksalze, einen nicht unbeträchtlichen Gerbstoffgehalt und schließlich phosphorische ätherische Öle, „wodurch das Ganze so aufgebaut wird, dass es direkt ein Phantom wird des menschlichen Ich-Organismus". Arnika wird als Pflanze beschrieben, die bei äußeren Verletzungen den Seelenleib von innen her aufruft, der Ich-Organisation bei der Bewältigung und Wiederherstellung hilfreich zur Seite zu stehen. Auch wird ihre unmittelbare Beziehung zum menschlichen **Nervensystem** genannt, das direkter physischer Abdruck des Astralleibes ist. In hohen Potenzen kann Arnika also auch eine zu starke Wirksamkeit des Astralleibes, die sich dann beispielsweise überformend und zu stark abbauend in einer Arthrose zeigt, wieder auf das gesunde normale Maß zurückführen helfen.

Indikationen Bei der Häufigkeit äußerer Insulte gibt es für Arnika also vielfältige und häufige Indikationen, von der Gehirnerschütterung über Sportverletzungen bis zu postoperativen Traumen, vor allem Hämatome. Eine viel zu wenig genutzte Möglichkeit, den natürlicherweise auftretenden **postoperativen Schmerzen** im Wundgebiet vorzubeugen, ist die Verordnung von Arnica planta tota D 3 Tropfen, die 3–4 Tage vor dem geplanten operativen Eingriff 3 × 8–10 Tropfen täglich eingenommen und nach der Operation dann so früh wie möglich in den ersten Tagen stündlich 10 Tropfen bis zum vollständigen Abklingen der Beschwerden fortgesetzt werden. Es ist jedes Mal wieder erstaunlich zu beobachten, dass als Folge einer solchen scheinbar einfachen Verordnung kaum Schmerzmittel nötig sind und dass auch der Wundheilungsverlauf ein ganz ausgezeichneter ist.

Auch nach einem apoplektischen Insult injizieren wir an den ersten Tagen 2 × täglich Arnica radix D 30 subkutan an dem nicht gelähmten Arm, später dann 2 × wöchentlich im Wechsel mit Plumbum mellitum D 20.

14.9.2 Ringelblume

Die Wundheilung wird ebenfalls eindrucksvoll durch Auflagen von Calendula-Essenz gefördert, vor allem wenn es sich um oberflächliche Schürfwunden oder schlecht heilende Ulzera handelt. Die Ringelblume (*Calendula officinalis*) hat eine unglaublich reinigende und die Wundheilung fördernde Kraft, für die es kaum Vergleichbares gibt.

14.9.3 Schachtelhalm

Eine wichtige Heilpflanze ist auch der Schachtelhalm (*Equisetum arvense*), der als Pflanze eine Reminiszenz an sehr alte Erdenzeiten ist, in denen die Pflanzen noch Mineralisches und Tierisches in sich trugen. Damals beherrschte eine feucht-luftige Eiweißatmosphäre die Erde, erst später kam es dann zu deutlicherer Trennung von Luft und Wasser. Schachtelhalm ist eigentlich ganz Stängel, Aufrechte! Innerlich ist die Pflanze von feinen Luftkanälen durchzogen, die bis in die Wurzeln reichen. Schachtelhalm bildet Saponine, die diese besondere **Verbundenheit von Luft und Wasser** in der Schaumbildung sichtbar machen. Wichtig sind auch schwefelsaure Alkalien, von denen Steiner sagt, dass sie den Seelen- oder Astralleib an die Nierenorganisation heranführen. Der stärkere Kieselgehalt wurde schon erwähnt. Im menschlichen Organismus steigert Equisetum die Empfindsamkeit der **Nieren,** holt eine zu intensive Ich-Wirkung aus der Nierenorganisation heraus und kann auch bei einer zu schwachen astralischen Organisation der Nieren deren Aufgaben zeitweise übernehmen. Die Aufbauseite der Nieren wird verstärkt, insbesondere die Lichtbildung. Equisetum erweist sich also typisch als ein substitutives Heilprinzip (Kap. 14.2.1).

14.9.4 Lebensbaum

Überwindung von Fremdwirkungen Schließlich sei noch auf Thuja hingewiesen. Der Lebensbaum (*Thuja occidentalis*) hilft der menschlichen Ich-Organisation vom Lebensleib aus, alle Fremdwirkungen in sich zu überwinden. Wenn also von außen aufgenommene Substanzen im Darm nicht genügend in den verdauenden Auflösungsprozess einbezogen werden, kann Thuja diese Verdauungsvorgänge in der richtigen Weise verstärken. Für uns spielt Thuja eine bedeutende Rolle in der Aufarbeitung moderner Arzneimittelwirkungen wie beispielsweise Antibiotika oder Chemotherapeutika. Ehe nach Einsatz solcher Mittel eine Behandlung begonnen wird, die an die im Organismus vorhandenen Heilungskräfte appelliert, diese reguliert oder auch ordnet, schalten wir gerne eine kurze Phase der Therapie mit Thuja occidentalis D 3, 3 × 8–15 Tropfen täglich ein.

Veraschung von Pflanzen Abschließend sei zu den kurzen Hinweisen der Besonderheit von Heilpflanzen unter den Gesichtspunkten einer anthroposophisch ergänzten Medizin noch darauf aufmerksam gemacht, dass durch Veraschung oder Verkohlung der Pflanzen deren Wirksamkeiten stark in Richtung aller ausscheidenden Vorgänge und damit der Ausatmung ganz allgemein konzentriert werden können. Solche Cinis-(Asche-) oder Carbo-(Kohle-)Präparate können die therapeutische Vielfalt einer intuitiven Heilkunst außerordentlich bereichern.

Präparate und Arzneiformen häufig verwandter Heilpflanzen

- Arnica radix Tropfen D 3, D 6, D 20; Rh Ampullen D 20, D 30;
- Arnica planta tota Rh Ampullen D 3–D 30; Tropfen D 3–D 30; Globuli D 2–D 30; Augentropfen Rh D 3; Essenz zur äußeren Anwendung
- Arnica flos Öl 10 %
- und enthalten in zahlreichen Kombinationsmitteln
- Calendula Tropfen Ø, D 1–D 6*; Gel 10 %; Essenz zur äußeren Anwendung; Augentropfen D 4, Calendula Wundsalbe
- Calendula flos H Öl 10 %
- Equisetum arvense Tropfen D 1–D 30*; Globuli D 3–D 15; Salbe 10 %; Öl 10 %; Tinktur und Essenz zum äußeren Gebrauch 10 %
- Equisetum arvense Rh Ampullen D 3, D 6; Tropfen D 3, D 6, D 15, D 30
- Equisetum arvense D 15/Formica D 10 Ampullen (Arthrosen); Equisetum/Formica Ampullen, Globuli
- Equisetum cum Sulfure tostum Ampullen D 6, D 15; Pulver D 1–D 6
- Equisetum arvense Silicea cultum Rh Ampullen D 2, D 3; Tropfen D 3
- Thuja occidentalis Tropfen Ø, D 3–D 12; Globuli D 3–D 30; Salbe 10 %; Tinktur und Essenz zur äußeren Anwendung 20 %
- Thuja occidentalis Ampullen D 3, D 6, D 30; Tropfen D 3
- Thuja occidentalis Argento culta Ampullen Rh D 3; Tropfen D 3
- zusätzlich zahlreiche Kombinationsmittel

Literatur

[1] Fintelmann V, Weiss RF, Kuchta K. Lehrbuch Phytotherapie. Stuttgart: Haug; 2016

[2] Römer F. Therapiekonzepte der Anthroposophischen Medizin. Stuttgart: Haug; 2014

[3] Pelikan W. Heilpflanzenkunde, Bände I–III. Dornach: Verlag am Goetheanum; 2012

[4] Simonis WC. Heilpflanzen und Mysterienpflanzen. Wiesbaden: VMA; 1991

14.10 Misteltherapie *(Viscum album)*

Einsatz in der Krebstherapie Die Therapie mit Mistelpräparaten (*Viscum album*) soll hier mit besonderem Bezug zur Karzinomkrankheit dargestellt werden. Natürlich gibt es für die weißbeerige Mistel auch andere Indikationen. Sie muss dann aber nicht den spezifischen maschinellen pharmazeutischen Prozess durchlaufen, wie die für die Krebskrankheit spezialisierten Mistelpräparate. Nur über Letztere und ihre Indikationen soll hier geschrieben werden.

Hauptindikation: Kanzerose Es gehört zu den scheinbar unerfüllten Voraussagen Steiners, dass die Mistel das zukünftige Krebsheilmittel schlechthin sei und sogar das Messer der Chirurgen ersetzen könne. Es wurde schon in einem früheren Kapitel zur Therapie der Krebskrankheit dargestellt, dass sich diese Voraussage nur dann erfüllen kann, wenn das Verständnis für die Krankheit über den reinen Aspekt der Geschwulstbildung als deren Endstadium hinaus erweitert wird. Hauptindikationsbereich für die Misteltherapie ist das Stadium der Kanzerose, wie es ausführlich dargestellt wurde (Kap. 12.2.1). Es ist auch an dieser Stelle unmöglich, alle Einzelheiten der möglichen Misteltherapie bei der Karzinomkrankheit darzustellen, da dies den Umfang eines eigenen Buches erfordert [2]. Hier soll lediglich der Versuch gemacht werden, besondere Grundsätze einer solchen Therapie zu formulieren und die verschiedenen Mistelpräparate in ihren unterschiedlichen Möglichkeiten zu charakterisieren. Auf Literatur wird am Schluss dieses Kapitels verwiesen, auch können zu den einzelnen Präparaten von den jeweiligen Herstellern ausgiebige Richtlinien und auch Literatur zum Thema angefordert werden. Dabei darf allerdings nicht überraschen, wenn der hier eingenommene Standpunkt einer erweiterten Auffassung der Krebskrankheit dort nicht mit der gleichen Konsequenz vertreten wird. Auch in vielen anthroposophischen Empfehlungen zur Krebstherapie dominiert der Blick auf das eigentliche Geschwulststadium, die Kanzerose wird höchstens als Vorstadium („Präkanzerose") erwähnt.

Pharmazeutischer Prozess Warum die weißbeerige Mistel als ein zentrales und zukünftiges Krebsheilmittel bezeichnet werden kann, wurde bereits ausgeführt (Kap. 12.4). Dabei muss berücksichtigt werden, dass die Mistel durch bestimmte Mischungsvorgänge von Sommer- und Wintersäften erst zu diesem Krebsheilmittel gemacht werden muss. Gerade der dazu notwendige pharmazeutische und maschinelle Prozess ist durch Jahrzehnte hindurch Forschungsgegenstand gewesen. Durch beides unterscheiden sich auch die einzelnen Präparate. Im Folgenden sollen diese kurz dargestellt werden.

14.10.1 Iscador

Iscador ist das älteste und auch am umfassendsten erprobte Mistelpräparat. Für Iscador ist der 1935 gegründete Verein für Krebsforschung in Arlesheim/Schweiz mit seinem Forschungsinstitut Hiscia und der Spezialklinik für Geschwulstkranke, der Lukas-Klinik, beide ebenfalls in Arlesheim, verantwortlich. Es existiert eine sehr umfangreiche Literatur, in der die Wirksamkeit für verschiedene organische Krebsarten gut belegt ist. Über den jeweiligen Stand der Forschung und klinischen Erfahrung informiert ein jährlich erscheinender Bericht, der vom Verein für Krebsforschung herausgegeben wird. Die zweimal jährlich stattfindende Mistelernte von verschiedenen Wirtsbäumen (Apfel, Kiefer, Eiche und Ulme), die Verarbeitung mittels milchsaurer Fermentation, Abpressen und Filtration und die dann folgende Mischung in der mehrfach neu konzipierten Spezialmaschine finden für jede Wirtsbaummistel gesondert unter der Verantwortung der Hiscia statt, die auch für die Ampullierung und den gesamten Vertrieb zuständig ist (bis 2014 Weleda AG).

Die Dosierungen reichen von minimal 0,0001 mg bis maximal 20 mg, wobei die angegebene Konzentration die zur Herstellung einer Ampulle benötigte Menge Frischpflanze bezeichnet. Es werden Serienpackungen angeboten, die bereits in bestimmter Reihenfolge eine rhythmische Verordnung in je steigender Dosierung vorsehen. Serie 0 reicht von 0,01–1 mg, Serie I von 0,1–10 mg, Serie II von 1–20 mg. Eine Besonderheit von Iscador sind feste Kombinationen der Mistelpräparate mit bestimmten Metallsalzen, und zwar Silbercarbonat, Kupfercarbonat und Quecksilbersulfat, jeweils in der minimalen Konzentration von 10^{-8} g/Ampulle. Zusätzlich mit Silbersalz kombinierte Präparate heißen Iscador cum Argento, mit Kupfer Iscador cum Cupro, mit Quecksilber Iscador cum Hydrargo. Solche Präparate werden unterschiedlich für die verschiedenen Wirtsbäume angeboten.

14.10.2 Helixor

Das Präparat Helixor entstand auf Initiative einer Arbeitsgruppe von Ärzten, Pharmazeuten und Naturwissenschaftlern, die sich 1971 zu dem Verein für Leukämie- und Krebstherapie e. V. zusammenschlossen. Wegen zunehmender Nachfrage nach diesen Präparaten wurde 1975 die Helixor-Heilmittel GmbH & Co. gegründet, die seither für Herstellung und Vertrieb des Mistelpräparats verantwortlich ist.

Für die Herstellung von Helixor wird die Mistel zu vier verschiedenen Jahreszeiten geerntet, und zwar jeweils zu Beginn und am Ende des Winters und des Sommers. Dabei werden Licht- und Wärmequalitäten, die in der Blüten- und Fruchtbildung zum Ausdruck kommen, besonders berücksichtigt. Aus den frisch geernteten Pflanzen und ihren Teilen wird ein wässriger Extrakt hergestellt, wobei Extraktion und der später folgende Mischprozess von Winter- und Sommerextrakten nach einem speziellen Verwirbelungsprinzip erfolgen. Angeboten werden Präparate von den drei Wirtsbäumen Apfel, Tanne und Kiefer. Die Dosierung erfolgt von minimal 0,01 mg bis maximal 50 mg, wobei die einzelne Tagesdosis noch deutlich höher liegen kann.

Helixor eignet sich gut zur Infusionstherapie, da allergische oder gar anaphylaktische Reaktionen extrem selten beobachtet wurden. Ganz auszuschließen sind sie bei dieser Anwendungsform natürlich nie. Üblichermaßen wird Helixor aber wie die anderen Mistelpräparate subkutan injiziert. Man beginnt im Allgemeinen mit sehr niedriger Dosis, schon um die Verträglichkeit zu prüfen. Diese Dosis wird dann allmählich kontinuierlich bis zur maximalen Wirkdosis gesteigert, die jeweils individuell festzulegen ist. Bei gut erreichbaren Tumoren kann Helixor auch direkt in den Tumor oder in seine unmittelbare Umgebung injiziert werden.

14.10.3 Abnobaviscum

Durch anthroposophische Ärzte und Pharmazeuten wurde 1966 in Pforzheim das Carl Gustav Carus Institut gegründet, das sich die Aufgabe stellte, die Therapie der Krebskrankheit auf anthroposophischer Grundlage zu fördern. Dabei wurde die Entwicklung eines Mistelpräparats in den Mittelpunkt der Arbeit gestellt. Später wurde für Herstellung und Vertrieb die ABNOBA Heilmittel GmbH in Pforzheim gegründet. Ähnlich wie bei Iscador und der Lukas-Klinik besteht eine enge Verbindung für die Abnobaviscum-Präparate mit der Klinik Öschelbronn bei Pforzheim.

Bei der Sommerernte werden die grünen, vegetativen Organe der weiblichen Pflanze (Blätter, grüne Beeren), im Winter hauptsächlich die generativen Organe (Blüten, Blätter, Senker) der männlichen Mistel geerntet und verarbeitet. Die Mischung erfolgt wieder durch ein spezielles maschinelles Verfahren. Es werden Verdünnungsstufen von 1 % bis D 30 angeboten, wobei die Verdünnung nach eigenem Verfahren rhythmisch in Dezimalstufen vollzogen wird. Insgesamt acht verschiedene Wirtsbäume stehen zur Verfügung: Birke, Mandel, Ahorn, Esche, Apfel, Eiche, Tanne und Kiefer. Die übliche Anwendung erfolgt mit subkutanen Injektionen, in besonderen Fällen kann das Präparat auch intravenös verabreicht oder intrapleural oder intraperitoneal instilliert werden.

14.10.4 Iscucin

Die Iscucinpräparate werden heute von der Wala Heilmittel GmbH in Eckwälden-Bad Boll vertrieben. Sie wurden von dem in Hannover praktizierenden anthroposophischen Arzt Karl Köller entwickelt, der sich auf persönliche mündliche Angaben Rudolf Steiners stützen konnte. Die von ihm entwickelte kleine Maschine für den Mischungsprozess wird auch heute noch verwendet. Gemischt werden die im Sommer und Winter geernteten Pflanzensäfte, wobei jeweils die ganze Pflanze mit Senker, Stängel, Blättern und reifen Früchten (Winter) bzw. Fruchtansätzen (Sommer) Verwendung findet.

Iscucin ist das nach Iscador älteste Mistelpräparat nach anthroposophisch begründeter Herstellungsmethode. Der fertige Mischsaft wird in einem Verdünnungsverhältnis von 1 : 20 potenziert und die einzelnen Potenzstufen als Stärken A–H bezeichnet. Dabei ist die Stärke A die höchste Potenzierungsform oder stärkste Verdünnung, die Stärke H am stofflich konzentriertesten. Grundsätzlich muss die Behandlung mit der Stärke A begonnen werden und kann je nach Reaktion des Kranken über die folgenden Stärken gesteigert werden. Es gibt fertig verpackte sog. Potenzreihen, I enthält die Stärken A–D, II die Stärken D–G. Die Stärke H steht nur einzeln zur Verfügung. Auch für Iscucin existiert eine größere Auswahl von Wirtsbäumen: Apfel, Eiche, Linde, Pappel, Weide, Weißdorn, Tanne und Kiefer.

Anmerkung: Das in Österreich von der Firma Novipharm hergestellte Isorel ist z. Zt. nicht lieferbar, da die Herstellung und alle Rechte von einer Stiftung übernommen wurden. Diese will Isorel wieder an den Markt bringen, voraussichtlich 2017.

14.10.5 Welches Präparat bei welcher Indikation?

Zytotoxische oder immunogene Wirkung Berechtigterweise fragt man nun nach den Besonderheiten der unterschiedlichen Mistelpräparate. Diese können nach unserer Erfahrung dahingehend geordnet werden, ob mehr die giftende („zytotoxische") oder die mehr wärmende („immunogene") Wirkung in den Vordergrund gerückt werden soll. Erstere hat eine besondere Bedeutung bei bereits vorliegender Geschwulstbildung, Letztere konzentriert sich mehr auf das Feld der Kanzerose.

Helixor und **Iscador** repräsentieren nach eigener Erfahrung mehr die giftende Seite, weshalb hier auch fieberhafte Reaktionen nur ausnahmsweise beobachtbar sind und beide Präparate auch in Infusionsform in höherer Dosierung gut verträglich sind.

Die mehr wärmende Seite ist sehr stark bei **Iscucin** konzentriert, was auch von den Patientenerfahrungen immer wieder bestätigt wird. Hier kann es bei zu rascher Verordnung höher konzentrierter Präparate (ab Stufe D) zu sehr heftigen, gelegentlich sogar septischen Fieberreaktionen kommen.

Am ausgewogensten trägt **Abnobaviscum** beide Elemente in sich, auch in der Differenzierung von sehr stofflicher Konzentration (1%) bis zur Hochpotenz (D 30).

Erfahrung und Erkenntnis Bei dieser verständlicherweise sehr schwierigen Materie muss einmal mehr betont werden, dass der Autor hier seine eigenen Erfahrungen und Erkenntnisse wiedergibt, ohne dabei den Anspruch auf Vollständigkeit oder Ausschließlichkeit erheben zu wollen. Gerade die Misteltherapie erfordert einen langjährigen Umgang mit den so vielfältigen Möglichkeiten, die in der Wahl des Präparats, des Mistel-Wirtsbaums, der Dosierung und der Häufigkeit der Anwendung sowie in der Zuordnung von bestimmten Metallsalzen bestehen, ehe man davon sprechen kann, die Therapie wirklich zu beherrschen. Sie erfordert im gleichen Umfang, wenn auch mit ganz anderer Erkenntnismethode, ein Fachwissen, wie es der Onkologe für die Chemotherapie und die Strahlentherapie benötigt. Dass außerdem die Misteltherapie nicht für sich allein in der Krebstherapie steht, sondern von anderen therapeutischen Verfahren begleitet wird, wurde ebenfalls schon dargestellt (Kap. 12.4).

14.10.6 Praktische Anwendung

Erzeugung von Fieber Grundsätzlich wichtig bei der Verordnung einer Misteltherapie ist die Fragestellung, ob der Organismus noch gesund genug ist, die sehr „giftende“ Seite der Mistel überhaupt als Herausforderung annehmen zu können und sie zu überwinden oder ob man mehr mit der „wärmenden“ und damit helfenden Seite dem Organismus unter die Arme greift, von seiner Ich-Tätigkeit aus dieser Krankheit entgegenzutreten. Das einfachste und doch sehr effektive Maß der Effizienz einer Misteltherapie ist das Verfolgen der **Körpertemperatur.** Natürlich gibt es viele andere Möglichkeiten, die Wirksamkeit zu überwachen, doch sei hier als Basis für die Verlaufskontrolle die Körpertemperatur besonders erwähnt. Grundsätzlich soll die Mistel beim Krebskranken „Fieber“ erzeugen. Dabei umfasst dieses sowohl die mehr messtechnische Seite der Erhöhung der Körpertemperatur, aber auch das **subjektive Erlebnis von Fieberbildung** im Körper. Es ist immer wieder erstaunlich, wie gerade bei Krebskranken die über Jahrzehnte ausgebildete Unfähigkeit, Fieber zu erzeugen, dazu führt, dass schon geringe Temperaturschwankungen (S. 245) bewirken, dass der Kranke sich fiebrig fühlt. Ziel ist neben der Temperaturerhöhung auch die richtige Rhythmisierung der Körpertemperatur mit einer deutlichen Tagesschwankung, die zwischen minimaler und maximaler Temperatur 1 °C betragen sollte.

Ort und Häufigkeit der Injektion Es wird subkutan und im Allgemeinen tumornah injiziert, die Häufigkeit richtet sich nach dem jeweiligen Krankheitsbild und dem Zustand des Erkrankten. Der Stuttgarter Arzt Manfred Weckenmann hat durch sehr sorgfältige Temperaturmessungen herausfinden können, dass eine positive Reaktion am ehesten zu erwarten ist, wenn in bestimmten Rhythmen mit größeren Intervallen injiziert wird. Nach seinen Untersuchungen gibt es ideale Temperaturreaktionen bei Injektion innerhalb eines Wochenrhythmus am ersten und zweiten oder ersten und fünften Tag, in besonderen Fällen auch bei Injektionen am ersten, zweiten und fünften Tag.

Typische Vorgehensweise Nach unserer Erfahrung kann als typische Vorgehensweise eine 2 × wöchentliche Injektion empfohlen werden, wobei wir die Wochentage Dienstag und Freitag bevorzugen. Soll mehr die giftende (zytotoxische) Seite der Mistel betont werden, injizieren wir morgens oder vormittags, auf jeden Fall vor 12 Uhr. Soll die wärmende (immunogene) Seite der Mistel besonders betont werden, wird die Mistel gegen 18 Uhr injiziert. Immer sollte der Patient nach der Injektion etwas ruhen und stärkere körperliche oder seelische Belastungen strikt vermeiden.

Im ersten Behandlungsjahr wird kontinuierlich ohne Pausen behandelt. Dann werden nach jeder Serie/Packung 1–2 Wochen Pausen eingeschoben, sodass sich allmählich ein ungefährer Rhythmus von 4 Wochen Injektionen und 2 Wochen Pause einstellt. Im dritten Jahr können die Pausen weiter ausgedehnt werden, sodass immer im Wechsel etwa gleich lange Behandlungszeiten und Pausen entstehen. Nach 3 Jahren sollte erstmals überprüft werden, ob die Misteltherapie abgeschlossen werden kann oder fortgesetzt wird. Das ist von der Krankheit und besonders ihrer Organmanifestation ebenso abhängig wie von der Persönlichkeit und Konstitution des Erkrankten. Besonders der Umgang mit der Angst und der zirkadiane Temperaturverlauf sind hier wichtige Kriterien für die Beurteilung. Wir haben nach Beendigung der kontinuierlichen Misteltherapie oft noch 2 Injektionsserien von 8–10 Ampullen jeweils im Frühjahr und Herbst als eine Art Erhaltungs- oder auch Auffrischungstherapie folgen lassen. Das hat unseren Patienten eine zusätzliche Sicherheit verliehen.

Unerwünschte Wirkungen

Erwünschte Immunreaktionen Wenn am Injektionsort innerhalb der ersten Tage eine umschriebene Rötung und Schwellung eintritt, die gelegentlich auch schmerzt oder juckt, sehen wir darin eine durchaus erwünschte Immunreaktion. Das gleiche gilt für eine Temperaturerhöhung, die durchaus auch als Fieber empfunden werden kann. Sie sollte 1–1,5 °C Anstieg nicht überschreiten, ebenso wie die Rötung einen Durchmesser von maximal 5 cm nicht überschreiten soll. Geschieht beides dennoch, wird eine Pause bis zum Abklingen der Symptome eingelegt und dann mit einer geringeren Dosierung fortgesetzt.

Pseudoallergische und anaphylaktoide Reaktionen Es gibt auch pseudoallergische Reaktionen, vor allem juckende Exantheme. Auch diese erweisen sich als gutartig, ein Wechsel des Wirtsbaums oder auch des Mistelpräparats schaffen rasche Abhilfe. Anaphylaktische Reaktionen sind äußerst selten, kommen aber vor, speziell bei intravenöser Applikation, auch als Infusion. Hier muss dann in klassischer Weise mit Antihistaminika und/oder Kortikoiden gegengesteuert werden.

Weitere unerwünschte Wirkungen Gelegentlich klagen Patienten über Müdigkeit, auch leichte depressive Verstimmungen können beobachtet werden. In beiden Fällen sollte man die Dosis deutlich reduzieren oder ein Präparat mit eher „wärmender“ Wirkung wählen. Auch können bei intravenöser Injektion oder Infusion Phlebitiden auftreten. Gelegentlich können auch bei subkutaner Injektion Lymphangitiden und Lymphknotenschwellungen folgen. Beides habe ich selbst äußerst selten erlebt. Und es können alte entzündliche Herde (z. B. Zahngranulome) aktiviert werden. Etwas häufiger beobachtete ich, dass bei subkutaner Anwendung an der Haut Entzündungszeichen auftreten, wo früher einmal Mistelinjektionen eines anderen Herstellerpräparates erfolgten.

Trotz aller hier aufgezählten Möglichkeiten unerwünschter Wirkungen kann ich sagen, dass nach meiner mehr als 45-jährigen Erfahrung mit der Misteltherapie ihre Verträglichkeit ausgezeichnet ist und dass die heute diskutierten sog. Risiken, vor allem die mögliche Anregung des Tumorwachstums über Stimulation bestimmter Interleukine, rein theoretischer Art sind.

Kontraindikationen

Als solche gelten alle fieberhaften Erkrankungen und dekompensierte endokrine Krankheiten, z. B. eine manifeste Tuberkulose oder Hyperthyreose. Persönlich sehe ich auch akute Hämoblasten nicht als Indikation der Misteltherapie. Ist eine Allergie gegenüber der Mistel bekannt, sollte mit äußerster Vorsicht begonnen werden. Auch muss die Indikation einer Misteltherapie während der Schwangerschaft und in der Stillzeit sehr streng überprüft werden und sollte nur von Ärzten mit sehr langjähriger Erfahrung gestellt werden.

14.10.7 Grenzen und Möglichkeiten der Misteltherapie

Blockierung lebenswichtiger Organfunktionen Ihre Grenzen beschreiben eindeutig Konstellationen, wo die Krebsgeschwulst durch ihr Wachstum lebenswichtige Organfunktionen blockiert, z. B. ein Darmverschluss, Hirntumoren, ein stenosierendes Papillenkarzinom oder atelektatische Bronchialverschlüsse. Auch wird sie große Tumormassen nicht alleine beseitigen können. Akute Hämoblastosen sehe ich auch nicht als Indikation einer Misteltherapie an, überhaupt Geschwulstbildungen mit hoher Zellteilungsgeschwindigkeit.

Hauptindikation: Sekundärprävention Die Hauptindikation ist die Sekundärprävention konventionell behandelter Geschwülste. Sie trägt erheblich zur Lebensqualität bei, auch wegen ihrer anxiolytischen und analgetischen Potenz. In bestimmten Verläufen kann sie adjuvant die unerwünschten Wirkungen der Chemotherapie und von Bestrahlungen minimieren und sie bewährt sich in dem Stadium einer Palliativtherapie, besonders in Form von intravenösen Infusionen. Auch eignen sich stofflich konzentrierte Präparate zur Pleurodese und zur Installation, z. B. bei Basenkrebs. Bestimmte Erfahrungen verweisen auch auf Erfolge bei intraläsionaler Applikation, z. B. bei monofokalem Hepatom oder Hauttumoren.

Alternative Anwendung zur konventionellen Therapie Wenn das Stadium der Kanzerose (Prätumorstadium) diagnostisch erfassbar wird, wird die Misteltherapie ihren eigentlichen Stellenwert bekommen. Dann wird sie tatsächlich das Messer des Chirurgen ersetzen, d. h. überflüssig machen. Schon heute sehe ich viele Möglichkeiten, das Therapiekonzept der Anthroposophischen Medizin alternativ zur konventionellen Therapie anzuwenden. Wir haben das häufig und mit guten, dem konventionellen Vorgehen vergleichbaren Ergebnissen gemacht. Diese Aussage beinhaltet jedoch die Voraussetzung, die Möglichkeiten der konventionellen Therapie sehr genau zu kennen und eine umfassende Erfahrung mit der Misteltherapie sowie den anderen Elementen des anthroposophischen Therapiekonzepts zu haben. Denn es geht grundsätzlich um die Entscheidung, was für den **konkreten** Patienten die beste Möglichkeit ist. Hier müssen wir uns aller wissenschaftlich ideologischen Urteile enthalten, sowohl auf konventioneller als auch auf komplementärmedizinischer Seite.

14.10.8 Wirtsbaumfrage

Eine Besonderheit ist noch die Spezifizierung der Mistelwirksamkeit durch den jeweiligen Wirtsbaum, auf dem die Mistel wächst. Hier eröffnet sich eine umfangreiche Forschungsfrage, wenngleich auch erste Ordnungen beispielsweise mit Bezug auf menschliche Organsysteme durch W. Schad und Th. Göbel erstellt wurden. Die von ihnen geschaffene Systematik zeigt ▸ **Abb. 14.1**. Sehr hilfreich ist die Einteilung in die Polarität birkenartiger und eichenartiger Wirtsbäume. Erstere vermitteln eine große Offenheit für die Welt, Letztere betonen die Eigenraumbildung. Wendet man solche Aspekte auf die jeweilige Situation des Krebskranken an und sucht danach, in welcher Form er angeregt, gefördert oder auch unterstützt werden muss, gewinnt die therapeutische Intuition vielfältige Anregungen, hier für den Patienten richtige Verordnungen zu treffen.

Es muss noch einmal deutlich ausgesprochen werden, dass nur grobe Skizzen der Misteltherapie bei der Krebskrankheit dargestellt wurden und dass es einer langjährigen intensiven Einarbeitung in diese therapeutische Frage bedarf, um darin wirkliche Könnerschaft zu erlangen. Der Leser kann sich durch die eigene Erfahrung fortentwickeln oder sich durch die hier angegebene Literatur zusätzliche Informationen verschaffen.

Literatur

[1] Bopp A. Die Mistel. Heilpflanze in der Krebstherapie. Zürich: rüffer & rub; 2006. 006

[2] Fintelmann V, Treichler M. Onkologie auf anthroposophischer Grundlage: Bd. II: Die Mistel als Krebsheilmittel. Frankfurt: Mayer/info 3; 2014

[3] Göbel T. Erdengeist und Landschaftsseele. Dornach: Verlag am Goetheanum; 1994

[4] Scheer R, Becker H, Berg PA, Hrsg. Grundlagen der Misteltherapie. Stuttgart: Hippokrates; 1998

[5] Scheer R, Bauer R, Becker H, Berg PA, Fintelmann V, Hrsg. Die Mistel in der Tumortherapie. Essen: KVC; 2001

[6] Scheer R, Bauer R, Becker H, Fintelmann V, Kemper FH, Schilcher H. Fortschritte der Misteltherapie. Essen: KVC; 2005

[7] Scheer R et al., Hrsg. Die Mistel in der Tumortherapie 3. Essen: KVC; 2013

[8] Wolf O. Die Mistel in der Krebsbehandlung. Frankfurt: Klostermann; 1975

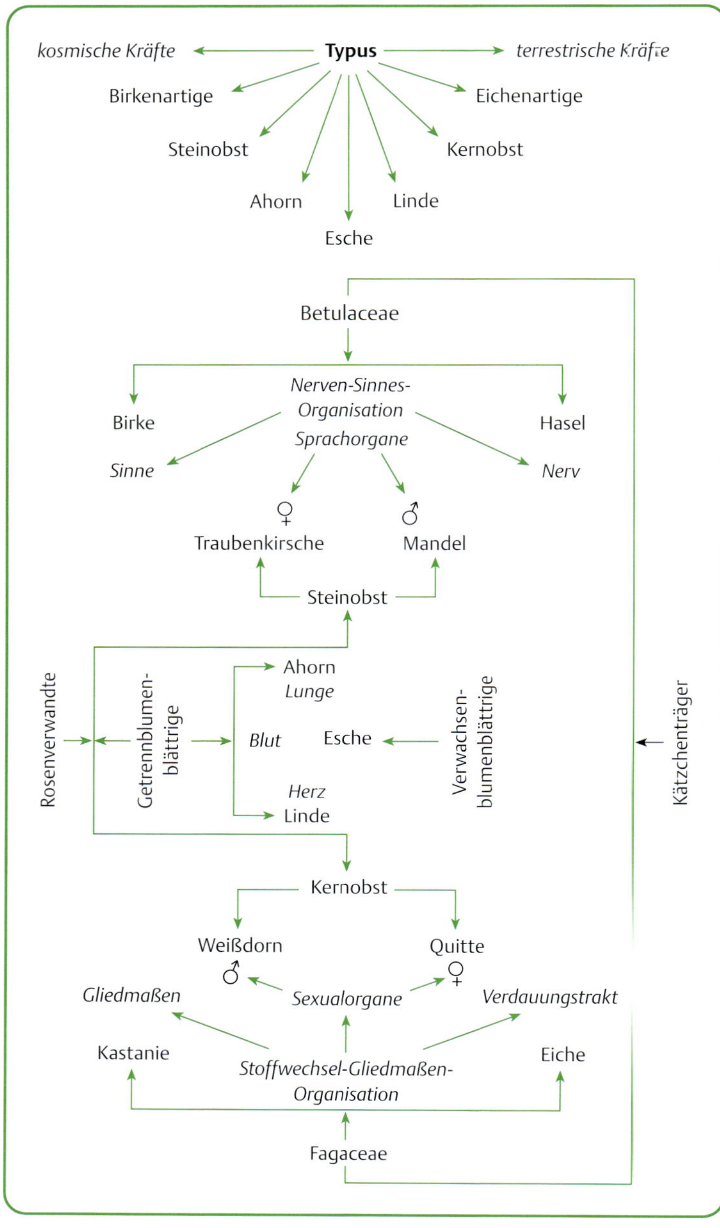

▶ **Abb. 14.1** Mögliche Ordnung der Mistel-Wirtsbäume zum menschlichen Organismus nach Th. Göbel. (Aus Fintelmann V: Krebssprechstunde. Stuttgart: Urachhaus; 1994.)

14.11

Heileurythmie und künstlerische Therapien

Seelisches und Geistiges zum Ausdruck bringen Die Kunst ist zusammen mit der Wissenschaft und der Religion ein elementares Lebensfeld des Menschseins. Nur für den echten Banausen ist eine Welt ohne Kunst vorstellbar. Immer wurde die Kunst dahingehend verstanden, dass sie die geistige Wirklichkeit der Welt in eine sinnenfällige Erscheinung bringt. Wahrscheinlich deshalb wurde sie überwiegend als erbauend erlebt. Dass sich in der modernen Zeit und im Zusammenhang mit der diese beherrschenden materialistischen Weltanschauung auch die Kunst immer mehr als reine Aktion versteht, die eigentlich keinen Sinn enthält, muss nicht verwundern.

Kunsttherapie und Krebskrankheit Kunst und künstlerisches Tun setzt immer voraus, dass Seelisches und Geistiges mit sinnenfälligen Mitteln zum Ausdruck gebracht werden. Das heißt, dass beide Bereiche, Seele und Ich einerseits und der von ihnen instrumental genutzte Leib andererseits in einem freien, beweglichen Verhältnis stehen. Lässt man diese Voraussetzungen gelten, so wird sofort verständlich, dass Kunst als aktive Betätigung dann Therapie sein muss, wenn Seele und Geist mit dem Leibe in einem nicht gesunden Zusammenhang stehen, also entweder zu viel oder zu wenig mit diesem verbunden sind. Dabei muss immer wieder in Erinnerung gerufen werden, dass ein solches Missverhältnis nicht generell den ganzen Menschen betreffen muss, sondern auch für einzelne Organe oder Organregionen gelten kann. Gerade diese organische Komponente ist z. B. bei der Krebskrankheit von entscheidender Bedeutung. In unserer nun über 45-jährigen Arbeit mit onkologischen Patienten nach einer anthroposophisch ergänzten Methode ist es uns absolut sichere Erkenntnis geworden, dass Kunst als Therapie für die Überwindung der Krebskrankheit ein unverzichtbares Element neben der medikamentösen Therapie und der Gesprächstherapie mit Blick auf die Biografie ist.

Differenzialtherapeutische Zuordnung der Künste Dabei stehen wir in einer vergleichbaren Situation mit der im vorausgegangenen Kapitel geschilderten Aufgabe, die verschiedenen Mistelpräparate, differenziert noch nach Wirtsbäumen, der jeweilig individuellen Krankheitssituation differenzialtherapeutisch zuzuordnen. Hier sind es die verschiedenen Künste in ihrer therapeutischen Ausgestaltung, deren Kenntnis vorausgesetzt werden muss, um die jeweils bestmögliche Therapie für den einzelnen Patienten zu bestimmen. Es kann wieder nur versucht werden, die weit reichenden Möglichkeiten der verschiedenen Künste in ihrer therapeutischen Ausgestaltung nach anthroposophischer Methode darzustellen. Sie werden hier nur ganz anfänglich charakterisiert, um die unterschiedlichen Elemente und möglichen Bezüge ein wenig anklingen zu lassen. Darüber hinausgehende Anregungen können der Spezialliteratur entnommen werden.

14.11.1 Heileurythmie

Sichtbar gewordene Sprache An erster Stelle sei die Heileurythmie genannt, weil ihr eine Kunst zugrunde liegt, die überhaupt erst aus der Anthroposophie heraus entstanden und damit einem Großteil der heutigen Menschheit unbekannt ist. Eurythmie ist eine Bewegungskunst, die Rudolf Steiner zusammen mit seiner Frau Marie Steiner-von Sivers im ersten Drittel dieses Jahrhunderts entwickelte. Steiner bezeichnete die Eurythmie auch als sichtbar gewordene Sprache und sichtbar gewordener Gesang. Man unterscheidet deshalb auch die Laut- und die Toneurythmie. Bewegungen, die unsere Sprache in unserem Organismus vollzieht, ehe sie sich nach außen mitteilt, werden durch ganz bestimmte, gesetzmäßige Bewegungen des ganzen Körpers nachgebildet, wobei der Schwerpunkt in der Bewegung der Arme liegt. In der Kunst werden diese Bewegungen durch bestimmte farbige Gewänder und Schleier ergänzt, die sich zu einem Gesamtbild als Bühnenkunst dem Betrachter darstellt.

Pädagogische und therapeutische Eurythmie Die Eurythmie metamorphosiert sich zur pädagogischen Eurythmie einerseits, die in der Erziehungskunst der Waldorfpädagogik als Unterrichtsfach unverzichtbar erscheint, und zur therapeutischen Eurythmie, der Heileurythmie, andererseits. Letztere begründete Steiner in acht Vorträgen, die er im April 1921 in Dornach/ Schweiz vor Ärzten hielt. Die für die Heileurythmie modifizierten eurythmischen Bewegungen erfließen aus der kranken Wesenheit des Menschen so wie die künstlerische oder pädagogische Eurythmie aus der gesunden. Sie wirken auf die erkrankten Organe zurück. Steiner betonte, dass Heileurythmie nur von entsprechend ausgebildeten Menschen praktiziert werden dürfe und dass diese wiederum nur im Zusammenhang mit einem Arzt tätig sein sollten. Heute dauert eine anerkannte Heileurythmieausbildung sechs bis sieben Jahre inklusive der Praktika. Die Ausbildung kann einem Hochschulstudium gleichgestellt werden.

Lauteurythmie und Toneurythmie In der Heileurythmie wird vorzugsweise die Lauteurythmie eingesetzt, wobei die Konsonanten mehr das äußerlich Gegenständliche des Leibes ausdrücken. Sie sind formgebend, gestaltend. Das Vokalische dagegen spricht mehr dasjenige aus, was im Inneren des Menschen an Gefühlen und Emotionen lebt, was also als das seelische Leben im Leibe bezeichnet werden kann. In gedrängtester Form drückte Steiner das Element der Vokale in dem zweiten Vortrag zur Heileurythmie so aus:

> *„Das I offenbart den Menschen als Person, das U offenbart den Menschen als Mensch, das O offenbart den Menschen als Seele, das E fixiert das Ich im Ätherleib, es prägt sehr stark das Ich in den Ätherleib hinein. Und das A wirkt der tierischen Natur im Menschen entgegen."*

Immer mehr wird nun auch die Toneurythmie therapeutisch angewandt, die dann auch als musikalische Eurythmie bezeichnet wird.

Eurythmie als Heilungselement Es ist unsere Erfahrung, dass auch Menschen, die bisher überhaupt keine Kenntnis von der Heileurythmie oder einen Zugang zu ihr hatten, diese in der Situation ihrer Krankheit schon nach kürzester Zeit als außerordentlich hilfreich bezeichnen. Immer häufiger machen wir die Erfahrung, dass Menschen sogar die Heileurythmie als zentrales Element ihrer Heilung erleben.

14.11.2 Musiktherapie

Dass Musik ein therapeutisches Element enthält, wird wohl jeder schon selbst erfahren haben. Wie tröstend, aber auch wie anregend können in bestimmten Lebenssituationen musikalische Inhalte sein. Wie befreiend erlebt mancher den Gesang, wie ausgleichend das Spielen eines Instruments. Die Musiktherapie benutzt die Gesetzmäßigkeiten der Musik wie Harmonie, Melodie und Rhythmus oder Tonarten und Intervalle, um diese in einen Zusammenhang mit der Krankheitssituation zu bringen. Dazu dienen auch besondere Instrumente, wobei anzumerken ist, dass in einer anthroposophischen Musiktherapie keine synthetischen Tongeber benutzt werden. Überwiegend werden Instrumente eingesetzt, die ihre Vorläufer im Mittelalter hatten und die jedem ermöglichen, sie ohne große Vorkenntnis anklingen zu lassen. Sie werden unterschieden nach Streich-, Schlag-, Zupf- und Blasinstrumenten, wobei die Leier einen gewissen Mittelpunkt bildet, die durch Lothar Gärtner auf Anregungen von Steiner wieder neu in Anlehnung uralter Instrumente (König David!) geschaffen wurde. Der primäre Eintrittsort der Musiktherapie ist wohl die menschliche Seele, von der sich die therapeutischen Wirkungen aber in den gesamten Organismus fortsetzen. Das kann für die Indikation eine Bedeutung haben: beispielsweise verordnen wir die Musiktherapie häufig bei Asthma bronchiale oder der Neurodermitis, obwohl sie natürlich viel breitere Einsatzmöglichkeiten hat.

14.11.3 Therapeutisches Malen und Plastizieren

Viel erreichen wir auch mit dem therapeutischen Malen und Plastizieren. Hier lernt der Mensch sich auszudrücken, hier nimmt er seine eigenen Deformationen besonders deutlich wahr. Durch die unterschiedlichen Techniken des Schwarz-Weiß-Zeichnens, des Aquarellmalens, der farbigen Wachskreiden oder -stifte oder gar der Ölfarbe werden ganz unterschiedliche Elemente im Menschen aufgefordert, sich Ausdruck zu verschaffen. Das wichtigste Element in der Malerei ist sicher die Begegnung von Licht und Schatten. Aber auch Raumgestaltung im Sinne der Perspektive wird gefordert und hat seine heilenden Rückwirkungen auf organische Prozesse, in denen die Gestaltungsfähigkeit verloren ging. Diese Formbildekraft wird besonders im Plastizieren mit Ton geübt. Hier tritt zu Hell und Dunkel das Element von Leichte und Schwere hinzu. Es fasziniert uns immer wieder, wie stark beim Plastizieren auch der Wärmeorganismus in Bewegung gerät, was z. B. am Warmwerden der Hände unmittelbar ablesbar ist.

14.11.4 Therapeutische Sprachgestaltung (Sprachtherapie)

Bleibt noch als vierte Möglichkeit unserer Arbeit die Sprachtherapie. Auch hier schufen Rudolf und Marie Steiner gemeinsam eine neue Kunst der Sprachgestaltung, durch die das Geistige im Wort für den Hörenden offenbar werden soll. Diese Sprachgestaltung hat der Rezitations- und Schauspielkunst neue Anregungen gegeben. In jüngerer Zeit haben sich daraus auch therapeutische Elemente entwickelt, sodass es bereits eine Ausbildungsstätte für therapeutische Sprachgestaltung am Goetheanum in Dornach gibt. Die Sprache ist etwas ganz und gar Menschliches. Nur wir Menschen sprechen in der Weise, die wir Sprache nennen. Das Sprachbild jedes Menschen ist höchst individuell, so dass es sogar zur kriminologischen Erkennung bei Verbrechen eingesetzt werden kann. Stellen wir noch die Beziehung zum Prolog des Johannes-Evangeliums her, wird deutlich, wie eng die Sprache mit dem Menschen-Ich korreliert ist. Ihr zentrales therapeutisches Element liegt in der Tatsache, dass sie ganz auf dem Luftstrom der Ausatmung aufbaut. Diese aber ist auch von Wärme und Licht durchdrungen. Bedenkt man, wie vielen Krankheiten heute Ausatmungsstörungen zugrunde liegen, wird deutlich, welch zentrales therapeutisches Element die Sprache zukünftig sein kann.

Literatur

[1] Denjean-von Stryk B, Bonin Dv. Therapeutische Sprachgestaltung. Stuttgart: Urachhaus; 2000

[2] Felber R, Reinhold S, Stückert A. Musiktherapie und Gesang. Stuttgart: Urachhaus; 2000

[3] Golombek E. Plastisch-Therapeutisches Gestalten. Stuttgart: Urachhaus; 2000

[4] Kirchner-Bockolt M. Grundelemente der Heileurythmie. Dornach: Verlag am Goetheanum; 1969

[5] Mees-Christeller E, Denzinger I, Altmaier H, Künstner H, Umfried H, Frieling E, Auer S. Therapeutisches Zeichnen und Malen. Stuttgart: Urachhaus; 2000

[6] Specht MJ, Tautz C, Rehm C. Heileurhythmie und Medizin. Urachhaus Stuttgart 1986

[7] Steiner R. Heileurythmie. GA 315. Dornach: Rudolf Steiner; 2003

[8] Treichler M. Das Therapieangebot in der Anthroposophischen Medizin. Stuttgart: J.M. Mayer; 1998

[9] Treichler M, Fintelmann V. Onkologie auf anthroposophischer Grundlage. Bd. III: Begleitende Therapien in der Krebsbehandlung. Frankfurt: Mayer/info 3; 2015

[10] Wennerschon L. Was ist Heileurythmie? Dornach: Verlag am Goetheanum; 1996

14.12 Diät

Therapeutisches Element der Diät Wenn heute wissenschaftlich belegt ist, dass eine der größten Krankheitsursachen die (falsche) Ernährung ist, dann muss auch einsehbar sein, dass es auch ein therapeutisches Element der Ernährung geben muss. Eine solche wurde schon immer Diät genannt. Spielten Diäten in der Therapie vor 40 Jahren auch in der naturwissenschaftlich orientierten Medizin noch eine bedeutende Rolle, haben diese ihre allgemeine Bedeutung gegenüber der Dominanz der Arzneimittel und der ihr zugrunde liegenden Wissenschaft, der Pharmakologie, weitgehend verloren. Heute werden Diäten nur noch bei ganz speziellen Stoffwechselkrankheiten durchgeführt. Im Allgemeinen ergeht die Empfehlung, der Patient möge essen, was ihm schmeckt.

Diät als Therapieunterstützung Eine anthroposophisch ergänzte Medizin wird das Element der Diät wieder neu entdecken. Dabei muss vorausgestellt werden, dass man sich nicht „in den Himmel essen kann", was sagen soll, dass keine Diät allein in der Lage ist, Krankheit zu heilen. Doch schafft sie häufig die Voraussetzung, dass andere therapeutische Elemente, im Besonderen die Arzneimittel, eine höhere Effizienz erzielen als ohne Voraussetzung oder Begleitung einer solchen Diät. Bei chronischen Ekzemen haben wir beispielsweise immer wieder erlebt, dass die kurze Phase einer sehr strikten Rohkost oder einer Apfel-Reis-Diät eine bis dahin therapieresistente Krankheit in Bewegung brachte und für die Therapie aufschloss. Um hier neue therapeutische Intuition auszubilden, bedarf es natürlich einer anderen Einschätzung als der heute ganz quantitativ bestimmten und auf die einzelnen Baustoffelemente reduzierten Ernährungslehre.

Hinweise Steiners Hinweise Steiners, dass Wurzeln eine besondere Kräftigung der menschlichen Kopf-Organisation bewirken, Blüten, Früchte und Samen eine besondere Beziehung zum menschlichen Stoffwechsel haben und Blatt und Stängel der Pflanze im unmittelbaren Zusammenhang mit dem Rhythmischen System des Menschen stehen, sind erste solche Schritte. Auch dass eine bevorzugt mineralische Nahrung stark die Ich-Tätigkeit aufruft, tierische Nahrung dagegen häufig Stoffwechselkräfte ungenutzt lässt, weil zur Verdauung tierischer Substanzen weniger Kraft benötigt wird als gegenüber Pflanze und Mineral. Aber auch die besondere Beziehung bestimmter Nahrungsmittel zu bestimmten Organen wird neu zu erforschen sein. Warum gilt eine Artischocke als Leberheilmittel? Warum kann Steiner sagen, dass eine kleine Menge Honig täglich genossen die Lebenskräfte im alt werdenden Organismus anregt?

Zukunftsperspektiven Auch hier soll nur der Hinweis stehen, dass eine zukünftige „ganzheitlich orientierte" Medizin nicht mehr darauf verzichten wird, auch die Nahrung als ein für die Heilung wichtiges Geschehen neu zu entdecken. Das pharmakologische Wissen um Arzneimittelinteraktionen muss viel weiter auf die Fülle von Elementen, die auf den Menschen wirken und untereinander in Beziehung treten, ausgedehnt werden. So ist doch beispielsweise längst bekannt, dass die Eisenresorption aus Substitutionspräparaten besonders schlecht ist, wenn diese Mittel im zeitlich nahen Zusammenhang der Nahrungsaufnahme genommen werden. Schon lange verordnen wir deshalb Eisenpräparate früh morgens nüchtern und abends vor dem Schlafengehen. Ähnliches ist für manch anderes modernes Arzneimittel im Zusammenhang mit der Nahrungsaufnahme längst bekannt. Wird man hierzu noch den Aspekt nehmen, wie einzelne Nahrungsmittel in Bezug zum seelisch-geistigen Leben eines Menschen stehen, welche Auswirkungen die Genussmittel haben, dann wird auch eine therapeutische Kunst der Diät entstehen, die durchaus rational begründet und in ihrer Effizienz beweisbar sein wird.

Teil 4
Ausblick

15 Zukunftsaspekte der Medizin

15.1 Carl Gustav Carus

Kurze Hinweise zu Werk und Biografie Wurde dieses Buch mit einer Persönlichkeit begonnen, die an der Schwelle zum naturwissenschaftlichen Zeitalter der Medizin stand, an ihrer Geburtsstunde teilnahm, so soll am Ende mit einem Blick in die Zukunft wiederum eine Persönlichkeit stehen, die als Arzt heute weitgehend unbekannt ist. Rudolf Virchow wurde ein berühmter Mann, Carl Gustav Carus kennen wohl nur wenige, und dann am ehesten als einen begabten Landschaftsmaler. Dennoch wird einmal die Geistesgeschichte der Medizin entdecken, dass er ebenso wie Virchow an der Schwelle zu einer neuen Medizin stand. Es erscheint wie die Inszenierung eines unsichtbaren Regisseurs, dass Virchow 1858 seine *Cellularpathologie* [7] veröffentlicht und Carus 1859 sein Buch *Erfahrungsresultate aus ärztlichen Studien und ärztlichem Wirken* [1] erscheinen lässt. Es ist das Ergebnis eines 70-jährigen Lebens, das ganz im Dienste des Arzttums stand und aus dieser praktischen Erfahrung heraus so etwas wie eine Medizinmethode begründet und zugleich Anregungen zu einer Reform des Medizinstudiums gibt. Carl Gustav Carus (1789–1869) muss aus heutiger Sicht als Hochbegabter bezeichnet werden. Mit 16 Jahren begann er schon sein Medizinstudium, hatte mit 25 Jahren zweifach promoviert und wurde zu gleicher Zeit nach der erfolgten Habilitation bereits Professor an der Universität in Dresden, wo er bis zu seinem Lebensende als Arzt wirkte. Sehr jung veröffentlichte er erste Lehrbücher, z. B. zur Geburtshilfe und Frauenheilkunde und wurde einer der Leibärzte des Königs von Sachsen. Er stand ganz in der aufkeimenden Naturwissenschaft seiner Zeit und war einer der Mitbegründer der hochangesehenen „Gesellschaft deutscher Naturforscher und Ärzte". J. W. von Goethe und Alexander von Humboldt waren wichtige Menschen seines Lebens, mit denen er sich geistig austauschte, ebenso wie im Künstlerischen Caspar David Friedrich, mit dem er den romantischen Malstil teilte. Das Erstaunliche an seiner Darstellung einer Medizin ist die Tatsache, dass sie gar nicht an alte Heilweisen anknüpft und sich dennoch in scharfen Kontrast zu der medizinischen Richtung begibt, die nun als naturwissenschaftlich orientierte Medizin dominieren wird. Man kann seine Darstellung nicht eine eigene Krankheitslehre nennen, aber in vieler Hinsicht wirkt sie wie ein Vorentwurf dessen, was dann 60 Jahre später von Rudolf Steiner für eine zukünftige Medizinentwicklung angeregt wurde.

Grundgedanken Als kurze Skizze sollen hier schlaglichtartig einige Gedanken von Carus mitgeteilt werden und er selber auch in seiner Sprache in einigen Zitaten zu Worte kommen. Wenn er an den Anfang stellt, dass man in der Betrachtung des menschlichen Organismus immer vom **Leben** ausgehen muss, dann zeigt dieses den Goetheschüler und die Polarität zu Virchow.

> *„Der Arzt, dem man das schwierige und missliche Geschäft zumisst, den Menschen fortwährend gegen seinen endlich doch unvermeidlichen Tod zu schützen, er ist überall an und für sich auf das Leben gewiesen, und es ist nicht zu sagen, wie schlecht namentlich ihm eine Physiologie eignet, welche das Leben selbst zu einem toten Mechanismus herabsetzt. Und so müssen also auch die Sonderungen, durch welche vor dem geistigen Auge des Arztes ein menschlicher Organismus in verschiedene Sphären, Systeme und Organe sich gleichsam aufblättert, nicht wie geometrisch gezeichnete Fugen zwischen toten Gesteinswürfeln ihm erscheinen, sondern er muss, soll irgend späterhin von wahren und großen Resultaten seiner praktischen Tätigkeit die Rede sein können, stets die Teile innerhalb des Ganzen und in einer unausgesetzten vielfältigen und innigen Wechselwirkung, so wie in ihrer besonderen Beziehung zum Äußeren, aufzufassen vermögen, dadurch aber zugleich sich den Weg bahnen, nicht bloß ihre normalen Verhältnisse richtig zu ergreifen, sondern auch in ihren mannigfaltigen krankhaften Beziehungen den vollen lebenskräftigen Blick in sich zu schaffen.*

Es liegt hier eine größere Verschiedenheit der Methoden vor, als man auf das erste Hinzutreten glaubt! Wer bloß mit Lineal und Zirkel an die organische Gestalt herankommt, und damit sie nachbilden will, wird nie ein wahres Abbild von ihr schaffen! Alles Lebendige verhält sich zum Toten, wie der Zirkel zur Quadratur. Sie können nie vollkommen ineinander aufgehen, und wenn der Arzt, der durch und durch im Leben und mit Leben handeln soll, sich schon in seinem Anschauen von der Mannigfaltigkeit des Organismus einem toten Formalismus hingibt, wie soll daraus ein richtiges Verständnis seiner nun noch zwiefach komplizierten kranken Zustände hervorgehen?" [1]

Auch bei ihm ist die normale Harmonie als Abstimmung verschiedenster Systeme und Organe Gesundheit, deren Gestörtsein Krankheit. Und so kommt er auch zu der Anschauung, dass die Heilung darin bestehen muss, „teils durch Heraufheben krankhaft niedergedrückter, teils durch Niederdrücken krankhaft gesteigerter Organe und Systeme, die gesunde Harmonie des Ganzen" wieder herzustellen. In seiner ganz auf die praktische Medizin und das Heilen ausgerichteten Darstellung, die einer 50-jährigen praktischen Erfahrung entsprach, stellt er gleich an den Anfang vier Heilmethoden, die der Arzt kennen müsse, um in der rechten Weise erfolgreich zu sein. Auch hier lässt er keinen Zweifel, dass der Erfolg von der Künstlerschaft des Arztes abhängt. Dem therapeutischen Nihilismus seiner Zeit hält er entgegen: „... *der gleicht dem Stümper, dem Farben und Palette und aufgespannte Leinwand geboten werden, und der kein Bild zustande bringt, eben nur weil er kein Künstler ist".*

Vier Heilmethoden Die von ihm geschilderten vier Heilmethoden nennt er

- die zuwartende, diätetische oder negative Methode,
- die erregende oder exzitierende Methode,
- die herabsetzende oder deprimierende Methode und schließlich
- die qualitativ alterierende oder spezifische Methode.

Bei der Wahl der **ersten Methode** beachtet der Arzt, dass in dem Organismus bereits ein großes Streben nach Rückkehr zum Normalen erkennbar ist und er sich deshalb mächtiger Mittel enthalten muss. Die **zweite Methode** ist unmittelbare Anregung oder Steigerung organischer Tätigkeiten, die aber auch mittelbar durch Dämpfung des antagonistischen Systems erzielt werden kann! Die **dritte Methode** schließlich geht von der Dämpfung entsprechend der zweiten aus und die **vierte Methode** ist dann die spezifisch auf ein gestörtes Organ wirkende. Für alle Methoden steht im Hintergrund die Anschauung der **Selbstheilungskraft.** Hören wir ihn noch einmal selbst:

„Denn wie mächtig ist in so vielen, namentlich akuten Krankheiten jenes unbewusste Walten, dem wir die gesamte Bildung und tägliche Erhaltung unseres Organismus verdanken, und wie hundertfältig schon ist es vorgekommen, dass ein oder einige unangemessen gereichte Mittel den Gang der Krankheit gegen Genesung gestört und unterbrochen haben. Wie so mancher Typhus ist durch zur Unzeit gereichter Abführungen zu tödlichem Ausgange gesteigert worden, wie manche Entzündung auf gleiche Weise zu Eiterung oder Gangrän gelangt, wie manche Kindes-Ophthalmie durch reizende Mittel zur unheilbaren Erblindung gebracht worden, und so ist denn allerdings von äußerster Wichtigkeit, in allen solchen Beziehungen mit höchster Sparsamkeit und Vorsicht zu verfahren, und nie wird es verkannt werden dürfen, dass der jüngere Arzt, oft eben aus heißem Trieb zu helfen, und nur aus Ungeduld, um einem langsameren Gange des Krankheitsprozesses Beschleunigung zu geben, nach Mitteln greift, welche weit besser beiseite geblieben wären, und dass die reifere Erfahrung hier abermals durch ruhigere Einsicht und größere Gelassenheit, uns dann sehr zustatten zu kommen pflegt." [1]

Er verweist auf ein altes Wort, das aussagt, dass der Arzt bei seinen Kranken zuerst immer daran denken soll, dass er ihnen nicht schade, dann aber weiter bedenken soll, wie er ihnen nützen und helfen könne.

Heilen und Geistigkeit Das Aufregende an seiner Betrachtung ist, dass sie ihren Ausgang vom Heilen nimmt, also die eigentliche Aufgabe der Medizin im Bewusstsein hat, die Heilung; und dass er eine ganz intensive Vorstellung von der Geistigkeit hat, sowohl des menschlichen Organismus, als auch der Krankheiten, aber auch der Arznei. Für ihn ist der Substanzbegriff umfassender, als er durch den in seiner Zeit beginnenden Atomismus gefasst wurde. Er kennt außer der rein stofflichen Vermittlung von Wirkungen auch eine, bei der der Stoff selber immer mehr in den Hintergrund tritt und nur noch Mittler ist. Das nennt er die katalytische Wirkung. Wichtig ist für ihn dabei, dass sich die Arzneistoffe von ihrer stofflichen Seite zu der katalytischen Wirkung hin immer mehr verfeinern, ja **vergeistigen**!

Die wahre Krankheit stellt für ihn einen **ideellen** (geistigen) Organismus dar, den er dem **reellen,** palpablen gegenüberstellt. Er unterscheidet Urkrankheit von sekundärer und tertiärer Krankheit, die er auch als akute, chronische und verbildende Krankheiten charakterisiert. Immer wieder stellt er in den Mittelpunkt das Ganze, die **Einheit,** aus der sich die Besonderheiten, auch die Spezialisierung ableiten lassen. Auch hierin spürt man seine tiefe Verwandtschaft zu Goethe.

Kritik der Medizinentwicklung Carus war durchaus auch ein Kritiker der neuen Medizinentwicklung, wie sie durch Virchow repräsentiert wurde. Er hat diese Kritik z. T. scharf, ja beißend formuliert, und so mögen einige solcher Aussagen den Abschluss dieser kurzen Skizze bilden, die dann zu den Aspekten überleiten soll, die der Medizin für ihre weitere Zukunft Anregung sein können.

> *„Ist es ja doch überhaupt dem Arzte allemal wichtig, den Blick immer fest auf dieses stete Bewegen und Schwanken des Stoffgehaltes im lebenden Körper gerichtet zu halten, auf dies fortwährende Umsetzen flüssiger in feste und feste in flüssige, ja z. T. dampf- und gasförmige Substanzen, sowie auch das allgemeine Treiben und Regen, was durch alle Gebilde hindurch immerwährend sich offenbart, so dass, wenn es schon in der Physiologie immer einer der gefährlichsten Irrtümer bleibt, den Organismus in irgendeiner Beziehung als etwas stabiles, als ein auch nur im kleinsten Moment Unveränderliches erfassen zu wollen, sicher jede Art ähnlicher mechanischer und überhaupt rein materieller gesammelter Naturansichten dem Arzte als etwas geradezu Verderbliches und der rechten Ausübung seiner Kunst durchaus Hinderliches dargestellt werden muss.“*
>
> *„Wir können es gewiss rühmen, dass wir namentlich in Deutschland vielfältig Kliniker gehabt haben und noch haben, welche nicht nur tüchtige Ärzte und treffliche Lehrer waren, sondern auch den Menschen immer im Kranken hervorheben, welche wussten, im Schüler jene echt menschliche Teilnahme zu entzünden, die der rechte Arzt allezeit haben soll und welche dadurch den Schüler erst recht vorbereiten auf seinen künftigen Beruf, einer Menge von Menschen nicht nur Arzt im strengen Sinne des Wortes, sondern auch warnender, beratender Freund oder schützender Vormund zu werden. Aber es hat auch nicht an Lehrern gefehlt, welche den Kranken nur wie ein Phantom behandelten, an welchem erst Kurierübungen und später dann Sezierübungen vorzunehmen wären“.*
>
> *„Denn allerdings wäre es die absurdeste Arroganz einer Wissenschaft, die dann sicher diesen Namen nicht mehr verdiente, wenn der Arzt, dem die Genesung und das Wohl des Kranken überall die höchste Aufgabe und das letzte Ziel sein soll, irgendetwas deshalb verschmähen wollte, weil eine unmittelbare scharfe Konstruktion nach seinem eigenen individuellen Standpunkte keinen zureichenden Grund für dessen Anwendung zulässt.“ [1]*

Geburtshelfer der modernen Medizin Für die Leser dieses Buches muss es erstaunlich sein, in wie vielfältiger Weise Übereinstimmung zwischen den Darstellungen von Carus und Steiner besteht. Wenn man den uns bekannten Begriff eines Nachzüglers einmal verwandelt, so kann man Carus einen Vorzügler oder auch die Morgenröte einer Medizin nennen, die in eine ganz neue Entwicklung hineinführt. Man kann beide, Virchow wie Carus, als notwendige Geburtshelfer einer modernen Medizin erleben, wobei der eine in die Tiefen der Materie führt, der andere deren geistiges Prinzip wach hält. Finden wir hier nicht wieder die Sprache der Bewusstseinsseele, die uns einerseits in die Tiefen der Stoffeswelt, der Vereinzelung bis zur Einsamkeit und einer vom Egoismus geprägten Antisozialität führt, um aus diesem Abgrund Freiheit zu gewinnen und aus dieser Freiheit in eine neue, aus dem Selbstbewusstsein entspringende Beziehung zu der Geistigkeit der Welt zu treten?

15.2 Vision einer zukünftigen Medizin

Mündigkeit und Selbstverantwortung Die Voraussetzungen einer zukünftigen Medizin müssen wir zuerst noch entwickeln. Diese neue Medizin wird sich nur entfalten können, wenn sich die Menschen ändern. Medizin ist nicht allein für die Ärzte, Therapeuten, die Pflegenden oder Patienten gemacht, sie ist Ausdruck eines gemeinschaftlichen Lebens, in das jeder einzelne Mensch als Mitglied der Menschheit gestellt ist. Natürlich wird die Medizin besonders von den Ärzten geprägt und gerade in dem letzten Zeitraum hatten die Ärzte eine enorme autoritäre Gewalt errungen. Doch zeigen die Erscheinungen der letzten Jahrzehnte, dass diese Autorität immer mehr zerbröckelt. Sie wird sich auflösen müssen, denn eine zukünftige Medizin wird nur aus einem auf Freiheit begründeten Vertrauen wirken können. Dazu muss aber der einzelne Mensch, insofern er Patient sein kann, erst einmal mündig werden und eine Selbstverantwortung übernehmen, anstatt dem alles regelnden, bestimmenden und Sorge tragenden Medizinalwesen diese Verantwortung zuzuschanzen.

Drei Hinderungen, drei Forderungen In unserem Eingangskapitel „Medizin in der Sackgasse" (Kap. 1) haben wir drei besondere Hinderungen genannt, die einer Entwicklung der Medizin im Wege stehen. Es waren dies

- die Wirtschaftszwänge,
- der Wissenschaftsdogmatismus und
- die Dominanz der Technik über den Menschen in der Medizin.

Diesen Hinderungen können wir drei Forderungen gegenüberstellen, die erfüllt werden müssen, um die Hinderungen zu überwinden und eine weitere fruchtbare Entwicklung der Medizin zu ermöglichen. Es sind drei Forderungen an die Menschen unserer Zeit, die Rudolf Steiner in einem Vortrag genannt hat, der das immer noch gültige Thema hatte *Wie kann die seelische Not der Gegenwart überwunden werden?* Als drei Forderungen unserer Zeit zur Überwindung der seelischen Not in der Gegenwart nennt Steiner die Entwicklung

- von sozialem Menschenverständnis,
- von Gedankenfreiheit und
- von wahrer Geist-Erkenntnis.

Setzen wir diese Forderungen einmal in eine Beziehung zu den genannten Hinderungen, die die Medizin in eine Sackgasse führten. Denn auch in der Medizin, vielleicht sogar ganz besonders in ihr, kann die seelische Not unserer Gegenwart erlebt werden.

15.2.1 Soziales Menschenverständnis

Vom Egoismus zur Solidarität Es ist der **Egoismus,** der zu den Wirtschaftszwängen in der Medizin geführt hat. Wo eine Solidargemeinschaft Schutz für den armen, den kranken Mitmenschen schaffen wollte, entwickelte sich der soziale Selbstbedienungsladen. Dies geschah in der Konsequenz eines Glaubensbekenntnisses, das heute dem Wirtschaftsleben zugrunde liegt: Versuche so viel wie möglich für dich herauszuholen!

> **Merke**
> **Soziales Verständnis zu entwickeln heißt aber, den Egoismus zu überwinden und ihn in einen Altruismus, in der christlichen Terminologie in Nächstenliebe zu verwandeln.**

„Was du einem meiner geringsten Brüder getan hast, das hast du mir getan", ist das Motto, das alles soziale Leben der Zukunft gesunden lassen könnte – und die Medizin kann nicht außerhalb des allgemeinen sozialen Lebens existieren. Sie braucht neue soziale Formen, die besonders in dem Versorgungswesen, dem System der heutigen Krankenkassen, neuer Gestaltungen bedarf. Wieder steht an erster Stelle die Selbstverantwortung, die der mündige Mensch für sich und sein Leben, zu dem auch Gesundheit und Krankheit gehören, übernehmen muss. Daraus wird sich auch eine neue Form einer Lebenshygiene ergeben, die aus dem Bewusstsein dessen gestaltet werden wird, was der Gesundheit dient und was krank macht.

Denken wir nur einmal als einziges Beispiel an die ungeheuren Belastungen, die die Solidargemeinschaft heute dadurch trägt, dass viele Menschen sich durch Genussgifte krank machen, seien es nun Alkohol, Tabak oder auch Drogen. Das ist nur ein grobes Beispiel einer viel umfassenderen, unser ganzes modernes Leben durchziehenden Tatsache. Es gibt zurzeit kein Gesundheitswesen, das den Menschen ernsthaft auffordert, für seine Gesundheit zu leben oder von sich aus etwas dafür zu tun. Es wurde ihm immer nur suggeriert, dass alles für ihn getan wird, wenn er einmal krank ist. Das System der Krankenkassen wird wieder auf das **primäre Anliegen** zurückgeführt werden müssen, Ausdruck von Solidarität zu sein.

Merke

Wenn in dem einzelnen Menschen das Bewusstsein lebt, dass er dafür Sorge tragen muss, dass sein Nächster keine Not leidet, so wird eine solche Handlung auch auf ihn zurückwirken, wenn er der Betroffene ist.

Ärztliches Einkommen Auch wird eine Atmosphäre, in der Heilung wirklich stattfinden kann, erst dann neu gebildet werden können, wenn das leistungsbezogene Honorar des Arztes beendet wird. Hat nicht einerseits die Anspruchshaltung des Patienten, der durch seinen Krankenschein ein Anrecht auf ärztliche Behandlung erwirbt, und andererseits die Möglichkeit für den Arzt, durch seine Arbeit viel Geld zu verdienen, jegliche Ethik und Moral in der Medizin verdorben? Hat doch unser System den Arzt geradezu aufgefordert, sich möglichst wenig um den Patienten selbst zu kümmern, diesen aber umso mehr an technische Apparate zu verweisen, weil sich dadurch sein Einkommen steigern ließ! Ist es nicht ein ganz spezifischer Ausdruck der Not unserer Medizin, dass die am besten verdienenden Ärztegruppen die Laborärzte und die Röntgenärzte sind?

Der moralische Mensch Das Erüben von sozialem Verständnis wird den Menschen und die Menschheit verwandeln und moralisch-ethische Kräfte in ihnen entwickeln. Es ist der moralische Mensch, der durch die Ausbildung eines sozialen Verständnisses gefördert wird. Mit moralisch ist hier keine bürgerliche oder gar spießbürgerliche Moral gemeint, sondern der aus **Erkenntnis** und **freiem Willen** handelnde Mensch.

15.2.2 Gedankenfreiheit

Eigene Urteilskraft Die Ausbildung von Gedankenfreiheit wird den Wissenschaftsdogmatismus überwinden. Die größte Knechtung der Menschen geschieht durch die **Vorurteile,** die in der Zeit leben. Der Mensch wird heute bereits mit einer Fülle von Vorurteilen geboren, hat Steiner einmal gesagt. In der Tat ist es fast unglaublich, mit welcher Gläubigkeit vor allem wissenschaftliche Aussagen übernommen werden, ohne sie mit der eigenen Urteilskraft zu durchdringen und zu prüfen.

Merke

Für den Arzt ist Gedankenfreiheit unverzichtbar, weil er seinen Beruf nur aus Freiheit vollziehen kann.

Wie aber lässt sich der Arzt heute durch Ämter, Kommissionen, Wissenschaftsgremien bevormunden und versinkt in die Bequemlichkeit, nicht mehr denken zu müssen! Nehmen wir wieder ein radikales Beispiel: Es ist kein Geheimnis, dass der größte Teil der Ärzte keine wirkliche Kenntnis der Arzneimittel hat, die er verordnet. Sie sind völlig ohne seine Beteiligung entstanden, sie werden ihm als fertige Produkte über die gleiche Werbetechnik, die überall in der Wirtschaft gilt, verkauft und mit Versprechungen versehen. Wenn dann in der praktischen Anwendung bei ihm und seinen Patienten ein neues Arzneimittel keine rechte Wirkung erkennen lässt, existieren bereits neue Versprechungen und Angebote, um erst gar keine Enttäuschung aufkommen zu lassen. Die Vertreter der Pharmaindustrie, die uns besuchen und über ihre Produkte informieren, sind selten selber Ärzte. Doch wissen sie über die von ihnen vertriebenen Arzneimittel wesentlich mehr, als wir im Durchschnitt je davon wissen werden. Dies ist eine Tatsache, so unglaublich sie auch klingen mag. Können wir uns aber diese Beschränktheit, diese Unmündigkeit mit Blick auf die Aufgaben im 21. Jahrhundert leisten, als Mitglieder einer Medizin, die doch vernunftgeprägt sein will?

Vorurteilsfreie Wissenschaft Was also entstehen muss, ist eine vorurteilsfreie Wissenschaft. Heute ist man schon stolz, wenn der Pluralismus der Wissenschaft gesetzlich bestätigt wird, wie es z. B. in der Arzneimittelgesetzgebung 1976 der Fall war. Ist aber der Pluralismus der Wissenschaft nicht ein Pleonasmus, ein weißer Schimmel, ist Wissenschaft für sich nicht immer pluralistisch, weil vorurteilsfrei? Es ist ein Faktum, das nachdenklich stimmen muss, dass heute der Andersdenkende in der Medizin verfolgt wird. Es gibt ein Gütesiegel der Medizin, das „wissenschaftlich anerkannt" oder neuerdings „evidenzbasiert" heißt. Wer dieses Siegel nicht hat oder bekommt, wird aus der wissenschaftlichen Medizin ausgeschlossen. So hat sich ein Wissenschaftsdogmatismus gebildet, den es bisher nur auf dem religiösen Felde gegeben hatte. Es ist heute in der Medizin Häresie, was nicht den verkündeten wissenschaftlichen Dogmen der naturwissenschaftlich-mechanistischen Methode entspricht. Nur dass natürlich die Häretiker nicht mehr wie im Mittelalter verbrannt, auf das Rad geflochten oder eingekerkert, sondern totgeschwiegen oder lächerlich gemacht (Paramedizin) werden.

Evidenzbasierte Medizin Nehmen wir nur einige aktuelle Beispiele für diese manchem Leser zu hart erscheinenden Vorhaltungen gegenüber der Wissenschaftsmedizin, die – tiefer geschaut – vorwiegend eine Experimentalmedizin ist, die stets neue Hypothesen bildet, die Paradigmen genannt werden, deren Halbwertzeit heute in wenigen Jahren bemessen wird.

Als Erstes lenken wir unseren Blick auf die evidenzbasierte Medizin (EMB). David Sackett [5] hat diesen Begriff 1996 gebildet und er meint mit dem englischen Begriff „evidence" vor allem, was wir mit durch Erfahrung gewonnenes Wissen meinen. Da ist für ihn vorzüglich der Anteil unserer Erkenntnis, der aus der ärztlichen Erfahrung stammt, die er die **innere** Evidenz nennt, und die er für unverzichtbar erklärt. Dieser stellt er die **äußere** Evidenz gegenüber, die sich vor allem auf Studienergebnisse stützt, deren Goldstandard immer noch in der prospektiven, randomisierten und doppelblind durchgeführten Studie möglichst großer Kollektive gesehen wird, obwohl ihr Erfinder Feinstein selbst sie längst in ihrer Aussagefähigkeit eingeschränkt hat und eine weitergehende Methodik fordert. Immer neu muss uns bewusst sein, dass uns kein Ergebnis irgendeiner evidenzbasierten Studie für den einzelnen konkreten Patienten eine Sicherheit gibt, das entsprechende Resultat auch bei ihm zu erzielen!

Leitliniengerechte Medizin Ein weiteres Phänomen eines Wissenschaftsdogmatismus ist die immer stärker verordnete „leitliniengerechte" Medizin. Kleine Expertengruppen beschließen, welche Standards einer Therapie für eine bestimmte Krankheit gelten. Diesem **muss** nun der Arzt folgen, auch wenn seine Erfahrung, die Art der Erkrankung und die individuelle Komponente durch seinen Patienten ganz anderes verlangt. Handelt er dann nämlich nicht der Leitlinie gemäß, wird er über die Kassenärztliche Vereinigungen finanziell gestraft, z. B. durch Streichungen in seinem Budget. Und er steht natürlich auch forensisch viel angreifbarer da, hat er nicht leitliniengerecht gehandelt und es kommt zu einer Komplikation. Ist diese jedoch in der Leitlinie als Möglichkeit bereits aufgenommen, kann er ohne juristische Folgen seinem Patienten auch schaden!

Therapiezentren Als drittes Beispiel sei die schon sehr reale Planung sog. Therapiezentren genannt, z. B. für die Krebskrankheit. Wieder werden hochrangige Experten und Spezialisten (hier Onkologen) im Zentrum zusammengefasst und autorisiert, krebskranke Patienten zu betreuen. Man verkündet stolz, dass durch diese Maßnahmen kein Mensch mehr seinen Weg für die ihm bestmögliche Therapie suchen müsse, da man diesen an den Zentren, natürlich auf der Grundlage von EBM, schon wisse! Niedergelassene Ärzte dürfen die Primärversorgung dann nicht mehr übernehmen, sondern bestenfalls Handlanger für die Anweisungen der Zentren (und der dort durchgeführten Studien!) sein.

Der religiöse Mensch Es ist vielleicht erstaunlich, dass Steiner in seinem Vortrag sagt, dass sich in der **Ausbildung der Gedankenfreiheit** der religiöse Mensch entwickelt, so wie sich in der Überwindung des Egoismus der moralische Mensch bildet. Nehmen wir jedoch die soeben gegebenen Charakteristiken unserer Zeit und der in der Medizin herrschenden Verhältnisse im Zusammenhang mit dem Wissenschaftsdogmatismus zu einer solchen, 1916 gemachten Aussage hinzu, mag die Berührung mit dem Religiösen verständlicher werden.

15.2.3 Wahre Geist-Erkenntnis

Erkenntnisweg der Anthroposophie Die dritte Fähigkeit, welche der Mensch sich heute erwerben muss, um die seelische Not der Gegenwart zu bezwingen, ist schließlich die Geist-Erkenntnis. In ihr liegt die Überwindungsmöglichkeit des Materialismus und damit auch des Pessimismus, der in unserer Kultur allgegenwärtig ist und der sich in der Medizin immer wieder als Nihilismus, besonders als therapeutischer Nihilismus niederschlug. Über die Wirklichkeit des Geistigen, den Ursprung des Menschen aus diesem Geistigen und seine eigene geistige Existenz ist in diesem Buch ständig gesprochen worden. Natürlich geschah dies immer mit dem Blick auf das gestellte Thema, also die Möglichkeiten einer Ergänzung der heutigen Medizin durch Anthroposophie. Aber es ist eben die Anthroposophie in ihrem ganzen Umfang, die den Menschen wieder mit einer Erkenntnis des Geistigen zusammenführt. „Anthroposophie ist ein Erkenntnisweg, der das Geistige im Menschenwesen zum Geistigen im Weltenall führen möchte", heißt es im ersten anthroposophischen Leitsatz. Anthroposophie ist eine **öffentliche Angelegenheit,** keine Geheimlehre oder sektiererische Weltanschauung, die nur für wenige Auserwählte bestimmt wäre. Sie will allen Menschen ohne Unterschied der Rasse, der Religion, der Nationalität zur Verfügung stehen und so kann auch jeder Mitglied dieser Gesellschaft sein, insofern er in der Einrichtung der Freien Hochschule für Geisteswissenschaft am Goetheanum in Dornach eine Berechtigung sieht. Anthroposophie ist also ein freies Angebot an freie Menschen und sie kann nicht gründlicher missverstanden werden, als wenn man sie als ein Glaubensbekenntnis nimmt. Das Erwerben wahrer Geist-Erkenntnis, die Überwindung des Materialismus ist aber das Ziel der heutigen Menschheitsevolution, das (nach der anthroposophischen Menschenkunde) **Ausbildung der Bewusstseinsseele** heißt.

Merke

In solcher Tätigkeit wird schließlich der wissenschaftliche Mensch gebildet. Und so finden Kunst, Religion und Wissenschaft im Menschen wieder zu der Einheit, aus der heraus sie sich einmal gegliedert haben.

Utopie Natürlich wird für manchen Leser das jetzt Geschilderte utopischen Charakter tragen, insbesondere manche Forderungen an die Veränderungen der Menschen unserer Zeit. Doch ist Utopie nicht gleichzusetzen mit Illusion oder Wunschdenken. Zumindest gibt es zweierlei Utopie, folgen wir Moltmann und mit ihm Bloch, von dem er seine Darstellung von Utopie ableitet:

> *„Es lassen sich hier mit Bloch zwei Arten von Utopien unterscheiden: Es gibt abstrakte Utopien, deren Entwurf sich gänzlich von der gegenwärtigen Wirklichkeit und ihren offenen Möglichkeiten abgelöst hat und in Gedanken die Luftschlösser einer ‚anderen Welt' baut. Sie können schön und erhaben sein, aber sie haben leider nicht die geringsten Chancen, jemals verwirklicht zu werden. Menschen, die sich als Realisten bezeichnen, verstehen gewöhnlich alle Utopien als solche Spiele mit irrealen Möglichkeiten und als wirklichkeitsfremde Phantasien. ‚Das ist eine Utopie' sagen sie: ‚Das geht doch nicht.' Es gibt aber auch konkrete Utopien. In ihnen überschreitet der Geist die vorhandene Wirklichkeit und sieht in die Zukunft, bezieht aber seinen Entwurf auf die konkreten Widersprüche und Leiden der Gegenwart, damit sie überwunden werden. Konkrete Utopien spielen nicht mit irrealen Möglichkeiten, sondern mit objektiv-realen Möglichkeiten. Sie holen das Notwendige angesichts der gegenwärtigen Not in den Bereich des jetzt real Möglichen herein und motivieren damit konkrete Veränderungen. Konkrete Utopien bieten der Gegenwart die gewünschte Zukunft als eine reale Möglichkeit an. Sie verneinen das gegenwärtige ‚System' nicht brutal, sondern decken vielmehr die Zukunft auf, mit der diese Gegenwart schon schwanger geht. Wenn aber jede geschichtliche Gegenwart mit ihrer Zukunft schwanger geht und wenn in jeder gegebenen Wirklichkeit zugleich in reicher Fülle unrealisierte Möglichkeiten stecken, so ist es realistischer, diese Möglichkeiten zu erforschen und zu*

ergreifen, als sich nur an das Faktische zu halten und sich auf das Vorhandene zu versteifen, wie es die sogenannten Realisten tun. Die sachliche Voraussetzung für konkret-utopisches Denken aber besteht darin, daß die Gegenwart nicht in einem System gefangen liegt und die gegenwärtige Gesellschaft keine ‚geschlossene Gesellschaft', sondern eine ‚offene Gesellschaft' ist. Wo eine Gesellschaft sich zur geschlossenen formiert und sich selbst von ihren möglichen Entwicklungen und Veränderungen abschließt, da muß das utopische Denken absterben oder eben unterdrückt werden. Die Freiheit des Menschen hat, wenn sie als schöpferische Freiheit verstanden wird, ihren Raum immer im Bereich des Möglichen und in jener Zukunft, die die Gegenwart nach vorne öffnet. Wo eines dieser Elemente – Freiheit, Möglichkeit oder Zukunft – preisgegeben wird, fallen auch die anderen. Das konkret-utopische Denken ist darum für die Freiheit und die Humanität des Menschen unerlässlich." [4]

Heilung Als Ausdruck der materialistischen Gesinnung hat Oswald Spengler schon einen Kulturpessimismus begründet, der sich heute tief in die Seelen der Menschen hineingestaltet hat. Doch sollte gerade die Medizin daran mitwirken, diesen Kulturpessimismus zu überwinden, der eben auch ein Kulturkrebs (Steiner), eine Krankheit der Menschheit ist. Die vielen, scharfsinnigen und z. T. ätzenden Kritiken unserer modernen Medizin zeigen, dass ihr Wandlung, Entwicklung Not tun. Doch wird Kritik immer nur nutzen, wenn sie auch Wege zeigt, wie denn eine solche Entwicklung bewirkt werden kann. Und es ist das Anliegen dieses Buches, Wege zu solcher Entwicklung zu zeigen, Hoffnung zu begründen für eine zukünftige Medizin, die das wahre Wesen des Menschen wieder erfasst, den Sinn von Krankheit wieder begreift und Heilung als ein Geschehen erlebt, in das geistige Kräfte verwoben sind. Heilung gründet in der Begegnung von zwei Menschen (Patient und Arzt), die die Voraussetzung schafft, dass zu ihnen als ein Drittes das heilende Prinzip (Heiland) treten kann. Dieses merkuriale Prinzip war in frühen Menschheitszeiten bekannt. Man hatte deshalb die Heilstätte immer nahe dem Tempel gebaut. Diese Nähe muss auch eine moderne Medizin wieder finden, wobei sie keiner äußeren Formen eines Tempels mehr bedarf, sondern diesen als inneren Vorgang errichten muss.

Literatur

[1] Carus CG. Erfahrungsresultate aus ärztlichen Studien und ärztlichem Wirken. Leipzig: Brockhaus; 1859

[2] Fintelmann V. Quo vadis? Medizin am Scheideweg. Stuttgart: Joh. M. Mayer; 2000

[3] Fintelmann V, Hrsg. Carl Gustav Carus. Begründer einer spirituellen Medizin und ihre Bedeutung für das 21. Jahrhundert. Frankfurt: Mayer/info 3; 2007

[4] Moltmann J. Mensch. Christliche Anthropologie in den Konflikten der Gegenwart. Stuttgart: Kreuz; 1971:65f.

[5] Sackett DL et al. Evidence-based medicine: What is it and what it isn't. Brit med J. 1996;312:71 f.

[6] Steiner R. Wie kann die seelische Not der Gegenwart überwunden werden? Dornach: Rudolf Steiner; 1982

[7] Virchow R. Die Cellularpathologie in ihrer Begründung auf physiologische und pathologische Gewebelehre. Berlin: August Hirschwald; 1858

16 Der sichtbare und der unsichtbare Mensch

Am 23. Februar 1923 hat Rudolf Steiner in Dornach einen Vortrag gehalten, dessen Inhalt einmal die gesamte Physiologie und Menschenkunde revolutionieren wird. Er wurde vor Laien gehalten und trug den umständlich wirkenden Titel *Der unsichtbare Mensch in uns. Das der Therapie zugrundliegende Pathologische.* [2]Nie wieder, weder zuvor noch danach, hat Steiner diesen menschenkundlichen Aspekt so klar und eindeutig dargestellt, obwohl er in seinem Werk immer wieder angesprochen wurde, wenn auch verborgener. Dass der Mensch eine Art Doppelwesen ist, kommt z. B. in den zwei Formen seiner Ich-Natur oft bei Steiner vor. Er sprach von niederem und höherem Ich, wir können auch leiborientiert und leibfrei, rein geistiger Art sagen, um den medizinischen Aspekt anders zu betonen. Ich habe diesen Gesichtspunkt auch in der Zweiheit (S. 55) von Person und Individualität angesprochen.

16.1 Der sichtbare Mensch

Sichtbare und unsichtbare Anteile Er ist der Anteil an uns, der **sichtbar in Erscheinung** tritt, den wir sehen, anfassen, messen und wiegen können, der wächst und wieder schrumpft, der sich ständig erneuert und doch im Erwachsenenalter lange der gleiche zu bleiben scheint. Wir können ihn fotografieren, malen, durchleuchten, heute durch computertomographische und vergleichbare Verfahren in Scheiben schneiden und so fast jedes Detail zur Sichtbarkeit bringen. Wir können endoskopisch in ihn eindringen, ihn histologisch beschreiben, wir können ihn auf dem Sektionstisch oder im anatomischen Institut zerlegen und seinen Aufbau studieren. Und doch trägt er Anteile in sich, die unmittelbar unsichtbar sind. Sehen wir die **Funktionsabläufe** in der Leber, die einzelnen Stoffwechselschritte oder die interstitielle Flüssigkeitsbewegung? Wir können sie beschreiben, wir können sie experimentell nachvollziehen, aber der unmittelbaren Anschauung entzieht sich das **Leben.** Und doch zeigt es sich mittelbar in unendlich vielen Phänomenen. Der Leib ist weiterhin durchdrungen von **Empfindungen.** Auch sie können wir mittelbar erleben, doch hat noch kein Mensch den Schmerz, die Freude oder die Aggression gesehen, man kann sie nicht fotografieren oder messen. Doch kann man sie auch nicht übersehen oder gar für nicht vorhanden erklären, wie es in extremer Form Virchow für sein Ideal einer rein naturwissenschaftlichen Medizin versuchte: Vergeblich habe er sich als Pathologe bemüht, auf dem Seziertisch eine eigenständige Seele (S. 17) nachweisen zu können. Zwar wird dieser radikale Gesichtspunkt heute eher belächelt, gibt es eine Psychosomatische Medizin, Psychologie und Psychotherapie, doch gedacht wird immer noch wie Virchow in rein mechanischen Gesetzen, die allem Anorganischen zugrunde liegen. Auch heute existiert in der Medizin keine eigenständige Seele, ist der Blick für die Individualität verschlossen, obwohl sie so offen vor uns steht, sei es nur am Beispiel der Immunologie.

Leib, Seele und Ich Vier unterschiedliche Gebiete beschreibt Steiner für den Leib, die er

- Physischer Leib,
- Ätherleib,
- Astralleib und
- Ich-Organisation

nannte (Kap. 3.1.1). Jedes beschreibt eine **leibliche** Wirklichkeit mit eigener Gesetzmäßigkeit und doch sind sie tief miteinander verbunden, kann keines ohne die anderen sein. Diese Kommunikation ist für jedes Organ, jedes Gewebe unterschiedlicher Art und doch finden wir Einheit und Übereinstimmung, die wir Organismus nennen. Dieser sichtbare Mensch existiert also als Leib, in welchem Seele und Ich wirksam sind, die Seele regelnd und ordnend, zugleich die Ich-Impulse vermittelnd, das Ich alles steuernd und prägend. Doch ist konkret gesprochen nur ein Teil der Seele so leibgebunden, die **Empfindungsseele.** Die übrigen Seelenglieder (Kap. 3.1.2) wirken von außen an den Leib, ihn instrumental nutzend. Gleiches gilt für das Ich, welches nur mit einem kleinen Anteil mit dem Leib über die Wärme eine Einheit bildet, mit seinem größeren Anteil jedoch kosmisch-leibfrei bleibt. Steiner weist einmal darauf hin, dass dieser Anteil mit der Geburt seine Leibbezogenheit beendet und in der Zeit oder besser außerhalb aller Zeit an dieser Pforte in das Erdenleben stehen bleibt. Er führt weiter aus, dass sich der leibgebundene Teil des Ichs im Schlaf von dem Leib befreit, um mit dem anderen Anteil eins zu werden und sich als Ganzheit immer neu zu erleben und Orientierung für das Leben zu finden. Das macht den „gesunden", d. h. physiologischen Schlaf so wichtig und lässt auch besser verstehen, warum konsequenter Schlafentzug (z. B. durch Folter) die Persönlichkeit so rasch zerstört.

Komplexität des sichtbaren Menschen Der sichtbare Mensch ist also wesentlich komplizierter, als ihn eine medizinische Anthropologie beschreibt. Er ist mehr als die Summe unendlicher Befunde, mehr als die Komplexität der Morphologie. Er ist hochdifferenziert in vier Grundglieder, die wiederum in sich gegliedert sind: der Stoffleib z. B. in vier elementare Bereiche (die Erde, Wasser, Luft und Feuer genannt wurden), welche durch vier Ätherarten mit dem Lebensleib verbunden sind, der wiederum in sieben Lebensstufen untergliedert ist und mit weiteren sieben Lebensprozessen rhythmisch-atmend mit dem Astralleib kommuniziert, in welchem zwölf Bildekräfte wirken. Das einzig Einheitliche und Unteilbare ist die Ich-Organisation. In diesem Leib wirkt nun der unsichtbare Mensch auf vierfache Weise.

16.2 Der unsichtbare Mensch

Kosmischer Mensch Eigentlich müsste man einen neuen Begriff für den Teil suchen, den Steiner den unsichtbaren Menschen nennt, sind doch wesentliche Anteile des sichtbaren Menschen ebenfalls unsichtbar. Man könnte ihn den **kosmischen** in Polarität zum irdischen Menschen nennen, auch den **schlafenden** im Gegensatz zum wachen. Da jedoch keine dieser Benennungen ihn umfassend beschreibt, bleiben wir aus didaktischen Gründen bei Steiners Bezeichnung.

Vier Organisationen Das Überraschende in Steiners Darstellung ist weniger, dass ein solcher kosmischer Mensch, der also **rein geistiger Natur** ist und der nicht von der Materie berührt wird, existiert und mit dem Erdenmenschen, wie wir ihn kennen, kommuniziert, sondern dass dieser zweite Mensch in oder außer uns ebenso **vier Glieder** aufweist wie der sichtbare. Steiner nennt sie

- das Ich,
- die astralische Organisation,
- die ätherische und
- physische Organisation.

Sie sind nicht Leiber, sondern Organisationen, das Ich jedoch nicht Ich-Organisation. Daran kann ihre Verschiedenheit schon deutlich werden. Diese Gesamtorganisation tritt embryonal in physische Erscheinung, insofern sie die Plazenta mit ihren Eihüllen Chorion, Allantois und Amnionsack bildet. Sie wird im Augenblick der Geburt abgestoßen, sie hat ihren Dienst, das Individuelle dem *Erbleib* einzuprägen, erfüllt und wird nicht mehr gebraucht. Hing damit zusammen, dass die Nachgeburt früher so wert gehalten wurde, dass man auch Arzneien aus ihr herstellte oder sie in bestimmten Kulturen auch aß?

Denken Von der Geburt an wirkt der unsichtbare Mensch nur noch direkt auf **geistige Art,** er braucht keine organisch-physischen „Hüllen" mehr. Das Ich wirkt in allem, was es bewirkt, direkt auf die Ich-Organisation des sichtbaren Menschen, führt von da entlang der Nerven bis in den Physischen Leib hinein, vermittelt sich der Nerven-Sinnes-Organisation. In diesem Weg sieht Steiner einen Abbau- oder Todesprozess, wobei wir diesen zugleich als das Tätigkeitsfeld sehen müssen, das allem Stofflichen seine Formen gibt, quasi den **Formpol** des Menschen. Und er ist zugleich der **Bewusstseinspol,** der uns zum **wachbewussten** Menschen macht, dessen höchste Ausprägung das **Denken** ist. „Wir denken auf Kosten unseres Leibes", hat Steiner diesen abbauenden Kräftebereich auch einmal charakterisiert.

Auferstehungsprozess Ein anderer Wirkensstrom geht nun vom Ich durch die astralische, ätherische und physische Organisation des unsichtbaren Menschen in den Stoffwechselbereich und nutzt hierzu das Blut in seinen Bahnen. „In dem Blute strömt das Ich“, heißt es hier lapidar. Diese Polarität von Nerv und Blut hat Steiner immer wieder dargestellt, schon sehr früh in den acht Vorträgen über eine „Okkulte Physiologie“, in welcher die Doppelheit des Menschen geradezu der Ausgangsgedanke seiner weiteren Darstellungen ist. Dort taucht der noch nicht so benannte unsichtbare Mensch z. B. als inneres Weltsystem auf. Der ganze Nahrungsstrom ist mit diesem Weg der Ich-Tätigkeit verbunden und daran kann nachvollziehbar werden, warum Steiner oft davon spricht, dass die Nahrungsstoffe bis zu einem „Nullpunkt“ abgebaut werden, wie physisch verschwinden, ehe im Organismus daran anknüpfend wieder Stoff, jetzt Menschenstoff, aufgebaut wird. Deshalb wird diese zweite große Ich-Bewegung (-Strömung) als eine aufbauende, ein Wachstumsvorgang, bezeichnet. In Übereinstimmung mit dem Bild des Todesprozesses können wir auch von einem Lebens- oder gar Auferstehungsprozess sprechen. Hier entdecken wir auch einen Zusammenhang mit den zellulären Vorgängen von zweierlei Zelltod: der Nekrose und der Apoptose.

Zwei weitere Stufen Nun differenziert Steiner aber weiter: In der zweiten Stufe, der Durchdringung der Astral-Organisation durch das Ich wirkt ein Nebenstrom in die Atmungsvorgänge, die konsequent als verfeinerte Todesprozesse bezeichnet und mit dem Sauerstoff verbunden werden. Er schaut also primär auf die Einatmungsprozesse. In der dritten Stufe, nachdem das Ich die Astral-Organisation durchströmt und ergriffen hat und nun in die Äther-Organisation dringt, zweigt sich ein weiterer Nebenstrom ab, den Steiner als schon sehr stark im Übersinnlichen liegend beschreibt und der sich nach außen als Pulsschlag vermittelt. Er ist wiederum ein abgeschwächter Lebensprozess, dient aber der organischen Wiederherstellung, der Regeneration. Er hat seine Erscheinung in der Blutzirkulation, von ihm stammt die Blutbewegung und zugleich die unfassbare Regenerationsfähigkeit, die dem Blut mittels des Knochenmarks zu Eigen ist.

Schöpferische Weisheit In diesem unsichtbaren Menschen finden wir die ganze schöpferische Weisheit, die der Menschenbildung zugrunde liegt. In ihm lebt das Tief- oder Unterbewusstsein, das Freud als erster exakter beschrieb und das Steiner **Schlafbewusstsein** nannte. Er ist der Vermittler des **Willenslebens,** in ihm liegen die moralischen Kräfte, die Steiner mit dem handelnden Menschen verbindet. Hier stoßen wir auch auf die **Kraft des Gewissens,** die den modernen Menschen so weit entrückt zu sein scheint.

Kenntnis des unsichtbaren Menschen Es ist keine Voraussetzung für eine durch Anthroposophie ergänzende Praxis in medizinischer Diagnostik und Therapie den unsichtbaren Menschen zu kennen oder wenigstens von ihm zu wissen. Deshalb wurde von ihm in den vorausgegangenen Auflagen dieses Buchs auch nur andeutungsweise gesprochen. Doch schreitet die Zeit mit der drängenden Frage nach der spirituell begründeten Medizin so stark voran, dass die Darstellung diesmal ausführlicher erfolgt und dennoch immer noch Andeutung bleibt. Der Leser mag selbst entscheiden, wie erhellend für seine berufliche Tätigkeit dieses Kapitel einer ganzheitlich-spirituellen Menschenkunde ist oder ob er es übergeht. Er wird auch ohne seinen Inhalt viele Gesichtspunkte gewinnen, um seine Praxis zu erweitern und sich näher an das Verständnis seiner Patienten und ihres Kranksein heranzufinden und insbesondere immer mehr vom Heilen zu verstehen.

Literatur

[1] Steiner R. Eine okkulte Physiologie. GA 128. Dornach: Rudolf Steiner; 1991

[2] Steiner R. Der unsichtbare Mensch in uns. Das der Therapie zugrundeliegende Pathologische. Vortrag vom 11.2.1923. In: Erdenwissen und Himmelserkenntnis. GA 221. Dornach: Rudolf Steiner; 1998

[3] Studer-Senn K. Der unsichtbare Mensch in uns. Studien und Übungen. Dornach: Persephone; 2005

17 Anregungen zu einer Schulung des Arztes

Trostlosigkeit des Medzinstudiums Die Ausführungen für eine Schulung oder auch einen Schulungsweg des Arztes sollen als eine Ergänzung des allgemeinen ärztlichen Studienganges verstanden werden. Sie werden von einem Arzt für seinen Beruf geschrieben, sie sind aber über das Arzttum hinaus für alle in der Medizin beruflich Tätigen gültig, besonders auch für die Pflegenden und alle Therapeuten, mit denen der Arzt die für den speziellen Patienten immer neue Therapiegemeinschaft bildet. Die Trostlosigkeit unseres heutigen Medizinstudiums ist kein Geheimnis. Hier hat sich der mechanistische Standpunkt der Medizin einen ganz besonderen Ausdruck verschafft. Denken wir nur an die stupide Prüfungsform im Multiple-Choice-Verfahren, das jede Art kreativen Denkens verbietet. Denken wir aber auch an die immer seltener gewordene Fähigkeit des Lehrenden, seine Studenten durch freien Vortrag und geschliffene Rede zu begeistern. Stattdessen werden ihnen Power-Point-Präsentationen in verdunkelten Räumen vorgeführt, was bei den Zuhörern Langeweile und Ermüdung hervorrufen muss. Denken wir schließlich auch an das Übermaß an theoretischem Wissen, das fern jeder Praxis erlernt werden muss und seinen Zusammenhang mit dem kranken Menschen zunächst gar nicht erkennen lässt. Im Grunde genommen sind sich die Lehrenden wie die Lernenden darin einig, dass eine grundlegende Reform unseres Medizinstudiums erfolgen müsste. Doch fehlen auch hier wieder zündende Ideen und so wird weiter nur Flickschusterei betrieben.

Anregung zur zukünftigen ärztlichen Ausbildung Nun kann es einmal mehr nicht Aufgabe dieses Buches sein, eine Systematik eines neuen Medizinstudiums zu erstellen, und doch sollen die folgenden Darstellungen Hinweise sein, in welche Richtung die zukünftige ärztliche Ausbildung gestaltet werden sollte. Das in diesem Kapitel Dargestellte ist als Anregung zum Selbststudium jedes einzelnen Lesers gemeint, der rasch herausfinden wird, inwiefern das hier Geschilderte in ihm bereits selbstverständliche Fähigkeit ist oder ihn doch zu Neuem anregen kann.

Fünf Voraussetzungen nach Carus Auch Carus hat 1859 in dem schon zitierten Buch [1] Vorschläge für eine Studienreform gemacht. Er nannte das Kapitel *von den Forderungen der Zeit an Reformen des Medizinalwesens.* Darin betont er noch einmal, dass die Medizin das **eine** Heilsystem sei, das allem in der Medizin zugrunde liege und jeder Spezialisierung vorausgehen müsse. Die Vermittlung dieses Heilsystems könne nur im Zusammenhang mit anderen Wissenschaften erfolgen und rechtfertige erst dann seine Einordnung in eine Universität. Um immer von diesem Ganzen, dieser umfassenden Bildung auszugehen, dürften die Lehrenden in ihrem Spezialfach nur begrenzte Zeit tätig sein, dann müssten sie ihr Fach wechseln oder für eine längere Zeit wieder ganz in die praktische Medizin zurückkehren! Die Voraussetzungen an den Studierenden, der nach Carus bereits einen **vorgebildeten Geist** besitzen müsse, charakterisierte er in fünf Gebieten. Als Erstes müsse der Student die **Sprache** beherrschen, womit Carus ein Bewusstmachen des Seelisch-Geistigen im Worte meint. Descartes' „cogito ergo sum" übersetzt er „ich bin nur Geist, insofern ich denke"! Eine weitere Voraussetzung sei **Mathesis,** in der sich die Erfahrung vom Übersinnlichen und der Symmetrie ausspräche. Als Drittes nennt er **Geschichte,** den Zusammenhang von unendlicher Vergangenheit, Gegenwart und Zukunft als Ausdruck eines umfassenden Menschheitsbewusstseins. **Poesie** als die Lehre von der Schönheit der Welt und der Begeisterung für diese und **Philosophie** als ein Schauen auf sich selbst und auf Gott, erfüllt von Dialektik, Logik und Sittenlehre vervollständigen die von Carus genannten Voraussetzungen an einen Studierenden der Medizin. Diese Voraussetzungen müssten in einer **Spiritualschule** gelehrt werden, die Carus in einen Gegensatz zur naturwissenschaftlich orientierten **Realschule** setzt. Wieder kommt Carus auf Goethe zu sprechen und verweist auf dessen Darstellungen einer pädagogischen Provinz in „Wilhelm Meister". So sei vor allem die **Ver-**

ehrung zu lernen und schließlich die **Teilnahme** am Kranken selbst zu vermitteln.

Goethes Darstellung der plastischen Anatomie Goethe selbst hat sich ebenfalls intensiv mit der Medizin auseinandergesetzt und in vielen Zusammenhängen über sie gesprochen oder geschrieben. Er nahm selber an anatomischen Vorlesungen in Leipzig teil, ging auch in Spitäler, um insbesondere die natürliche Abscheu gegenüber den, wie er es nannte, widerwärtigen Dingen zu überwinden.

> *„Ich habe es auch wirklich darin so weit gebracht, dass nichts dergleichen mich jemals aus der Fassung setzen konnte." [2]*

Aus vielem heraus, was über Goethe und die Medizin darzustellen wäre, soll hier aber nur der eine Aspekt genommen werden, der ebenfalls in *Wilhelm Meisters Wanderjahren* dargestellt wird (3. Buch, 3. Kapitel). Gemeint ist seine Auffassung einer **plastischen Anatomie,** der Wilhelm Meister während seiner Ausbildung zum Arzt begegnet. Es entspricht der Goetheschen Weltauffassung, dass er in einer synthetisierenden, also aufbauenden Anatomie die eigentliche Voraussetzung für eine Kenntnis des menschlichen Organismus sieht, während die übliche zerstückelnde Anatomie diese Kenntnis gerade zerstört.

> *„Ich lasse mich nicht irremachen und bereite etwas vor, welches in der Folge gewiss von großer Einwirkung sein wird. Der Chirurg besonders, wenn er sich zum plastischen Begriff erhebt, wird der ewig fortbildenden Natur, bei jeder Verletzung gewiss am besten zur Hilfe kommen; den Arzt selbst würde ein solcher Begriff bei seinen Funktionen erheben. Doch lassen Sie uns nicht viel Worte machen! Sie sollen im Kurzen erfahren, dass Aufbauen mehr belehrt als Einreißen, Verbinden mehr als Trennen, Totes beleben mehr als das Getötete noch weiter töten." [2]*

Das **Nachschaffen,** nicht das Zerstören der Natur, hier des menschlichen Leibes als plastische Anatomie, wird die Fähigkeiten im Arzte schulen, einerseits auf das Ganze zu schauen, für das der Teil gebildet ist, andererseits aber die **Bildungsgesetze des Organismus** selber zu erfahren, insofern er ihnen plastizierend nachstrebt.

Steiners Jungmedizinerkurse Rudolf Steiner selber hat schließlich seine Anregungen in zwei Vortragszyklen für Ärzte und Medizinstudierende im Januar und April 1924 ausgesprochen. Diese im Allgemeinen als Jungmedizinerkurse bezeichneten Vorträge finden sich heute unter dem Titel *Meditative Betrachtungen und Anleitungen zur Vertiefung der Heilkunst* [7]. Hier wird aufgezeigt, wie der Arzt oder der Studierende durch innere, meditative Anstrengungen und Übungen den Weg finden kann, der zu einer Vertiefung der Heilkunst und zum rechten Erfassen des Geistigen in Gesundheit und Krankheit führt. Diesem inneren (**esoterischen**) Weg jedes Einzelnen ist ein kurzer Teil einer mehr nach außen gerichteten (**exoterischen**) Schulung vorangestellt, die aber bereits gegenüber den heutigen Formen des Medizinstudiums die umfassende Ergänzung oder auch Erweiterung erkennen lässt. Ganz besonders stellt Steiner der heutigen Tendenz, alles in immer weitere Verkleinerungen hinein zu verfolgen, die Notwendigkeit gegenüber, auch große umfassende Wirklichkeiten wieder wahrnehmen zu lernen. Dem heute so üblichen Mikroskopieren stellt er ein Makroskopieren an die Seite. Der Studierende wird auch zu der grundsätzlichen Erkenntnis geführt, dass Krankheitsprozesse immer die Dislokation normaler Prozesse im Organismus sind. Auch wird angeregt, eine Diagnosefähigkeit durch Beobachtung des menschlichen Seelenlebens zu erbilden und diese, so könnten wir ergänzen, der heutigen Tendenz zur rein technischen Diagnostik an die Seite zu stellen.

Äußere Schulung und innerer Weg Den inneren Weg kann nur jeder ganz für sich selbst gehen, die äußeren Voraussetzungen lassen sich auch in der Gemeinschaft eines Studiums ermöglichen. Und so könnte aus den vielfältigen Anregungen durch Carus, Goethe oder Steiner heute bereits eine Studienreform eingeleitet werden, die wirklich neue Inhalte beschreibt und ganz sicher Voraussetzung dafür wäre, den Studierenden wieder mit heller Begeisterung für das zu erfüllen, dem er als zukünftiger Arzt sein Leben widmen will.

Merke

Doch ist die Ergänzung der naturwissenschaftlich orientierten Methode in der Medizin durch eine anthroposophisch-geisteswissenschaftliche der erste notwendige Schritt, um eine zukünftige Studienreform zu beginnen.

17.1 Wesentliche Inhalte für das Studium

Kommen wir nun zu den Anregungen, die vor allem für junge Ärzte und Studierende gedacht sind und als persönliche Erfahrungen mitgeteilt werden. Noch einmal sei betont, dass es sich dabei um keine Systematik handelt, dass diese Darstellungen unvollständig oder auch aphoristisch sind. Und trotzdem sollen sie als ein durchaus persönliches Bekenntnis ein Buch abrunden, das in jedem Kapitel Gespräch mit dem Leser sein will. Eine gewisse Gliederung wird sich dennoch ergeben, da an vier Voraussetzungen angeknüpft wird, die Rudolf Steiner nannte, um über die rein intellektuelle Betrachtung des Menschen und der Welt zu einer wirklich spirituellen Auffassung durchstoßen zu können. Man findet diese vier Voraussetzungen in seinem Vortragszyklus *Die Welt der Sinne und die Welt des Geistes* (1911/12) [5], der aus persönlichem Erleben die wesentlichsten Inhalte für das Studium des zukünftigen Arztes vermittelt. Die intellektuelle Betrachtungsweise, die nach Steiner bereits um das 18. Lebensjahr voll ausgebildet ist, macht alles leicht widerlegbar. Es ist gerade die Dialektik, dieses duale Prinzip von These und Antithese, das in unserer modernen Zeit dazu führte, auch im Wissenschaftsbereich jede nur denkbare Hypothese zu vertreten. Und natürlich können auch die dem modernen Menschen oft absurd erscheinenden geisteswissenschaftlichen Forschungsresultate intellektuell leicht widerlegt werden. Wenn der Mensch an den Wahrheitsgehalt solcher Mitteilungen rühren möchte, muss er vor sein Nachdenken über deren Inhalte die vier Voraussetzungen stellen, die Steiner als

- Staunen,
- Verehrung, den
- weisheitsvollen Einklang mit den Weltgesetzen und die
- Ergebung in den Weltenlauf

bezeichnete. Ihnen soll im Weiteren gefolgt werden.

17.1.1 Staunen

Kindliches Staunen Staunen gilt als eine typische **kindliche Eigenschaft** und man muss schon viel von seinem Menschsein verloren haben, um von staunenden Kinderaugen unberührt bleiben zu können. Vermittelt nicht gerade das staunende Kind dem Erwachsenen eine Ahnung, wie sich Geistiges dem Menschen unmittelbar mitteilen kann?

Merke

Staunen schließt die menschliche Seele dem Geistigen auf.

Nur dass wir in unserer Zeit heute diesen unmittelbaren Zusammenhang nicht mehr kennen. Es gehört zu der Verrohung der Menschen unserer Zeit, dass ihnen das Staunen abhanden gekommen ist. Nehmen wir als ein wesentliches Beispiel nur die heutige Nachrichtenübermittlung. Sie ist so einseitig auf Katastrophen, Unglück, Zerstörung ausgerichtet, dass Schönheit oder Andacht gegenüber solchen Mitteilungen gar keinen Raum hat. Auch wird jeder Mensch heute mit einer Nachrichtenflut überfrachtet, die ihn die einzelne Nachricht gar nicht mehr wahrnehmen, geschweige denn verdauen lässt. Wir ersticken geradezu an dieser Überfrachtung durch negative Nachrichten. Diese Überfrachtung oder Erstickung aber lähmt die Seele und tötet in ihr die Fähigkeit zum Staunen. Dabei bieten Mensch und Welt so viel Anlass zum Staunen.

Naturerscheinungen und Heilmittelfindung Auf den Arzt bezogen sind es einerseits die Naturerscheinungen, denen er sich z.B. für eine neue Heilmittelfindung zuwendet. Kann man nicht staunen über die Fülle des Gestaltens beispielsweise der Pflanzenwelt? Welche Schöpferkraft steht hinter der Vielfalt der verschiedenen Formen, Farben, Größen und sonstigen Verschiedenheiten unserer Heilpflanzen. Welche Nähe zum

Tier oder auch zum Mineral können Pflanzen ausbilden. Denken wir an einige der für dieses Buch gewählten therapeutischen Beispiele, wie z. B. den im Cardiodoron vereinigten drei Pflanzen: Eselsdistel, Himmelsschlüsselchen und Bilsenkraut. Staunen wir auch über die Mistel, die sich gegen alle natürlichen Abläufe üblicher Pflanzen verhält und sich sogar von der Erde dadurch entfernt, dass sie in den Wipfeln der Bäume lebt und auf Wurzelbildung verzichtet. Denken wir aber auch an die Verschiedenartigkeit der Minerale, von Phosphor und Schwefel einerseits oder der Kieselsäure andererseits. Denken wir an die Nähe der sechseckigen Quarzkristalle mit der Honigwabe der Bienen. Aber staunen wir auch mit offenen Augen, offenen Sinnen und weitem Herzen in die Welt der Gestirne, wie sie uns vielleicht in einer klaren Hochgebirgsnacht begegnen kann. Und versuchen wir, die Kräfte der Wandelsterne oder Planeten nachzubilden, die sich als Metallität in der Erde Ausdruck verschafften und die wir als Kräftewirkungen, aber auch in organischer Gestaltung im menschlichen Organismus wiederentdecken können. Denken wir doch für einen Augenblick einmal den Gedanken, dass solch ein Sternenhimmel auch im menschlichen Organismus existiert! Und versuchen wir, diesen Gedanken nicht nur als einen Vergleich, sondern als eine Wirklichkeit zu fassen.

Staunen am Menschen Der Arzt wird das Staunen ganz besonders unmittelbar an den Naturerscheinungen erüben können. Er sollte es aber auch am Menschen selber erfahren. Ist schon die Vielfalt in der Pflanzen- oder Mineralwelt groß, so ist sie beim Menschen geradezu unendlich.

> **Merke**
> **Denn gegenüber den übrigen Naturreichen ist jeder Mensch seine eigene Art.**

Wie sich das Individuelle, das Einmalige in jedem Menschen durch den Leib seinen sichtbaren Ausdruck verschafft, ist vielleicht das größte Wunder von allen. Und dieses Einmalige, Individuelle in jedem Menschen zu entdecken, ist unverzichtbare Aufgabe des zukünftigen Arztes. Das aber wiederum setzt die Fähigkeit zum Staunen voraus. Können aber nicht auch die vielen Formen und Symptome von Krankheiten uns staunen lassen? Ist es nicht eindrucksvoll, die Veränderung einer Gliedmaße beispielsweise beim Erysipel festzustellen, oder die vielfältigen Formen von Exanthemen der Haut oder auch der generalisierte Ikterus am Patienten? Kann nicht der Auskultationsbefund einer Pneumonie oder eines Herzklappenfehlers in uns besondere Empfindungen wecken, einmal abgesehen von seiner diagnostischen Bedeutung? Immer wieder kann man auch über die Schönheit des menschlichen Organismus staunen. Und damit ist nicht eine äußere Schönheit im Idolisieren unserer Zeit gemeint, sondern die Ästhetik des Details. Und – wenn auch gerade für eine zukünftige Ausbildung des Arztes dem Mikroskopieren ein Makroskopieren an die Seite gestellt werden soll –, so ist das Mikroskopieren eben auch eine Möglichkeit, uns das Staunen zu lehren. Man kann ein ästhetisch-moralisches Gefühl ausbilden, z. B. für einen normalen Knochenmarkbefund, insbesondere im Anblick der Megakariozyten, aber auch gegenüber den Veränderungen maligner Zellen, die ihre Bösartigkeit geradezu anschaulich machen. Man kann staunen gegenüber der Architektur eines Leberläppchens, dem Auffangen von Schwerkraft in der Bildung eines Oberschenkelhalses, den Veränderungen der Lunge in einer Pneumonie.

Berührung mit der Geistigkeit des Menschen und der Welt Und noch einmal: Man nehme dieses nicht als schöngeistige Bemerkungen, sondern als Beschreibungen einer Wirklichkeit, die über das Staunen im Arzt Fähigkeiten entwickeln, die Voraussetzung für eine neue, freie Begegnung mit geistigen Wirklichkeiten ist. Wir werden im Staunen unmittelbar von der Geistigkeit des Menschen oder der Welt berührt und es erlöschen in uns die alten inkorporierten Vorurteile. Denn Staunen lässt uns **vorurteilslos** sein, hält zunächst alle Möglichkeiten eines gültigen Urteils offen.

17.1.2 Verehrung

Verehrung und Beten Als zweite Voraussetzung zur Überwindung des nur intellektuellen Betrachtens der Welt nannte Steiner die Verehrung. Nun ist Verehrung oder **Ehrfurcht** heute vielleicht mehr noch als das Staunen verlernt oder auch ganz bewusst den Menschen ausgetrieben worden. Mit welchem Eifer hat man in unserer Zeit beispielsweise die Autorität bekämpft. Bis zur antiautoritären Erziehung des Kindes wurden diese Experimente getrieben, deren katastrophale Auswirkungen in den Verhaltensstörungen solcher Kinder rasch anschaulich wurden. Es ist ganz sicher schwierig, als bereits erwachsener Mensch die Kräfte der Verehrung in sich zu wecken, wenn man dafür in der Kindheit keinerlei Voraussetzungen geschaffen bekam. Steiner hat einen solchen Zusammenhang einmal anschaulich ausgesprochen:

> *„Wer in der Kindheit nicht beten lernt, kann im Alter nicht segnen."*

In früheren Menschheitszeiten wandten sich diese Verehrungskräfte primär der göttlichen Welt zu, die in den verschiedenen Religionen der Menschheit verkündet wurde. Durch Beten bildete sich im Kinde der Boden für die Verehrungskräfte. Auch hier hat unsere Zeit zu einer Verrohung der Sitten geführt. An die Stelle der Verehrung ist eher Verachtung getreten, der einzelne Mensch gilt immer weniger und Mord und Totschlag, oft auch ohne jedes Motiv, sind alltägliche Geschehnisse. Wenn allerdings der Mensch nicht mehr ist als ein besonders entwickeltes Tier, kann sein Leben auch nicht mehr Wert sein als das des Schlachtviehs. Und es mag manchmal erschüttern, dass sich immer mehr Menschen für den Tierschutz engagieren, wo doch in aller Welt Menschenschutz ein höheres und gleichermaßen notwendiges Gebot wäre.

Nächstenliebe und Mitleiden Verehrungskräfte sind kaum unabhängig von der Erfahrung einer Welt auszubilden, die eine andere und höhere Bestimmung als die Welt der Menschen hat. Hier wird die Notwendigkeit eines neuen religiösen Lebens sichtbar. Und es darf erinnert werden, dass ein solches religiöses Leben sich aus dem Denken, aus Gedankenfreiheit bilden wird und nicht zu dem immer zitierten blinden Glauben zurückwerfen muss. Findet man jedoch den Funken der Verehrung noch in sich, so kann man ihn an dem ärztlichen Tun, insbesondere am Patienten selbst wieder entzünden. Wir finden hier einen Zusammenhang mit einer zentralen Essenz des Christentums, der **Nächstenliebe.** Wir haben auf diese im Zusammenhang mit der Ausbildung eines sozialen Verständnisses im vorigen Kapitel bereits verwiesen. Verehrung entspringt im Menschen aus dem seelischen Quell, den wir die Liebe nennen, die jedem Menschen innewohnt und die in der Psychoanalyse Freuds in die Einseitigkeit der Sexualität verzerrt wurde. Liebe als Sexualität ist im menschlichen Leben wertvoll und unverzichtbar, sie kann auch eine besondere Form der Zuwendung zu dem anderen Menschen sein und sich in ganz besonderer Weise in der Konzeption eines dritten Menschen Ausdruck verschaffen, doch ist Sexualität eben ein Aspekt der Liebesfähigkeit des Menschen, die als Ganzes viel umfassender ist. Es ist eine unverzichtbare Eigenschaft jedes Arztes, mit dem leidenden Menschen **mitleiden** zu können. Mitleid ist eine besondere Ausgestaltung von Sympathie und wir können aus diesem Zusammenhang erkennen, dass Mitleid ohne das notwendige Maß von Distanz gefährlich, ja für Arzt und Patient eher schädlich ist.

Merke
Mitleid ist aber eine Voraussetzung dazu, dass in dem Arzt der unabdingbare Drang zum Helfen, zum Heilen entzündet wird. Mitleid ist keine passive seelische Haltung, sondern der Anlass zu höchst aktivem Handeln. Mitleid und Nächstenliebe können wiederum nur in uns entstehen, wenn der fruchtbare Boden der Verehrung in uns lebt.

Ehrfurcht vor dem individuellen Ausdruck Ehrfurcht können wir auch gegenüber dem Individuellen des Menschen insofern ausbilden, als sich in ihm eine geistige Realität ausspricht, die durch unendliche, ewige Zeiträume gebildet wurde. Das hat seine ganz besondere Bedeutung überall dort, wo sich das Geistige des Menschen durch leibliche Beschränkungen, Deformierungen oder Behinderungen nicht unmittelbar wahrnehmen lässt. Wie hilflos wirkt das kleine Kind, in welchem das Geistig-Individuelle das Leibliche noch nicht beherrscht und es auch noch nicht nach den eigenen Gesetzmäßigkeiten umgebildet hat. Und doch wirkt dieses Fertige, Ewige, aus Urzeiten stammende Individuelle (Ich) schon im Kind!

Wie rätselvoll ist die Welt der Behinderungen, seien sie leiblicher oder auch psychischer Art. Könnten wir nicht wenigstens hypothetisch die Vorstellung ausbilden, dass sich das Individuelle in solchen Menschen ganz besondere Ausdrucksformen verschafft, die von außen angeschaut in dem diesmaligen Leben Beschränkung und Verzicht bedeuten, aber große Kräfte entwickeln für zukünftige Existenzen? Entdecken wir nicht plötzlich eine Fülle ethischer Fragen, die gegenüber Tendenzen der modernen Medizin nachdenklich stimmen? Ist es unter solchen Gesichtspunkten wirklich unzumutbar für Eltern, ein behindertes Kind zu haben? Früher wurden solche Behinderten in Dorfgemeinschaften ganz besonders geachtet, man kann sogar sagen, für heilig gehalten. Man ahnte noch etwas von der Besonderheit solcher Menschen, die den Weg einer Selbstverwirklichung durch die Behinderung wählten. Aus unserer materialistischen, endlichen Gesinnung ist ein solcher Gesichtspunkt natürlich völlig verschwunden. Für den Menschheitsfortgang ist es aber notwendig, auch hierfür neues Verständnis zu begründen.

Quell der Menschenliebe Halten wir also fest: Die Kräfte der Verehrung führen uns zu dem seelischen Quell in uns, aus dem die Menschenliebe strömt. Ohne Verehrung in uns zu bilden, können wir zu diesem Quell nicht finden, ohne den wiederum aber Mitleid oder Nächstenliebe als die unverzichtbaren Eigenschaften jedes Arztes verkümmern müssten. Mangel an Verehrungskräften lässt in uns an die Stelle der Menschenliebe Menschenverachtung, ja Menschenhass treten.

17.1.3 Einklang mit den Weltgesetzen

Betrachtung am Beispiel Tod und Sterben Sind Staunen und Verehrung immerhin bekannte Begriffe, auch wenn sie in unserer Zeit als Fähigkeiten immer weniger geschätzt werden, so ist die dritte von Steiner genannte Voraussetzung auch begrifflich schwieriger zu fassen. Was sollen wir unter „weisheitsvollem Einklang mit den Weltgesetzen" verstehen? Gerade die Medizin oder das ärztliche Wirken können uns aber eine Verständnisbrücke bauen helfen. Wählen wir ein Weltgesetz, das jeder kennt und das immer wieder als unerbittlich bezeichnet wird. Gemeint ist die Notwendigkeit oder das Gesetz, dass jeder Mensch sterben muss. Das Leben ist endlich, und am Ende steht der Tod. Das ist eine Weltgesetzlichkeit, mit der sich ein Arzt in weisheitsvollem Einklang befinden muss. Und dass es sich dabei um eine notwendige Forderung für unsere Zeit handelt, können viele Erscheinungen der modernen Medizin lehren. Der Schweizer Dichter und Anthroposoph Albert Steffen schreibt in seinen Tagebuchnotizen am 9. August 1909 einen Satz, der geradezu als ein Wahrwort für jeden Arzt bezeichnet werden kann:

> *„Ein Arzt, der den Tod fürchtet und doch das Sterben anderer ertragen kann, ist undenkbar."* [4]

Und Steffen fügt hinzu:

> *„Wenn er das Gefühl hätte, dass er selber Tag für Tag abstürbe und wieder auflebte, dass also der Tod etwas ist, das innerlich geschieht und nur geschehen kann dadurch, dass das Leben nachdrängt, so wäre er in der Verfassung, die ein Arzt haben soll."* [4]

Leugnung von Sterben und Tod Die Problematik unserer modernen Medizin ist schon vor langen Zeiten in einem Märchen vorgebildet worden. Es ist das Märchen von dem „Gevatter" Tod und dem Arzt, der mit dem Tode eine Vereinbarung getroffen hat, dass je nach der Stellung des Todes am Bette des Kranken der Arzt diesen heilen oder ihn dem Tod überlassen musste. Am Bette der kranken Königstochter bricht der Arzt diese Vereinbarung, indem er die Stellung des Todes am Bett intellektuell dadurch überwindet, dass er das Bett umdrehen lässt. Nun steht der Tod auf der Seite, auf welcher der Arzt den Kranken heilen darf. In dem Märchen verfällt der Arzt schließlich selber dem Tode (Grimms Märchen: *Gevatter Tod*).

Das ist exakt die Situation der modernen Medizin, die Sterben und Tod im wissenschaftlichen Sinne nicht mehr gelten lassen möchte. Sterben und Tod werden verdrängt, werden durch die Maßnahmen möglicher Intensivmedizin überlistet und oft in unendliche Leiden verlängert. Es soll gar nicht erst das Missverständnis aufkommen, die Intensivmedizin sei in jedem Falle falsch oder schlecht. Sie ist es ganz sicher nicht, sondern in vielen Situationen unentbehrlich und für den einzelnen Menschen von großem Nutzen. Aber wir alle wissen, was im Namen der Möglichkeiten einer Intensivmedizin heute getan wird, wenn beispielsweise der über 80-Jährige auf der Straße mit einem Herzinfarkt zusammenbricht, klinisch tot ist, an Ort und Stelle reanimiert wird und dann mit dem Rettungshubschrauber in das nächstgelegene Akutkrankenhaus gebracht wird, wo er dann durch die gesamte Technik der heutigen Intensivmedizin am Leben erhalten bleibt, nicht selten für den Rest seines Lebens ein vegetierender Pflegefall. Und neben allen großen Taten der Intensivmedizin geschehen doch auch solche Beispiele tagtäglich.

Übende, anschauende Wahrnehmung Sterbender Sicher wird in einem intellektuellen Gespräch kein medizinischer Wissenschaftler leugnen, dass der Mensch sterblich ist, und doch ist die ganze moderne medizinische Wissenschaft darauf ausgerichtet, Sterben und Tod zu ignorieren. Das hat zu vielen Verhaltensstörungen in der Medizin geführt. Die ganze Praxis der Aufklärung oder Nichtaufklärung gegenüber der Karzinomkrankheit ist hierfür ein beredtes praktisches Beispiel. Immer wieder kann man erleben, dass die Argumentation für eine Nichtaufklärung des Patienten nur der eigenen Angst des Arztes vor Sterben und Tod entspringt. Und natürlich müssen aus dem mechanistischen Standpunkt der Medizin beide negativ gesehen werden, stellen sie doch sozusagen eine Betriebsstörung oder eine Panne gegenüber den scheinbar unendlichen Möglichkeiten einer modernen Medizin dar. Solange der Mensch noch nicht im Ganzen austauschbar ist und für ein ewiges Dasein im irdischen Leben präpariert werden kann, muss man sich mit Teilersatz in Form der Organtransplantationen oder maschinell-gesteuertem Weiterleben begnügen. Eine wirklich dem Menschen gerecht werdende Medizin der Zukunft wird aber ihren Einklang mit der Weltgesetzmäßigkeit des Sterbens und des Todes wiederherstellen müssen. Sonst wird sie zu Recht das Signum der Unmenschlichkeit tragen müssen.

Wie nun der Arzt sich zu bilden hat, dass er ähnlich wie im Märchen erkennen lernt, ob diese Krankheit geheilt werden kann und damit Weiterleben bewirkt wird, oder ob es eine Krankheit zum Tode ist, muss als ganz wesentliche Schulungsaufgabe zukünftiger Ärzte bezeichnet werden. Es ist diese Fähigkeit zunächst nur intuitiv zu erlernen, und jeglicher Weg über objektivierende, technische Methoden muss ein Irrweg bleiben. Die immer wieder übende, anschauende Wahrnehmung Sterbender oder das Sterben in einer schweren Krankheit wieder überwindender Menschen kann eine Fähigkeit im Arzt ausbilden, die ihm eine große innere Sicherheit verleiht, an dem Bett eines Sterbenden das Richtige zu tun. Es gibt einen weiteren Vortragszyklus von Rudolf Steiner, der für dieses Übungs- und Erkenntnisfeld als besonders bedeutsam bezeichnet werden darf und im eigenen Studium immer von größter Bedeutung war. Er ist veröffentlicht unter dem Titel *Die Offenbarungen des Karma* und beschäftigt sich in besonderer Weise mit Krankheit und Gesundheit, Heilung und Unheilbarkeit, natürlichen und zufälligen Erkrankungen, Lebensunfällen, Tod und Geburt in Beziehung zu den Schicksalsgesetzen (Karma). Und gerade diese sind Weltgesetze, mit denen sich der zukünftige Arzt in weisheitsvollem Einklang wissen muss.

Das gilt in vollem Umfange auch für alle Gesetzmäßigkeiten des menschlichen Organismus, die in diesem Buch zur Grundlage einer Ergänzung der naturwissenschaftlich begründeten Medizin gemacht werden: Vierheit und funktionale Dreigliederung des Leibes; Entwicklung in den Zyklen der Jahrsiebte; die physiologischen Fähigkeiten von Sklerose bis zur Entzündung und ihre Verschiebungen in der Pathophysiologie. Alle schaffen Voraussetzungen, mit denen sich der erkennende und handelnde Arzt im ständigen inneren Einklang wissen muss.

Das Tor der Demut An den Anfang aller Schulung, die uns zur Erfahrung des Geistigen in der Welt, der Natur und im Menschen führen will, stellt Steiner die Demut.

> *„Zur Höhe des Geistes kommst du nur durch das Tor der Demut.“ [8]*

17.1.4 Ergebung in den Weltenlauf

Ergebenheit in einen göttlichen Willen Auch die vierte Voraussetzung für ein spirituelles Erkennen von Mensch und Welt ist mit intellektueller Begrifflichkeit kaum zu erfassen. Steiner nannte es die „Ergebung in den Weltenlauf". Auch hier könnte das Missverständnis auftreten, dass mit Ergebung ein ganz passives Element gemeint ist. Und es ist vielleicht zunächst auch schwer, in der Ergebung etwas anderes als ein passives Verhalten wahrzunehmen. Setzen wir aber noch einmal voraus, dass alle hier gemeinten Schritte von dem aus Freiheit handelnden Menschen getan werden, so kann vielleicht mitempfunden werden, dass sich dieser handelnde, freie Mensch in die Ergebung einbringt. Es ist dann wie eine ungeheure Willensstauung, die Kräfte sammelt, um sie zu rechter Wirksamkeit zu bringen. Es ist oft das zunächst nicht Getane die Voraussetzung dafür, dass später etwas sich vollziehen oder verwirklichen kann. Denken wir nur an die erste Form einer Therapie bei Carus, die er die zuwartende nannte. Sie schafft die richtige Voraussetzung für die Wirksamkeit der Selbstheilungskräfte im Organismus, die durch eine zu frühe Handlung gestört oder gar zerstört werden könnte. Im Christentum wird diese Ergebenheit des freien Menschen in zwei zentralen Aussagen verdeutlicht. Die erste ist die dritte Bitte im Vaterunser: „Dein Wille geschehe." Jeder muss in sich – und er kann es auch bei seinen Patienten – erfahren, welch ungeheure Kraft aus diesem Akt der Ergebenheit in einen göttlichen Willen entströmt. Das ist nicht im Sinne heutiger Wissenschaft objektiv belegbar, dafür wird es nie einen Labornachweis geben, und doch kann es jeder Mensch zu seiner eigenen inneren und damit ganz sicheren Erfahrung machen.

Diener und Helfer der Heilvorgänge Das Paulus-Wort „Nicht ich, aber der Christus in mir" ist die zweite christliche Essenz, die der Arzt in sich zu einer Kraft entwickeln kann, die ihn mit den wahren Quellen jeder Heilung verbindet. Auch hier darf noch einmal daran erinnert werden, dass in einer anthroposophisch ergänzten Medizin der Arzt in der Bescheidenheit, ja Demut handeln lernt, dass er nur Diener und Helfer aller Heilvorgänge, aber nicht der Heilende selbst ist. An die Quellen des Heilens kommt aber nur der Arzt, der über die Wege des Staunens, der Verehrung und der Erkenntnis und Anerkenntnis der Weltgesetzmäßigkeiten zu der rechten Ergebung mit dem Weltenlauf gefunden hat.

Mut Und an dieser Stelle taucht eine Seelenkraft auf, die Steiner immer wieder als Voraussetzung für jede Heiltätigkeit, für alles Heilen genannt hat: der **Mut.** Mut ist am Menschen eine ganz besondere Seelenkraft. Sie entspringt unmittelbar dem Ich, das aus diesem Gesichtspunkt auch als der eigentliche Seelenkern bezeichnet werden kann. Durch die Kraft des Mutes berührt die menschliche Seele den Geist; Mut ist die Voraussetzung für jedes erkennende Eindringen in die geistige Welt, für die Überwindung von Angst, Schrecken und Furcht an dem Abgrund, der sich vor jeder Geisteserkenntnis auftut. Mut braucht heute jeder Mensch, wenn er die Zweifel, die aus der Bewusstseinsseelenentwicklung stammen, überwinden will. Ganz besonders ist aber Mut für den Arzt notwendig, will er seine Aufgabe, seinen Beruf menschengerecht erfüllen. Müsste nicht der Chirurg jedes Mal vor einem Eingriff bei seinem Patienten für einen Augenblick empfinden, in welchem Maße er die Integrität der Einmaligkeit seines Mitmenschen verletzt, auch wenn er es um seiner Heilung willen tut? Müssten wir als Ärzte der modernen Medizin nicht diese Empfindung sogar gegenüber jeglichem kleinen Eingriff diagnostischer oder therapeutischer Art erüben? Kann eine Medizin menschlich sein, die von dem Leiden des Mitmenschen unberührt ist, ja dieses sogar stillschweigend in Kauf nimmt? Und jeder Leser weiß, dass damit keine ungerechten Äußerungen gemacht, sondern tägliche Ereignisse angesprochen werden. Gibt es nicht eigene Lehrbücher für die iatrogenen, also durch den Arzt und sein Handeln erzeugten Krankheiten? Lesen wir nicht täglich von neuen Arzneimittelschädigungen der Menschen?

Merke

Mut hat verschiedene Richtungen. Sich gegenüber stehen der Erkenntnismut und der Mut zum Handeln, den wir auch Entscheidungsmut nennen können. Beide verbinden sich mit grundlegenden Tätigkeitsfeldern der Medizin: Erkenntnismut brauchen wir für die Diagnose, Entscheidungsmut für die Therapie. Ersterer verbindet sich mit dem Gewissen und viel Gewissenhaftigkeit, Letzterer leitet unmittelbar zur Verantwortlichkeit.

Verantwortung Entscheidungsmut ist immer verquickt mit Verantwortung. Diese bedeutet, dass wir als Mensch Antwort geben müssen. Nur durch die Geistlosigkeit unserer Zeit, d. h. die völlige Negierung einer geistigen Wirklichkeit, können wir so ohne jegliches Verantwortungsgefühl leben und handeln. Nehmen wir die Mitteilungen der Anthroposophie ernst, dass wir über jeden Tag in der Nacht geistigen Wesen Rede und Antwort stehen müssen für das, was wir getan oder auch nicht getan, gedacht oder auch nicht gedacht, empfunden oder auch nicht empfunden haben, würde die Last, das Gewicht der Verantwortung in ganz anderer Weise auf uns lasten, als wir es heute wahrnehmen. Und die Verantwortung könnte ohne Mut dazu führen, lieber gar nicht zu handeln, um nicht das Falsche zu tun. Solche täglich gelebte Praxis wird heute „Defensivmedizin" genannt. In jedem Entschluss liegt willenhafter Mut, insofern der Entschluss eine eigene, kreative Tat bewirkt und nicht nur Wiederholung vorgegebener Schemata ist. Um in jedem Augenblick die volle Verantwortung für das zu übernehmen, was wir für, aber auch an unseren Patienten tun, bedarf es großen Mutes.

Gemüt Zwischen Erkenntnismut und Entscheidungsmut vermittelt stets die Demut, sie ist das ausgleichende Element, sie macht beide zu dienenden Funktionen. Denn wie leicht könnte der Erkenntnismut zum Hochmut, zur Arroganz verkommen, wie entsprechend der Entscheidungsmut zum Machtwillen, zum Übermut. Im deutschen Wort „Gemüt" finden wir den Schlüssel, der uns vor diesen Abweichungen des Richtigen und Guten schützt. Denn im Gemüt, das seelisch vom Herzen stammt, finden wir den Quell unseres Fühlens, finden wir den Ursprung von Mitleid und Nächstenliebe.

Mission des Mutes Diese Mutfähigkeit muss der Arzt als innersten Quell in sich ausbilden, was ihm aber nur gelingen wird, wenn er die hier vorgezeichneten Wege einer inneren Entwicklung konsequent beschritten hat. Mut entströmt der vierten Stufe dieser Entwicklung, die als Ergebung in den Weltenlauf bezeichnet wurde. Und man kann von einer Mission des Mutes für die Seelenentwicklung unserer Zeit sprechen, weil durch ihn in der Entwicklung der Bewusstseinsseele der Umschwung vollzogen werden kann, der aus dem Weg in die Stoffeswelt, in den Materialismus, damit auch in den Egoismus und die Antisozialität zur neuen Verbindung mit der geistigen Wirklichkeit, zu einer rechten Spiritualität, zum Menschenverständnis und zur Menschenliebe führt.

Literatur

[1] Carus CG. Erfahrungsresultate aus ärztlichen Studien und ärztlichem Wirken. Leipzig: Brockhaus; 1859

[2] Goethe JW. Dichtung und Wahrheit. Salzburg: Verlag „Das Bergland-Buch"; 1951

[3] Goethe JW. Wilhelm Meisters Wanderjahre. Salzburg: Verlag „Das Bergland-Buch" Salzburg; 1951

[4] Steffen A. Therapeutische Dichtung. Heft 11. Dornach: Verlag für Schöne Wissenschaften; 1976

[5] Steiner R. Die Welt der Sinne und die Welt des Geistes. GA 134. Dornach: Rudolf Steiner; 1990

[6] Steiner R. Die Offenbarungen des Karma. GA 120. Dornach: Rudolf Steiner; 1992

[7] Steiner R. Meditative Betrachtungen und Anleitungen zur Vertiefung der Heilkunst. GA 316. Dornach: Rudolf Steiner; 2003

[8] Steiner R. Wie erlangt man Erkenntnisse der höheren Welten. GA 10. Dornach: Rudolf Steiner; 1993

18 Wege zu einer christlichen Medizin

Das Menschenbild der Anthroposophie, das die Dreiheit von Leib, Seele und Geist differenziert beschreibt, wurde – wenn auch nur einführend, dennoch grundsätzlich – im ersten Abschnitt dieses Buchs dargestellt. Es trägt in sich das christliche Menschenbild, dessen besondere Aspekte hier noch einmal so herausgehoben werden, dass ihr Zusammenhang mit den Evangelien und dem modernen anthroposophischen Menschenbild anschaulich wird.

In der Carl Gustav Carus Akademie Hamburg wurden über 10 Jahre von 2004 bis 2014 acht Seminare mit dem Thema „Wege zu einer christlichen Medizin" von mir zusammen mit dem Pfarrer der Christengemeinschaft Johannes Lenz, Berlin, durchgeführt. Es war ein Weg durch die vier Evangelien, ihre Komposition, ihre Heilungsgeschichten, ihre menschenkundlichen Aspekte, ganz besonders im Johannes-Evangelium. Und es wurde immer klarer, dass eine neu zu formulierende Ethik in der Medizin nur auf dieses christliche Menschenbild gegründet werden kann. Doch auch die Haltung der medizinischen Berufe, ihre Verantwortlichkeit für die Evolution, für den Menschen, wurde anschaubar.

Es soll als durchaus sehr persönliches Bekenntnis an dieser Stelle und zum Ausklang der Inhalte dieses Buchs ausgesprochen werden, dass das Christentum der innere Quell meiner Arbeit war und ist, ganz unabhängig von allen Konfessionen, allen Ideologien oder Fundamentalismen, einfach im Erleben der Evangelien und der anderen Bücher und in der eigenen Verbundenheit zu Christus, der uns Menschen begleitet und liebt. Natürlich werden die folgenden Darstellungen wieder einführend, nicht umfassend sein, aber ein weiteres, unbedingt freilassendes Angebot für den Leser, seine eigene Orientierung und innere Überzeugung für sich als Teil der Medizin zu finden, ob als Arzt, Pflegender, Therapeut oder auch Patient.

18.1 Christliches Menschbild

Ein erstes ganz wichtiges Thema ist, den Menschen vor allem als Werdenden und nicht nur als Gewordenen zu sehen, d. h., ihn in den Zeitenstrom von Vergangenheit, Gegenwart und Zukunft zu stellen. Das Gewordene ist in der Medizin durch die Anamnese repräsentiert, die früher allerdings viel größere Bedeutung hatte als im Allgemeinen heute. In der Anthroposophie wird der Blick sogar anamnestisch über die Grenze der Geburt in die Zeit der Vorgeburt und noch darüber hinaus in vorausgegangene Seinsformen sowohl geistig-seelischer als auch physisch-irdischer Art gelenkt. Das Gesetz der wiederholten Erdenleben (Reinkarnation) ist Kernanschauung der Anthroposophie. Jeder Mensch ist Teil der gesamten Menschheitsentwicklung, die im Alten Testament auch Schöpfung genannt wird. Alle Entwicklung z. B. des Bewusstseins von einfachen Formen bis zu noch zu entwickelnden höheren Bewusstseinsformen unmittelbarer Anschauung des Geistigen in Erde und Kosmos wird von allen Menschen durchlaufen, sicher mit unterschiedlichen Ergebnissen und auch über die Welt gesehen in unterschiedlichen Richtungen. Für unsere Zeit formuliert Steiner die Entwicklung der sog. Bewusstseinsseele, die dem Menschen ermöglicht, sich als Selbst von allem anderen Selbst abzugrenzen, vom Ich-Erleben aufzusteigen zum Ich-bin-Erleben. Das findet sowohl in der Philosophie des Existenzialismus als auch medizinisch im Grundgesetz der Immunologie „Selbst erkennt alles Nicht-Selbst" einen zeittypischen Ausdruck. Frühere Stufen der Seelenentwicklung, die als Empfindungs- und Verstandes-/Gemütsseele bezeichnet werden, sind in vorangegangenen Zeiträumen von drei- bis viertausend Jahren bereits veranlagt, für Einzelmenschen oder auch zeitgenössische Kulturen dennoch keineswegs abgeschlossen worden.

Die Entwicklungsstufe der Bewusstseinsseele wird im Johannes-Evangelium einzigartig in den sieben Ich-bin-Worten des Christus vorformuliert. Das Christus-Ich im Menschen Jesus kann ein Erleben vorformulieren, das 2000 Jahre später die Menschheit berührt und sehr individuell ergreifen wird. Hier wird das Zukünftige, das Werdende anschaulich. Rudolf Steiner beschreibt die Bewusstseinsseele dadurch, dass in ihr die Wahrheit lebt. Christus benennt sich als Träger der Wahrheit („Ich bin der Weg, die Wahrheit und das Leben"; Joh.14,6). In seiner Begegnung mit Pontius Pilatus, stellt dieser die für den Verstand so typische Frage: „Was ist Wahrheit?" Das ist auch heute noch ein Thema, auch in der modernen Medizin, die die ursprüngliche Erkenntnis des Verifizierens durch das Falsifizieren ersetzte oder einen ihrer Vertreter als Präsidenten des Deutschen Internistenkongresses in Wiesbaden 1997 formulieren ließ: „Wir streben nicht an, wissenschaftlich die Wahrheit zu finden, wir wollen den Irrtum so weit wie möglich vermeiden!" Nicht die Kraft der Wahrheit, sondern das Instrument des Zweifelns ist heute die wissenschaftliche Triebfeder in der Medizin. Daher die oft auch erstaunlich kurzen Halbwertszeiten ihrer Erkenntnisse, verglichen mit denen der wirklichen Naturwissenschaften.

Steiner vermittelt den Ärzten die Bedeutung des hier Erörterten, wenn er sagt, dass sie den Menschen nur als Werdenden wirklich verstehen könnten. In den Evangelien wird das in der Begegnung Johannes des Täufers mit Jesus von Nazareth beschrieben: „Er muss wachsen, ich aber werde abnehmen." (Joh. 3,30) Ein ganz wesentliches Element des Christuswirkens ist das Realisieren von Zukunft, dem Gegenmächte entgegenstehen, die uns an das Hier und Jetzt bzw. ganz an die Vergangenheit binden wollen.

Das leitet über zu einem zweiten Beispiel. Die neue Botschaft des Christuswirkens ist die Auferstehung aus dem Tode. Was das Märchen vom Phönix, der aus der Asche aufsteigt, imaginativ beschreibt, ist – so schwer das auch dem modernen Verstande zugänglich sein mag, vielleicht von ihm auch nicht wirklich erfasst werden kann – im Christuswirken die leibliche Auferstehung aus dem Tode. Dass dieser Leib ein völlig anderer ist als vor dem Tode, wird aus den Darstellungen des österlichen Weges bis zur Himmelfahrt mehr als deutlich. Aber es ist ein Leib, eben ein Auferstehungsleib, der seither jedem Menschen, der in ein Erdenleben nach dieser Zeitenwende geboren wurde und wird, eingeprägt wird. Gerade hier kann eine noch gar nicht so alte Entdeckung der Medizin Brückenbildner des Verständnisses eines scheinbar Unverständlichen werden: die Apoptose. Diese Fähigkeit der Zelle, den Tod zu wählen, um einer neuen (und damit jüngeren) Zelle Platz zu machen, ist auf leiblicher Ebene ständige Wiederholung des Stirb und Werde, ist das Urbild von Johannes und Jesus. Ihr liegt alles Zukünftige des Leibes zugrunde, das wir abstrakt Regeneration nennen. Und dabei entsteht eben nicht immer wieder das Gleiche (*restitutio ad integrum*), sondern stets ein Neues auf anderer Stufe. Mit dieser Anschauung bekommen solche Krankheiten eine viel tiefere Bedeutung, wenn sie bewirken, die Apoptosefähigkeit auszuschalten, wenn auch nur begrenzt oder isoliert.

Der Tod vor dem Christuswirken als Mensch um die Zeitenwende wurde als endgültig erlebt, es gab keine Zukunft, kein neues Sein. Deshalb wünschte sich der alte Grieche, lieber ein Bettler in der Oberwelt als ein König in der Unterwelt zu sein. Und diesen Tod ohne Zukunft kennt die Medizin und nennt ihn Nekrose. Kein nekrotischer Gewebstod lässt zu, dass an seiner Stelle funktional neues Gewebe entsteht. Hier entsteht immer bindegewebige Narbe. Das ist – pointiert formuliert – der vorchristliche Tod. In der Apoptose zeigt sich der Tod nach Christi Tod und Auferstehung, die Zukunftsfähigkeit des Menschen (bis in die Zelle hinein). Deshalb gab es in der klassisch-klinischen Medizin bis in das 20. Jahrhundert hinein neben der Anamnese auch eine zweite Blickrichtung des Arztes: die Prognose. Anamnese und Prognose zeigten in die Vergangenheit und in die Zukunft, und der gute Prognostiker wurde hoch geschätzt. Diesen Blick hat die moderne Medizin an die mathematische Wissenschaft der Statistik bzw. der Wahrscheinlichkeitsrechnung abgetreten. Diese ist aber keine Wissenschaft der Wahrheit oder realer Zukunft, sondern lediglich der Versuch, unterschiedliche Möglichkeiten zu gewichten. Wo findet sich heute noch ein Arzt, der eine *sichere* Prognose wagt?

Ein drittes Beispiel sei das Krankheitsverständnis. Ohne Zweifel zeigt der Großteil der sog. Heilungsgeschichten in den Evangelien den biografischen und vor allem seelischen Zusammenhang des beschriebenen Krankseins, und dass Heilung Veränderung oder Verwandlung, besser noch

Wandlung, voraussetzt. Man kann durch die Krankheit ein anderer (nicht primär besserer!) werden, kann einen Schritt in der eigenen Entwicklung vollziehen, der ohne Krankheit wohl auch denkbar wäre, aber vielleicht wesentlich schwieriger. Dabei ist zu unterscheiden zwischen persönlicher und menschheitlicher Disposition zur Krankheit. Es gibt ein weiteres grundsätzliches Kranksein aller Menschen durch ein Geschehen, das alttestamentarisch als Sündenfall oder Vertreibung aus dem Paradies beschrieben wird. Das Wort Sünde beschreibt die Sonderung des Menschen von Gott, den evolutionär notwendigen Schritt zum Entwickeln von Freiheit. Mit dem Menschen wird in der Gesamtschöpfung das Prinzip der Freiheit veranlagt, früh schon beschrieben in der Geschichte von Hiob, von Goethe im *Faust* modern verarbeitet. Rudolf Steiner beschreibt das sehr direkt, fast radikal: „In der Geist- und Seelenfähigkeit des Menschen haben wir die Ursachen des Krankseins zu suchen." Deshalb nennt er Krankheit auch ein Geschenk der guten Götter oder des Vatergottes, der „die Krankheit schickt zum Ausgleich des Karma". Wodurch wir auf ein zweites zentrales Thema der Anthroposophie stoßen: das Schicksalsgesetz. Es ist innigst verbunden mit dem Gesetz der wiederholten Erdenleben. Reinkarnation und Karma für unsere aufgeklärte, immer mehr das Individuum ausbildende Menschheit modern und verständlich, d. h. nachvollziehbar darzustellen bezeichnete Steiner als eine seiner wesentlichsten Aufgaben und Herzstück der Anthroposophie. Krankheit ist also nicht Unglück, ärgerliche Störung und sinnlos, sondern sinnvolle Schicksalsgabe zur eigenen Entwicklungsförderung. Das ernst genommen, und in vielen Ausdrucksformen moderner Literatur wird das angesprochen, wird alles Krankheitsverständnis revolutionieren und jede Therapie eines Beseitigens, Verhinderns oder Blockierens ad absurdum führen. Der Reparaturgedanke muss ersetzt werden durch ein neues Verständnis von Heilen, das dann Überwinden, Zueigenmachen, Annehmen und andere aktive Antworten auf die Krankheit bedeuten wird. Eine der nachdenkenswertesten Aussagen Steiners in einem Kurs für sehr junge Ärzte und Medizinstudenten lautet: „Die Krankheit erfährt erst ihren Sinn, wenn sie geheilt wird." In einer höchsten Kulmination begegnet uns diese Anschauung wieder im Johannes-Evangelium in der nur dort geschilderten Auferweckung des Lazarus, wenn Jesus Christus sagt: „Diese Krankheit ist nicht zum Tode, sondern zur Offenbarung Gottes." (Joh.11,4)

Ein letzter Blick sei noch auf die Arznei, das Medikament gerichtet. Die wahre, d. h. menschengemäße Arznei ist so, dass sie nicht gegen etwas wirkt, etwas blockiert oder zerstört, sondern dem Menschen in seinem Bemühen hilft, die Essenz einer Krankheit zu gewinnen, sie zu überwinden. Deshalb ist das Zusammenwirken des Medikaments mit den Selbstregulationskräften des Organismus so wesentlich, also mit ihnen und nicht gegen sie zu wirken, sie anzufeuern oder auch zu begrenzen, sie vom falschen Ort an den richtigen zu verlagern, die zu schwache oder zu starke Intensität zur gesunden zu regulieren. Das ist prinzipiell die Eigenart der Arzneimittel der komplementären Medizinverfahren, sog. Naturarzneimittel. Das gilt noch spezifischer für die Arzneimittel der Anthroposophischen Therapierichtung, die überwiegend aus Natursubstanzen synthetisiert werden und in unterschiedlichster Weise mit körpereigenen Ordnungssystemen interagieren (Kap. 14.2). Beispiele hierfür finden sich im Speziellen Teil dieses Buchs, sodass hier nur noch einmal grundsätzlich angesprochen werden soll, was detailliert schon vorher dargestellt wurde. Der Zusammenhang mit dem Christentum ist für die Arznei schwieriger zu zeigen, wird diese doch in den Heilungen der Evangelien fast nicht genannt. Es möge daher nur als Hinweis genügen, dass durch lange Zeiten hindurch Christus nicht nur als der eigentliche Arzt, sondern auch als die „wahre Arznei" bezeichnet wurde.

18.1.1 Christliche Ethik

Christus begleitet die Menschen auf ihrem Weg zur Freiheit. Deshalb verwundert es nicht, dass er nicht weiter die zehn mosaischen Gesetze vertritt, sondern nur ein einziges Gebot nennt: „Liebet einander." (Joh. 15,12) Die Liebe ist im Christlichen das seelisch-geistige Element, das die Menschen untereinander, mit aller Kreatur und auch mit dem Kosmos und Gott verbindet. So formuliert Steiner für die Medizin auch als entscheidende Voraussetzungen für das Arztsein Menschenverständnis und Menschen*liebe*. Es fällt auf, dass damit die beiden Elemente der Diagnostik und der Therapie angesprochen werden. Denn Liebe ist mehr als nur Gefühl, Liebe ist immer auch Handeln und somit moralischer Natur. Nächstenliebe ist nicht untätiges Mitgefühl, sondern zielgerichtetes Handeln aus dem individuell erkannten Heilsbedarf. Christlich steht hierfür der barmherzige Samariter (Luk. 10,30–37). Alles an ihm ist rational begründetes Handeln und zugleich Übernahme von Verantwortung, in dem er z. B. nicht nur den Schwerverletzten zur Herberge bringt, sondern auch für Pflege, Unterkunft und Verpflegung sorgt und diese auch gleich bezahlt. Doch nicht genug damit, er kündigt an, wiederzukommen und zu überprüfen, ob der Kranke auch bestmöglich behandelt wurde.

Zwei Entdeckungen sind in dieser Darstellung zu machen: die tätige Nächstenliebe setzt voraus, dass ich ein Selbst entwickelt und dieses auch zu lieben gelernt habe. Heißt es doch „Liebe deinen Nächsten wie dich selbst". Und das Wort Barmherzigkeit. Dass damit eine seelische oder auch geistige Kraft des Herzens gemeint ist, steht außer Frage. Sich eines Menschen erbarmen bedeutet, ihn wahrzunehmen, ihn in seiner Besonderheit zu erkennen, hat auch mit Verständnis zu tun und somit auch diagnostische Qualität. Wir sehen nur mit dem Herzen das Wesentliche, das den Augen verborgen bliebe, ist eine Aussage Antoine de Saint-Exupérys in seiner Dichtung *Der kleine Prinz*. Das Herz hat eine soziale Wahrnehmungsfunktion, vor allem für die Not anderer, und es ist das Seelenorgan, aus dem sich die Liebe heraus offenbart (Kap. 6.1).

Die Liebe trägt auch das Wesen der Toleranz in sich. Und auch dieser Begriff meint mehr, als üblichermaßen gedacht. Toleranz sieht alle Dinge dieser Schöpfung als durch sich gerechtfertigt an, so fremd sie einem auch scheinen mögen, so sympathisch oder antipathisch, so voll- oder unvollkommen, so gut oder böse. Alle sind ja auf ihrem Entwicklungsweg, anfänglicher oder fortgeschrittener. Das hat der ganz am Beginn der naturwissenschaftlich geprägten Medizin diese mitgestaltende Arzt Carl Gustav Carus in seinem Alterswerk *Lebenserinnerungen und Denkwürdigkeiten* einzigartig konkret formuliert: „Jeder Mensch, ja alle Kreatur sind eine Idee Gottes. Und alle sind gleich wert." Alle sind gleich wert, wir können heute auch sagen gleicher Würde, und diese Würde muss wieder ein tragendes ethisches Element in der Medizin sein. Die tiefe Achtung vor der Schöpfung Mensch, seiner Biografie, seinem Ringen um Entwicklung, seinen bewussten oder auch unbewussten oder gar verlorenen Lebenszielen. Und dem wollen wir in der Medizin dienen, quasi Entwicklungshelfer sein in des Wortes tiefster Bedeutung. Wenn Steiner davon spricht, dass der Arzt Gottesdienst verrichtet, verweist er auf diese Aufgabe: das Werk Gottes mit gestalten zu helfen, im Sinne und Auftrag Gottes. Was für eine große, vor allem verantwortungsvolle Aufgabe. Daran kann begreiflich werden, warum Steiner Mut vom Arzt erwartete, vor allem Heilermut und auch Karmamut. Denn wir sollen ja im Sinne des spezifischen Schicksals dem konkreten Menschen als Krankem oder Ratsuchendem Helfender sein. Mir hat sich hier immer das Bild des Bergführers ergeben, der einem Menschen bei der Besteigung eines Berges hilft, weil er den Weg hinauf kennt, die schwierigen oder auch gefährlichen Wegstellen, die Augenblicke des Erschöpfens, die Notwendigkeit von Pausen usw. Aber seine Aufgabe ist nicht, den anderen zu tragen, gehen muss er schon selber. Dieses Bild taucht auch in den Evangelien auf, wenn Christus dem Gelähmten oder dem Gebrechlichen sagt „Steh auf, nimm dein Lager und gehe", so ist auf bildlich andere Weise gesagt, was das Bild vom Bergsteiger meint.

Toleranz meint also größte Objektivität, den anderen Menschen als den zu verstehen, der er ist, und noch mehr als den, der er werden möchte. Diese Objektivität entspricht dem Menschen viel mehr als die des Zählens, Wägens oder Messens reiner Naturwissenschaft, oder – wie es vereinfacht genannt wird – dem Befund.

Das setzt interessanterweise Selbstlosigkeit voraus, und es mag heute extrem unverständlich erscheinen, wenn Steiner den Arztberuf bzw. die Medizin als eine großartige Erzieherin zur Selbstlosigkeit nennt! Diese ist aber nicht vorder-, sondern tiefgründig gemeint. Mein Selbst loslassen zu können, für die Wahrnehmung des Anderen ganz objektiv zu sein, ohne alle Vorurteile, voller Staunen für das Neue, Einmalige im Anderen, wenn auch als Diagnose einer Pneumonie oder Hepatitis vieltausendmal erlebt. Selbstlosigkeit ist die Haltung des Schenkens, und Schenken müsste ethisch wieder ein Hauptelement der Medizin werden, wo heute das Gewinnstreben so vielfältig im Vordergrund steht. Unser „Lohn“ ist doch das Berufensein zu diesem Dienst am Menschen, wie er zuvor beschrieben wurde. Schenken existiert wiederum nicht ohne Danken, und hier kommt die Seite des Patienten in den Blick. Denn auch er steht im Kontext einer medizinischen Ethik, ist ihr ebenso verpflichtet. In viel früheren Zeiten war mit dem Geheiltsein immer auch ein Opfern verbunden, wovon heute als äußerliche Form die Bezahlung geblieben ist. Und auch diese ist noch anonymisiert durch den Umweg über die Krankenkasse, die dieses eigentlich hochindividuelle Geschehen im Arzt-Patienten-Verhältnis (und das gilt genauso für alle anderen medizinischen Berufe) quasi pauschalisiert übernimmt. Wie viel richtiger wäre die direkte Abrechnung, durchschaubar, überprüfbar, durch die Versicherung garantiert, wenn vielleicht auch mit Eigenanteilen, wie es in Frankreich ja seit der Nachkriegszeit ohne Probleme gehandhabt wird. Selbstlosigkeit als ethisches Prinzip meint also nicht, sich selber mit seinen Ansprüchen oder Bedürfnissen überhaupt nicht einzubringen, sondern im Moment eines Krankseins den Anderen zuerst und uneingeschränkt wahrzunehmen und für ihn und in seinem Sinne zu handeln.

Ein weiteres christliches ethisches Element verbindet sich mit der Sprache. „Was ist köstlicher als Gold (= Geld)?“, fragt der König den Alten mit der Lampe in Goethes Märchen „Von der grünen Schlange und der schönen Lilie“. Und die Antwort des Alten lautet: „Das Gespräch!“ Dieses ist die Krönung aller Begegnung in der Medizin, die wahre Kommunion zweier Menschen, Ausdruck dessen, was heute Empathie genannt wird. Und wieder begleitet uns ein Christuswort: „Wo zwei oder drei in meinem Namen zusammen sind, da bin ich mitten unter ihnen.“ (Matth. 18,20) Das tiefe, aber auch offenbare Geheimnis der Zwei in der Drei, auch der Trinität Gottes. Im Johannes-Evangelium nennt der Prolog Christus den Logos, das Wort. Sprache ist etwas ganz Menschliches, ist Vehikel aller Sozialität, eben aller Kommunion. So lehrte Asklepios auch seinen Schüler Hippokrates mit Blick auf die Therapie: „Zuerst das Wort, dann die Pflanze, zuletzt das Messer.“ Wie grotesk erscheint da ein medizinisches System, welches das Gespräch in der Vergütung ganz niedrig ansetzt in grotesker Verzerrung zu technischen Leistungen. Zur Sprache gehört auch das Schweigen, und eine der wichtigsten ethischen Elemente der Medizin war seit altersher die Verschwiegenheit, auch Schweigepflicht genannt. Wie vielfältigst wird heute hiergegen verstoßen, bis zum Extrem einer viele Daten erfassenden Gesundheitskarte. Im Schweigen wird oft viel mehr ausgesprochen als im Sprechen, das kann jeder in der Anamnese erfahren. Wie oft ist das Nicht-Gesagte das alles Entscheidende. Und wie sehr muss der Arzt die Kunst handhaben, das Nichtgesprochene zu hören, zwischen den Zeilen zu lesen. Eine Form des Schweigens ist deshalb das wirkliche Zuhören, wo alles in mir schweigt was ständig das Gehörte kommentieren, bereits beurteilen und interpretieren möchte. Deshalb gibt es auch das Wort Lauschen für ein wirklich aus dem Schweigen kommendes Zuhören.

Die vielleicht höchste ethische Stufe finden wir in der Freiheit. Anthroposophie ist eigentlich die Beschreibung des freien Menschen. Wobei dieser nicht wirklich frei ist, man denke an den Karma-Gedanken, aber immer auf dem Weg zur Freiheit. Schon in seiner Dissertation beschreibt Steiner das Ziel alles Denkens in der freien, auf sich selbst gegründeten, urteilsfähigen Persönlichkeit. Und begründet diese Erkenntnis im philosophisch-wissenschaftlichen Sinne in dem Buch *Philosophie der Freiheit*. Auch in dem hier vorliegenden Buch wird die Medizin als Freiheitswissenschaft beschrieben (S. 26f.). Christus lehrt seine Schüler und damit – wenn wir es wollen – auch uns, dass die Wahrheit uns frei macht (Joh. 8,32). Deshalb erscheint mir die Freiheit als die höchste Stufe aller Ethik, weil sie auf der Wahrheit aufbaut. So müssen wir wieder lernen zu verifizieren und nicht ausschließlich eine Erkenntnis aus dem Vermeiden von Irrtümern zu erhoffen. Eine fast nicht erfüllbar erscheinende Aussage macht Steiner erneut gegenüber den jungen Ärzten und Medizinstudenten, die ihn 1923 nach neuen Wegen in der Medizin fragten: „Der Arzt darf nie in die Freiheit des Patienten eingreifen.“ Welche höchste ethische Forderung. Aber auf dem hier gezeigten Hintergrund christlicher Ethik vielleicht doch verständlich? Und wert, der Erfüllung dieser Forderung immer zu zustreben.

18.1.2 Vom Heilen

Die Heilungsgeschichten prägen alle vier Evangelien, auch wenn sie im Johannes-Evangelium scheinbar weniger stark repräsentiert sind. Hier sind es nur drei solcher Heilungen und darüber hinaus die dramatische und einzigartige Heilung des leiblichen, seelischen und geistigen Menschen in der Auferstehung des Lazarus. Heilen zielt viel tiefer als Gesundmachen. Letzteres mag vollkommen eine topografische Krankheit wie z. B. eine Infektion oder eine Geschwulst wegschaffen und die vorhergehenden gesunden Verhältnisse wiederherstellen. Von daher ja auch das Ideal einer restitutio ad integrum der morphologisch geprägten Medizin. Heilung dagegen geht an die Wurzel einer Krankheit, an ihre Entstehungsgeschichte, an ihren Sinn. Jede Krankheit stellt eine Frage, und sie zu heilen heißt die richtige Antwort auf diese Frage zu finden. Hier taucht ein Ideal der modernen Medizin auf, das kaum noch diskutiert wird, weil es so wenig erfüllbar erscheint: die kausale Therapie. Fast alle moderne Therapie ist symptomatisch, auch wenn in Auswertung eines Antibiogramms das wirksamste Antibiotikum auf den nachgewiesenen Keim angewendet wird und diesen vertreibt. Aber gibt dieses Vorgehen auch eine Antwort, warum gerade dieser Keim und warum gerade er in diesem biografischen Moment Einlass fand, trotz Abwehrbereitschaft des Immunsystems? Oder war dieses gerade abgelenkt?

Es ist sehr erleuchtend, dass für viele klassische Infektionskrankheiten und im Besonderen für die sog. Kinderkrankheiten auch bei hohem Selbstheilungspotenzial eine Immunität erfolgt, ablesbar an der spezifischen Antikörperbildung. Die Krankheit hat ihren Sinn erfüllt, sie wird in diesem Leben kein zweites Mal gebraucht.

Alle Heilungsgeschichten lassen sich der diesem Buch zugrunde gelegten Viergliedrigkeit des Leibs zuordnen: dem physisch-stofflichen Leib (Aussatz, verdorrte Hand), dem lebendig-ätherischen Leib (blutflüssiges Weib, Gichtbrüchiger), dem empfindenden Astralleib (Blinde, Taube, Stumme) und schließlich die vielen Besessenheiten als Krankheiten der Ich-Organisation, also der leiblichen Prägung des Ichs. Es ist hier nicht der Raum, darauf detailliert einzugehen. Vielmehr soll die gemeinsame Frage und Forschungsrichtung entstehen, was die moderne Medizin methodisch von diesen prototypischen Heilungen lernen kann. Man wird z. B. entdecken, dass Krankheiten im tieferen, ursächlichen Verständnis ganz neue Namensbeschreibungen bekommen, die uns viel begreiflicher entdecken lassen, was die Natur solcher Krankheiten eigentlich ist. Das wird die Abstraktion eines ICD vollkommen aufheben. Ein Beispiel sei genannt, um das Gesagte zu veranschaulichen. Im Wechselverhältnis von Stoff (Morphe) und Leben (Funktion) spielen die Kräfte der Finsternis und des Lichtes und ihr jeweils für jeden Ort im Leib unterschiedliches Gleichgewicht eine entscheidende Rolle. Steiner nannte beide Kräftebereiche in einem Meditationstext auch Schweremacht und Leuchtekraft, was diese Urschöpfungskräfte in ihrem Wirken sehr anschaulich beschreibt. Im Prolog des Johannes-Evangeliums sind sie zu finden, Christus bezeichnet sich als das Licht der Welt. Und es gehört zu den besonderen Entdeckungen der anthroposophischen Menschenkunde, dass im Organismus des Menschen eine originäre Lichtbildung (S. 201) stattfindet (S. 177).

Nun treten bestimmte Krankheiten dadurch auf, dass die Finsternis dieses Licht durchdringt und es zum Schweigen bringt. Das gilt z. B. für das Wesen der Depressionen wie auch für bestimmte Aspekte der Krebskrankheit. Solche Krankheiten können unter einer gemeinsamen Überschrift als „Finsterniskrankheiten" bezeichnet werden, womit sofort auch ein therapeutischer Ansatz und ein Ziel formuliert werden. Die Krankheit des Lazarus kann auch hierher gehören. Das macht das bisherige Benennen keineswegs überflüssig oder nennt es gar falsch, sondern gibt ihm einen tieferen Zusammenhang und eine intensivere Verständnismöglichkeit.

Gehen wir noch einen Schritt weiter. Heilen kann auch meinen, das durch die Evolution in Unordnung geratene Gefüge von Leib, Seele und Geist so zu ordnen, dass die Menschenentwicklung auf dem Wege zur Freiheit wieder ganz dem göttlichen Willen entspricht. Denn dieser Weg bedeutet ja hochgradige Individualisierung! Und trotz eines genetischen Grundgerüstes, das uns als Genom „Mensch" miteinander verbindet, wissen wir ja um die unglaubliche Variabilität gerade seiner Einzelheiten, was durch die Genforschung sehr exemplarisch geworden ist. Die alte Naturheilkunde hatte einen ihrer Aspekte in der sog. Ordnungstherapie, und es hat mich immer fasziniert, was damit eigentlich gemeint oder angestrebt wurde. Was heute davon noch geblieben ist, wird nur ein letzter Ausklang dessen sein, was aus einem alten, noch ganzheitlich spirituellen Wissen heraus gemeint war. Aber vielleicht stoßen wir ja mit dem hier angesprochenen Zusammenhang des Heilens und Wieder-in-Ordnung-Bringens des in der Evolution Auseinandergefallenen auf dieses alte Therapieprinzip. Ein durch Steiner vermittelter Gedanke der Notwendigkeit des Christuswirkens in einem Menschenleib zielt genau darauf: den zum Zerfall und zur Erstarrung tendierenden Leib und sein dadurch gestörtes Verhältnis zu Seele und Geist aufzuheben und mit dem Keim des Auferstehungsleibs eine neue „gesunde" Leibordnung zu ermöglichen. Das ist vielleicht die eigentliche Bedeutung dessen, was als Salutogenese im letzten Drittel des vorigen Jahrhunderts in der Medizin als neue Aufgabe definiert wurde.

Hierher gehört auch die schon ausführlicher geschilderte Aufgabe des Arztes und aller weiteren therapeutischen Berufe, an dieser salutogenetischen Menschenbildung im Sinne eines Gottesdienstes mitzuwirken. Denn die Orientierung auf den salutogenetischen Menschen ist keimhaft, somit dispositionell, in jeden von uns hineingelegt. Entwickeln müssen wir ihn jedoch selbst, wobei professionelle Hilfe (Pädagogik, Medizin, Religion) nicht nur erlaubt, sondern sinnvoll und wohl auch notwendig ist. Deshalb braucht es den Heilwillen, der sich unter den Vaterwillen stellt, damit geschehe, was der Vater will und nicht das, wovon wir glauben, das es geschehen sollte. Unser Wille ist oft nicht uneigennützig, oft auch in die Irre geführt durch Gegnerkräfte oder Widersacher, die z. B. den freien Menschen unbedingt verhindern wollen. Ist das nicht beispielhaft für unsere Zeit- und Gesellschaftstendenz?

Heilen ist sicher eine mehr zukünftige Fähigkeit des Arztes und der anderen therapeutischen Berufe. Doch darf das nicht hindern, die Voraussetzungen für das Heilen durch Entwicklung von Heilwillen zu schaffen, und nicht nur beim Gesundmachen stehen zu bleiben. Das setzt eine neue Gesinnung voraus, sich als Dienender zu verstehen und nicht als Macher oder Gesundheitstechniker. Wir müssen entdecken, dass es ein evolutionäres Gesetz ist, dass immer ein Höheres einem Tieferstehendem bei dessen Entwicklung hilft. So verstanden sich früher auch Herrscher als die Diener ihres Volkes, für das sie verantwortlich waren. Dass dies in der jüngeren Vergangenheit immer mehr verändert wurde, z. B. Politik immer weniger dem Bürgerwillen dient, sondern diesen zu reglementieren versucht, ist eine gewisse Tragik unserer Zeit. Wie eindeutig z. B. wünscht sich eine deutsche Bevölkerung die feste Integration von Methoden und Arzneimitteln der Komplementärmedizin in die moderne Medizin, und wie weitgehend wurde dieser Wunsch durch Ausschluss aus der Erstattung durch die gesetzlichen Krankenkassen negiert. Der Arzt muss sich im Dienst des Kranken erleben, und zwar jedes konkreten Menschen in seiner Individualität, und bereit sein, entsprechend dessen Vorstellungen auch unkonventionell zu entscheiden und zu handeln. So sollte er auch, folgen wir noch einmal Steiner, alle Skepsis aus sich verbannen und immer auf das Leben schauen, um sich durch eine mögliche (scheinbare!) Unheilbarkeit nicht davon abhalten zu lassen, das Leben zu erhalten. Im tiefsten Sinne gibt es keine Unheilbarkeit! An einer Stelle in den Evangelien gelingt es z. B. den Jüngern Christi nicht, einen von Dämonen besessenen Knaben zu heilen. Der Vater bringt ihn direkt zu Christus, der ihn heilt, in dem er den Dämon vertreibt. Die Jünger wundern sich, warum ihnen das nicht gelang, und Christus gibt die überraschende Antwort, dass diese Heilung nur möglich wurde, weil der Heilende zuvor fastete und betete (Mark. 9,16–27). Was wieder darauf hinführt, dass wir uns zum Heilen rüsten, vorbereiten müssen, oder mit einem Bild „richtig kleiden".

Es muss in der Medizin wieder bewusst werden, dass Heilen mehr braucht als ausschließlich das Medikament. Es wurde ja dargestellt, dass für jedes therapeutische Konzept als Voraussetzung dessen, was hier jetzt als Heilen beschrieben wurde, mehrere Elemente zusammenkommen müssen, die konkret als leibliche, seelische und geistige Diäthetik, Kunst, Pflege, Arznei und das Gespräch charakterisiert wurden (Kap. 14ff.). Vielleicht sind diese noch nicht einmal umfassend, vielleicht entdecken wir noch weitere hinzu. In jedem Falle ist es mehr als ein Element, das wir zum Heilen anwenden müssen, und deshalb braucht es auch mehr als einen einzelnen Menschen. Heilen im christlichen Sinne braucht immer die therapeutische Gemeinschaft, durch deren Zusammenwirken erst das Heil bewirkt wird. „Wo zwei (oder auch mehr) in meinem Namen zusammen sind, bin ich mitten unter ihnen.“ Christus wird auch der Heiland genannt, womit ausgesprochen wird, dass in ihm das Heil der Menschen, der Welt und ihrer gemeinsamen Zukunft liegt. Dabei wirkt der Heilige Geist mit, der auch Heilender Geist genannt werden kann und der ganz aus der Zukunft wirkt. Diese Anschauungen wieder zu einem festen, ja unverzichtbaren Anteil einer modernen, humanen, d. h. menschengerechten Medizin werden zu lassen, sieht die Anthroposophische Medizin als ihren zentralen Auftrag.

Sachverzeichnis

G

H

I

T

U

V

W

X

Y

Z